# 新精神活性物质分析与应用

严 慧 施 妍 主编

科学出版社
北 京

# 内 容 简 介

本书分为上下两篇共十六章。上篇十章系统论述合成大麻素类、新型苯二氮卓类、合成卡西酮类、合成阿片类、苯乙胺类、色胺类、苯环利定类、哌嗪类、氨基茚满类等新精神活性物质的药理毒理作用、体内过程、鉴定方法、鉴定要点及典型案例评析,注重对新精神活性物质鉴定工作的实践指导,不仅涉及各类生物检材的应用特点、生物检材的典型处理方法、仪器分析方法的选择,也介绍了一些新精神活性物质的国家标准和行业标准操作内容;下篇六章论述了高分辨质谱技术、质谱成像技术、代谢组学技术在新精神活性物质研究中的应用,新精神活性物质的体内外代谢模型构建,基于机器学习方法的构效关系研究及新精神活性物质毒理学研究中行为学、形态学及细胞生物学评价的基本方法及实验过程,反映了法庭科学领域新精神活性物质分析的最新研究成果,以期为专业人员开展新精神活性物质的研究工作提供参考。此外,附录汇总了截至2023年12月我国管制的麻醉药品、精神药品、非药用类麻醉药品和精神药品的中英文名称、结构式、质谱离子等基本信息。

本书可为司法鉴定机构法医毒物鉴定人员开展新精神活性物质鉴定工作提供理论和实践的指导,司法、公安、法院、检察系统办理涉及新精神活性物质鉴定的案件提供参考数据和资料,也可供法医学、法学领域的高校教师和科研工作者参考。

**图书在版编目(CIP)数据**

新精神活性物质分析与应用/ 严慧,施妍主编.—北京:科学出版社,2024.3
ISBN 978-7-03-074710-5

Ⅰ.①新… Ⅱ.①严… ②施… Ⅲ.①精神活性药物-药物分析-研究 Ⅳ.①R971

中国国家版本馆 CIP 数据核字(2023)第 020289 号

责任编辑:谭宏宇 / 责任校对:郑金红
责任印制:黄晓鸣 / 封面设计:殷 靓

**科 学 出 版 社** 出版
北京东黄城根北街 16 号
邮政编码:100717
http://www.sciencep.com

南京展望文化发展有限公司排版
上海锦佳印刷有限公司印刷
科学出版社发行　各地新华书店经销

*

2024 年 3 月第 一 版　开本:B5(720×1000)
2024 年 3 月第一次印刷　印张:35
字数:686 000

**定价:280.00 元**
(如有印装质量问题,我社负责调换)

《新精神活性物质分析与应用》

# 编委会

主　编：严　慧　施　妍

主　审：向　平

编　委（按姓氏笔画排序）

注：本书由国家重点研发计划项目（2022YFC3302003）、司法部司法鉴定重点实验室、上海市法医学重点实验室（21DZ2270800）、上海市司法鉴定专业技术服务平台资助出版。

《新精神活性物质分析与应用》

# 主编简介

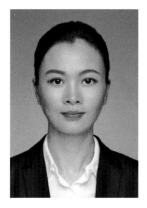

严慧,博士,研究员/副主任法医师,司法鉴定科学研究院法医毒物化学研究室副主任,硕士生导师。从事毒物毒品的科学研究、司法鉴定和教育培训工作近 20 年。主持和参与完成国家级和省部级科研项目 10 余项,参与制定法医毒物鉴定技术国家标准、行业标准 20 余项,在国内外有影响力的专业期刊上发表科技论文 80 余篇,其中 SCI 收录 30 余篇,曾获上海市科技进步奖一等奖、三等奖,司法部"新时代司法为民好榜样"。

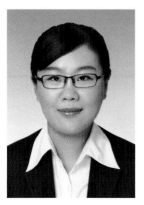

施妍,博士,研究员/副主任法医师,司法鉴定科学研究院科研管理处副处长,博士生导师。多年来聚焦第三代毒品新精神活性物质的鉴识开展了一系列卓有成效的创新性工作。主持国家级科研项目 5 项,至今以第一作者及通讯作者累计发表专业论文 50 余篇,其中 28 篇 SCI 论文,参与专著编撰 6 部,申请专利 9 项(7 项已授权)。研究成果已经通过制定司法行政行业标准、创建共享技术平台等多种形式在行业内广泛应用与推广。

# Foreword | 序

新精神活性物质以更新快、种类多、毒效强、危害大而成为继传统毒品和合成毒品之后的第三代毒品,逐步构成全球公共卫生的新威胁、法医毒物学的新挑战。

纵观全球视野下新精神活性物质的鉴定实践,由新精神活性物质引起的各类涉(摄)毒鉴定、药物辅助犯罪、毒驾鉴定、中毒死亡等案(事)件时有发生,如何为执法部门提供准确、可靠的鉴定结果和专业信息,是当前法医毒物鉴定实践中面临的重大挑战。新精神活性物质的鉴定难点主要基于以下几个方面:一是新精神活性物质品种多、变异快,根据标签名称无法确定其所含活性成分,并且相同标签名称的鉴定对象所含成分和含量可能千差万别,现行方法远跟不上新精神活性物质的更新速度;二是缺乏未知物分析的技术平台,GC-MS$^n$ 和 LC-MS$^n$ 筛选技术本质上属于设定范围内的目标物筛选,故目标物一旦超越人们的认知范围,极易造成漏检或无法提供可靠的涉(摄)毒证据;三是体内新精神活性物质鉴定的复杂性,体液、组织、毛发等生物样品基质复杂,新精神活性物质可在体内代谢转化,其原形在体内浓度低甚至无法检出;四是大多数新精神活性物质的毒性作用机制、体内生物转化和生物标志物尚不清晰,相关毒理数据极为有限,难以评价中毒死亡原因或者行为能力影响程度。故目前在鉴定实践中对新精神活性物质的发现、识别、确认、评价方面存在技术手段不足、认定能力不强、支撑数据缺乏等突出问题,难以应对疑难、复杂案件,难以满足诉讼对证据的要求。因此,探寻具有科学属性、丰富信息和高证据价值的生物基质,构建完全未知目标物的鉴定技术体系,提升对新精神活性物质的发现、识别和确认能力;研究新精神活性物质的毒性作用机制,阐明新精神活性物质的构效关系和体内生物标志物,积累摄毒案例数据信息,提升对新精神活性物质毒性评价的能力,是法医毒物学领域亟待解决的关键问题,也是时代赋予法医毒物学工作者的责任和使命。

令人欣喜的是,以严慧、施妍为主编的法医毒物学青年编写团队,勇于承担起时代责任,合作编写了《新精神活性物质分析与应用》。该书论述了当代新精神活性物质鉴定技术平台和代谢模型,反映了新精神活性物质的最新研究成果,提供了大量的参考数据和文献信息,有望为从事新精神活性物质鉴定的法医毒物鉴定人员提供理论和实践指导。

作为承上启下,抑或即将离开"与毒共舞、向战而行"的老一辈,见证青年学者的成长成熟,青出于蓝而胜于蓝,甚是欣慰。

以此为序。

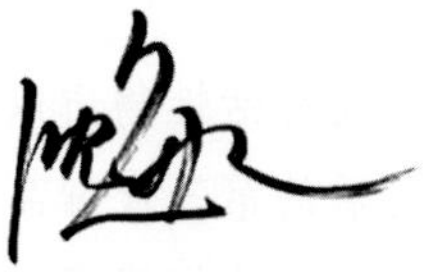

2023 年 10 月

于上海

# Contents | 目　录

## 上　篇

**第一章　概论 /003**

　　第一节　新精神活性物质的分类 /003

　　第二节　新精神活性物质分析的任务特点 /011

　　第三节　新精神活性物质分析的生物检材 /015

　　第四节　新精神活性物质鉴定面临的挑战 /020

**第二章　合成大麻素类新精神活性物质 /023**

　　第一节　概述 /024

　　第二节　药理毒理 /037

　　第三节　体内过程 /039

　　第四节　分析方法 /053

　　第五节　结果评价 /086

**第三章　新型苯二氮卓类新精神活性物质 /090**

　　第一节　概述 /091

　　第二节　体内过程 /100

　　第三节　分析方法 /112

第四节　结果评价 /123

第四章　合成卡西酮类新精神活性物质 /129
第一节　概述 /129
第二节　样品处理与分析方法 /138
第三节　结果评价 /155

第五章　合成阿片类新精神活性物质 /162
第一节　概述 /162
第二节　芬太尼类物质 /163
第三节　U 系列新型合成阿片类物质 /173
第四节　其他新型合成阿片类物质 /181

第六章　苯乙胺类新精神活性物质 /188
第一节　概述 /188
第二节　药理毒理 /194
第三节　体内过程 /194
第四节　分析方法 /205
第五节　结果评价 /215

第七章　色胺类新精神活性物质 /217
第一节　概述 /217
第二节　体内过程 /225
第三节　样品处理 /229
第四节　分析方法 /231
第五节　结果评价 /243

第八章　苯环利定类新精神活性物质 /247
第一节　苯环利定 /250
第二节　3 - MeO - PCP 与 4 - MeO - PCP /255
第三节　氯胺酮 /262
第四节　2 -(3 -甲氧基苯基-2 -乙氨基环己酮) /274
第五节　去氯-N -乙基氯胺酮 /280

第六节 去氯氯胺酮 /282
第七节 氟胺酮 /283
第八节 3-羟基-苯环利定 /285
第九节 其他苯环利定类似物 /288

第九章 哌嗪类新精神活性物质 /294
第一节 概述 /294
第二节 体内过程 /300
第三节 样品处理与分析方法 /303
第四节 结果评价 /308

第十章 氨基茚满类新精神活性物质 /312
第一节 概述 /312
第二节 样品处理与分析方法 /317
第三节 结果评价 /321

# 下 篇

第十一章 高分辨质谱技术在新精神活性物质研究中的应用 /327
第一节 概述 /327
第二节 气相色谱-高分辨质谱技术的应用 /332
第三节 液相色谱-高分辨质谱技术的应用 /335
第四节 敞开式离子化质谱技术的应用 /339

第十二章 质谱成像技术在新精神活性物质研究中的应用 /345
第一节 概述 /345
第二节 MALDI 技术的应用 /348
第三节 其他离子化技术的应用 /356

第十三章 代谢组学技术在新精神活性物质研究中的应用 /360
第一节 概述 /360
第二节 代谢组学在合成大麻素类物质研究中的应用 /364
第三节 代谢组学在合成阿片类物质研究中的应用 /368

第四节　代谢组学在氯胺酮研究中的应用 /373

第十四章　体内外代谢模型在新精神活性物质研究中的应用 /381
　　第一节　肝微粒体代谢模型的应用 /381
　　第二节　肝细胞代谢模型的应用 /384
　　第三节　鼠代谢模型的应用 /387
　　第四节　斑马鱼代谢模型的应用 /389

第十五章　新精神活性物质的构效关系研究 /393
　　第一节　定量构效关系的原理及建模过程 /394
　　第二节　机器学习模型的原理及适用范围 /397
　　第三节　机器学习技术在新精神活性物质识别鉴定中的应用 /404

第十六章　新精神活性物质的毒理学研究 /418
　　第一节　行为学评价方法 /418
　　第二节　形态学评价方法 /434
　　第三节　细胞生物学评价方法 /446

附录一　麻醉药品品种目录 /465

附录二　第一类精神药品品种目录 /488

附录三　第二类精神药品品种目录 /500

附录四　非药用类麻醉药品和精神药品管制品种增补目录 /515

[ 上　篇 ]

# 第1章 概　　论

　　新精神活性物质在全球范围内构成了重大的公共威胁，成为日益严重的社会问题，其出现的目的在于逃避法律管制的同时，替代管制毒品。由于新精神活性物质数量激增及不断变化的化学结构，给法医毒物工作者的分析工作带来了极大挑战，使得分析工作和研究内容中存在许多盲区，并且需要不断提升和完善各类技术以支持鉴定工作展开，也需要法医毒物工作者不断深入研究，为司法鉴定结果提供更加科学严谨的解释。

## 第一节　新精神活性物质的分类

　　新精神活性物质（new psychoactive substances，NPS），又称"策划药物""合法兴奋剂""实验室化合物""毒品类似物"[1]。联合国毒品和犯罪问题办公室（United Nations Office on Drugs and Crime，UNODC）将新精神活性物质定义为：未被 1961 年《麻醉品单一公约》或 1971 年《精神药物公约》管制，但可能对公共健康构成威胁的单一或混合滥用物质。2015 年 9 月，我国针对滥用严重的新精神活性物质，公安部、国家食品药品监督管理总局、国家卫生计生委和国家禁毒委员会办公室共同制定《非药用类麻醉药品和精神药品列管办法》，将"未作为药品生产和使用，具有成瘾性或者成瘾潜力且易被滥用"的非药用类麻醉药品和精神药品进行管制。UNODC 将新精神活性物质按结构分为合成大麻素类（synthetic cannabinoids，SCs）、合成卡西酮类（synthetic cathinones）、苯乙胺类（phenethylamines）、色胺类（tryptamines）、氨基茚满类（aminoindanes）、哌嗪类（piperazines）、苯环利定类（phencyclidine-type substances）、植物类、新型苯二氮卓类（benzodiazepines，BZD）、芬太尼类（fentanyl analogues）、麦角酰胺类（lysergamides）、硝嗪类（nitazenes）、哌醋酯类（phenidates）、芬美曲嗪类（phenmetrazines）、其他类。以下将对这些物质进行分类概述。

### 1. 合成大麻素类

合成大麻素类物质并非传统的大麻，而是模拟大麻中主要精神活性成分四氢大麻酚($\Delta^9$-THC)的一种人工合成物质[2]。合成大麻素类物质根据化学结构分为天然大麻素类似物、内源性大麻素类似物、吲哚衍生物、茚满衍生物、吡咯衍生物、咔唑衍生物和其他混杂物[3]。此外,吲哚衍生物可进一步细分为吲哚类、吲唑类、苯并咪唑类和其他氮杂吲哚类。合成大麻素类物质是目前涵盖物质种类最多、滥用最为严重的一类新精神活性物质,我国于 2021 年 7 月 1 日起正式整类列管合成大麻素类物质,成为世界上第一个将合成大麻素类物质整类列管的国家。在列管方法中列出了合成大麻素类物质具体的七种化学结构通式(图 1-1),列管方法规定,具有此七种化学结构通式和相关取代基团的物质为合成大麻素类物质。

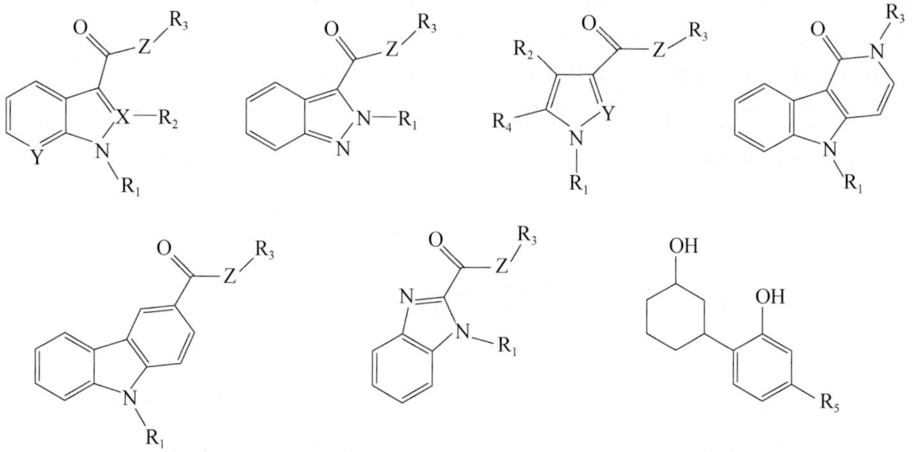

图 1-1　合成大麻素类物质化学结构通式

　　$R_1$ 代表取代或未取代的 $C_3 \sim C_8$ 烃基;取代或未取代的含有 1~3 个杂原子的杂环基;取代或未取代的含有 1~3 个杂原子的杂环基取代的甲基或乙基。$R_2$ 代表氢或甲基或无任何原子。$R_3$ 代表取代或未取代的 $C_6 \sim C_{10}$ 的芳基;取代或未取代的 $C_3 \sim C_{10}$ 的烃基;取代或未取代的含有 1~3 个杂原子的杂环基;取代或未取代的含有 1~3 个杂原子的杂环基取代的甲基或乙基。$R_4$ 代表氢;取代或未取代的苯基;取代或未取代的苯甲基。$R_5$ 代表取代或未取代的 $C_3 \sim C_{10}$ 的烃基。X 代表 N 或 C。Y 代表 N 或 CH。Z 代表 O 或 NH 或无任何原子

### 2. 合成卡西酮类

　　合成卡西酮类是灌木阿拉伯茶树中天然碱卡西酮的衍生物,是一种 β 酮基苯丙胺类似物[4]。卡西酮的基本结构由一个苯基环和一个连接在 β 位上带有羰基的氨基烷基链组成。卡西酮衍生物是由卡西酮骨架在几个关键位置进行取代形成的:在芳环、烷基侧链和氨基中的氮原子(图 1-2)。常见的合成卡西酮类新精神活性物质分为四大类:第一类为 $R_1$ 或者 $R_2$ 位置的 *N*-烷基化卡西酮类衍生物;第二类为 3,4-亚甲二氧基甲基苯丙胺(MDMA)类衍生物;第三类为吡咯烷卡西酮类衍生物,芳香环有时被烷基或卤素取代;第四类为 3,4-亚甲二氧基-*N*-吡咯烷卡

西酮类衍生物,其芳香环被 3,4-亚甲二氧基取代和具有吡咯烷环。其中以甲卡西酮、4-甲基甲卡西酮(4-MMC)和 3,4-亚甲二氧基吡咯戊酮(MDPV)最为常见。

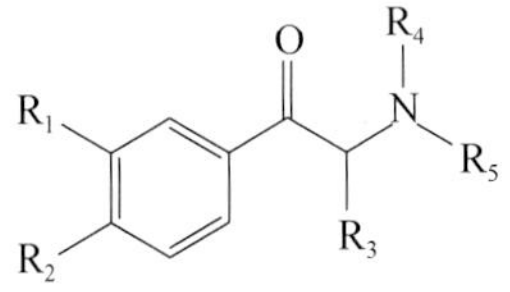

图 1-2 合成卡西酮类新精神活性物质的结构

合成卡西酮类物质为中枢神经系统兴奋剂,主要作用机制是影响大脑中依赖单胺转运体的神经递质,如多巴胺(dopamine,DA)、去甲肾上腺素(norepinephrine,NE)、5-羟色胺(5-hydroxytryptamine,5-HT),从而产生类似苯丙胺的刺激效应[5]。合成卡西酮类物质因氨基碳链 $\beta$ 位连有酮基,和一些含亲脂性的吡咯烷环的衍生物,可显著增加血脑屏障的渗透性,从而增加其药效和滥用潜力。长期反复滥用会引发一系列神经系统、心血管系统和精神病理学的症状,如震颤麻痹、心动过速、高血压、高热、瞳孔放大、偏执性精神病、抑郁症、恐慌症、认知和情绪稳定性的长期改变等[6]。

3. 苯乙胺类

苯乙胺类新精神活性物质是以苯乙胺为结构基础(图 1-3)进行修饰,获得与苯乙胺相似作用的一类物质[7]。麦司卡林(mescaline)是化学家 Arthur Heffter 于 19 世纪从植物中提取到的天然苯乙胺,又名三甲氧苯乙胺,也是苯乙胺类新精神活性物质的原型。在 20 世纪中期涌现了大量以苯乙胺母核结构为基础改造的致幻剂[8],其主要分为两大类,即二甲氧基苯乙胺类衍生物(2C 系列)和苯丙胺类衍生物(图 1-3)。

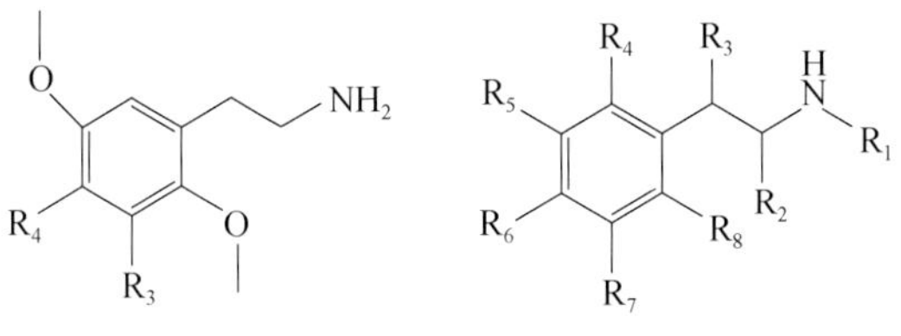

图 1-3 苯乙胺类物质两大分类结构

2C 类(左),苯丙胺类(右)

苯乙胺类物质具有致幻和兴奋双重作用,苯环上的取代基位引起较强的致幻作用,而侧链上的取代基引起神经兴奋作用。作用机制是介导多巴胺、去甲肾上腺素和 5-羟色胺受体等单胺类受体,从而产生较强的兴奋和致幻作用。根据摄入量产生明显的双向反应,低剂量时表现为兴奋,高剂量时有强烈的致幻效应。若一次大量使用,则会出现体温过高、心动过速、血压上升等急性症状,甚至可能引发抽搐、昏迷、脑水肿、多器官功能衰竭等严重不良反应。而长期滥用此类物质则会导致多巴胺能神经元发生退行性病变,使滥用者精神错乱,出现妄想和抑郁等症状[9]。

#### 4. 色胺类

色胺类新精神活性物质是以色胺为母核的化学物质(图1-4),具有与5-羟色胺相似的化学结构和药理作用,因此其作用机制也是与5-羟色胺受体结合产生致幻效应。色胺是一种单胺类生物碱,天然存在于植物、真菌和动物体内。色胺类新精神活性物质是以色胺结构为母体的衍生物,其结构中含有典型的吲哚环,是由苯环和吡咯环组成的融合双环,通过侧链上的乙基与氨基相连,因此其衍生物在苯环、侧链及氮上连接有不同的取代基因[10]。

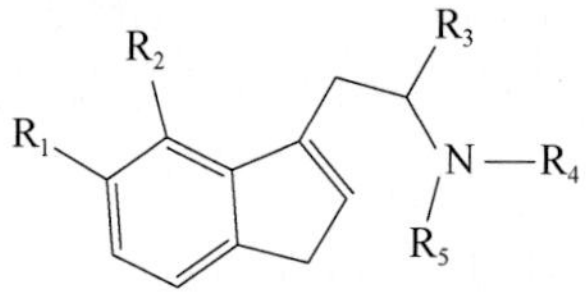

图1-4 色胺类新精神活性物质的结构

在色胺类物质的五个修饰位点中随着3位甲基的引入,亲脂性增强,更易透过血脑屏障,也是其致幻效应增强的原因之一。致幻效应是色胺类物质最突出的精神效应,是一种视觉、听觉和触觉等感觉上的主观效应,长期吸食导致精神错乱。目前普遍认为色胺类物质成瘾性较弱,但也可导致吸食者急性中毒和死亡。

#### 5. 氨基茚满类

氨基茚满类新精神活性物质以2-氨基茚满(2-AI)为结构基础进行衍生,通过在芳香环上被各种官能团取代,或添加亚甲基二氧基桥或N-烷基化,可以修饰2-AI主链结构以产生各种化学物质(图1-5)[11]。

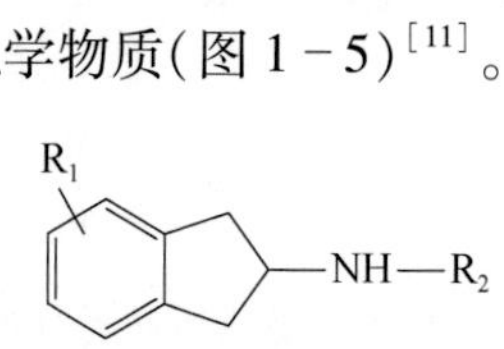

图1-5 氨基茚满类新精神活性物质的结构

氨基茚满类物质通过抑制多巴胺、去甲肾上腺素和5-羟色胺发挥作用。第一种氨基茚满类衍生物是5,6-亚甲二氧基-2-氨基茚满(MDAI),它声称是MDMA的"合法"、无神经毒性的类似物,具有较强的致幻性和较弱的精神刺激效应。事实上,MDAI的预期效果与MDMA相似:增加同理心和社交能力、轻度欣快感和性欲。氨基茚满类物质可能具有一定的致幻性和温和的精神兴奋作用,作为酒精替代物使用,以减少饮酒的欲望[12]。

### 6. 哌嗪类

哌嗪是 1、4 位有两个氮原子的六元杂环,可作为驱虫药使用。哌嗪类衍生物(图 1-6)可作为药物活性物质(如环丙沙星、喹诺酮类抗生素及驱虫药等)的前体或中间体。1-苄基哌嗪(BZP)是最早出现的哌嗪类衍生物,BZP 最初是作为潜在的抗抑郁药物开发的,但被发现具有与苯丙胺相似的特性,因此容易被滥用[13]。

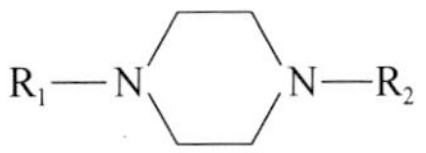

$$R_1 - N \diagdown \diagup N - R_2$$

图 1-6 哌嗪类新精神活性物质的结构

研究发现,哌嗪类新精神活性物质通过模拟苯丙胺的分子作用机制,刺激多巴胺、去甲肾上腺素和 5-羟色胺的释放,并抑制这些单胺类神经递质的重摄取,对人体中枢神经系统具有兴奋作用及一部分致幻作用。主要毒理学效应包括焦躁、瞳孔散大、窦性心动过速及高血压等。

### 7. 苯环利定类

苯环利定类新精神活性物质以苯环利定为起源,根据不同位点的结构修饰产生新的物质,其结构中通常包含一个苯基、一个双元取代的环己基和一个胺,取代位置灵活(图 1-7)。

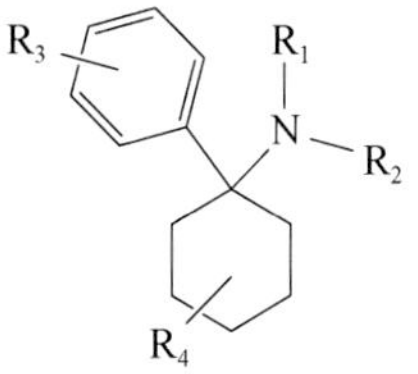

$$R_3 \diagup \bigcirc \diagdown \quad \underset{|}{\overset{R_1}{N}} - R_2$$

图 1-7 苯环利定类新精神活性物质的结构

苯环利定类物质被划分为中枢神经系统的解离剂,通过调节大脑和脊髓中 $N$-甲基-$D$-天冬氨酸受体($N$-methyl-$D$-aspartate receptor, NMDAR),产生与自身和环境分离的感觉。也可介导多巴胺、去甲肾上腺素或 5-羟色胺产生作用。毒理学效应包括兴奋、自我分离、烦躁不安、眼球震颤、肌肉僵硬强直、共济运动失调、呼吸循环抑制甚至死亡[14]。在我国,氯胺酮是苯环利定类物质中滥用情况最为严重的一种,为主流滥用物质之一,因此,早在 2001 年就将其列为管制物质。据《2021年中国毒情形势报告》显示,吸食氯胺酮人数为 3.7 万名,吸食人数较多但得到一定控制有所下降。

8. 植物类

植物类新精神活性物质是具有致幻作用及成瘾作用的天然植物活性物质,主要包括恰特草(khat)、卡痛叶(kratom)和鼠尾草(salvia divinorum)。恰特草中的主要活性成分卡西酮和次要活性成分去甲伪麻黄碱均已被列入管制范围[30];卡痛叶中主要活性成分为帽柱木碱和7-羟帽柱木碱;鼠尾草中发挥精神活性的活性成分为salvinorin A,是第一个非生物碱类致幻剂二萜类化合物[31]。由于国内新冠疫情的影响及毒品市场的萎缩,选择替代毒品的情况也在上升,《2021年中国毒情形势报告》指出,部分地区出现吸食天然阿片类物质卡痛叶等替代物质。《2022年世界毒品报告》数据统计得知,2020年的植物类新精神活性物质缴获量低于2019年,但仍高于2008~2018年任何一年的缴获量。

9. 新型苯二氮卓类

苯二氮卓类物质是一大类用于治疗焦虑、失眠、肌肉痉挛、戒酒和癫痫的药物,也由于其催眠、镇静、抗焦虑和骨骼肌松弛作用而成为滥用药物。新型苯二氮卓类包括从未被批准用于医疗的药物候选物、通过对注册药物进行简单的结构修饰而合成的化合物,以及注册的苯二氮卓类药物的一些活性代谢物[15]。《当前威胁性NPS》(Current NPS Threats)中指出,最常见的苯二氮卓类滥用物质是依替唑仑、氯硝唑仑、氟普唑仑和氟溴唑仑。

此外,在死亡案件和毒驾案件中,苯二氮卓类物质所占比例分别为47%、67%,是目前威胁性最高的新精神活性物质。苯二氮卓类是一种正性变构调节剂,可增强正性γ-氨基丁酸A型受体与中枢神经系统主要抑制性神经递质γ-氨基丁酸的结合亲和力,长期服用此类药物会产生耐药性及成瘾性,突然停药还会导致戒断症状出现[16]。苯二氮卓类物质具有蓄积毒性,在体内吸收快、排泄慢,长期摄入后,会导致肝脏功能下降,对中枢神经系统造成不良影响,引起头脑昏沉、记忆退化、运动障碍等问题。

10. 芬太尼类

芬太尼类新精神活性物质按药理学分类属于合成阿片类新精神活性物质(图1-8),可作为强效麻醉性阿片类镇痛药,其效力是吗啡的50~10 000倍。此类物质以芬太尼{N-[1-(2-苯乙基)-4-哌啶基]-N-苯基丙酰胺}为结构基础,在各单元进行修饰形成各类衍生物。我国于2019年5月1日发布了《关于将芬太尼类物质列入〈非药用类麻醉药品和精神药品管制品种增补目录〉的公告》,对芬太尼类新精神活性物质实施整类列管。

芬太尼类物质是指化学结构与芬太尼相比,符合以下一个或多个条件的物质:一是使用其他酰基替代丙酰基($R_1$);二是使用任何取代或未取代的单环芳香基团替代与氮原子直接相连的苯基($R_2$);三是哌啶环($R_3$)上存在烷基、烯基、烷氧基、酯基、醚基、羟基、卤素、卤代烷基、氨基及硝基等取代基;四是使用其他任意基团

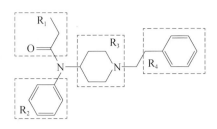

图 1-8　芬太尼和其可修饰单元

(氢原子除外)替代苯乙基($R_4$)。

芬太尼类物质是人工合成的阿片受体兴奋药,易通过与 μ 阿片受体结合,进而达到麻醉效果。毒理效应包括头晕、低血压、视野模糊、喉痉挛及胆道括约肌痉挛等,而摄入过量的芬太尼类物质均会引起心律失常、呼吸抑制乃至死亡等不良反应。由于此类物质药效较强,极少量的摄入即可对人体造成伤害乃至危及生命,美国已出现上万起滥用芬太尼类物质致死案例。

**11. 麦角酰胺类**

麦角酰胺类新精神活性物质是具有较强致幻效应的物质。麦角二乙胺(LSD)是麦角生物碱的衍生物,属于半合成吲哚类生物碱,是活性最强的致幻剂之一(图1-9)。目前,已经存在通过改变麦角酰胺骨架,如修饰酰胺基和N6-烷基等基团或吲哚N1-氮原子,获得麦角酰二乙胺的类似物,其中通过修饰 LSD 的吲哚N1-氮原子得到的系列类似物最多。

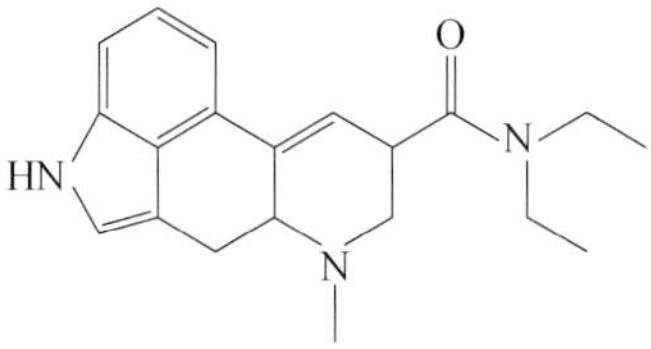

图 1-9　麦角二乙胺的结构

1-乙酰基-麦角酰二乙胺(1A-LSD)是最早的麦角酰胺类似物之一。麦角酰胺类物质的迷幻效应主要由 5-HT$_{2A}$受体位点的激动作用介导,间接调节谷氨酸能神经传递以产生作用[40]。长期或大量滥用会使吸食者严重精神错乱,情绪变化无常,记忆受损,出现时空扭曲、幻觉,常突发危险。

**12. 硝嗪类**

硝嗪类新精神活性物质(图1-10)是阿片类物质中的一类。阿片类物质中主要以芬太尼类物质为主,由于其危害性极高,我国已将其整类列管。阿片类物质的滥用倾向于非芬太尼类物质,如今,参与制造新精神活性物质的非法组织越来越多地寻找新的药物,以使娱乐性物质市场多样化,并不断逃避立法[17]。

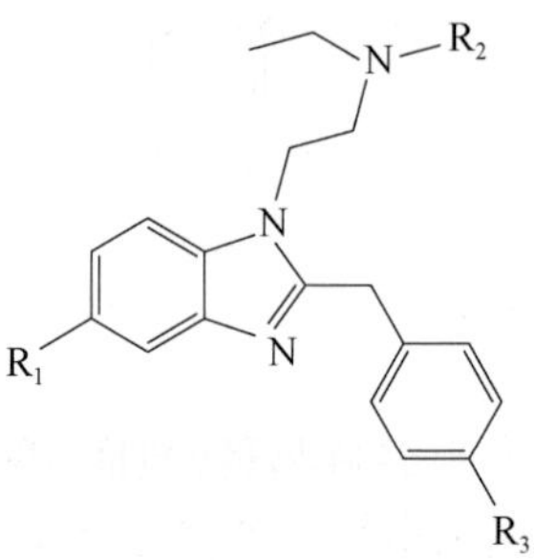

图 1-10　2-苄基苯并咪唑类/硝嗪类新精神活性物质的结构

硝嗪类物质通过与 μ 阿片受体结合产生比芬太尼更强的阿片样作用。在小鼠中,几种硝嗪类的镇痛作用超过吗啡,其中作用最强的衍生物依托尼秦(etonitazene)的镇痛活性是吗啡的 1 000 倍。这类物质研究时间较短,此前作为镇痛药物研发但并未得到临床许可。直至 2019 年 3 月,5-硝基-2-苄基苯并咪唑类阿片剂异三氮烯(isotonitazene)在加拿大和欧洲的毒品现场首次出现[18]。

**13. 哌醋酯类**

哌醋酯类是曾经的临床处方药哌醋甲酯(利他林)(图 1-11)的衍生物,市场上称为"聪明药",主要用于治疗注意缺陷多动障碍(attention deficit and hyperactive disorder, ADHD)。

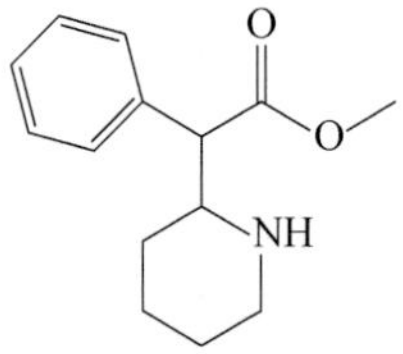

图 1-11　哌醋甲酯的结构

哌醋甲酯主要通过阻断脑内去甲肾上腺素和多巴胺的再摄取,导致突触后多巴胺增加,对中枢神经系统有兴奋作用,有非医疗目的的滥用倾向[19]。哌醋甲酯是一种受到管制、结构多样且往往具有更强药效的哌醋酯类新精神活性物质,已进入药物市场。长期使用哌醋甲酯会出现思维能力下降、精神疲倦、嗜睡的症状。

**14. 芬美曲嗪类**

芬美曲嗪类新精神活性物质属于兴奋剂类。芬美曲嗪(3-甲基-2-苯基吗啉)是一种人工合成的苯丙胺衍生物(图 1-12),由苯基异丙胺骨架和末端胺并入吗啉环组成。通过在苯基或吗啉环上进行取代来合成新的衍生物。

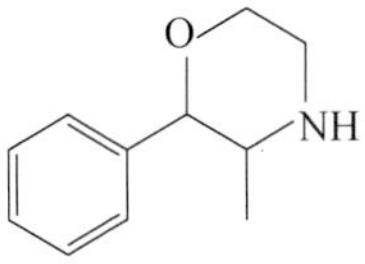

图 1 - 12　芬美曲嗪的结构

研发之初,芬美曲嗪是作为一类减肥药,然而,芬美曲嗪摄入后的不良反应如精神病、依赖性等报道导致其退出市场。芬美曲嗪类物质作为多巴胺转运体、去甲肾上腺素转运体和 5 -羟色胺转运体上的强效底物型释放剂,即通过逆转转运体的释放方向,增加胞质中单胺类递质的浓度发挥作用[20]。

15. 其他类

根据 UNODC 的划分,其他类新精神活性物质在化学结构及药理作用上各具特色,很难归于前面的分类中,如 1,3 -二甲基戊胺(DMAA)。该类物质具有多种药理作用:① 经典致幻剂(迷幻剂),介导特定的 5 -羟色胺受体活性并产生幻觉,模仿经典药物如 4 -溴 - 2,5 -二甲氧基苯乙胺(2C - B)、LSD 和二甲基色胺(DMT)作用,但也可能具有兴奋作用。② 阿片类物质,属于中枢神经系统抑制剂,具有允许与特定阿片受体结合的结构特征,导致吗啡样镇痛作用。③ 镇静剂/催眠药,也是中枢神经系统抑制剂,模仿管制物质的作用,如苯二氮卓类地西泮和阿普唑仑。④ 兴奋剂,介导多巴胺、去甲肾上腺素和/或 5 -羟色胺的作用,模仿可卡因、苯丙胺、甲基苯丙胺和"摇头丸"等传统毒品的作用。

# 第二节　新精神活性物质分析的任务特点

新精神活性物质以前所未有的速度激增,具有种类多、更迭快速、滥用严重、危害重大等特征,又兼具伪装性、迷惑性和时尚性的特点,给公共安全和公安执法带来了巨大困难,其分析任务特点也与传统毒品有所不同。

## 一、分析目标化合物数量庞大,变换迅速

新精神活性物质主要通过对已管制毒品的改造来逃避法律的管制。新精神活性物质中仅小部分是从植物中提取的天然精神活性物质,多数为合成化合物,因此制毒者可以按照自己的主观目的合成相应效应的化合物,目前新精神活性物质药理作用已涵盖六大类传统毒品。此外,利用化学结构中的基团可替代性,简单修改列管列表中毒品的化学结构,便得到不受管制的相应衍生物,这样的衍生物能产生

相同的或更强的毒性作用。

在 UNODC 的《2022 年世界毒品报告》中显示,在 2009 年到 2021 年 12 月底期间,134 个国家向 UNODC 新精神活性物质预警咨询机构报告了 1 127 种新精神活性物质[2]。然而在 UNODC 的 2022 年 10 月的《当前威胁性 NPS》(*Current NPS Threats*)报告中,已增加至 150 个国家报告超过 1 150 种新精神活性物质[49]。新精神活性物质不仅数目庞大,而且增长速度极快。目前,我国已列管 459 种麻醉药品和精神药品,以及芬太尼类和合成大麻素类两大类物质,其中新精神活性物质种类为 188 种,以及芬太尼类物质、合成大麻素类物质。

在对新型、具有危险性或者滥用的化合物进行管制时,需进行结构分析、毒理学研究、成瘾性评估等,非法制毒者则利用这样的时间对这一物质加以改造,以"合法"身份再次投入市场。例如,甲卡西酮在 2010 年被纳入管制后,不法分子改变其化学结构,乙卡西酮作为其替代物质进入非法市场,而乙卡西酮在 2015 年才增补进列管目录,这样的"空白期"在客观上易放纵新精神活性物质的滥用[51]。除此之外,并不是所有新精神活性物质都能活跃在市场上,这可能与不法购买者的满意度和物质最终的副作用相关。部分物质在市场上活跃周期短,如氨基茚满类化合物中 2 - AI 在 2014 年进入监测范围后便没有报道,有些可能进入监测范围而有些则并未进入监测范围就已退出市场[21]。

## 二、鉴定任务难度大

在现场或死亡案件中获取的新精神活性物质,其中多数的毒性、中毒剂量和致死剂量及它们产生的不良健康影响缺乏相应数据。此外,吸毒者往往不清楚自己吸食的新产品中含有哪种新精神活性物质成分。通常会出现有意识或无意识地将新精神活性物质与其他物质(包括其他新精神活性物质和/或传统毒品)联合摄入。在新精神活性物质的神经药理学方面,大多数研究都是在体外和动物模型上进行的,并且只对不同新精神活性物质分类中的最具代表性和使用频次高的化合物进行了研究。因此,较新化合物的作用机制目前只是假设[22]。

对于新精神活性物质来说,没有文献记载它们的代谢途径和排泄途径等药代动力学或毒代动力学特性的信息。特别是对于代谢较快或完全代谢的物质,仅以原形为目标物的检测可能会出现假阴性结果。有时甚至可能没有检测到由某种新精神活性物质引起的首例中毒和死亡病例[22]。

此外,对于以整类方式列管的物质,鉴定任务更加艰巨。以往采用列举中英文名称、化学结构和 CAS 号的方式进行管制,在混合物或未知物鉴定时获取其准确的化学结构,在管制列表内进行比对,即可确定为何种物质,属于何种分类。这样的管制方式可以帮助临床中毒急救作出迅速反应,便于毒理学方面的研究及司法鉴定任务的确定。但这样的方式在面对数量激增、种类繁多的新精神活性物质存在较大的局限性。因此,部分物质实行整类列管模式,通过定义结构通式,以达到从根本上消除遏制不法分子继续制造新物质的可能性[54]。但这对于鉴定分析任务而言存在一定难度,未知物分析后获得化学结构,并不能采用"一对一"的方式进行直接确认。大多数新合成化合物鲜有报道,其次因为管制难以获得这类物质的标准品,如何识别这些物质还需要依靠技术部门和鉴定人员的进一步工作,这对毒品鉴定人员的能力和实验设备提出了新的挑战。因此,受技术和专业人才的限制,新精神活性物质鉴定工作效率不高,管制难度较大。

有些新精神活性物质的体内代谢物具有活性,因此也被作为精神活性物质销售。这类物质在进行检测时易混淆,难以区分。例如,新型苯二氮卓类药物氟硝西泮、氟那西泮、尼氟西泮。其中氟那西泮和尼氟西泮分别是氟硝西泮的去甲基化和进一步羟基化代谢物(图1-13)。由于这三种药物在代谢上是相关的,在鉴定实践中进行正确区分并对鉴定结果进行彻底解释也是难点[23]。

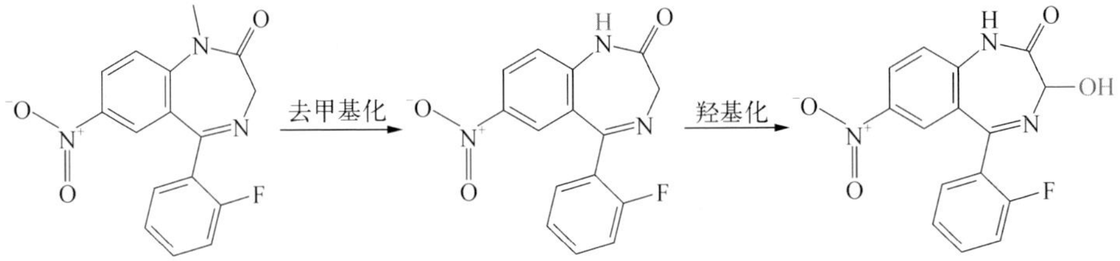

图1-13 氟硝西泮、氟那西泮、尼氟西泮三种物质代谢关联

在分析结果中还会出现不同物质产生相同代谢物的情况,即多种代谢物对应一种物质。例如,不同的合成大麻素类物质在人体肝脏中会发生不同的代谢反应,形成相同的代谢物,从而无法准确鉴定是何种合成大麻素类物质,如5F-ADBICA酰胺水解代谢物可能是由5F-ABICA、5FAMB-PICA或5F-EMB-PICA代谢产生[24]。虽然这在临床毒理学分析中能够帮助医生快速识别毒物所属类别,但在法医学中难以精准识别摄入物质。

## 三、分析技术多种多样

### 1. 快速分析技术

快速分析技术是监测及遏制毒品泛滥的第一道防线。快速分析技术因其便携性、快速性,可应用于多场景。虽然新精神活性物质的使用呈现一定区域性,但其蔓延传播也极具潜力,并呈现互联网化、国际化、普众化等特点。因此,监测场景除海关、进出口地、安检等这些常规场景外,在其他场所如快递网点、医院急诊、监狱等也需要加设快速分析技术[25]。不仅可以在新精神活性物质打击处理现场精准、有效地快速检测检材中是否含有新精神活性物质，而且个别快速分析技术还可以为新出现的新精神活性物质的早期预警提供技术支撑。

快速分析技术中免疫法、光谱法和质谱法等都得到了很好的发展。

免疫法包括酶联免疫吸附测定技术、免疫胶体金技术、放射免疫分析技术、荧光偏振免疫分析技术、生物芯片阵列技术等，这些技术在毒品现场快速检测中应用比较广泛和成熟，具有简便、适用范围广（尿液、血样、汗液、唾液及毛发等）、成本低等特点。

光谱法中，拉曼光谱技术[26]、红外光谱技术[27]、太赫兹技术等具有分析速度快、操作简单、灵敏度高、选择性好、检材无损等优点，可对气体、液体和固体等检材进行检测。与其他光谱技术相比，太赫兹波穿透力较强，可以对非极性外包材料（如陶瓷、塑料、木材、衣服等）内的毒品、爆炸物等违禁品进行非侵入式高效检测，并且能量辐射较低，安全性较高[28]。

质谱法中，小型化质谱技术对往日大型质谱仪器做了提升，与一些原位电离方式相结合，实现便携、短时、灵敏度高的检测效果。原位电离质谱法的发展，摒弃了传统质谱分析技术烦琐的样品前处理过程和较长时间的色谱分离，能够将质谱分析提速至毫秒级。Zaima 等[29]开发了纸喷雾结合小型便携式质谱快速检查汽车不同部件表面（车窗玻璃、车门把手、安全带等）的芬太尼、可卡因、电子烟油等毒品残留的方法。

2. 实验室检测技术

为应对不断更迭的新精神活性物质，以及各类案件中多化合物和未知化合物情况，检测技术也在不断提升和完善。质谱法的高分辨率与色谱法的高分离特性结合，能够实现对各类化合物定性定量，是分析工作中最常用到的检测技术。气相色谱-质谱联用仪是法医实验室中常用的仪器，可以提供大多数化合物明确的分子鉴定和检出限（limit of detection，LOD）。而液相色谱-质谱联用仪可以克服气相色谱的局限性，适合分析沸点高或者热不稳定的化合物。特别是串联或更高阶质谱分析中，其质荷过滤器可减少背景干扰，产生更清晰的分析物指纹，具有特征性的碎裂模式、高分辨率的过滤能力，在新精神活性物质检测中展现出出色的特异性。另外，毛细管电泳（capillary electrophoresis）、电子电离（electron ionization，EI）、电喷雾电离（electrospray eonization，ESI）、大气压光电离（atmospheric pressure ionization）等色谱分离技术也是耦合质谱分析药物常用的手段。

核磁共振（nuclear magnetic resonance，NMR）是鉴定没有标准品对照的未知化合物的有效手段，也是缉获毒品分析科学工作组（Scientific Working Group for the Analysis of Seized Drugs，SWGDRUG）推荐的分析技术。NMR 常常与气相色谱-质谱法（GC－MS）联合确证新出现的物质。

虽然 GC - MS、NMR 技术是物质精准识别的方法,但存在一定局限性,如检测时间较长、设备昂贵、对操作人员的技术要求较高。

除上述常规检测技术,近年来对生活污水监测新精神活性物质和空气监测新精神活性物质的研究也越来越多。这类技术旨在从宏观视角,监测某一城市或农村这样的区域范围精神活性物质分布、消费和交易的大致范围,以及一段时间内这一地区物质滥用情况的动态研究。既可作为预警,也可防止滥用上升。污水中毒品分析也称为污水流行病学(wastewater-based epidemiology, WBE),在我国已得到很好的应用,起初主要对传统毒品进行消耗监测,目前也延伸到新精神活性物质的消耗监测。毒品及其代谢物可通过排泄进入污水,或者制毒地下工厂将废液进行倾倒,对污水中残留的毒品进行定量分析测定,再通过一系列换算,即可获得该地区毒品的使用情况,具有普适性和实时性[30]。空气中新精神活性物质的来源为该物质烫吸或吸烟等后,通过衣服和头发,以及建筑内的通风来运输;一些粉末制剂类化合物通过非法制毒者在制造过程中进入空气。检测目标物为母体化合物和热解产物。一般来说,通过将空气中的颗粒物吸入过滤器来收集非法物质,随后采用气相色谱法或高效液相色谱-质谱法(HPLC - MS)等对新精神活性物质进行评价。质子转移反应质谱已应用于环境空气中痕量爆炸物和毒品的检测。环境空气中毒品的存在往往比其在污水中的存在短暂和多变,这使得检测较为复杂。但是,空气监测的应用可作为污水分析的补充。两种方法都提供了非常有价值的数据[31]。

新精神活性物质数量庞大,结构变换迅速,但其增长与变换也存在一定规律。我国推行的整类列管方式较大程度上遏制了一类物质不断衍生的可能性。除此之外在各个场景中应用的技术不断开发完善,有效解决并遏制各类物质不断蔓延滥用。

# 第三节　新精神活性物质分析的生物检材

生物检材的选择对体内新精神活性物质的快捷有效鉴定至关重要。对于一般的新精神活性物质滥用案件,可以使用血液、尿液、毛发和唾液作为检材,对被检者影响较小;对于死亡案件,则需要采集外周血、心血、尿液、毛发、脏器组织等以全面地对死者体内新精神活性物质的种类、存在时间和存在形式等进行分析[32]。此外,随着现代分析手段的进一步优化,生物检材的选择范围也变得更加广泛。目前,干血斑、干唾液斑、干尿斑等特殊检材都能够有效检出新精神活性物质,与常规检材相比,该类生物检材具有明显优势,为传统检材分析时存在的部分问题提供了较为完善的解决措施。

## 一、体液类检材

### 1. 血液

血液是毒物分析中重要的生物检材之一,对血液样品中存在的新精神活性物质及其代谢物进行检测可以有效反映新精神活性物质在人体内的血药浓度,帮助量化新精神活性物质在体内的作用强度,以及新精神活性物质的滥用程度与行为能力的关系。但该类检材属于损伤性取样,取样量有限,并且对取样人员有一定技术要求,操作不够简便且样品储存运输也存在腐坏和溶血风险,尤其是处理尸体血样时[25]。

目前血中新精神活性物质常用免疫分析进行快速筛选测试,色谱-质谱联用技术进行确证分析,但市售的免疫测定法只能对少部分种类的新精神活性物质进行初筛,有文献研究表明,5 种市售免疫检测试剂盒在检测 94 个新精神活性物质样品时,未能检测出的样品有 13 个,证明其对同一种新精神活性物质的灵敏度也有待提高。Rojek 等[33]采用酶联免疫吸附测定检测血样中阿片类、可卡因等传统毒品和合成大麻素类等新精神活性物质,对血样中的成分进行初步筛查,并建立了液相色谱-串联质谱检测(LC - MS/MS)方法,线性范围为 0.05 ～ 5.0 ng/mL(UR - 144)和 10～1 000 ng/mL(pentedrone)。该文献研究了 3 名与新精神活性物质吸食相关的死亡案例,其中 2 名死于源自药物的负面精神状态导致的自杀,1 名死于新精神活性物质滥用所致的多器官衰竭。吸毒者死后外周股静脉血中的合成大麻素类 UR - 144(1～4 ng/mL)和合成卡西酮类 pentedrone(290～2 300 ng/mL),Montesano 等[34]研究证明了 LC - HRMS 法适用于检测包括合成卡西酮类、合成大麻素类在内共 25 种新精神活性物质及其代谢物,能够对血液样品中的新精神活性物质进行较广泛的筛选,该实验方法的线性范围为 0.02～50 ng/mL。16 种合成卡西酮类新精神活性物质的检出限为 0.005～0.08 ng/mL,9 种合成大麻素类新精神活性物质的检出限为0.007～0.06 ng/mL,阳性案例血液浓度范围为0.02～0.3 ng/mL(合成卡西酮类)和 0.03～0.2 ng/mL(合成大麻素类)。Mariotti 等[35]对样品检材进行浸入式固相微萃取,最后采用 GC - MS 同时测定血浆中苯丙胺、安非拉酮和芬普雷司的浓度。结果显示,该方法的检出限分别为 1.0 ng/mL、1.5 ng/mL 和 2.0 ng/mL,线性范围为 5.0～100 ng/mL,该方法为毒驾案件鉴定提供了技术支持。

### 2. 尿液

尿液采集为非损伤性,在物质滥用分析中应用较为广泛,在检测尿液中的新精神活性物质时,主要分析其在人体内的代谢物。该检材采集快速简便,目标物及其代谢物浓度高,可检测时限较长,但尿液无法反映药物对人体行为能力的影响程度和中毒程度。此外,尿液检材易受环境影响而改变 pH,因此对送检的尿样时效性(24 h 内排出)、储存条件(-20℃)和 pH(4.5～8.0)都有相应的要求,通常还会用甲醇或纯水对尿液进行稀释以消除或减少基质干扰。

近年来，多项研究与改进尿液检材中新精神活性物质的检测方法相关。Bergstrand等[36]利用反向液相色谱分离技术结合高分辨质谱（high resolution mass spectrum，HRMS）技术，检测瑞典329个急性中毒患者尿液中的苯二氮䓬类新精神活性物质如氟溴唑仑、氟溴西泮、吡唑仑等，在95份尿液中发现了苯二氮䓬类物质，在阳性样本中检出最多的是氟溴唑仑（$n = 52$），浓度范围为5~1 082 ng/mL。在检测尿液中的28种苯二氮䓬类新精神活性物质时，其中16种新精神活性物质的灵敏度较高，检出限为1~50 ng/mL，线性范围为5~1 000 ng/mL。

3. 唾液

唾液属非侵入性生物检材，采集方便，可在路边对疑似新精神活性物质滥用人群进行采集，便于监督，能防止掺假调换，常应用于毒驾案例的路边检材提取中，也可作为法医和临床药物检测的辅助和替代检材，但唾液中酶活性很高，需要注意采样至分析的时间，高效的预处理方法和高灵敏度的分析技术相结合才能够有效检出新精神活性物质成分。Øiestad等[37]采用超高效液相色谱-串联质谱（UHPLC - MS/MS）分析法对唾液中18种合成大麻素进行分析，检出限为0.05~1.2 ng/mL。该方法应用于检测合成大麻素类吸毒嫌疑人的唾液样品（$n = 45$），20%被检出含JWH - 018或/和AM - 2201成分。Scherer等[38]研究了多种唾液检测器对传统毒品和新精神活性物质的响应效果（敏感性、特异性和准确性），包括苯丙胺、大麻、可卡因、阿片类、苯二氮䓬类物质。由实验结果可得，不同唾液检测器的敏感性范围为5%~33%，特异性范围为9%~87.5%，准确度为17.7%~75%，可见数据的分散性显著，唾液检测器对于检测新精神活性物质仍有较大的局限性。

4. 玻璃体液

玻璃体液是良好的体内毒物分析的生物检材，成分相对其他检材较少，在死后液体交换率低，不受濒死期改变和死后体内再分布的影响，目前以其成分稳定成为法医毒物学中酒精检测项目的常用检材。玻璃体液通过用细针刺破眼球获取，并于4℃环境下加入氟化钠（100 mg/10 mL样品）保存玻璃体液，需在5天内进行分析。有研究认为，玻璃体液与血液和尿液中的物质浓度具有线性相关[39]，因此在血液和尿液都无法获得或受到污染的情况下，可以采集玻璃体液作为替代检材。

## 二、组织类检材

1. 毛发

与其他生物检材相比，毛发为非侵入性检材，更易获取和保存，外源性药物存在稳定且检出时限长，能反映较长时间（几个月或几年）的新精神活性物质使用情况。实验表明，头发中的物质浓度与物质使用剂量呈正相关。头发生长速度为每月 1 cm,近端头发可反映最近新精神活性物质的使用情况,但其局限性在于分析结果为所分析时期的均值。毛发样品中所含的一般为新精神活性物质的母体药物,代谢物成分较少。在处理毛发检材前,一般使用去污溶剂、水性溶剂及有机溶剂净化毛发,防止因环境接触所产生的假阳性情况。Salomone 等[40]采用 HPLC - MS 对毛发中 bk - MBDB、bk - MDMA、MXE、5/6 - APB、$\alpha$ - PVP、4 - FA 等常用新精神活性物质进行筛查。吸毒现象高发的场所(夜总会和舞会)参与者毛发样品($n = 80$)中最常检测到的新精神活性物质是 bk - MBDB,浓度很高,浓度范围为 7~4 900 pg/mg($n = 25$),其中有 9 个样品超过 100 pg/mg。其他可被检测出的新精神活性物质包括 bk - MDMA($n = 5$;范围 6~98 pg/mg)、MXE($n = 4$;范围 3~19 pg/mg)、5/6 - APB($n = 1$;82 pg/mg)、$\alpha$ - PVP($n = 1$;6 pg/mg)和 4 - FA($n = 1$;29 pg/mg)。Larabi[41]等采集了 2012~2017 年药物依赖和急性药物中毒患者的毛发样品,通过 LC - MS/MS法对其中传统滥用药物和 83 种新精神活性物质进行分析,包括合成大麻素类和合成卡西酮类,最终共检出 27 种新精神活性物质。该实验方法下的检出限为 0.5~2 pg/mg,定量限(lower limit of quantitation, LOQ)为 1~5 pg/mg,线性范围为 1~1 000 pg/mg,变异系数(coefficient of variation, CV)小于 15%。在 480 例患者中新精神活性物质阳性率为 29%,被使用最多的两种新精神活性物质为 4 -甲基甲卡西酮(4 - MMC)和 4 -甲基乙卡西酮(4 - MEC)(各 24 例),在毛发样品中的浓度范围分别为 0.005~169 ng/mg 和 0.001~97.3 ng/mg。

2. 脏器组织

脏器组织是对死后尸体进行分析的重要检材,分析不同器官中的成分组成对研究新精神活性物质在人体脏器中的分布情况和死后再分布有一定意义。该类检材的前处理一般为使用组织匀浆器将其均质化,再用有机溶剂对其进行萃取,提取脏器中的新精神活性物质。Salomone 等[42]通过 LC - MS/MS 法检测了一起涉及苯丙胺衍生物 MDAI 和 2 - MAPB 的死亡案件中这两种新精神活性物质在不同组织中的分布情况。结果表明,这两种新精神活性物质在胃内的浓度最高,其次是肝组织和肺组织,肝组织中的浓度均值分别为 240 ng/g(MDAI)和 400 ng/g(2 - MAPB),肺组织中的浓度均值分别为 130 ng/g(MDAI)和 300 ng/g(2 - MAPB)。胃内的高浓度可以解释为口服后碱性化合物被留在酸性区域或重新分配到胃内。肝组织和肺组织中的高药物浓度可能是来自溶酶体的捕获作用和肝肺器官的高血液灌注率。与外周血相比,心脏血液中的浓度略高,这种浓度差异可能是由于药物在心肌中通过扩散重新分布,或从肺组织中沿肺静脉运输至心脏,但在外周血和心脏血中没有发现明显死后浓度变化,因此,MDAI 和 2 - MAPB 不存在死后重新分布。此外,因为苯丙胺衍生物具有亲水性,脂肪组织中的新精神活性物质浓度最低。

### 三、特殊检材

**1. 胎粪**

近年来,欧美国家中育龄女性使用合成阿片类物质和芬太尼类似物的人数呈上升趋势,女性在怀孕期间使用该类新精神活性物质对胎儿的影响逐渐引起毒物分析人员的重视。López 等[43]对 30 例分娩时将芬太尼作为硬膜外麻醉案例或母亲头发中传统滥用药物的检测呈阳性案例中的胎粪样品进行检测。结果显示,被检测的 30 例胎粪样品中有 4 例芬太尼呈阳性(440~750 ng/g),2 例乙酰芬太尼呈阳性(190~1 400 ng/g)。

**2. 干血斑、干尿斑和干唾液斑**

随着毒品分析检测技术的不断发展,生物检材的选择也更趋向便于采集、保存和性质稳定,探究并优化干血斑、干尿斑和干唾液斑中的新精神活性物质检测方法逐渐成为热门,该类生物检材的采集不需要经过培训,采集后滴到准备好的滤纸卡上立即干燥,能够防止样品中有效成分的降解和杂质的生成,运输保存过程中稳定性强,是检测新精神活性物质的理想检材。

Hanke 等[44]采用 LC－MS/MS 分析了德国 2013~2018 年注射毒品的人类免疫缺陷病毒(human immunodeficiency virus, HIV)感染者存留的干血清斑样品,确认了 α－PVT 等合成卡西酮类新精神活性物质成分的存在,该方法的检出限为 0.05~0.5 ng/mL,阳性案例的浓度范围为 1~680 ng/mL。处理该检材时,应将样品转移至 5 mL 离心管中,加入 3 mL 甲醇和 10 μL 内标溶液,超声提取 15 min 后在 40℃下用温和氮气流浓缩至 100 μL,蒸干后于 100 μL 流动相中重新混合再进行分析。Gaugler 等[45]通过 LC－MS 评估干尿斑筛查滥用药物的能力,验证了该检材可以检出 50 余种非法滥用药物的母体药物和代谢物,包括吗啡、苯丙胺、芬太尼、可卡因等。实验结果可得,96% 可从尿液中检出的毒品也可从干尿斑中检出。Richeval 等[46]联用 LC－MS/MS 和 LC－HRMS 技术检测 2017 年法国音乐节周边司机的干唾液斑,对该类样品的前处理是使用甲醇浸泡法提取干唾液斑中可能存在的新精神活性物质,再蒸干加流动相复溶后进行分析。在 229 份被测样品中有 96 名司机在 Drugwipe－5S® 筛选测试(传统毒品成分:大麻、可卡因、苯丙胺、海洛因)下呈阳性,133 名呈阴性。经过实验室分析后检出氯胺酮、4－MMC、MXE 等 11 种新精神活性物质,在 229 份干唾液斑样本中,有 17 份(7.4%)检测到新精神活性物质,其中 7 份在 Drugwipe－5S® 筛选测试时呈阴性,但在该新精神活性物质检测方法下呈阳性。Maques[47]等用 GC－MS/MS 法检测干唾液斑样本中尼古丁、可替宁和 3－羟基可替宁,15 名吸烟者的干唾液斑中测得的浓度范围分别为 13.71~195.29 ng/mL、17.93~105.65 ng/mL 和 13.81~68.43 ng/mL。

选择合适的生物检材,探索能够最大程度去除检材中杂质的前处理净化方法,仍然是生物检材中新精神活性物质分析中亟待解决的难题。

# 第四节　新精神活性物质鉴定面临的挑战

新精神活性物质快速发展、蔓延日益成为全球面临的突出问题。由于新精神活性物质具有种类繁多、更迭速度快、结构异化强、毒理信息未知等特点,对其进行研究评估、系统管制、精准鉴定面临极大挑战。

## 一、新精神活性物质的研究评估层面

开展新精神活性物质的治理对策研究、毒性评估研究和鉴定技术研究是我国当前各相关领域面临的重要课题。据中国知网文献检索,截至 2022 年 4 月,我国学者发表涉新精神活性物质的中文学术论文共 279 篇。2021 年年度发文量激增至 2020 年的 2 倍左右,新精神活性物质迎来前所未有的研究热度。当前新精神活性物质滥用的成因,主要为防控体系不完善、社会文化生活的影响、个体因素的影响和新精神活性物质的特性使然,要推进新精神活性物质的管制立法,优化新精神活性物质的列管程序,强化对易制毒化学品的管制,建立新精神活性物质预警、评估和列管制度体系,以及增设新精神活性物质的国民教育等防控对策。姜宇等[48]论述了我国新精神活性物质管制模式的完善。胡雅岚[49]提出我国应建立反应迅速、信息双向联动的毒品预警体系,实现对新精神活性物质的提前监测、早期预警、及时列管。在新精神活性物质的毒性评估和鉴定技术研究层面,公安部禁毒情报技术中心在各类新精神活性物质的质谱特征、快速定性分析、结构解析与表征和成瘾性评估方面取得了大量的研究成果[50-52]。司法鉴定科学研究院[53]及中国刑事警察学院率先开展了毛发中色胺类致幻剂和合成大麻素的研究。公安部物证鉴定中心、中国人民公安大学、上海市公安局物证鉴定中心等在生活污水中新精神活性物质的检测、体内外新精神活性物质的定性认定及各类新精神活性物质的综合研究方面均取得成效[54,55]。据 Web of Science 核心合集科学引文检索扩展版(science citation index expanded, SCIE)数据库文献检索,截至 2022 年 4 月,我国学者(不含港、澳、台地区)发表涉新精神活性物质鉴定的 SCI 论文共 76 篇,其中公安部禁毒情报技术中心的研究成果占 36%,其利用各种技术平台对合成大麻素类、卡西酮类、苯乙胺类、芬太尼类衍生物等新精神活性物质进行结构认定和分析,并提出了新精神活性物质定性分析的新策略[56-58]。司法鉴定科学研究院的研究成果占 21%,主要为运用 UHPLC – MS/MS 技术平台分析毛发中色胺类、合成大麻素类、芬太尼类新精神活性物质[59,60]。此外,北京大学、浙江大学、中国药科大学、沈阳药科大学、中国科学院大连化学物理研究所、军事医学研究院、北京市公安司法鉴定中心、福建警察学院等科研院所均有涉及新精神活性物质的新技术研发成果。这些理论研究、管理研究和科技研究成果为我国应对新精神活性物质的挑战奠定了坚实的基础。

## 二、新精神活性物质的管制实施层面

为应对新精神活性物质的发展形势,我国颁布了系列法律和规范,出台《非药用类麻醉药品和精神药品列管办法》,从 2015 年至今已新增列管新精神活性物质188 种。在立法上引入"类物质"概念,采用骨架管制方式对芬太尼进行整类列管,并于 2021 年 7 月对合成大麻素类物质进行整类列管,在立法管制模式上超越了国际社会的步伐。然而在管制实施层面,仍有较大的完善空间。一是亟须利用大数据建立国家层面的、多部门参与的新精神活性物质的监测、鉴定、评估和列管体系,以实现相关方的信息共享并形成监管合力。二是针对新精神活性物质成瘾性与毒害性的本质特性,布局新精神活性物质的监测预警体系和建设精神依赖性评价平台,利用国家毒品实验室、高校和研究机构的技术优势,提供新精神活性物质的毒理学数据、合成路径和前体物质、体内代谢途径和标志物、标准物质和分析方法,为监管提供基础信息。三是强化对新精神活性物质滥用信息的收集,将新精神活性物质纳入毒检的范畴,适度扩展与公共安全密切相关的特殊行业的入职体检、毒检范围,强化区域污水的随机监测和信息挖掘,做到早发现、早评估、早管制。

## 三、新精神活性物质的鉴定实践层面

当前国际上出现的新精神活性物质种类已达千余种,由新精神活性物质引起的各类涉(摄)毒鉴定、药物辅助犯罪、毒驾鉴定、中毒死亡等案(事)件时有发生,如何为执法部门提供准确、可靠的鉴定结果和相关信息,是法医毒物鉴定实践中面临的重大挑战。新精神活性物质鉴定属于完全未知目标物鉴定,即结构未知、名称未知、性质未知、体内代谢和分布未知,并且可能没有任何文献数据信息,其鉴定难点主要在以下四个方面。

(1)新精神活性物质品种多、变异快。根据检材的标签名称无法确定其所含活性成分,并且相同标签名称的检材所含成分和含量可能千差万别,现行方法远跟不上新精神活性物质的更新速度。

(2)缺乏未知物分析的技术平台。GC-MS 和 LC-MS 筛选技术本质上属于设定范围内的目标物筛选,故目标物一旦超越人们的认知范围,极易造成漏检或无法提供可靠的涉(摄)毒证据。

(3)体内新精神活性物质鉴定的复杂性。体液、组织、毛发等生物样品基质复杂,新精神活性物质可在体内代谢转化,其原形在体内浓度低甚至无法检出。

(4)大多数新精神活性物质的毒性作用机制、体内生物转化和生物标志物尚不清楚,相关中毒数据极为有限,难以评价中毒死亡原因或者行为能力影响程度。故目前在鉴定实践中对新精神活性物质的发现、识别、确认、评价方面存在技术手段不足、认定能力不强、支撑数据缺乏等突出问题,难以应对疑难、复杂案件,难以满足诉讼对证据的要求。

因此,构建以高分辨质谱为主要技术平台的未知物鉴定技术体系,探寻具有科学属性、丰富信息和高证据价值的生物基质,提升对新精神活性物质的发现、识别和确认能力,研究新精神活性物质的毒性作用机制,阐明新精神活性物质的构效关系和体内生物标志物,积累摄毒案例数据信息,提升对新精神活性物质毒性评价的能力,是法医毒物学领域亟待解决的关键问题,也是时代赋予法医毒物学工作者的责任和使命。

**参 考 文 献**

第一章参考文献

# 第二章  合成大麻素类新精神活性物质

合成大麻素类(synthetic cannabinoids，SCs)物质是以我们所熟知的天然毒品大麻中的主要活性成分四氢大麻酚($\Delta^9$-THC)为先导化合物，经过化学修饰，人工合成的新型毒品，产生比天然大麻更强的致幻、镇静和抑制作用。2008~2018年，欧盟早期预警系统共报告了190种合成大麻素类物质，全球范围内向UNODC报告了280种[1,2]。UNODC《2021年世界毒品报告》指出，合成大麻素类物质在所有新精神活性物质中的占比接近30%，已成为新精神活性物质中涵盖物质种类最多、滥用也最为严重的家族。

合成大麻素类物质最初是在20世纪80年代由大学和研究中心实验室开发出来用于治疗一些疾病的化合物。随着它们的生理作用进一步被阐明，许多大麻素类似物被合成。2008年，德国某实验室在网络上热销一种名为"香料"的产品，其中首次被检测到JWH-018，并逐渐在全球流行。同年12月，欧洲和日本首次确定将合成大麻素类物质归类为娱乐性滥用物质[3,4]，随后其他国家也将其进行了列管[5]。但仍有不法分子对列管内的合成大麻素类物质进行结构修饰以规避相关法律规定，并非法合成合成大麻素类物质后，在装运前将其喷洒在干燥的植物上，作为大麻的合法替代品在网络上进行销售，主要滥用方式是溶于电子烟或喷涂于烟丝、花瓣等植物表面吸食，主要形态俗称为"小树枝""电子烟油""娜塔莎"等，也有口服给药和直肠吸收的方式，但较少使用[6-8]。吸毒人员吸食该类物质后，会出现头晕、呕吐、精神恍惚、致幻等反应，过量吸食会出现休克、窒息，甚至猝死等情况[9]，已引发数起毒驾、故意伤害等危害公共安全事件。

合成大麻素类物质分析是目前毒物鉴定、临床检验、工作场所滥用物质分析等领域的重点和难点。一方面不法分子通过不断改造边链，合成各种作用更强、逃避处罚的同系物，另一方面毒物分析者通过鉴别、鉴定这些合成大麻素类物质，确认化合物结构，以评价其毒性。随着合成大麻素类物质不断涌现、泛滥，对其代谢物鉴定成为当前的研究热点。本章将结合笔者团队已有的研究成果，综合国内外目前的研究进展，介绍合成大麻类新精神活性物质的药理、药代动力学、分析测定及评价等相关内容，为涉合成大麻素类新精神活性物质的鉴定提供参考。

# 第一节 概 述

合成大麻素类新精神活性物质是与天然大麻的主要活性成分四氢大麻酚相似的人工合成物质,是内源性大麻素 $CB_1$ 受体和 $CB_2$ 受体的激动剂。其中,$CB_1$ 受体主要存在于中枢神经系统,介导与大麻相关的精神效应,而 $CB_2$ 受体主要存在于外周组织免疫系统的细胞中。合成大麻素类物质不依赖于大麻的种植,成本更低,获取容易,能产生更为强烈的兴奋、致幻等效果,是目前世界上新精神活性物质中涵盖物质种类最多、滥用最为严重的家族。

合成大麻素类物质虽然与四氢大麻酚具有相似的作用,但是其结构与四氢大麻酚并不相同[10]。大多数的合成大麻素类物质是亲脂性和非极性的化合物,一般由 20~26 个碳原子组成。典型的合成大麻素类物质主要由四部分组成:带取代基的母核、连接基团、连接键、尾部[10](图 2-1)。母核主要是吲哚和吲唑结构;连接部分在吲哚和吲唑结构的 3 号位,主要通过酰胺键、酯键和羰基键进行连接[11,12];连接基团是与连接部分相接的基团,常见的有萘基、金刚烷基等;末端取代基是与吲哚/吲唑环上 1 号位 N 相连的基团。合成大麻素的分类方式多样,比较常见的有两种:按化学结构(表 2-1)和骨架结构分类。表 2-1 的分类方式将合成大麻素

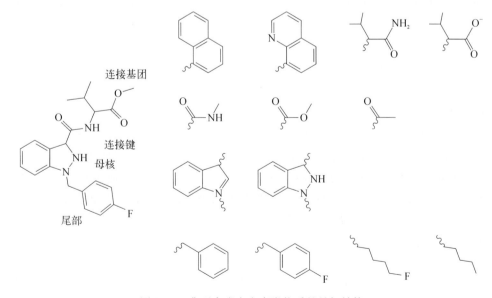

图 2-1 典型合成大麻素类物质的骨架结构

类物质按照核心结构分类,解决了 2011 年来大量增加的基于设计的合成大麻素类物质使得传统分类方法难以实施的问题。基于化学结构分类的母核结构进一步完善衍生基团的具体位置,得到该类结构的化学通式,更方便公安机关在实践中应用。具体的七类骨架结构可参考公安部 2021 年 5 月 12 日发布的列管公告。目前我国整类列管则以合成大麻素类物质结构通式进行列管,囊括现在所有合成大麻素类物质的结构类型。表 2 - 2 列举了部分合成大麻素类物质的结构。

表 2 - 1　合成大麻素类物质按化学结构分类

| 母核类型 | 类　　型 | 小　　类 |
|---|---|---|
| 天然大麻素类似物 | 三环类、双环类、其他 | |
| 内源性大麻素类似物 | 类二十烷酸类似物、内源性大麻素调节剂 | |
| 吲哚衍生物 | 吲哚类 | 3 - 羰基吲哚、萘基吲哚类、苯乙酰吲哚、苯并吲哚类、环烷烃羰基吲哚、金刚烷羰基吲哚、环丙烷羰基吲哚、吲哚 - 3 - 甲酰胺、吲哚 - 3 - 羧酸酯、其他 3 - 羰基吲哚 |
| | 吲唑类 | 2 - 羰基吲唑、萘并吲唑、吲唑 - 3 - 甲酰胺、吲唑 - 3 - 羧酸酯 |
| | 苯并咪唑类 | 2 - 羰基苯并咪唑、2 - 萘甲酰基苯并咪唑 |
| | 其他氮杂吲哚 | |
| 茚衍生物 | 萘甲基茚 | |
| 吡咯衍生物 | 吡咯类 | 3 - 萘基吡咯 |
| | 吡唑类 | 二芳基吡咯 |
| 咔唑衍生物 | | |
| 其他混杂 | | |

　　在我国已经被管制的合成大麻素类物质约有 50 种,仍有相当多的合成大麻素类新精神活性物质没有被列入管制清单中。针对合成大麻素类物质复杂的结构变异形势,国家禁毒委员会办公室及时组织专家委员会讨论拟采取我国独创的整类列管方式,在现有列管合成大麻素类物质的基础上,从 2021 年 7 月 1 日起开始实施公安部发布的《关于将合成大麻素类物质和氟胺酮等 18 种物质列入〈非药用类麻醉药品和精神药品管制品种增补目录〉的公告》,我国成为首个整类列管合成大麻素类物质的国家。这将是继 2019 年整类列管芬太尼类物质后的又一次监管创新实践,对遏制合成大麻素类物质等新型毒品犯罪具有重要意义。

表2-2 部分合成大麻素类物质结构

萘甲酰基吲哚类

| 中文名 | 英文名 | 简称 | R₁ | R₂ | R₃ |
|---|---|---|---|---|---|
| 1-丙基-2-甲基-3-(1-萘甲酰基)吲哚 | 1-propyl-2-methyl-3-(1-naphthoyl)indole | JWH-015 | propyl | methyl | H |
| 1-戊基-3-(1-萘甲酰基)吲哚 | 1-pentyl-3-(1-naphthoyl)indole | JWH-018 | pentyl | H | H |
| 1-己基-3-(1-萘甲酰基)吲哚 | 1-hexyl-3-(1-naphthoyl)indole | JWH-019 | hexyl | H | H |
| 1-丁基-3-(1-萘甲酰基)吲哚 | 1-Butyl-3-(1-naphthoyl)indole | JWH-073 | butyl | H | H |
| 1-戊基-3-(4-甲氧基-1-萘甲酰基)吲哚 | 1-pentyl-3-(4-methoxy-1-naphthoyl)indole | JWH-081 | pentyl | H | methoxy |
| 1-戊基-2-甲基-3-(1-萘甲酰基)吲哚 | 1-pentyl-2-methyl-3-(1-naphthoyl)indole | JWH-007 | pentyl | methyl | H |
| 1-戊基-3-(4-乙基-1-萘甲酰基)吲哚 | 1-pentyl-3-(4-ethyl-1-naphthoyl)indole | JWH-210 | pentyl | H | ethyl |
| 1-戊基-2-甲基-3-(4-甲基-1-萘甲酰基)吲哚 | 1-pentyl-2-methyl-3-(4-methyl-1-naphthoyl)indole | JWH-149 | pentyl | methyl | methyl |
| 1-戊基-3-(4-氯-1-萘甲酰基)吲哚 | 1-pentyl-3-(4-chloro-1-naphthoyl)indole | JWH-398 | pentyl | H | Cl |
| 1-(1,2-甲基哌啶基)-3-(1-萘甲酰基)吲哚 | 1-(1,2-methylpiperidinyl)-3-(1-naphthoyl)indole | AM-1220 | 1,2-dimethylpiperidinyl | H | H |
| 1-(5-氟戊基)-3-(1-萘甲酰基)吲哚 | 1-(5-fluoropentyl)-3-(1-naphthoyl)indole | AM-2201 | 5-fluoropentyl | H | H |

续　表

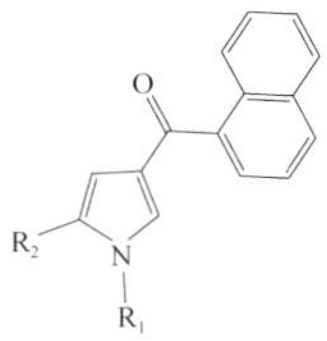

萘甲酰基吡咯类

| 中　文　名 | 英　文　名 | 简　称 | R₁ | R₂ | R₃ |
|---|---|---|---|---|---|
| 1-戊基-5-(2-甲苯基)-3-(1-萘甲酰基)吡咯 | 1 - pentyl - 5 - (2 - tolyl) - 3 - (1 - naphthoyl) pyrrole | JWH - 370 | pentyl | 2 - tolyl | |
| 1-戊基-5-(2-氟苯基)-3-(1-萘甲酰基)吡咯 | 1 - pentyl - 5 - (2 - fluorophenyl) - 3 - (1 - naphthoyl) pyrrole | JWH - 307 | pentyl | 2 - fluorophenyl | |
| 1-戊基-5-(2-氯苯基)-3-(1-萘甲酰基)吡咯 | 1 - pentyl - 5 - (2 - chlorophenyl) - 3 - (1 - naphthoyl) pyrrole | JWH - 369 | pentyl | chlorophenyl | |
| 1-戊基-5-萘基-3-(1-萘甲酰基)吡咯 | 1 - pentyl - 5 - naphthyl - 3 - (1 - naphthoyl) pyrrole | JWH - 309 | pentyl | naphthyl | |
| 1-己基-5-苯基-3-(1-萘甲酰基)吡咯 | 1 - hexyl - 5 - phenyl - 3 - (1 - naphthoyl) pyrrole | JWH - 147 | hexyl | phenyl | |
| 1-己基-3-(2-萘甲酰基)吡咯 | 1 - hexyl - 3 - (2 - naphthoyl) pyrrole | JWH - 031 | hexyl | H | |

续 表

## 萘甲基吲哚类

| 中 文 名 | 英 文 名 | 简 称 | R₁ | R₂ | R₃ |
|---|---|---|---|---|---|
| 1-戊基-3-(1-萘甲基)吲哚 | 1-pentyl-3-(1-naphthylmethyl) indole | JWH-175 | pentyl | H | H |
| 1-(4-乙基吗啉基)-3-(4-甲基-1-萘甲基)吲哚 | 1-(4-ethylmorpholinyl)-3-(4-methyl-1-naphthylmethyl) indole | JWH-192 | 4-ethylmorpholinyl | H | methyl |
| 1-戊基-3-(4-甲基-1-萘甲基)吲哚 | 1-pentyl-3-(4-methyl-1-naphthylmethyl) indole | JWH-184 | pentyl | H | methyl |
| 1-戊基-2-甲基-3-(1-萘甲基)吲哚 | 1-pentyl-2-methyl-3-(1-naphthylmethyl) indole | JWH-196 | pentyl | methyl | H |

## 苯乙酰基吲哚类

| 中 文 名 | 英 文 名 | 简 称 | R₁ | R₂ | R₃ |
|---|---|---|---|---|---|
| 1-戊基-3-(2-氯苯乙酰基)吲哚 | 1-pentyl-3-(2-chlorophenylacetyl) indole | JWH-203 | pentyl | H | Cl |
| 1-戊基-3-(2-溴苯乙酰基)吲哚 | 1-pentyl-3-(2-bromophenylacetyl) indole | JWH-249 | pentyl | H | Br |
| 1-戊基-3-(2-甲氧基苯乙酰基)吲哚 | 1-pentyl-3-(2-methoxyphenylacetyl) indole | JWH-250 | pentyl | H | methoxy |

续　表

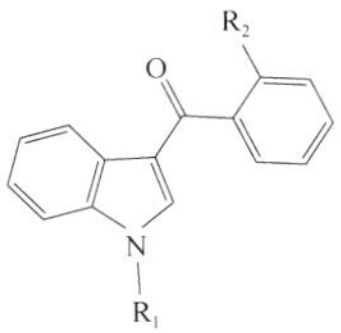

苯甲酰基吲哚类

| 中文名 | 英文名 | 简称 | $R_1$ | $R_2$ | $R_3$ |
|---|---|---|---|---|---|
| 1-(5-氟戊基)-3-(2-碘基-1-苯甲酰基)吲哚 | 1-(5-fluoropentyl)-3-(2-iodo-1-benzoyl)indole | AM-694 | 5-fluoropentyl | I | |
| 1-(1,2-甲基哌啶基)-3-(2-碘基-1-苯甲酰基)吲哚 | 1-(1,2-methylpiperidinyl)-3-(2-iodo-1-benzoyl)indole | AM-2233 | 1,2-dimethylpiperidinyl | I | |
| 1-戊基-3-(4-甲氧基-1-苯甲酰基)吲哚 | 1-pentyl-3-(4-methoxy-1-benzoyl)indole | RCS-4 | pentyl | methoxy | |

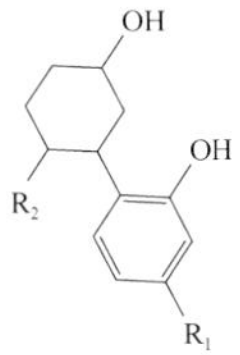

环己烷基苯酚类

| 中文名 | 英文名 | 简称 | $R_1$ | $R_2$ | $R_3$ |
|---|---|---|---|---|---|
| 2-(3-羟基-环己基)-5-(7-甲基-辛基)-苯酚 | 2-(3-hydroxy-cyclohexyl)-5-(7-methyl-octyl)-phenol | CP47-497 | 1,1-dimethylheptyl | H | |
| 2-[5-羟基-2-(3-羟基-丙基)-环己基]-5-(7-甲基-辛基)苯酚 | 2-[5-hydroxy-2-(3-hydroxy-propyl)-cyclohexyl]-5-(7-methyl-octyl)-phenol | CP55-940 | 1,1-dimethylheptyl | hydroxypropyl | |

续表

### 经典大麻类

| 中文名 | 英文名 | 简称 | R₁ | R₂ | R₃ |
|---|---|---|---|---|---|
| 3-(1,1-二甲基庚基)-9-羟甲基-6,6-二甲基-6a,7,10,10a-四氢-6H-苯并[c]吡喃-1-醇 | 3-(1,1-dimethyl-heptyl)-9-hydroxymethyl-6,6-dimethyl-6a,7,10,10a-tetrahydro-6H-benzo[c]chromen-1-ol | HU-210 | 1,1-dimethylheptyl | hydroxymethyl | |

### 金刚烷甲酰吲哚类

| 中文名 | 英文名 | 简称 | R₁ | R₂ | R₃ |
|---|---|---|---|---|---|
| 1-戊基-1H-吲哚-3-羧酸萘-1-基酰胺 | 1-pentyl-1H-indole-3-carboxylic acid naphthalen-1-ylamide | NNEI | pentyl | naphthyl | |
| 1-戊基-1H-吲哚-3-羧酸(1-甲基-1-苯基-乙基)酰胺 | 1-pentyl-1H-indole-3-carboxylic acid (1-methyl-1-phenyl-ethyl)-amide | CUMYL-PICA | pentyl | isopropylphenyl | |
| 1-(5-氟戊基)-1H-吲哚-3-羧酸苯酰胺 | 1-(5-fluoro-pentyl)-1H-indole-3-carboxylic acid phenylamide | 5-fluoro phenyl-PICA | 5-fluoropentyl | phenyl | |
| 1-戊基-1H-吲哚-3-羧酸金刚烷-1-基酰胺 | 1-pentyl-1H-indole-3-carboxylic acid adamantan-1-ylamide | APICA | pentyl | adamantyl | |
| 1-(5-氟戊基)-1H-吲哚-3-羧酸金刚烷-1-基酰胺 | 1-(5-fluoro-pentyl)-1H-indole-3-carboxylic acid adamantan-1-ylamide | STS-135 | 5-fluoropentyl | adamantyl | |

续　表

吲哚-3-羧酰胺类

| 中文名 | 英文名 | 简称 | R₁ | R₂ | R₃ |
|---|---|---|---|---|---|
| 1-苄基-1H-吲哚-3-羧酸(1-氨基甲酰基-2,2-二甲基丙基)-酰胺 | 1-benzyl-1H-indole-3-carboxylic acid(1-carbamoyl-2,2-dimethyl-propyl)-amide | ADB-BICA | benzyl | tert-butyl | |
| 1-环己基甲基-1H-吲哚-3-羧酸(1-氨基甲酰基-2-甲基-丙基)-酰胺 | 1-cyclohexylmethyl-1H-indole-3-carboxylic acid(1-carbamoyl-2-methyl-propyl)-amide | ADB-CHMICA | methylcyclohexyl | tert-butyl | |
| 1-(4-氟苄基)-1H-吲哚-3-羧酸(1-氨基甲酰基-2,2-二甲基-丙基)-酰胺 | 1-(4-fluoro-benzyl)-1H-indole-3-carboxylic acid(1-carbamoyl-2,2-dimethyl-propyl)-amide | ADB-FUBICA | 1-fluoro-4-methylphenyl | tert-butyl | |
| 1-戊基-1H-吲哚-3-羧酸(1-氨基甲酰基-2,2-二甲基-丙基)-酰胺 | 1-pentyl-1H-indole-3-carboxylic acid(1-carbamoyl-2,2-dimethyl-propyl)-amide | ADB-ICA | pentyl | tert-butyl | |
| 1-苄基-1H-吲哚-3-羧酸(1-氨基甲酰基-2-甲基-丙基)-酰胺 | 1-benzyl-1H-indole-3-carboxylic acid(1-carbamoyl-2-methyl-propyl)-amide | AB-BICA | benzyl | isopryl | |
| 1-环己基甲基-1H-吲哚-3-羧酸(1-氨基甲酰基-2-甲基-丙基)-酰胺 | 1-cyclohexylmethyl-1H-indole-3-carboxylic acid(1-carbamoyl-2-methyl-propyl)-amide | AB-CHMICA | methylcyclohexyl | isopryl | |
| 1-(4-氟苄基)-1H-吲哚-3-羧酸(1-氨基甲酰基-2-甲基-丙基)-酰胺 | 1-(4-fluoro-benzyl)-1H-indole-3-carboxylic acid(1-carbamoyl-2-methyl-propyl)-amide | AB-FUBICA | 1-fluoro-4-methylphenyl | isopryl | |
| 1-(5-氟戊基)-1H-吲哚-3-羧酸(1-氨基甲酰基-2-苯基-乙基)-酰胺 | 1-(5-fluoro-pentyl)-1H-indole-3-carboxylic acid(1-carbamoyl-2-phenyl-ethyl)-amide | PX-1 | 5-fluoropentyl | benzyl | |
| 1-戊基-1H-吲哚-3-羧酸(1-氨基甲酰基-2-苯基-乙基)-酰胺 | 1-pentyl-1H-indole-3-carboxylic acid(1-carbamoyl-2-phenyl-ethyl)-amide | APP-PICA | pentyl | benzyl | |

续表

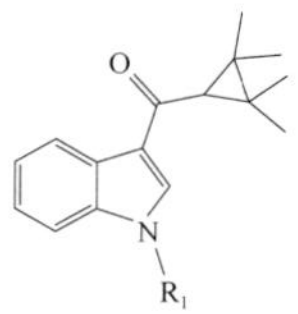

四甲基环丙基吲哚类

| 中文名 | 英文名 | 简称 | R₁ | R₂ | R₃ |
|---|---|---|---|---|---|
| (1-戊基-1H-吲哚-3-基)-(2,2,3,3-四甲基环丙基)-甲酮 | (1-pentyl-1H-indol-3-yl)-(2,2,3,3-tetramethyl-cyclopropyl)-methanone | UR-144 | pentyl | | |
| [1-(4-氟丁基)-1H-吲哚-3-基]-(2,2,3,3-四甲基环丙基)-甲酮 | [1-(4-fluoro-butyl)-1H-indol-3-yl]-(2,2,3,3-tetramethyl-cyclopropyl)-methanone | XLR-11 | 5-fluoropentyl | | |
| [1-(2-吗啉-4-基-乙基)-1H-吲哚-3-基]-(2,2,3,3-四甲基环丙基)-甲酮 | [1-(2-morpholin-4-yl-ethyl)-1H-indol-3-yl]-(2,2,3,3-tetramethyl-cyclopropyl)-methanone | A-796260 | 4-ethylmorpholinyl | | |
| [1-(四氢-吡喃-4-基甲基)-1H-吲哚-3-基]-(2,2,3,3-四甲基环丙基)-甲酮 | [1-(tetrahydro-pyran-4-ylmethyl)-1H-indol-3-yl]-(2,2,3,3-tetramethyl-cyclopropyl)-methanone | A-834735 | 4-methyltetrahydropyranyl | | |
| [1-(1-甲基-哌啶-2-基甲基)-1H-吲哚-3-基]-(2,2,3,3-四甲基环丙基)-甲酮 | [1-(1-methyl-piperidin-2-ylmethyl)-1H-indol-3-yl]-(2,2,3,3-tetramethyl-cyclopropyl)-methanone | AB-005 | 1,2-dimethylpiperidinyl | | |

续 表

吲哚-3-羧酸酯类

| 中文名 | 英文名 | 简称 | $R_1$ | $R_2$ | $R_3$ |
|---|---|---|---|---|---|
| 2-{[1-(5-氟戊基)-1H-吲哚-3-羰基]-氨基}-3-苯基-丙酸甲酯 | 2-{[1-(5-fluoro-pentyl)-1H-indole-3-carbonyl]-amino}-3-phenyl-propionic acid methyl ester | 5-fluoro-MPP-PICA | 5-fluoropentyl | pentyl | |
| 3-甲基-2-[((1-戊基-1H-吲哚-3-羰基)-氨基]-丁酸甲酯 | 3-methyl-2-[((1-pentyl-1H-indole-3-carbonyl)-amino]-butyric acid methyl ester | MMB018 | pentyl | isoproyl | |
| 2-[((环己基甲基-1H-吲哚-3-羰基)-氨基]-3,3-二甲基丁酸甲酯 | 2-[((cyclohexylmethyl-1H-indole-3-carbonyl)-amino]-3,3-dimethyl-butyric acid methyl ester | MDMB-CHMICA | methylcyclohexyl | tert-butyl | |
| 2-{[1-(4-氟苄基)-1H-吲哚-3-羰基]-氨基}-3,3-二甲基丁酸甲酯 | 2-{[1-(4-fluoro-benzyl)-1H-indole-3-carbonyl]-amino}-3,3-dimethyl-butyric acid methyl ester | MDMB-FUBICA | 1-fluoro-4-methylphenyl | tert-butyl | |
| 2-{[1-(4-氟苄基)-1H-吲哚-3-羰基]-氨基}-3-甲基丁酸甲酯 | 2-{[1-(4-fluoro-benzyl)-1H-indole-3-carbonyl]-amino}-3-methyl-butyric acid methyl ester | AMB-FUBICA | 1-fluoro-4-methylphenyl | isoproyl | |
| 2-{[1-(5-氟戊基)-1H-吲哚-3-羰基]-氨基}-3,3-二甲基丁酸甲酯 | 2-{[1-(5-fluoro-pentyl)-1H-indole-3-carbonyl]-amino}-3,3-dimethyl-butyric acid methyl ester | 5-fluoro-MDMB-PICA | 5-fluoropentyl | tert-butyl | |

续 表

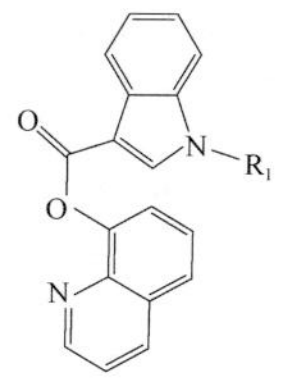

其他－3－羰基吲哚

| 中 文 名 | 英 文 名 | 简 称 | R₁ | R₂ | R₃ |
|---|---|---|---|---|---|
| 1-环己基甲基-1H-吲哚-3-羧酸喹啉-8-酯 | 1 - cyclohexylmethyl - 1H - indole - 3 - carboxylic acid quinolin - 8 - yl ester | BB - 22 | methylcyclohexyl | | |
| 1-戊基-1H-吲哚-3-羧酸喹啉-8-酯 | 1 - pentyl - 1H - indole - 3 - carboxylic acid quinolin - 8 - yl ester | PB - 22 | pentyl | | |
| 1-(4-氟苄基)-1H-吲哚-3-羧酸喹啉-8-酯 | 1 - ( 4 - fluoro - benzyl ) - 1H - indole - 3 - carboxylic acid quinolin - 8 - yl ester | FUB - PB - 22 | 1 - fluoro - 4 - methylphenyl | | |

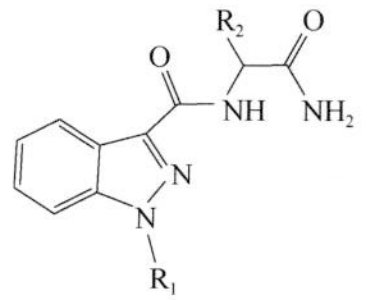

吲唑－3－羧酰胺类

| 中 文 名 | 英 文 名 | 简 称 | R₁ | R₂ | R₃ |
|---|---|---|---|---|---|
| 1-戊基-1H-吲唑-3-羧酸(1-氨基甲酰基-2,2-二甲基丙基)酰胺 | 1 - pentyl - 1H - indazole - 3 - carboxylic acid( 1 - carbamoyl - 2,2 - dimethyl - propyl ) - amide | ADB - PINACA | pentyl | tert - butyl | |

续　表

| 中文名 | 英文名 | 简称 | R₁ | R₂ | R₃ |
|---|---|---|---|---|---|
| 1-(4-氟苄基)-1H-吲唑-3-羧酸(1-氨基甲酰基-2,2-二甲基-丙基)-酰胺 | 1-(4-fluoro-benzyl)-1H-indazole-3-carboxylic acid(1-carbamoyl-2,2-dimethyl-propyl)-amide | ADB-FUBINACA | 1-fluoro-4-methylphenyl | tert-butyl | |
| 1-戊基-1H-吲唑-3-羧酸(1-氨基甲酰基-2-甲基-丙基)-酰胺 | 1-pentyl-1H-indazole-3-carboxylic acid(1-carbamoyl-2-methyl-propyl)-amide | AB-PINACA | pentyl | isoproyl | |
| 1-(4-氟苄基)-1H-吲唑-3-羧酸(1-氨基甲酰基-2-甲基-丙基)-酰胺 | 1-(4-fluoro-benzyl)-1H-indazole-3-carboxylic acid(1-carbamoyl-2-methyl-propyl)-amide | AB-FUBINACA | 1-fluoro-4-methylphenyl | isoproyl | |
| 1-(5-氟戊基)-1H-吲唑-3-羧酸(1-氨基甲酰基-2-苯基-乙基)-酰胺 | 1-(5-fluoro-pentyl)-1H-indazole-3-carboxylic acid(1-carbamoyl-2-phenyl-ethyl)-amide | PX-2 | 5-fluoropentyl | benzyl | |

吲唑-3-羧盐类

| 中文名 | 英文名 | 简称 | R₁ | R₂ | R₃ |
|---|---|---|---|---|---|
| 2-[[(1-丁基-1H-吲唑-3-羧基)氨基]-3,3-二甲基丁酸甲酯 | 2-[[(1-butyl-1H-indazole-3-carbonyl)-amino]-3,3-dimethyl-butyric acid methyl ester | MDMB-BUTINACA | butyl | tert-butyl | |
| 2-[(1-环己基甲基-1H-吲唑-3-羧基)-氨基]-3,3-二甲基丁酸甲酯 | 2-[(1-cyclohexylmethyl-1H-indazole-3-carbonyl)-amino]-3,3-dimethyl-butyric acid methyl ester | MDMB-CHMINACA | methylcyclohexyl | tert-butyl | |
| 2-{[1-(4-氟苄基)-1H-吲唑-3-羧基]氨基}-3,3-二甲基丁酸甲酯 | 2-{[1-(4-fluoro-benzyl)-1H-indazole-3-carbonyl]-amino}-3,3-dimethyl-butyric acid methyl ester | MDMB-FUBINACA | 1-fluoro-4-methylphenyl | tert-butyl | |

续表

| 中文名 | 英文名 | 简称 | R₁ | R₂ | R₃ |
|---|---|---|---|---|---|
| 2-{[1-(4-氟苯基)-1H-吲唑-3-羰基]-氨基}-戊酸甲酯 | 2-{[1-(4-fluoro-benzyl)-1H-indazole-3-carbonyl)]-amino}-pentanoic acid methyl ester | MEP-FUBINACA | 1-fluoro-4-methylphenyl | propyl | |
| 2-{[1-(5-氟戊基)-1H-吲唑-3-羰基]-氨基}-3,3-二甲基丁酸甲酯 | 2-{[1-(5-fluoro-pentyl)-1H-indazole-3-carbonyl)]-amino}-3,3-dimethyl-butyric acid methyl ester | 5-fluoro_ADB | 5-fluoropentyl | isoproyl | |
| 2-{[1-(4-氟苯基)-1H-吲唑-3-羰基]-氨基}-3-甲基丁酸甲酯 | 2-{[1-(4-fluoro-benzyl)-1H-indazole-3-carbonyl)]-amino}-3-methyl-butyric acid methyl ester | AMB-FUBINACA | 1-fluoro-4-methylphenyl | isoproyl | |
| 3-甲基-2-[((1-戊基-1H-吲唑-3-羰基)-氨基]-丁酸甲酯 | 3-methyl-2-[[(1-pentyl-1H-indazole-3-carbonyl)-amino]-butyric acid methyl ester | AMB | pentyl | isoproyl | |

3-羰基吲唑

| 中文名 | 英文名 | 简称 | R₁ | R₂ | R₃ |
|---|---|---|---|---|---|
| 1-(2-氟苯基)-1H-吲唑-3-羧酸萘-2-基酯 | 1-(2-fluoro-phenyl)-1H-indazole-3-carboxylic acid naphthalen-2-yl ester | 3-CAF | 2-fluorophenyl | naphthyl | |
| 1-(4-氟苄基)-1H-吲唑-3-羧酸喹唑啉-8-酯 | 1-(4-fluoro-benzyl)-1H-indazole-3-carboxylic acid quinolin-8-yl ester | FUB-NPB-22 | 1-fluoro-4-methylphenyl | quinolinyl | |
| 1-环己基甲基-1H-吲唑-3-羧酸1-甲氧基羰基-2,2-二甲基-丙酯 | 1-cyclohexylmethyl-1H-indazole-3-carboxylic acid 1-methoxycarbonyl-2,2-dimethyl-propyl ester | MO-CHMINACA | methylcyclohexyl | 3,3-dimethylbutyrate methyl ester group | |

自 2004 年以来合成大麻素类物质已有出售,主要以"legal highs""K2""Spice"等名称在网上销售[10,13,14]。但是直到 2008 年才首次鉴定出合成大麻素 CP47‐497、JWH‐018 的结构[15,16]。近年来,合成大麻素类物质多与香料、烟草、电子烟油等混合,代表制品有"小树枝""娜塔莎"等[17]。研究表明,滥用合成大麻素类物质在精神方面常见症状有焦虑、思维不清、激动、偏执和妄想等[9];在生理方面常见症状有口干、恶心、头痛和胸痛等[6,18,19];还可引发急性精神病及导致先前存在的慢性精神病恶化[20-22]。此外也有研究表明,合成大麻素类物质对人体的肾脏、肝脏和心脏也有毒性,过量吸食会出现休克、窒息,甚至死亡等现象[23,24]。随着滥用的增加,死亡人数也不断攀升,造成严重危害。合成大麻素类物质的滥用严重危害了人们的生命安全与身体健康。在近年来的司法鉴定实践中亦发现合成大麻素类新精神活性物质案件高发,虽然目前已有对合成大麻素类物质的分析研究,但是大多集中于一类或几类,涵盖面较小,并且化合物结构更迭迅速,新型物质层出不穷,危害愈发严重。因此,高效、高通量筛选合成大麻素类物质以满足当前的司法鉴定领域的需求,有效打击违法犯罪分子,是法医毒物分析领域面临的重大挑战。

# 第二节　药　理　毒　理

合成大麻素类物质主要的滥用人群为青少年,滥用的入体途径主要为抽吸,一般是将一种或几种合成大麻素类物质溶于溶剂,然后喷洒在香料或植物上干燥后形成。该类毒品常被冠以"无成瘾性草本兴奋剂""合法兴奋剂"等欺骗性名称,商品名称以"K2"、"Spice"、"Genie"(精灵)、"Zohai"(佐海)等,具有很强的欺骗性、迷惑性、时尚性。合成大麻素类物质与人体健康相关的数据还很缺乏,其药理学和毒理学作用尚不清晰。但可以确定的是,合成大麻素类物质的精神活性作用与 CB$_1$ 受体的亲和性相关,如 JWH‐018 与 CB$_1$ 受体的亲和力是四氢大麻酚的 4 倍,并且其羟基代谢物仍有药理活性,故 JWH‐018 的副作用较为严重。部分合成大麻素类物质 CB$_1$ 受体亲和力对比资料见表 2‐3[25]。合成大麻素类物质的主要不良反应见表 2‐4[25]。在已有的报道中,中毒症状包括焦虑、妄想、心动过速、易怒、幻觉、麻痹、抽搐、高血压等,严重者可出现昏迷,也有因此心肌梗死的死亡报道。停药后可产生戒断症状,患者感觉内心不安,出现多汗、药物渴求、噩梦、震颤、头痛等症状。长期滥用可导致精神病,在青少年人群中尤为显著。有报道称,有 10 名健康男性在多次吸食合成大麻素类物质(频率:1.5 年中从 4 次/3 周至 1 次/天)后出现一系列精神病症状:听觉和视觉致幻、妄想、思维形式障碍、言语紊乱、焦虑、失眠、木僵、自杀倾向等[20]。合成大麻素类物质的危害还表现在致癌风险。合成大麻素类物质除与$CB_1$受体亲和外,还与$CB_2$受体亲和。$CB_2$受体主要表达于免疫细胞,$CB_2$受体激活的免疫学意义包括调节免疫细胞释放细胞因子及淋巴细胞向中枢或外周迁移。故合成大麻素类物质可提高$CB_2$受体在脾脏、淋巴结和淋巴细胞等中的表达,影响免疫系统的调节功能。

表 2-3　合成大麻素类物质和四氢大麻酚对 $CB_1$ 受体亲和力
比较(K1 值低表示对受体亲和力高)

| 化 合 物 | 分 子 式 | $CB_1$ 受体亲和力 K1(nmol/L) |
|---|---|---|
| 四氢大麻酚 | $C_{21}H_{30}O_2$ | 40.7±1.7 |
| AM-1220 | $C_{26}H_{26}NO_2$ | 0.75 |
| AM-2201 | $C_{24}H_{22}FNO$ | 1.0 |
| AM-694 | $C_{20}H_{19}FINO$ | 0.08 |
| CP47-497-C8 | $C_{22}H_{36}O$ | 4.7 |
| JWH-007 | $C_{25}H_{25}NO$ | 9.5±4.5 |
| JWH-018 | $C_{24}H_{23}NO$ | 9±5 |
| JWH-019 | $C_{25}H_{25}NO$ | 9.8±2 |
| JWH-073 | $C_{23}H_{21}NO$ | 8.9±1.8 |
| JWH-081 | $C_{25}H_{25}NO_2$ | 1.2±0.03 |
| JWH-122 | $C_{25}H_{25}NO$ | 0.69±0.05 |
| JWH-200(WIN 55,225) | $C_{25}H_{24}N_2O_2$ | 42±5 |
| JWH-203 | $C_{21}H_{22}ClNO$ | 8.0±0.9 |
| JWH-210 | $C_{26}H_{27}NO$ | 0.46±0.03 |
| JWH-250 | $C_{22}H_{25}NO_2$ | 11±2 |
| JWH-251 | $C_{22}H_{25}NO_2$ | 29±3 |
| JWH-307 | $C_{26}H_{24}FNO$ | 7.7±1.8 |
| JWH-398 | $C_{24}H_{22}ClNO$ | 2.3±0.1 |
| UR-144 | $C_{21}H_{29}NO$ | 150 |

表 2-4　合成大麻素类物质的主要不良反应

| 作用系统 | 不 良 反 应 |
|---|---|
| 中枢神经系统 | 烦躁、焦虑、混乱、易怒、记忆改变、精神错乱、眩晕、痉挛、致幻 |
| 心血管 | 心脏毒性、胸痛、心率加快、心动过速、高血压 |
| 胃肠道 | 恶心、呕吐 |
| 其他 | 食欲减退、膝反射增加、瞳孔扩大、嗜睡 |

# 第三节　体内过程

合成大麻素类物质结构复杂,可发生代谢的位点较多,生成的代谢物较多。不同的合成大麻素类物质的代谢途径不完全相同,但基本代谢顺序一致。合成大麻素类物质在体内的主要代谢途径为烷基边链和吲哚环的羟基化、金刚烷胺结构的羟基化或萘环、苯环等上侧链的羟基化和羧化等。卤化物如 AM－2201 和 UR－144 等则脱卤。羟基化、羧基化等代谢物进一步形成葡萄糖醛酸苷结合物经尿液排泄。合成大麻素类物质的代谢大致可分为氧化和葡萄糖醛酸化。代谢物的形成顺序是化合物先被 CYP450 酶氧化,然后在尿苷二磷酸-葡糖基转移酶(UGT)作用下与葡萄糖醛酸的糖部分缀合,经尿液排泄,这个过程是药物在体内消除的主要过程[26]。因此,可以在尿液中可检测到合成大麻素类物质的代谢物。CYP450 酶中具体起氧化还原作用的基因尚不清楚,但催化葡萄糖醛酸转移的主要为 UGT1A1、UGT1A3、UGT1A9、UGT1A10 和 UGT2B7。表 2－5 总结了合成大麻素类物质的相关代谢模型、主要代谢途径及鉴别方法。

**表 2－5　合成大麻素类物质的相关代谢模型、主要代谢途径及鉴别方法**

| 类别 | 化合物 | 模　型 | 代谢物数量 | 主要代谢途径 | 检测方法 | 文献 |
|---|---|---|---|---|---|---|
| 萘甲酰基吲哚类 | JWH－018 | 真菌秀丽线虫模型 | 21 | 羟基化、羧基化、生成二氢二醇、脱氢、成酮、N-脱烷基化 | LC－QTOF－MS | [33] |
| | | 人肝微粒体模型 | 13 | 羟基化(萘环、吲哚环、烷基侧链)、N-脱烷基化、羧基化、脱水、生成二氢二醇(芳烃) | LC－MS/MS | [34] |
| | | 尿液 | 19(Ⅰ)+10(Ⅱ) | 单羟基化、双羟基化、生成二氢二醇、羧基化 | LC－MS/MS | [35] |
| | JWH－073 | 真菌秀丽线虫模型 | 17 | 羟基化、双羟基化、羧基化、生成二氢二醇、脱氢、生成酮、N-脱烷基 | LC－QTOF－MS | |
| | | 尿液 | 3 | 单羟基化(N-烷基侧链、萘基或吲哚环)、羧基化 | LC－MS/MS | [36] |
| | JWH－015 | 肝脏切片 | 5 | N-脱烷基化、羟基化、葡萄糖醛酸化 | LC－QTOF－MS | [37] |
| | | 代谢软件预测 | 7 | N-脱烷基、生成酮、羧基化、单羟基化、氧化 | | |

| 类别 | 化合物 | 模 型 | 代谢物数量 | 主要代谢途径 | 检测方法 | 文献 |
|---|---|---|---|---|---|---|
| 萘甲酰基吲哚类 | AM-2201 | 真菌秀丽线虫模型 | 38(Ⅰ)+10(Ⅱ) | 单羟基化、双羟基化、三羟基化、氧化脱氟、生成二氢二醇、生成酮、N-脱烷基、脱氟、脱烷基、羧基化、脱氢 | LC-QTOF-MS | [33] |
| | | 尿液 | 7 | 单羟基化、双羟基化、N-脱烷基化、生成二氢二醇、葡萄糖醛酸化 | GC-MS、LC-MS/MS、LC-HRMS | [28] |
| | | 人肝微粒体模型 | 7 | N-脱氟戊基、单羟基化、双羟基化、生成二氢二醇 | | |
| | JWH-122 | 大鼠体内模型 | | 单羟基化、双羟基化、三羟基化、脱氢、生成二氢二醇、葡萄糖醛酸酯化、硫酸酯化 | LC-MS/MS、LC-HRMS | |
| | | 人肝微粒体模型 | 27 | 单羟基化、双羟基化、三羟基化、脱氢、生成二氢二醇、N-脱烷基化、羧基化 | | |
| | | 尿液 | 3 | 单羟基化(N-烷基侧链、萘环、吲哚环) | | [36] |
| | JWH-098 | 肝脏切片 | 9 | 去甲基化、N-脱烷基化、羟基化、生成酮、葡萄糖醛酸化 | LC-QTOF-MS | [37] |
| | | 代谢软件预测 | 7 | 单羟基化、N-脱烷基化、生成酮、脱氢、还原、氧化 | | |
| | 5F-NNEI | 人肝微粒体模型 | 9(Ⅰ) | 酰胺水解、单羟基化、N-脱烷基化、环氧化物水解、氧化脱氟、氧化脱氟后羧基化 | UHPLC-HRMS | [29] |
| | | 尿液 | 7 | 酰胺水解、氧化脱氟后羧基化、氧化脱氟、单羟基化 | LC-MS/MS | [38] |
| | RCS-4 | 尿液 | 3 | 羟基化 | LC-MS/MS、LC-HRMS | [36] |
| | AMB-694 | 人肝微粒体 | 10 | 羟基化、N-脱烷基化、羰基化、氧化脱氟、氟戊链羟基化、氧化脱氟后羧基化 | UHPLC-HRMS | [29] |
| | | 尿液 | 6 | 水解脱氟、羧基化、单羟基化 | GC-MS | [39] |

续　表

| 类别 | 化合物 | 模　型 | 代谢物数量 | 主要代谢途径 | 检测方法 | 文献 |
|---|---|---|---|---|---|---|
| 苯乙酰基吲哚类 | JWH-203 | 尿液 | 31 | 单羟基化、双羟基化、三羟基化、单羟基结合 $N$-戊烷链上羰基化、$N$-戊基链上羧基化、$N$-脱烷基结合单羟基化 | GC-MS、LC-MS/MS | [40] |
| | JWH-251 | 肝脏切片 | 8 | 单羟基化、$N$-脱烷基化、羧基化 | LC-QTOF-MS | [37] |
| | | 代谢软件预测 | 7 | 单羟基化、$N$-脱烷基化、生成酮、羧基化、生成酮 | | |
| | | 尿液 | 32 | 单羟基化、双羟基化、单羟基结合 $N$-戊基链上羰基化、$N$-戊基链上羧基化、$N$-脱烷基结合单羟基化 | GC-MS、LC-MS/MS(QQQ) | [40] |
| 环己烷基苯酚类 | CP47-497 | 人肝微粒体模型 | 8 | 单羟基化、单氧化、双氧化 | HPLC-LTQ-Orbitrap MS | [41] |
| 金刚烷甲酰吲哚类 | 5F-AKB-48 | 人肝微粒体模型 | | 单羟基化、双羟基化、三羟基化（金刚烷环） | UHPLC-QExactiveTM-HRMS | [42] |
| | | 尿液 | 16 | 单羟基化、双羟基化、三羟基化、$N$-脱烷基化、脱氟、葡萄糖醛酸化 | | [42] |
| | AKB-48 | 人肝细胞模型 | 17 | 单羟基化、双羟基化、三羟基化、生成酮、葡萄糖醛酸化 | HPLC TripleTOF MS | [43] |
| | AB-001 | 尿液 | 7 | $N$-脱烷基化、单羟基化、双羟基化 | GC-MS | [39] |
| | APICA | 尿液 | | 单羟基化、双羟基化、三羟基化、$N$-脱烷基化、酰胺水解 | GC-MS、LC-MS/MS、LC-HRMS | [28] |
| | | 人肝微粒体模型 | 17 | 单羟基化、双羟基化、三羟基化 | | |
| | 5F-APICA | 尿液 | | 单羟基化、双羟基化、三羟基化、$N$-脱烷基化、酰胺水解、脱氟 | GC-MS、LC-MS、MS、LC-HRMS | [28] |
| | | 人肝微粒体模型 | 21 | 单羟基化、双羟基化、三羟基化 | | |

续　表

| 类别 | 化合物 | 模　型 | 代谢物数量 | 主要代谢途径 | 检测方法 | 文献 |
|---|---|---|---|---|---|---|
| 萘甲酰基吡咯类 | JWH-307 | 肝脏切片 | 6 | 单羟基化、双羟基化、生成酮、去饱和 | LC-QTOF-MS | [37] |
| | | 代谢软件预测 | 7 | 单羟基化、羰基化、脱氢、氧化 | | |
| 吲唑酰胺类 | AB-PINACA | 人肝细胞模型 | 23 | 羟基化、羰基化、羧基化、环氧化、酰胺水解 | LC-HRMS | [44] |
| | | 代谢软件预测 | 9 | 预测细胞色素和含黄素单加氧酶介导的反应所产生的代谢物 | | |
| | | 尿液 | 20 | 羟基化、羰基化、羧基化、环氧化、酰胺水解、葡萄糖醛酸化 | | |
| | AB-FUBINACA | 人肝细胞模型 | 9（Ⅰ）+2（Ⅱ） | 酰胺水解、羟基化、脱氢、环氧化 | LC-MS/MS | [45] |
| | | 代谢软件预测 | 17 | 羟基化、脱氢、N-脱烷基 | | |
| | | 尿液 | 20 | 双羟基化、单羟基化、环氧化、酰胺水解、双羟基化与葡萄糖醛酸化、脱氢、N-脱烷基化 | | |
| | 5F-AB-PINACA | 人肝细胞模型 | 18 | 羟基化、羰基化、羧基化、环氧化、酰胺水解 | LC-HRMS | [44] |
| | | 代谢软件预测 | 16 | 预测细胞色素和含黄素单加氧酶介导的反应所产生的代谢物 | | |
| | AB-CHMINACA | 人肝微粒体模型 | 26 | 单羟基化、双羟基化、脱烷基化、羧基化、葡萄糖醛酸化 | LC-QTOF-MS | [46] |
| | | 尿液 | 15 | 单羟基化、双羟基化、酰胺水解、羧基化、葡萄糖醛酸化 | | |
| | CUMYL-PINACA | 人肝微粒体模型 | 17 | 单羟基化（戊基部分）、双羟基化、羰基化、N-脱烷基化 | UHPLC-QTOF-HRMS | [47] |
| | FUB-APINACA | 人肝微粒体模型 | 15（Ⅰ） | 单羟基化、双羟基化、三羟基化、羰基化、N-脱烷基化、酰胺水解 | UHPLC-Q-Exactive-TM-HRMS | [29] |

| 类别 | 化合物 | 模　型 | 代谢物数量 | 主要代谢途径 | 检测方法 | 文献 |
|------|--------|--------|------------|--------------|----------|------|
| 其他合成大麻素类 | UR－144 | 人肝微粒体模型 | 5 | N－烯基、N－烯基羟基、脱水羟基、单羟基化、双羟基化 | LC－QTOF－MS | [28] |
| | | 尿液 | 3（Ⅰ）+ 3（Ⅱ） | N－脱氟戊基、单羟基化、双羟基化、生成二氢二醇、葡萄糖醛酸化 | | |
| | UR－144 | 真菌秀丽线虫模型 | 25 | 羟基化、双羟基化、三羟基化、生成酮、羧基化、N－脱烷基化 | LC－QTOF－MS | [28] |
| | XLR－11 | 真菌秀丽线虫模型 | 26 | 羟基化、双羟基化、生成醛、羧基化、氧化脱氟、氧化脱氟后羧基化 | LC－QTOF－MS | [48] |
| | | 人肝细胞模型 | 14（Ⅰ）+ 16（Ⅱ） | 羟基化、羧基化、羰基化、形成醛、脱水、脱氟、葡萄糖醛酸化 | UHPLC－TOF－MS/MS | [49] |
| | | 尿液 | 11 | 羟基化、羧基化、半缩醛、半缩酮、脱水 | HPLC－MS | [50] |
| | 5F－PB－22 | 真菌秀丽线虫模型 | 16 | 双羟基化、生成二氢二醇、氧化脱氟羧基化、酯水解、葡萄糖苷化 | LC－QTOF－MS | [48] |
| | PB－22 | 真菌秀丽线虫模型 | 30 | 羟基化、双羟基化、三羟基化、生成二氢二醇、生成酮、酯水解、羧化、葡萄糖苷化 | LC－QTOF－MS | [48] |
| | 4F－MDMB－BICA | 斑马鱼模型 | 18 | N－脱烷基化、N－脱烷基化与羟基化、酰胺水解、氧化脱氟、氧化脱氟为丁酸、吲哚侧链上羧基化、羟基化、酯水解后的羟基化、脱氢、N－脱烷基化、氧化脱氟后脱氢、葡萄糖醛酸化、硫酸化 | LC－HRMS | [51] |
| | 4F－MDMB－BICA | 人肝微粒体模型 | 30（Ⅰ） | 酯水解、羟基化、N－脱烷基化、氧化脱氟、脱氢 | UHPLC－HRMS、UHPLC－HRMS/MS | [51] |
| | | 尿液 | 20 | 酯水解、酯水解与羟基化、酯水解与氧化脱氟、N－脱烷基化 | | |
| | 5F－MDMB－BICA | 人肝细胞模型 | 16 | 酯水解、酯水解与氧化脱氟、羧基化、脱氢、羰基化、N－脱烷基化、羟基化、氧化脱氟 | UHPLC－QTOF－MS | [52] |
| | | 尿液 | 2 | 酯水解、脱氟、羧基化 | | |

续　表

| 类别 | 化合物 | 模　型 | 代谢物数量 | 主要代谢途径 | 检测方法 | 文献 |
|---|---|---|---|---|---|---|
| 其他合成大麻素类 | AMB－FUBINACA | 人肝微粒体模型 | 17 | 酯水解、甲基化、酯水解结合脱羧、羟基化、烷基链水解、酯水解结合吲唑环羟基化、葡萄糖醛酸化 | LC－Q Exactive HF MS | [34] |
| | | 斑马鱼模型 | 16 | 酯水解、甲基化、酯水解结合脱羧、羟基化、烷基链水解、酯水解结合吲唑环羟基化、葡萄糖醛酸化 | | |
| | CUMYL－PICA | 大鼠肝细胞模型 | 28 | $N$-脱烷基化、单羟基化、双羟基化、羧基化、羰基化、脱氢、葡萄糖醛酸化 | LC－MS/MS | [53] |
| | | 人肝细胞模型 | 22 | $N$-脱烷基化、单羟基化、双羟基化、羧基化、羰基化、脱氢、葡萄糖醛酸化 | | |
| | CUMYL－PICA | 大鼠体内模型（尿液） | 6 | $N$-脱烷基化、单羟基化、羧基化、葡萄糖醛酸化 | | [53] |
| | | 大鼠体内模型（血） | 15 | $N$-脱烷基化、单羟基化、羧基化、葡萄糖醛酸化 | | |
| | 5F－CUMYL－PICA | 大鼠肝细胞模型 | 28 | $N$-脱烷基化、单羟基化、双羟基化、羧基化、羰基化、脱氢、葡萄糖醛酸化 | LC－MS/MS | [53] |
| | | 人肝细胞模型 | 20 | $N$-脱烷基化、单羟基化、双羟基化、氧化脱氟、羧基化、羰基化、脱氢、葡萄糖醛酸化 | | |
| | | 大鼠体内模型（尿液） | 4 | 脱烷基化、单羟基化、葡萄糖醛酸化 | | |
| | | 大鼠体内模型（血） | 21 | 脱烷基化、单羟基化、双羟基化、氧化脱氟、羧基化、葡萄糖醛酸化 | | |
| | CUMYL－4CN－BINACA | 人肝细胞模型 | 4 | $N$-脱烷基化、羟基化、羧基化、生成二氢二醇、葡萄糖醛酸化 | UHPLC－QTOF－MS | [54] |
| | | 尿液 | 11 | 单羟基化、双羟基化、羧基化、生成二氢二醇、葡萄糖醛酸化 | | |

续　表

| 类别 | 化合物 | 模　型 | 代谢物数量 | 主要代谢途径 | 检测方法 | 文献 |
|---|---|---|---|---|---|---|
| 其他合成大麻素类 | NM－2201（CBL－2201） | 人肝细胞模型 | 13 | 酯水解、羟基化、氧化脱氟、葡萄糖醛酸化 | LC－TripleTOF MS | [55] |
| | | 尿液 | 3(不酶解)、4(酶解) | 酯水解、羟基化、氧化脱氟、葡萄糖醛酸化 | | |
| | FDU－PB－22 | 人肝细胞模型 | 4（Ⅰ）+3（Ⅱ） | 酯水解、羟基化、葡萄糖醛酸化 | LC－MS/MS | [56] |
| | | 尿液 | 4(不酶4)、2(酶解) | 酯水解、羟基化、葡萄糖醛酸化 | | |

注：LC－QTOF－MS 为液相色谱-四极杆飞行时间-质谱,LC－MS/MS 为液相色谱-串联质谱,GC－MS 为气相色谱-质谱法,LC－HRMS 为液相色谱-高分辨质谱,UHPLC－HRMS 为超高效液相色谱-高分辨质谱,LC－MS/MS(QQQ) 为液相色谱-串联质谱(三重四极杆),HPLC－LTQ－Orbitrap MS 为液相色谱-线性离子阱-轨道阱质谱,UHPLC－QExactiveTM－HRMS 为超高效液相色谱-四极杆轨道阱-高分辨质谱,HPLC TripleTOF MS 为高效液相色谱-三重四极杆飞行时间质谱,UHPLC－QTOF－HRMS 为超高效液相色谱-四极杆飞行时间-高分辨质谱,UHPLC－Q－Exactive－TM－HRMS 为超高效液相色谱-四极杆轨道阱-高分辨质谱,UHPLC－TOF－MS/MS 为超高效液相色谱-飞行时间-串联质谱,HPLC－MS 为高效液相色谱-质谱,UHPLC－HRMS/MS 为超高效液相色谱-串联高分辨质谱,UHPLC－QTOF－HRMS 为超高效液相色谱-四极杆飞行时间-高分辨质谱,LC－Q Exactive HF MS 为液相色谱-超高静电场轨道阱傅里叶变换质谱,LC－TripleTOF MS 为液相色谱-三重四极杆飞行时间质谱。

合成大麻素类物质的体内代谢与其结构密切相关,明确合成大麻素类物质体内代谢及与其结构的关系,可有效补充合成大麻素类物质的相关毒理学数据。体内外代谢研究可以为合成大麻素类物质滥用监测提供基础数据,而且合成大麻素类物质代谢快,难以检测到原形,因此,合成大麻素类物质代谢物鉴定数据积累尤为重要。目前关于合成大麻素类物质代谢的研究主要集中在一些常见的合成大麻素类物质。由于合成大麻素类物质种类较多,对其代谢的研究还不够完善,加之新合成大麻素类物质的不断出现,在代谢方面有很广阔的研究前景。

## 一、合成大麻素类新精神活性物质的体内外代谢模型

1. 体外代谢模型

（1）肝微粒体模型　人肝微粒体（human liver microsomes，HLMs）指的是肝组织经匀浆离心,除去细胞核和线粒体后,离心、沉淀得到的内质网囊泡碎片,药物直接接触人肝微粒体中的代谢酶（主要含有 CYP450 酶、UGT 和酯酶等）,不需要穿过细胞膜,就像在真正肝细胞中代谢一样,研究结果表明,药物在人肝微粒体中的生物转化率比人体内的更高,也比原生肝细胞高[27]。该体外模型常被用来预测新型合成大麻素类物质在人体内的代谢情况。Sobolevsky 等[28]采用人肝微粒体代谢模

型和液相色谱-三重四极杆质谱、电喷雾电离、高分辨质谱对萘甲酰基吲哚类合成大麻素 AM-2201 的代谢途径进行预测，共得到了 7 种 AM-2201 的代谢物，研究发现，该体外模型中的主要代谢反应为单羟基化、双羟基化、$N$-脱烷基化和二氢二醇的形成，结合尿液样品数据验证体外数据后推荐单羟基化代谢物为 AM-2201 的代谢标志物。Apirakkan 等[29] 利用人肝微粒体体外孵育模型、高分辨质谱对萘甲酰基吲哚类合成大麻素 5F-NNEI 的代谢途径进行了模拟预测，共检测到 9 种 I 相代谢物，主要的代谢途径包括羟基化作用和氧化作用，与 Minakata 等[30] 报道的人体尿液和血清中的 5F-NNEI 的体内代谢物数据一致，主要是代谢物的丰度存在差异，可能是孵育时间存在差异。

　　该模型的主要缺点是和真实尿液样品中的主要代谢物存在一定差异，原因是缺少醛氧化酶(AOX)、$N$-乙酰转移酶(NAT)、谷胱甘肽 S-转移酶(GST)和磺基转移酶(SULT)等其他酶[31]，如 5F-AKB-48 和 AM-2201 的代谢[32]。AM-2201 在人肝微粒体中的代谢情况不能完全匹配真实尿样中的代谢物数据，原因可能是人肝微粒体中不存在氧化脱氟的相关酶，在人肝微粒体孵育过程中主要产生 $N$-脱氟戊基、单羟基化、双羟基化和二氢二醇代谢物；一位研究员自服了 5 mg 的 AM-2201 后鉴定尿液中的主要代谢物，共鉴定出四种主要代谢物，分别是 $N$-(5′-羟基戊基)-JWH-018、$N$-戊酸-JWH-018、6-羟基-吲哚-AM-2201 和 $N$-(4′-羟基戊基)-AM-2201，浓度最高的代谢物是 $N$-戊酸-JWH-018 和 $N$-(5′-羟基戊基)-JWH-018；而 AM-2201 和 JWH-018 有相同的代谢物 $N$-(5′-羟基戊基)-JWH-018 和 $N$-戊酸-JWH-018。因此，仅根据尿液中这两种代谢物鉴别 AM-2201 和 JWH-018 的摄入具有一定难度，还需要代谢物 6-羟基-吲哚-AM-2201 和 $N$-(4′-羟基戊基)-AM-2201 的数据加以区分。Mgler 等[57] 研究了合成大麻素 CUMYL-PEGACLONE 在人肝微粒体和尿液中的差异，所有人的尿液($n=30$)中均未检测到合成大麻素类物质母体，共检测到 22 种 I 相代谢物，经人肝微粒体孵育后的单羟基代谢物浓度最高，主要的代谢途径包括单羟基化、双羟基化、脱氢、$N$-脱烷基化、β-氧化(戊基侧链氧化为丙酸代谢物)、戊基侧链羧基化等，其中含量最高的两种代谢物是戊基侧链单羟基化和进一步羧基化的代谢物，可以将这两种主要代谢物作为鉴别是否摄入 CUMYL-PEGACLONE 的代谢标志物。与人肝细胞孵育不同的是，人肝微粒体孵育要求相关人员有药物代谢方面的知识，特别是代谢途径和所涉及的酶未知的情况下，确定在人肝微粒体孵育中必需的辅助因子，尽管辅助因子已经商业化，但价格昂贵。Presley 等[19] 利用人肝微粒体孵育技术对吲唑羧酰胺类的 MDMB-CHMINACA 进行 I 相代谢研究，检测到 MDMB-CHMINACA 有 27 种 I 相代谢物，主要包括 12 种代谢类型，观察到的主要生物转化是羟基化和酯水解。羟化反应主要位于环己基甲基部分。酯水解后进行额外的生物转化，包括脱氢、单羟基和二羟基化及酮的形成，每个都有脱氢作用。5F-ADB 与 MDMB-

CHMINACA 结构相似,5F－ADB 的 2 号位 *N* 上连的是 5 氟戊基,MDMB－CHMINACA 的 2 号 *N* 上连的是环己基甲基,所以两者代谢类似。Yeter 等[58]也采用体外人肝微粒体孵育技术对 5F－ADB 尿液中的代谢物进行研究,结果表明,5F－ADB 通过酯水解,*N*-脱烷基,氧化脱氟,羟基化,脱氢,进一步氧化成戊酸和葡萄糖醛酸化,形成 20 种代谢物。

在临床前毒理学研究中使用人肝微粒体孵育而不是肝细胞孵育是造成 c－Met 抑制剂 SGX－523 开发终止的主要原因。SGX－523 在人体内的主要代谢途径是经过醛氧化酶氧化生成 2－喹啉酮－SGX－523,其在尿液中的溶解度远低于 SGX－523,该物质可能是造成肝脏毒性的主要原因。在药物研究前期,研究人员首先对肝微粒体进行了物种间的比较研究,该实验结果误导研究小组将大鼠和犬作为体外毒理学研究模型,由于醛氧化酶在大鼠和犬体内几乎没有表达,不产生毒性代谢物,因此忽略了 SGX－523 对人体的潜在毒性。

(2) 人肝细胞模型　肝细胞是从生物体内分离出来的活细胞,包含完整的 I 相和 II 相药物代谢酶、代谢所需的辅助因子、摄取和外排药物的转运蛋白及药物结合蛋白[32],人肝细胞相比于人肝微粒体模型可以系统反映出化合物在人体肝脏内的代谢情况,是研究合成大麻素类物质在体内生物转化的理想模型[59],为了优化合成大麻素类物质的人肝细胞实验,研究人员首先通过量化人肝微粒体孵育过程中合成大麻素类物质的消耗量来确定合成大麻素类物质的半衰期。

该模型已经成功地预测了合成大麻素类物质的主要代谢物,其中包括 AB－PINACA/5F－AB－PINACA[44]、FDU－PB－22/FUB－PB－22[56]、NM－2201[55]、AB－FUBINACA[45]等。Mariso 等[45]采用人肝细胞模型模拟了吲唑酰胺类合成大麻素 AB－FUBINACA 在人体内的代谢情况,利用 LC－HRMS 分析后共得到了 11 种代谢物,其中人肝细胞孵育后的主要代谢物是酰胺水解产物,也是尿液经过 β－葡萄糖醛酸水解后含量最丰富的代谢物;Wohlfarth 等[49]通过人肝细胞模型对 XLR－11 进行代谢表征,共得到了 14 个 I 相代谢物和 16 个 II 相代谢物,主要是羟基化、羧基化、半缩酮和半缩醛的代谢物,根据质谱峰面积确定主要代谢物为 2′－羧基－XLR－11、UR－144、*N*-(5′－羟基)－UR－144、羟基－XLR－11 葡萄糖醛酸结合物和 2′－羧基－UR－144 戊酸,其中尿液经检测后的主要代谢物是 UR－144 戊酸和 *N*-(5′－羟基)－UR－144。Truver 等[52]利用人肝细胞代谢模型和高分辨质谱技术获得了 5F－MDMB－PICA 代谢物共 22 种,在该模型中主要的代谢途径包括酯基水解和酯基水解结合氧化脱氟,而根据尿液中的代谢数据推测这些代谢物可能会成为筛查疑似 5F－MDMB－PICA 或 5F－MDMB－PINACA 是否中毒的代谢标志物。

人肝细胞约占到肝脏总体积的 80%,相比于人肝微粒体模型可以系统反映出化合物在人体肝脏内的代谢情况,通过该体外模型可以得到丰富的代谢物数据,目前已经通过现代冷冻保存技术商品化[60]。但低温保存的人肝细胞比人肝微粒体的成本高,而且肝细胞的活性会受到反复冻融的影响。应严格按照要求在-80℃中进行保存,解冻后应该先检查肝细胞的活性情况,而其他细胞主要是提供额外所需的辅助因子。

2. 体内代谢模型

(1)大鼠实验模型 缺乏合成大麻素类物质的临床前毒理学数据,在一定程度上阻碍了对其作用的临床研究。在新型合成大麻素类物质源源不断涌入市场的棘手情况下,对每一种新型的合成大麻素类物质开展临床研究不切实际。因此,研究人员会选择体内代谢模型系统研究合成大麻素类物质体内的药效学和药代动力学,但研究发现,体内代谢模型之间的代谢情况也存在一定的差异性,如 AM‐2201在大鼠和人体内产生的主要代谢物既有相同之处也有不同之处[61];大鼠尿液经 β‐葡萄糖醛酸苷酶水解后的主要代谢物是 N‐戊酸‐JWH‐018 和 6‐羟基‐吲哚‐AM‐2201,还包括两个次要代谢物 N‐(5′‐羟基戊基)‐JWH‐018 和 N‐(4′‐羟基戊基)‐AM‐2201[62]。研究表明,这些代谢物的相对丰度在人和大鼠的尿液中存在较大差异,人尿液中的主要代谢物是 N‐戊酸‐JWH‐018 和 N‐(5′‐羟基戊基)‐JWH‐018,而 N‐(4′‐羟基戊基)‐AM‐2201 和 6‐羟基‐吲哚‐AM‐2201 的浓度却相对较低。Kevin 等[63]对大鼠体内模型中萘甲酰基吲哚类合成大麻素 MN‐18的代谢途径进行了研究,向 SD 大鼠的腹腔注射 3 mg/mL 的 MN‐18 后,研究人员在注射后 8 h 和 24 h 采集尿液,经过分离和鉴别后尿液中的主要代谢物是萘甲酰单羟基代谢物[64]。

采用大鼠体内模型进行人体内代谢研究相对容易、成本低廉、取材方便,还可以提供代谢物参考标准,如果大鼠尿液中存在人体的主要代谢物,研究人员就可以用真实尿样来分离和鉴别代谢物,提供合成大麻素类物质的代谢标志物。此外,啮齿类动物模型可以观察到动物的行为特征和生理变化,进行合成大麻素类物质的毒性检测;但在代谢方面也存在物种差异性,如 SGX‐523 代谢过程中所需的醛氧化酶在猴子体内表达很高,而在大鼠和犬体内几乎不存在。

(2)斑马鱼模型 20 世纪 80 年代,Streisiger[65]首次将斑马鱼作为动物模型应用到遗传学研究中,此后斑马鱼被广泛用于药物的筛选和毒性研究过程。斑马鱼是一种生活在淡水中的小型硬骨鱼(3~4 cm),具有易于饲养、发育快速、性成熟期短、体积小、养殖成本低、繁殖率高等优点,主要含有 Ⅰ 相代谢酶 CYP450 酶、Ⅱ 相代谢酶 UGT 和磺基转移酶等,目前主要用于体内药效、毒性和安全性的评价。也有文献评估了不同生长阶段斑马鱼幼体产生相应代谢物的能力[66,67]。

岳琳娜等[51]采用斑马鱼模型模拟了吲哚酰胺类合成大麻素 4F‐MDMB‐BICA 的代谢情况,将斑马鱼在 2.5 μg/mL 的 4F‐MDMB‐BICA 水箱中浸泡 24 h,结合 LC‐HRMS 对其代谢物进行了鉴定和结构表征,共得到了 14 种 Ⅰ 相代谢物和

4 种 Ⅱ 相代谢物,主要的代谢途径包括 $N$-脱烷基化、$N$-脱烷基与羟基化、酰胺水解、氧化脱氟、羧基化、羟基化、脱氢、葡萄糖醛酸结合反应和硫酸化反应,其中酯水解的代谢物是斑马鱼中含量最丰富的代谢物,可以用来监测实际案例中真实头发样品中 4F-MDMB-BICA 的浓度。徐多麒等[68]采用斑马鱼模型和人肝微粒体模型系统研究了 AMB-FUBINACA 的代谢特征,发现人肝微粒体中产生的 17 种代谢物其中 16 种代谢物都在斑马鱼模型中被鉴别出来,主要的代谢途径包括酯水解、甲基化、羟基化、烷基链水解和葡萄糖醛酸结合物等,目前研究表明,斑马鱼模型是未来阐述新型合成大麻素类物质代谢的一种很有前途的预测工具。

在生物学上,斑马鱼基因与人类基因具有一定的相似性,基因同源性高达 87%,并且早期胚胎发育与人类极为相似,是一种可预测代谢物的脊椎动物模型[69],包含的 Ⅰ 相代谢酶 CYP450 酶和 Ⅱ 相代谢酶 UGT、磺基转移酶对于研究合成大麻素类物质在生物检材中的代谢情况至关重要,但目前在传统法医和临床实验室采用斑马鱼模型进行的研究很少,而且药物代谢研究通常需要养殖斑马鱼数天之后才能采集养殖池中的样品;同时,斑马鱼和人的代谢之间存在种属差异,进一步限制了该模式的广泛应用。

(3)真菌秀丽线虫孵育模型 真菌秀丽线虫也是一种研究合成大麻素类物质代谢物的新方法[70],具有 Ⅰ 相和 Ⅱ 相代谢酶。一份关于真菌秀丽线虫代谢的研究报告表明,该模型和人体在药物代谢方面具有高度相似性[70],主要的代谢途径包括羟基化、羧基化、生成二氢二醇、氧化脱氟、$N$-脱烷基化、葡萄糖醛酸化和硫酸化等反应。

Watanabe 等[33,48,71,72]利用真菌秀丽线虫模型在代谢方面做了很多研究,并且对该孵育系统和人体内产生代谢物的相似性进行了评估。在对真菌秀丽线虫和人体内产生的代谢物进行比较时,研究发现,它们的代谢途径有相似之处,但又存在一定的差异性。例如,JWH-018 在合成大麻素类物质中毒患者尿液中两种主要代谢物分别是 $N$-(4′-羟基-戊基)-JWH-018 和 $N$-戊酸-JWH-018[32],而在真菌秀丽线虫孵育系统中,$N$-(4′-羟基-戊基)-JWH-018 是主要的代谢物,而 $N$-戊酸-JWH-018 是次要代谢物[72];AM-2201 在人体内产生的主要代谢物是 $N$-(5′-羟基-戊基)-JWH-018、$N$-戊酸-JWH-018、6′-羟基-吲哚-AM-2201、$N$-(4′-羟基-戊基)-AM-2201,虽然在真菌秀丽线虫孵育模型中也检测到了这些代谢物,但代谢物信号相对较低,主要的代谢物是二氢二醇-AM-2201 和 JWH-073,可能是由于缺乏氧化脱氟酶或活性太低导致,在人肝微粒体孵育系统中也同样缺乏。研究发现,通过该模型主要得到的是 Ⅰ 相代谢物,而 Ⅱ 相代谢物数据有限,但可以作为一个补充模型来研究人体的合成大麻素类物质代谢,对代谢情况进行表征。

该孵育模型为药物代谢研究的相关实验室提供了一种高通量、简便快捷、成本低的体内代谢模型,可用于预测合成大麻素类物质的代谢途径,对养殖人员的专业程度要求低,相关质谱碎片信息丰富,有利于对代谢物进行结构鉴定[68],真菌秀丽线虫孵育模型是生产和分离代谢物的有效模型。在难以获得代谢参考标准物质的情况下,研究人员仅利用高分辨质谱的数据可能无法判断羟基在吲哚或吲唑上的具体位置。在培育孵化样本之前,该真菌模型中的药物代谢研究需要花费较长时间,而且大多数法医和临床实验室没有配备真菌秀丽线虫孵育模型平台,并且缺乏相关培育经验。尽管其中存在一些和人体相似的 CYP450 酶,但在代谢方面还是存在一定的差异性,这在一定程度上限制了真菌秀丽线虫孵育模型的广泛应用。

3. 代谢软件预测

在制药行业,代谢软件预测潜在的毒性代谢物对临床前研究和临床决策都非常重要[73,74]。在新陈代谢研究中,由于需要对大量的质谱数据进行解释,该步骤通常需要耗费大量的人力和时间,为了克服这一步骤,开发了支持和改进药物代谢研究的软件。

2011 年,Langowski 等[75]对 Meteor、MetaSite、StarDrop 代谢软件预测工具进行了评估。其中,Meteor 是一个基于代谢经验的软件预测工具;MetaSite[76]是一种与血红素相关的模型,可用来预测在 CYP450 酶参与下的 I 相代谢反应,但并不涉及非 CYP450 酶介导的反应(如醛氧化酶),比如 THJ-2201 的氧化脱氟反应不是由 CYP450 酶催化产生的,所以 MetaSite 对 THJ-2201 的代谢预测没有包含该反应。StarDrop[77]则是通过量子力学来预测有 CYP3A4、CYP2D6、CYP2C9 参与的相关代谢反应,利用代谢软件预测分析了小分子药物研发中的代谢特性。

Diao 等[78]对 THJ-2201 的代谢进行了研究,在进行肝细胞孵育实验之前首先用 MetaSite 代谢软件进行了预测,该软件共预测了 8 种 I 相代谢物和 7 种 II 相代谢物。预测的代谢物主要是 N-去戊基、戊基 1′位羟基化、羰基化和烯烃化,但软件预测的代谢物与人肝细胞孵育、尿液中的代谢情况不一致,研究人员采用高分辨质谱技术对 THJ-2201 在人肝细胞模型中的代谢情况进行表征,共得到了 27 种代谢物,其中最主要的两种代谢物是 N-戊酸-THJ-018 和 5′-羟基-THJ-018,其中尿液中的 THJ-2201 通过氧化脱氟生成 5′-羟基-THJ-018 后进一步氧化为戊酸-THJ-018,其中 N-戊酸-THJ-018 可以作为鉴别 THJ-2201 是否摄入的标志代谢物[79]。Adams 等[80]在一次大规模的中毒案件中采用代谢软件预测尿液中的脱酯酸代谢物可以用于鉴别 AMB-FUBINACA 的摄入,所得样品采用液相色谱-四极杆飞行时间质谱进行分析后,在所有患者的血清和全血中都发现了脱酯化的酸性代谢物,浓度从 77 ng/mL 到 636 ng/mL 不等。

代谢软件预测的主要优势在于操作简单,计算速度快,不需要参考标准、孵育或使用高分辨质谱。但软件中所包含的代谢酶种类有限,不包含化合物的全部代谢途径,所以代谢软件并不是对所有化合物的预测都是准确的。

体内外代谢模型可以模拟合成大麻素类物质在体内的生物转化过程,虽然可以系统反映合成大麻素类物质在生物体内的代谢反应,但由于存在物种差异性,涉及的代谢相关酶具有差异,应用有一定的局限性;最常用和最成熟的体外孵育模型是人肝细胞模型和人肝微粒体模型,具有高度的人体相关性,可以得到丰富的代谢物数据,人肝细胞模型相比于人肝微粒体模型可以更系统反映化合物在人体肝脏内的代谢情况,而合成大麻素类物质在人肝微粒体模型中生物转化率比人体内的更高,也比原生的肝细胞高;代谢软件获得的假阳性结果比较多,这就需要相关研究人员有一定的代谢理论知识和相关代谢经验,因此,可以结合代谢模型的各自特点完善合成大麻素类物质在人体内代谢的指纹图谱。而采用人肝微粒体模型获取代谢数据简便快捷、成本低,已成为预测新型合成大麻素类物质在人体内代谢途径的常见模型。

## 二、合成大麻素类新精神活性物质的体内代谢

从 JWH–018/AM–2201、JWH–122/MAM–2201、UR–144/XLR–11、PB–22/5F–PB–22、APICA/STS–135、AKB–48/5F–AKB–48、THJ–018/THJ–2201、AB–PINACA/5F–ABPINACA 等这些结构中可见,合成大麻素类物质结构修饰的主要趋势是在戊基吲哚/吲唑环的戊基末端进行氟原子取代氢原子,这大大提高了化合物的生物活性[81]。Wohlfarth 等[51]认为,合成大麻素类物质的代谢规律是相似的,就羟基化的代谢反应来看,非氟取代的合成大麻素类物质优先在戊基侧链上的末端和4′位发生羟基化;而5-氟类似物在侧链上的主要代谢反应是脱氟氧化、进一步羧基化。然而,由于合成大麻素类物质结构的不断修饰,这种代谢途径不一定会发生。基于上述代谢模型的相关代谢数据,归纳出合成大麻素类物质的代谢规律。

(1) 羰基键　含有羰基键的合成大麻素类物质在戊基侧链(图 2-2a),发生的主要代谢途径是侧链末端和4′位的羟基化,并进一步羧基化和羰基化,这些生物转化也适用于含有脂肪族侧链的化合物。而含有氟戊基侧链的合成大麻素类物质(图 2-2b),主要的代谢途径是氧化脱氟,进一步羧基化,这些代谢物与相应的含有戊基侧链合成大麻素类物质的代谢物相同,其中含氟的单羟基化代谢物(主要是吲哚环/吲唑环/4′位)可考虑作为代谢标志物。

(2) 酯键　含有酯键的合成大麻素类物质(图 2-2c),发生的主要代谢途径是酯水解,生成的羧基化代谢物丰度相对较高,戊基侧链或氟戊基侧链会进一步发生氧化反应,但氧化程度比有羰基键连接时低;对于含氟戊基吲哚环的合成大麻素类物质(图 2-2d),主要的代谢反应也是酯水解,在侧链上几乎不会发生氧化脱氟反应。

(3) 酰胺键　含戊基侧链的合成大麻素类物质(图 2-2e),发生的主要代谢途径是末端的酰胺水解为羧酸,并进一步在戊基侧链上羧基化;含氟戊基侧链的合成大麻素类物质如图 2-2f 所示,主要代谢途径是末端酰胺水解为羧酸和氟戊基侧链的脱氟氧化,进一步氧化为羧酸。

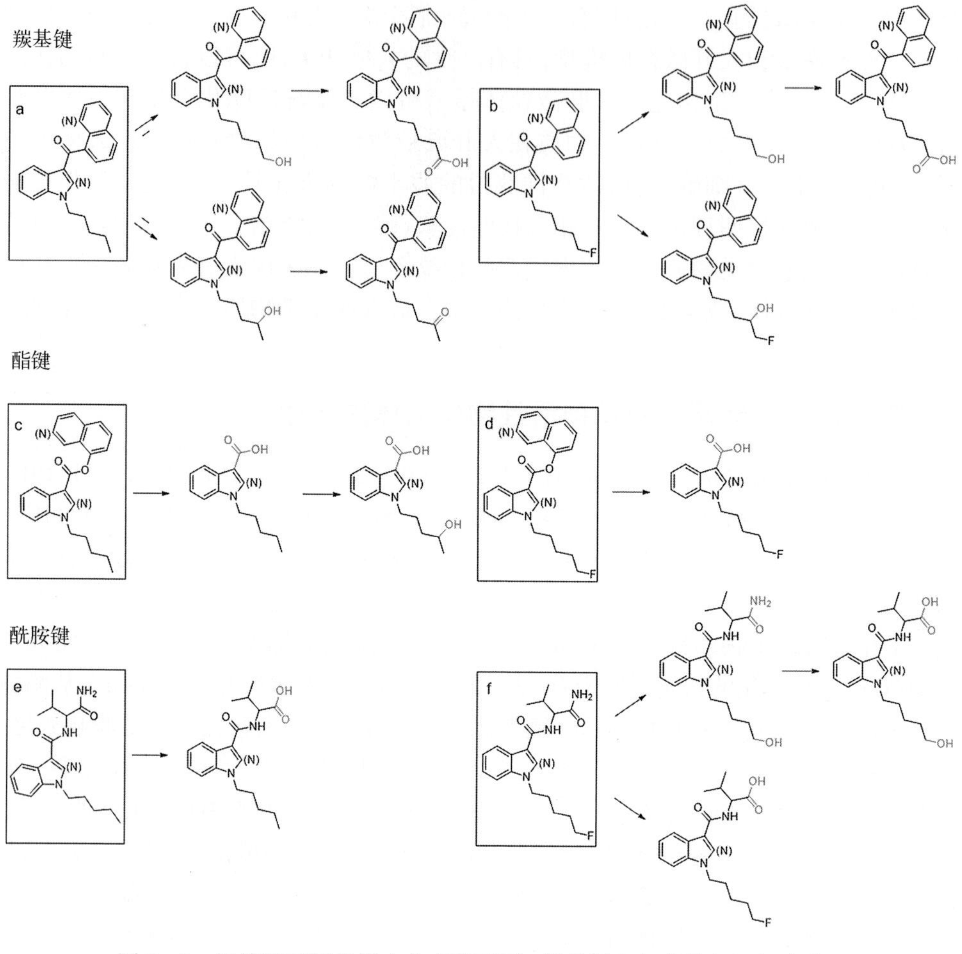

图 2-2 连接键不同代谢也会有所不同：羰基键(a)戊基(b)氟戊基；
酯键(c)戊基(d)氟戊基；酰胺键(e)戊基(f)氟戊基

## 三、合成大麻素类新精神活性物质的体内分布

合成大麻素类的滥用方式主要为抽吸，有时与烟草或大麻混合抽吸，其生物利用度尚不清楚。根据已有的研究报道，JWH-018 在血液中分布相半衰期短。2 名志愿者吸一支含有 2.9% JWH-018 的烟草(100~150 mg)后，最高浓度出现在吸烟后 5 min(分别为 8.1 ng/mL、10.2 ng/mL)，3 h 内浓度降至 0.41 ng/mL 和 0.25 ng/mL。JWH-018 未显现如四氢大麻酚般在脂肪组织中蓄积和消除半衰期延长等特点。但也有报道称，亲脂性的合成大麻素类物质在体内消除缓慢，Kneisel[82] 监测吸食合成大麻素类物质停药后患者的血清样品，102 天后血清中仍可检出 JWH-081、JWH-122 或 JWH-210，消除半衰期约为 41 天。

# 第四节　分　析　方　法

## 一、样品处理

### 1. 体液

血液和尿液是各类检测的常规使用检材。药物首先是吸收入血,再经过一系列的体内代谢过程,然后部分经尿液排泄。通常可在血液检测到药物原体,在尿液中检测到相应的代谢物。作为生物基质,两种检材均含有多种物质,选择合适的方法提取目标物,排除干扰能提高检测的灵敏度。合成大麻素类物质在血液及尿液中常用的前处理方法如下。

合成大麻素类物质多采用 LC-MS/MS 等方法进行分析,样品前处理较为简单。尿液中以代谢物及其葡萄糖醛酸苷结合物形式存在,故提取前需增加水解步骤。

（1）血液

参考方法一：精密吸取全血样品 200 μL 于 2 mL 离心管中,加入 600 μL 乙腈,超声 1 min,以 17 500×g 离心 3 min,上清液经离心浓缩后挥发至干,经 50 μL 甲醇复溶供 LC-MS/MS 分析[83]。

参考方法二：取全血 0.5 mL,加 1 mL 乙腈：甲醇液(4:1,V/V)沉淀蛋白,超声 10 min,10 000 r/min 转速离心 5 min,取上清液供 DART-MS/MS 分析[84]。

参考方法三：1 mL 血液中加入 10 μL 混合内标溶液,加入 0.5 mL 碳酸钠缓冲液(pH 10),再加入 1.5 mL 提取溶剂正己烷：乙酸乙酯(99:1,V/V),振荡提取 5 min,离心,将有机层转移,40℃氮气流下吹干,加入 25 μL 流动相溶解残余物,供 LC-MS/MS 分析[85]。

参考方法四：取 100 μL 血液置于 1.5 mL 离心管中,加入 900 μL 的内标溶液进行蛋白沉淀,将混合物涡旋 30 s 混匀,再将其置于离心机中以 13 500 r/min 离心 5 min。离心后,取 200 μL 上清液过滤膜,将滤液转移至自动进样器进样瓶中,供 LC-HRMS 分析[86]。

（2）尿液　尿液检材需经强酸、强碱或酶解后,用氯仿、乙醚、乙腈提取,收集有机相层挥发至干,衍生化后供 GC-MS/MS 分析,或用流动相溶解后供 LC-MS/MS 分析。

参考方法一(酶水解法)：100 μL 尿液中加入 10 μL 内标溶液,加入 50 μL 0.4 mol/L 乙酸铵缓冲液(pH 4)和 2 000 U β-葡萄糖醛酸苷酶(20 μL),混旋,55℃酶解 2 h。取出冷却后,加入 190 μL 乙腈,混旋,离心,上清液转移至自动进样小瓶,供 LC-MS/MS 分析[25]。

参考方法二(酶水解法)：取 100 μL 尿液置于 1.5 mL 离心管中,加入 10 μL

β-葡萄糖醛酸苷酶/芳基硫酸酯酶,然后将混合物涡旋 30 s,并在 55℃下孵育 30 min,酶解后的样品取出冷却并加入 900 μL 的内标溶液进行蛋白沉淀,将混合物涡旋 30 s 混匀,再将其置于离心机中以 13 500 r/min,离心 5 min。离心后,取 200 μL 上清液过滤膜,将滤液转移至自动进样器进样瓶中,供 LC-HRMS 分析[86]。

参考方法三(酸水解法):1 mL 尿液中加入内标溶液后在氮气流下吹至约 0.25 mL,加入 0.5 mL 三氟乙酸于 100℃水解 40 min,冷却后加入氨水调节 pH 至 9。C₁₈ 固相萃取柱上柱前用 3 mL 甲醇和 10 mL 水活化,上柱后加入 10 mL 水清洗,柱干燥后用 4 mL 甲醇洗脱,洗脱液 60℃氮气流下吹干。残余物中加入 150 μL 二甲基甲酰胺和 150 μL N,O-双(三甲基硅烷基)三氟乙酰胺(BSTFA)+10%三甲基氯硅烷(TMCS),70℃衍生化 25 min,供 GC-MS 分析[87]。

(3)唾液  唾液中的药物浓度与血液中药物浓度(S/P)比值恒定的情况下可采用唾液作为检材。合成大麻素类物质主要通过抽吸的方式摄取,抽吸会使唾液和血液中的药物比例更高[88]。因此,在合成大麻素类物质检测中唾液是血液和尿液的替代补充检材。尤其是在路边或工作场所的药物检测中,样品收集简单,无创且易于观察,避免感染的可能。

参考方法一:取唾液,加入内标溶液,再加入乙腈沉淀唾液中的蛋白,沉淀后直接离心 5 min 得 100 μL 上清液,取上清液 1 μL 进行分析[89]。

参考方法二:取唾液离心后,加入乙醇和内标溶液,离心 5 min,取上清液,蒸发至干后,残渣用 0.2 mL 碳酸盐缓冲液(pH 10)复溶,再加入萃取剂正己烷:乙酸乙酯(99:1,V/V)进行萃取,离心取上清液吹干,流动相复溶[90]。

2. 头发

参考方法一:称取经去污染处理并剪碎的头发 10 mg,加入 5 μL 内标溶液,加入 1 mL 1 mol/L NaOH 溶液,于 95℃水解 10 min,取出后加入 5 mL 正己烷:乙酸乙酯(90:10,V/V),混旋,离心,转移有机层,70℃氮气流下吹干,加入 200 μL 甲醇溶解残余物,供 LC-MS/MS 分析[91]。

参考方法二:称取经去污染处理并剪碎的毛发样品 50 mg,加入 1 mL 甲醇,涡旋振荡 1 min 后,超声提取 3 min,10 000 r/min 转速离心 3 min,取上清液,用 0.22 μm 有机滤膜过滤,滤液供 LC-MS/MS 分析[92]。

参考方法三:称取经去污染处理并剪碎的毛发 20 mg,置于 2 mL 研磨管中,加入含 0.4 ng/mL 四氢大麻酚-d₃ 的内标溶液,在 4℃以下研磨毛发样品。研磨后的毛发样品超声 10 min 以后 14 000×g 离心 5 min,取上清液,过 0.22 μm 滤膜,滤液供 LC-MS/MS 分析[93]。

## 二、分析方法

合成大麻素类物质的摄毒鉴定因生物检材中目标物痕量、代谢途径尚不明确、化学结构相似及缺乏标准参考物质等因素给毒物鉴定带来了挑战。目前主要通过高灵敏度、高通量的 LC-MS、HRMS 等方法进行定性、定量分析。现在,"香料"这种草本混合物中含有合成大麻素类物质,许多烟草中也含有合成大麻素类物质。此外,即使有些混合物具有相同的名称,但因为合成大麻素类物质的含量及组成成分不同而有所不同。生物检材中合成大麻素类物质的分析主要包括免疫分析和仪器分析。现常见的仪器分析有 LC-MS/MS、LC-HRMS、GC-MS 等。

1. GC-MS

色谱条件:HP-1 MS 柱(30 m×0.25 mm,0.25 μm)。程序升温:初温 120℃,以 20℃/min 升温至 300℃,保持 15 min。载气:氦气。流速:0.7 mL/min。进样口温度:200℃。

质谱条件:EI 源,70 eV。源温度:280℃。连接线温度:300℃。其他色谱、质谱信息见表 2-6[94]。

表 2-6 质谱碎片离子信息

| 化 合 物 | 保留时间<br>(min) | 碎片离子 1(m/z)<br>(相对丰度) | 碎片离子 2(m/z)<br>(相对丰度) | 碎片离子 3(m/z)<br>(相对丰度) |
|---|---|---|---|---|
| JWH-250 | 11.09 | 214(100) | 144(20) | 335(2) |
| JWH-073 | 12.25 | 327(100) | 310(47) | 326(46) |
| JWH-018 | 13.00 | 341(100) | 324(48) | 340(46) |
| JWH-019 | 13.92 | 355(100) | 338(49) | 354(47) |
| AM-2201 | 14.16 | 359(100) | 342(51) | 358(48) |
| JWH-122 | 14.42 | 355(100) | 298(60) | 338(56) |
| JWH-210 | 15.22 | 369(100) | 368(48) | 340(28) |
| JWH-147 | 15.24 | 381(100) | 380(46) | 364(5) |
| JWH-081 | 16.40 | 371(100) | 354(47) | 314(46) |
| JWH-203 | 10.84 | 214(100) | 144(20) | 339(2) |
| RCS-4 | 11.41 | 321(100) | 264(74) | 214(48) |
| AM-694 | 12.31 | 232(100) | 435(84) | 367(27) |
| JWH-073-d$_7$ | 12.19 | 334(100) | 317(49) | |
| JWH-018-d$_9$ | 12.92 | 350(100) | 333(49) | |

2. LC-MS/MS

(1) 分析参考条件一(合成大麻素类物质及其代谢物同时分析)

色谱条件:Kinetex XB-C$_{18}$柱(50 mm×3.0 mm,2.6 μm),前接 Krud Katcher Ultra HPLC in-line 保护柱(0.5 μm×0.1 mm)。柱温:40℃。流动相:A 为 0.1%甲酸水溶液,B 为 0.1%甲酸乙腈溶液。梯度洗脱程序:0~0.5 min,10% B;0.5~5.50 min,90% B;5.50~6.4 min,90% B;6.4~7 min,98% B;7~9 min,98% B;9~10.7 min,10% B。流速:0.5 mL/min。

质谱条件:ESI+。源温度:500℃。喷雾电压:5 500 V。离子源:气体 1(GS1)60 psi;气体 2(GS2)50 psi。气帘气:50 psi。优化质谱参数见表 2-7。

表 2 - 7 合成大麻素类物质及其代谢物的 LC - MS/MS 信息

| 化 合 物 | 英 文 名 | 保留时间<br>(min) | 前体离子<br>(m/z) | 碎片离子<br>(m/z) | DP(V) | EP(V) | CE(V) | CXP(V) |
|---|---|---|---|---|---|---|---|---|
| JWH - 200 5 -羟基吲哚 | JWH - 200 5 - hydroxyindole | 2.80 | 401.1 | 155.0 | 31 | 10 | 29 | 14 |
| JWH - 200 6 -羟基吲哚 | JWH - 200 6 - hydroxyindole | 3.00 | 401.1 | 155.0 | 120 | 10 | 29 | 12 |
| RCS - 4 戊酸 | RCS - 4 pentanoic acid | 4.30 | 352.1 | 135.0 | 51 | 10 | 31 | 14 |
| RCS - 4 5 -羟戊基 | RCS - 4 5 - hydroxypentyl | 4.40 | 338.2 | 135.0 | 141 | 10 | 27 | 12 |
| JWH - 250 戊酸 | JWH - 250 pentanoic acid | 4.50 | 366.1 | 121.1 | 56 | 10 | 27 | 14 |
| JWH - 250 4/5 -羟戊基 | JWH - 250 4/5 - hydroxypentyl | 4.60 | 352.1 | 121.0 | 50 | 10 | 27 | 12 |
| JWH - 073 丁酸 | JWH - 073 butanoic acid | 4.60 | 358.1 | 155.0 | 61 | 10 | 31 | 14 |
| JWH - 073 4 -羟丁基 | JWH - 073 4 - hydroxybutyl | 4.70 | 344.1 | 155.0 | 36 | 10 | 29 | 12 |
| JWH - 018 戊酸 | JWH - 018 pentanoic acid | 4.80 | 372.2 | 155.0 | 106 | 10 | 31 | 14 |
| JWH - 018 5 -羟戊基 | JWH - 018 5 - hydroxypentyl | 4.90 | 358.1 | 155.1 | 56 | 10 | 29 | 12 |
| AM2201 4 -羟戊基 | AM2201 4 - hydroxypentyl | 4.80 | 376.1 | 155.0 | 46 | 10 | 33 | 14 |
| AM2201 6 -羟基吲哚 | AM2201 6 - hydroxyindole | 5.00 | 376.2 | 155.0 | 66 | 10 | 33 | 16 |
| JWH - 081 5 -羟戊基 | JWH - 081 5 - hydroxypentyl | 5.00 | 388.2 | 185.1 | 56 | 10 | 29 | 16 |
| JWH - 122 5 -羟戊基 | JWH - 122 5 - hydroxypentyl | 5.10 | 372.1 | 169.0 | 51 | 10 | 29 | 12 |
| JWH - 073 5/6 -羟基吲哚 | JWH - 073 5/6 - hydroxyindole | 5.20 | 344.1 | 155.0 | 51 | 10 | 33 | 12 |
| JWH - 250 5 -羟基吲哚 | JWH - 250 5 - hydroxyindole | 5.20 | 352.1 | 121.0 | 66 | 10 | 27 | 14 |
| JWH - 210 戊酸 | JWH - 210 pentanoic acid | 5.30 | 400.1 | 183.0 | 40 | 10 | 33 | 14 |
| JWH - 210 4/5 -羟戊基 | JWH - 210 4/5 - hydroxypentyl | 5.40 | 386.2 | 183.1 | 30 | 10 | 31 | 16 |

续　表

| 化合物 | 英文名 | 保留时间<br>(min) | 前体离子<br>(m/z) | 碎片离子<br>(m/z) | DP(V) | EP(V) | CE(V) | CXP(V) |
| --- | --- | --- | --- | --- | --- | --- | --- | --- |
| JWH-018 5/6-羟基吲哚 | JWH-018 5/6-hydroxyindole | 5.50 | 358.1 | 155.1 | 91 | 10 | 33 | 16 |
| AM-2201 | AM-2201 | 5.80 | 360.1 | 155.1 | 106 | 10 | 33 | 10 |
| RCS-4 | RCS-4 | 5.90 | 322.1 | 135.1 | 56 | 10 | 31 | 12 |
| JWH-210 5-羟基吲哚 | JWH-210 5-hydroxyindole | 6.00 | 386.2 | 183.0 | 51 | 10 | 35 | 14 |
| MAM2201 | MAM2201 | 6.00 | 374.1 | 169.0 | 30 | 10 | 35 | 14 |
| JWH-250 | JWH-250 | 6.00 | 336.1 | 121.2 | 50 | 10 | 27 | 12 |
| JWH-073 | JWH-073 | 6.10 | 328.0 | 155.2 | 51 | 10 | 31 | 12 |
| JWH-018 | JWH-018 | 6.40 | 342.1 | 155.2 | 46 | 10 | 33 | 12 |
| JWH-081 | JWH-081 | 6.50 | 372.1 | 185.1 | 181 | 10 | 33 | 16 |
| JWH-122 | JWH-122 | 6.60 | 356.1 | 169.0 | 51 | 10 | 33 | 16 |
| JWH-210 | JWH-210 | 6.70 | 370.1 | 183.1 | 51 | 10 | 33 | 18 |
| JWH-200-$d_5$ | $d_5$-JWH-200 | 3.30 | 390.1 | 155.1 | 41 | 10 | 29 | 14 |
| JWH-081-$d_9$ | $d_9$-JWH-081 | 6.40 | 381.2 | 185.0 | 51 | 10 | 35 | 18 |

注：DP 为去簇电压（declustering potential，DP），EP 为射入电压（entrance potential，EP），CE 为碰撞电压（collision energy，CE），CXP 为碰撞室射出电压（collision cell exit potential，CXP）。

该法采用 0.1 mL 尿液,检出限≤2.5 ng/mL[95]。

（2）分析参考条件二（同时分析 21 个合成大麻素类物质及其 33 个代谢物成分）

色谱条件:Ultra Biphenyl 柱(100 mm×2.1 mm,3 μm)。流动相:A 为 0.01%甲酸水溶液,B 为 0.01%甲酸的乙腈:甲醇(50:50,V/V)。流速:0.5 mL/min。正离子模式的梯度程序:0~0.5 min,40% B;0.5~14.5 min,98% B;14.5~17.6 min,98% B;17.6~17.7 min,40% B;17.7~19.5 min,40% B。负离子模式的梯度程序:0~0.5 min,40% B;0.5~6.5 min,90% B;6.5~7.1 min,98% B;7.1~9.5 min,98% B;9.5~9.6 min,40% B;9.6~11.4 min,40% B。柱温和自动进样室温度分别为 40℃和 4℃。

质谱条件:ESI 正离子、负离子模式。源温度:500℃。GS1:60 psi。GS2:50 psi。气帘气:45 psi。正离子、负离子模式的离子喷雾电压分别为 5 500 V 和 −4 500 V。优化质谱参数及信息见表 2 − 8。

表 2 − 8　合成大麻素类物质及其代谢物的 LC − MS/MS 参数

| 化　合　物 | 前体离子 (m/z) | 碎片离子 1,2(m/z) | DP(V) | CE(V) | 保留时间 (min) |
|---|---|---|---|---|---|
| 正 离 子 模 式 | | | | | |
| JWH − 018 | 342.1 | 155.2,127.2 | 46 | 33,53 | 12.30 |
| JWH − 018 5 −羟基吲哚 | 358.2 | 155.1,127.2 | 91 | 33,65 | 10.70 |
| JWH − 018 6 −羟基吲哚 | 358.1 | 155.1,127.2 | 76 | 31,69 | 10.20 |
| JWH − 018 N − 5 −羟戊基 | 1 358.2 | 155.1,127.2 | 56 | 29,65 | 8.48 |
| JWH − 018 N −戊酸 | 372.2 | 155.0,126.9 | 106 | 31,71 | 8.47 |
| JWH − 019 | 356.0 | 154.9,127.0 | 26 | 33,65 | 12.90 |
| JWH − 019 5 −羟基吲哚 | 372.0 | 155.0,127.0 | 11 | 33,71 | 11.40 |
| JWH − 019 N − 6 −羟己基 | 372.0 | 154.9,127.0 | 86 | 29,73 | 9.34 |
| JWH − 073 | 328.0 | 155.2,127.1 | 51 | 31,63 | 11.70 |
| JWH − 073 5 −羟基吲哚 | 344.2 | 155.0,127.0 | 51 | 33,65 | 9.88 |
| JWH − 073 6 −羟基吲哚 | 344.2 | 155.1,127.0 | 46 | 31,67 | 9.37 |
| JWH − 073 N − 4 −羟丁基 | 344.1 | 155.0,127.0 | 36 | 29,51 | 7.68 |
| JWH − 073 N −丁酸 | 358.1 | 155.0,127.0 | 61 | 31,61 | 7.80 |
| JWH − 081 | 372.1 | 185.1,157.2 | 181 | 33,51 | 12.70 |
| JWH − 081 N − 5 −羟戊基 | 388.2 | 185.1,113.9 | 56 | 29,99 | 9.09 |
| JWH − 122 | 356.1 | 169.0,115.0 | 51 | 33,91 | 12.90 |
| JWH − 122 N − 5 −羟戊基 | 372.1 | 169.0,115.0 | 51 | 29,85 | 9.29 |
| JWH − 200 | 385.0 | 155.1,126.8 | 126 | 29,69 | 5.41 |
| JWH − 200 5 −羟基吲哚 | 401.1 | 155.0,76.9 | 31 | 29,125 | 2.99 |
| JWH − 200 6 −羟基吲哚 | 401.1 | 155.0,127.0 | 120 | 29,71 | 3.48 |
| JWH − 203 | 340.9 | 124.9,89.1 | 6 | 35,103 | 11.50 |
| JWH − 210 | 370.1 | 183.1,214.1 | 51 | 33,33 | 13.50 |
| JWH − 210 5 −羟基吲哚 | 386.2 | 183.0,155.1 | 51 | 35,49 | 12.20 |
| JWH − 210 N − 5 −羟戊基 | 386.2 | 183.1,155.1 | 30 | 31,47 | 10.20 |
| JWH − 210 N − 5 −羧戊基 | 400.1 | 183.0,155.0 | 40 | 33,49 | 10.10 |
| JWH − 250 | 336.1 | 121.2,91.1 | 50 | 27,61 | 11.10 |

| 化 合 物 | 前体离子 (m/z) | 碎片离子 1,2(m/z) | DP(V) | CE(V) | 保留时间 (min) |
|---|---|---|---|---|---|
| 正 离 子 模 式 | | | | | |
| JWH-250 5-羟基吲哚 | 352.1 | 121.0,91.0 | 66 | 27,65 | 9.19 |
| JWH-250 N-5-羟戊基 | 352.2 | 121.0,186.2 | 50 | 27,21 | 7.02 |
| JWH-250 N-5-羧戊基 | 366.1 | 121.1,200.1 | 56 | 27,23 | 7.04 |
| JWH-398 | 377.0 | 188.8,126.0 | 81 | 33,97 | 13.20 |
| JWH-398 N-5 羟戊基 | 393.1 | 188.8,160.9 | 51 | 29,59 | 9.85 |
| JWH-398 N-戊酸 | 406.9 | 189.1,161.1 | 31 | 31,65 | 9.82 |
| AM-2201 | 360.1 | 155.1,127.2 | 106 | 33,57 | 11.40 |
| AM-2201 6-羟基吲哚 | 376.2 | 127.1,77.0 | 66 | 67,111 | 9.09 |
| AM-2201 N-4-羟戊基 | 376.1 | 155.0,126.9 | 46 | 33,69 | 8.22 |
| MAM-2201 | 374.1 | 169.0,115.0 | 30 | 35,91 | 12.00 |
| MAM-2201 N-4-羟戊基 | 390.1 | 169.0,141.1 | 166 | 35,59 | 9.02 |
| MAM-2201 N-戊酸 | 386.1 | 169.1,141.1 | 61 | 33,49 | 9.26 |
| AM694 | 435.9 | 230.8,202.9 | 196 | 35,61 | 10.40 |
| RCS-4 | 322.1 | 135.1,77.2 | 56 | 31,73 | 10.70 |
| RCS-4 N-5-羟戊基 | 338.2 | 135.0,77.0 | 141 | 27,73 | 6.47 |
| RCS-4 N-5-羧戊基 | 352.1 | 135.0,107.0 | 51 | 31,59 | 6.49 |
| RCS-4 M9 代谢物 | 324.1 | 120.9,92.9 | 21 | 27,63 | 4.09 |
| RCS-4 M10 代谢物 | 324.1 | 120.9,93.0 | 16 | 31,63 | 4.31 |
| RCS8 | 376.0 | 120.9,90.9 | 146 | 31,65 | 12.80 |
| UR-144 N-5-羟戊基 | 328.0 | 124.9,97.0 | 141 | 25,37 | 7.78 |
| UR-144 N-戊酸 | 342.0 | 125.0,244.1 | 61 | 27,31 | 7.78 |
| XLR11 | 330.1 | 125.1,232.0 | 156 | 31,33 | 10.50 |
| JWH-018-$d_9$ | 351.1 | 155.0,127.0 | 36 | 33,53 | 12.30 |
| JWH-018 5-羟基吲哚-$d_9$ | 367.1 | 155.0,127.0 | 56 | 35,73 | 10.60 |
| JWH-018 6-羟基吲哚-$d_9$ | 367.1 | 155.0,127.0 | 46 | 33,73 | 10.20 |
| JWH-018 N-5-羟戊基-$d_5$ | 363.1 | 155.0,127.0 | 56 | 29,65 | 8.43 |
| JWH-073-$d_7$ | 335.1 | 155.0,127.0 | 76 | 33,65 | 11.60 |
| JWH-073 5-羟基吲哚-$d_7$ | 351.1 | 155.0,127.0 | 51 | 33,51 | 9.81 |
| JWH-073 6-羟基吲哚-$d_7$ | 351.1 | 155.0,127.0 | 36 | 33,61 | 9.31 |
| JWH-073 N-4-羟丁基-$d_5$ | 349.1 | 155.0,127.0 | 46 | 29,57 | 7.62 |
| JWH-073 N-丁酸-$d_5$ | 363.1 | 155.0,127.0 | 61 | 31,61 | 7.74 |
| JWH-081-$d_9$ | 381.2 | 185.0,157.0 | 51 | 35,53 | 12.70 |
| JWH-122-$d_9$ | 365.2 | 169.0,114.9 | 86 | 35,95 | 12.90 |
| JWH-122 N-5-羟戊基-$d_5$ | 377.1 | 169.0,114.9 | 56 | 29,97 | 9.23 |
| JWH-200-$d_5$ | 390.1 | 155.1,127.0 | 41 | 29,65 | 5.35 |
| JWH-210-$d_9$ | 379.2 | 183.0,223.1 | 36 | 33,33 | 13.40 |
| JWH-250-$d_5$ | 341.1 | 121.0,91.0 | 46 | 27,63 | 11.00 |
| JWH-398-$d_9$ | 385.9 | 189.0,125.9 | 36 | 37,93 | 13.10 |
| AM-2201-$d_5$ | 365.1 | 155.0,127.0 | 31 | 35,73 | 11.30 |
| AM-2201 N-4-羟戊基-$d_5$ | 381.1 | 155.1,127.1 | 50 | 29,77 | 8.15 |
| RCS-4-$d_9$ | 331.1 | 135.0,77.0 | 61 | 33,75 | 10.60 |
| UR-144-$d_5$ | 317.0 | 125.0,218.6 | 61 | 31,33 | 11.40 |
| XLR11-$d_5$ | 335.1 | 125.1,237.1 | 161 | 31,33 | 10.40 |

续 表

| 化 合 物 | 前体离子<br>($m/z$) | 碎片离子<br>1,2($m/z$) | DP(V) | CE(V) | 保留时间<br>(min) |
|---|---|---|---|---|---|
| 负 离 子 模 式 | | | | | |
| CP47 – 497 – C7 | 317.1 | 245.1,159.1 | –90 | –42,–64 | 6.26 |
| CP47 – 497 – C7 –羟化二甲基庚基 | 333.2 | 261.2,158.9 | –15 | –50,–76 | 4.49 |
| CP47 – 497 – C8 | 331.1 | 259.1,159.0 | –30 | –46,–68 | 6.54 |
| CP47 – 497 – C8 –羟化二甲基庚基 | 347.1 | 159.1,185.0 | –180 | –72,–66 | 4.91 |
| HU210 | 385.6 | 301.3,281.1 | –36 | –48,–58 | 6.93 |
| CP47 – 497 – C7 – $d_{11}$ | 328.2 | 256.2,159.0 | –160 | –44,–68 | 6.22 |
| CP47 – 497 – C8 – $d_7$ | 338.2 | 266.1,159.0 | –150 | –46,–64 | 6.52 |
| THC – COOH – $d_9$ | 352.1 | 254.2,194.1 | –50 | –40,–44 | 6.14 |

该法采用 0.5 mL 尿液,方法检出限为 0.05~1.0 ng/mL[25]。

(3) 分析参考条件三(46 个合成大麻素类物质的筛选分析)

色谱条件:Kinetex® 2.6 u $C_{18}$ 柱(100 mm×2.1 mm, 100 μm)。流动相:A 为 10 mL 乙腈、10 mL 甲酸铵(200 mmol/L)、1 mL 甲酸(98%~100%)和979 mL 蒸馏水的混合溶液;B 为 10 mL 甲酸铵(200 mmol/L)、1 mL 甲酸(98%~100%)和 989 mL 乙腈的混合溶液。梯度洗脱程序:0~1 min,20% B;1~1.5 min,60% B;1.5~3 min,60% B;3~5.5 min,99% B;5.5~7.5 min,99% B;7.5~7.7 min,20% B;7.7~10 min,20% B。流速:0.5 mL/min。

质谱条件:四极杆离子阱质谱,ESI+。毛细管电压:4 500 V。喷雾气流速:30 psi。干燥气温度:320℃。优化质谱信息见表 2 – 9。

该法 1 mL 血清的检出限为 0.1~0.5 ng/mL[85]。

表 2 – 9 46 个合成大麻素类物质及内标的 LC – MS 信息

| 化 合 物 | 分 子 式 | 保留时间<br>(min) | MS² 前体离子<br>($m/z$) | MS³ 前体离子<br>($m/z$) |
|---|---|---|---|---|
| AB – 001 | $C_{24}H_{31}NO$ | 7.5 | 350.2 | 135.0 |
| AKB – 48 | $C_{23}H_{31}N_3O$ | 7.5 | 366.2 | 135.1 |
| AKB – 485 – F | $C_{23}H_{30}FN_3O$ | 6.1 | 384.2 | 135.0 |
| AM – 1220 | $C_{26}H_{26}N_2O$ | 2.6 | 383.2 | 286.1 |
| AM – 1220 azepane 异构体 | $C_{26}H_{26}N_2O$ | 2.6 | 383.2 | 154.9 |
| AM – 1248 | $C_{26}H_{34}N_2O$ | 2.9 | 391.2 | 134.9 |

| 化　合　物 | 分　子　式 | 保留时间<br>（min） | MS$^2$ 前体离子<br>（m/z） | MS$^3$ 前体离子<br>（m/z） |
|---|---|---|---|---|
| AM－2201 | $C_{24}H_{22}FNO$ | 4.4 | 360.1 | 154.8 |
| AM－2232 | $C_{24}H_{20}N_2O$ | 3.6 | 353.1 | 154.8 |
| AM－2233 | $C_{22}H_{23}IN_2O$ | 2.5 | 459.1 | 362.1 |
| AM－694 | $C_{20}H_{19}FINO$ | 4.0 | 436.0 | 230.7 |
| APiCA | $C_{24}H_{32}N_2O$ | 6.3 | 365.2 | 213.5 |
| cannabipiperidiethanone | $C_{24}H_{28}N_2O_2$ | 2.4 | 377.2 | 229.0 |
| CRA－13 | $C_{26}H_{24}O_2$ | 7.9 | 369.1 | 299.1 |
| JWH－007 | $C_{25}H_{25}NO$ | 6.2 | 356.2 | 154.9 |
| JWH－015 | $C_{23}H_{21}NO$ | 4.6 | 328.1 | 154.9 |
| JWH－018 | $C_{24}H_{23}NO$ | 5.8 | 342.1 | 154.9 |
| JWH－019 | $C_{25}H_{25}NO$ | 6.7 | 356.2 | 154.8 |
| JWH－020 | $C_{26}H_{27}NO$ | 7.3 | 370.2 | 154.9 |
| JWH－022 | $C_{24}H_{21}NO$ | 4.9 | 340.1 | 154.9 |
| JWH－073 | $C_{23}H_{21}NO$ | 5.0 | 328.1 | 154.1 |
| JWH－081 | $C_{25}H_{25}NO_2$ | 6.2 | 372.1 | 184.8 |
| JWH－122 | $C_{25}H_{25}NO$ | 6.6 | 356.2 | 168.9 |
| JWH－182 | $C_{27}H_{29}NO$ | 7.5 | 384.2 | 196.9 |
| JWH－200 | $C_{25}H_{24}N_2O_2$ | 2.6 | 385.1 | 154.9 |
| JWH－203 | $C_{21}H_{22}ClNO$ | 5.4 | 340.1 | 187.9 |
| JWH－210 | $C_{26}H_{27}NO$ | 7.1 | 370.2 | 182.9 |
| JWH－250 | $C_{22}H_{25}NO_2$ | 4.8 | 336.1 | 120.9 |
| JWH－251 | $C_{22}H_{25}NO$ | 5.3 | 320.2 | 213.9 |
| JWH－307 | $C_{26}H_{24}FNO$ | 6.6 | 386.1 | 154.9 |
| JWH－370 | $C_{27}H_{27}NO$ | 7.1 | 382.2 | 154.8 |
| JWH－387 | $C_{24}H_{22}BrNO$ | 7.2 | 420.0 | 233.0 |
| JWH－398 | $C_{24}H_{22}ClNO$ | 7.1 | 376.1 | 188.9 |
| JWH－412 | $C_{24}H_{22}FNO$ | 6.4 | 360.1 | 172.9 |
| MAM－2201 | $C_{25}H_{24}FNO$ | 4.8 | 374.1 | 168.9 |
| methanandamide | $C_{23}H_{39}NO_2$ | 5.7 | 362.3 | 287.1 |
| RCS－4 | $C_{21}H_{23}NO_2$ | 4.6 | 322.1 | 134.9 |
| RCS－4 C4 | $C_{20}H_{21}NO_2$ | 4.1 | 308.1 | 134.8 |
| RCS－4 ortho 异构体 | $C_{21}H_{23}NO_2$ | 4.3 | 322.1 | 135.0 |
| RCS－8 | $C_{25}H_{29}NO_2$ | 6.7 | 376.2 | 228.1 |
| STS－135 | $C_{24}H_{31}FN_2O$ | 4.8 | 383.2 | 231.9 |
| UR－144 | $C_{21}H_{29}NO$ | 6.9 | 312.2 | 213.9 |

续 表

| 化 合 物 | 分 子 式 | 保留时间<br>(min) | MS$^2$前体离子<br>(m/z) | MS$^3$前体离子<br>(m/z) |
|---|---|---|---|---|
| UR－144 异构体 | $C_{21}H_{29}NO$ | 6.0 | 312.1 | 213.6 |
| WIN－48.098 | $C_{23}H_{26}N_2O_3$ | 2.4 | 379.2 | 134.9 |
| WIN－55.212－2 | $C_{27}H_{26}N_2O_3$ | 3.6 | 427.2 | 154.8 |
| XLR－11 | $C_{21}H_{28}FNO$ | 5.0 | 330.1 | 231.9 |
| XLR－11 异构体 | $C_{21}H_{28}FNO$ | 4.5 | 330.1 | 231.9 |
| JWH－007－d$_9$ | $C_{25}H_{16}D_9NO$ | 6.2 | 365.2 | |
| JWH－015－d$_7$ | $C_{23}H_{14}D_7NO$ | 4.6 | 335.1 | |
| JWH－073－d$_9$ | $C_{23}H_{14}D_7NO$ | 5.0 | 337.1 | |
| JWH－081－d$_9$ | $C_{25}H_{16}D_9NO_2$ | 6.2 | 381.1 | |
| JWH－122－d$_9$ | $C_{25}H_{16}D_9NO$ | 6.6 | 364.2 | |
| JWH－200－d$_5$ | $C_{25}H_{19}D_5N_2O_2$ | 2.6 | 390.1 | |
| JWH－210－d$_9$ | $C_{26}H_{18}D_9NO$ | 7.1 | 379.2 | |
| JWH－250－d$_5$ | $C_{22}H_{20}D_5NO_2$ | 4.8 | 341.1 | |

（4）分析参考条件四

色谱条件：Acquity UPLC BEH $C_{18}$柱（100 mm×2.1 mm，1.7 μm），前接 $C_{18}$ VanGuard 预柱。柱温：50℃。流动相：A 为 20 mmol/L 甲酸和 2 mmol/L 甲酸铵的水溶液，B 为含 20 mmol/L 甲酸的乙腈。梯度洗脱程序：0～0.5 min，75% B；0.5～5.5 min，100% B；5.5～6.5 min，100% B。流速：0.5 mL/min。

质谱条件：ESI+，多反应监测（multiple reaction monitoring MRM）模式。源温度：550℃。喷雾电压：2 500 V。气帘气：35 psi。碰撞气：8 psi。GS1：40 psi；GS2：45 psi。合成大麻素类物质的质谱特征碎片离子见表 2－10。

该法 10 mg 毛发的检出限为 0.2～1.3 pg/mg[91]。

表 2－10 合成大麻素类物质及内标的质谱特征碎片离子

| 化 合 物 | 保留时间(min) | 前体离子<br>(m/z) | 碎片离子 1<br>(m/z) | 碎片离子 2<br>(m/z) | 碎片离子 3<br>(m/z) |
|---|---|---|---|---|---|
| WIN 48,098 | 2.2 | 379.1 | 134.9 | 114.0 | 77.1 |
| AM－1220 | 2.6 | 383.2 | 112.0 | 98.1 | 286.2 |
| JWH－200 | 2.7 | 385.2 | 155.1 | 114.0 | 127.0 |
| WIN 55,212－2 | 3.9 | 427.3 | 155.1 | 127.0 | 100.0 |
| AM－694 | 4.2 | 436.0 | 231.0 | 309.2 | 203.0 |

续　表

| 化　合　物 | 保留时间(min) | 前体离子<br>(m/z) | 碎片离子1<br>(m/z) | 碎片离子2<br>(m/z) | 碎片离子3<br>(m/z) |
|---|---|---|---|---|---|
| AM‑2201 | 4.5 | 360.2 | 155.1 | 232.2 | 126.9 |
| JWH‑015 | 4.6 | 328.1 | 155.1 | 200.1 | 127.0 |
| RCS‑4 | 4.6 | 322.2 | 135.0 | 77.0 | 92.0 |
| JWH‑250 | 4.7 | 336.2 | 121.0 | 91.0 | 200.3 |
| JWH‑073 | 4.8 | 328.1 | 155.1 | 200.2 | 127.0 |
| JWH‑203 | 4.9 | 340.1 | 124.9 | 188.1 | 89.0 |
| JWH‑251 | 4.9 | 320.1 | 104.9 | 214.1 | 144.2 |
| JWH‑018 | 5.0 | 342.1 | 155.1 | 214.1 | 127.1 |
| JWH‑081 | 5.1 | 372.2 | 185.1 | 157.1 | 127.0 |
| JWH‑007 | 5.1 | 356.1 | 155.1 | 126.9 | 228.2 |
| JWH‑307 | 5.2 | 386.2 | 155.0 | 127.1 | 77.1 |
| RCS‑8 | 5.3 | 376.2 | 121.0 | 90.9 | 143.9 |
| JWH‑122 | 5.3 | 356.1 | 169.1 | 214.2 | 141.0 |
| JWH‑019 | 5.3 | 356.2 | 155.1 | 126.9 | 228.1 |
| HU‑210 | 5.3 | 387.2 | 243.2 | 261.3 | 85.0 |
| JWH‑210 | 5.4 | 370.1 | 183.1 | 214.1 | 153.1 |
| JWH‑398 | 5.4 | 376.1 | 189.0 | 161.1 | 126.1 |
| JWH‑020 | 5.5 | 370.1 | 155.0 | 242.1 | 127.0 |
| JWH‑200‑d$_5$(内标) | 2.7 | 390.2 | 155.1 | | |
| JWH‑250‑d$_5$(内标) | 4.7 | 341.1 | 121.1 | | |
| JWH‑018‑d$_9$(内标) | 5.0 | 351.2 | 154.9 | | |
| JWH‑081‑d$_9$(内标) | 5.1 | 381.5 | 185.1 | | |
| THC‑d$_3$(内标) | 5.5 | 318.2 | 196.2 | | |

（5）分析参考条件五

色谱条件：Thermo Gold ODS 柱(150 mm×2.1 mm,5 μm)。柱温：30℃。流动相：A 为甲醇,B 为 5 mmol/L 乙酸铵溶液(0.1%甲酸,pH 3.0)。梯度洗脱程序：0~1 min,20% B;1~6 min,10%~90% B;6~12 min,90% B。流速：0.20 mL/min。进样体积：10 μL。

质谱条件：ESI+,全扫描(full scan)、选择反应监测(selective reaction monitoring, SRM)模式。毛细管温度：350℃。雾化气、加热辅助气和吹扫气流量分别为 30 L/min、8 L/min 和 2 L/min。源电压、毛细管电压和套管透镜补偿电压分别为 5 kV、1 V 和 5 V。其他质谱信息见表 2‑11。

该法采用 50 mg 毛发,6 种合成大麻素类物质的检出限为 0.3~1.0 ng/mg,定量限为 1~3 ng/mg[92]。

表 2 - 11  6 种合成大麻素类物质的 LC - ITMS 参数

| 化 合 物 | 保留时间(min) | 前体离子 [M+1]⁺(m/z) | 碎片离子 1 (m/z) | 碎片离子 2 (m/z) |
|---|---|---|---|---|
| JWH - 073 | 6.03 | 328.3 | 155.0 | 127.0 |
| MAM - 2201 | 6.55 | 374.3 | 169.1 | 141.1 |
| JWH - 015 | 7.13 | 328.3 | 155.0 | 127.0 |
| JWH - 203 | 8.29 | 340.3 | 188.2 | 132.1 |
| JWH - 018 | 9.40 | 342.3 | 155.0 | 127.0 |
| JWH - 007 | 10.75 | 356.3 | 155.0 | 127.0 |

（6）分析参考条件六

色谱条件：Waters Acquity UPLC HSS $T_3$ 柱（100 mm×2.1 mm，1.8 μm）。流动相：A 由 0.1%甲酸、20 mmol/L 乙酸铵和 5%乙腈组成，B 为乙腈。梯度洗脱程序：0～1 min，50% B；1～6 min，50%～90% B；6～9 min，90% B；9～9.1 min，90%～50% B；9.1～10 min，50% B。流速：0.3 mL/min。进样体积：5 μL。

质谱条件：ESI+，MRM 模式。源温度：500℃。气帘气（$N_2$）：18 psi。喷雾电压：5 000 V。碰撞室出口电压：10 V。入口电压：10 V。碰撞活化离解气体：低。GS1：40 psi；GS2：35 psi。MRM 参数和保留时间的参数见表 2 - 12[93]。

表 2 - 12  合成大麻素类物质和内标的 MRM 参数和保留时间

| 目标物中文名 | 简 称 | 前体离子 (m/z) | 碎片离子 (m/z) | DP (V) | CE (eV) | 保留时间 (min) |
|---|---|---|---|---|---|---|
| 2-(1-(5-氟戊基)-1H-吲哚-3-甲酰氨基)-3,3-二甲基丁酸甲酯 | 5F - MDMB - PICA | 377.2 | 232.2[1] | 50 | 25 | 4.46 |
| | | | 144.0 | 50 | 55 | 4.46 |
| 2-[1-(4-氟丁基)-1H-吲哚-3-甲酰氨基]-3,3-二甲基丁酸甲酯 | 4F - MDMB - BUTINACA (4F - MDMB - BINACA) | 364.1 | 219[1] | 60 | 34 | 4.71 |
| | | | 304 | 60 | 20 | 4.71 |
| 1-(5-氟戊基)-N-(2-苯基丙-2-基)-1H-吲哚-3-甲酰胺 | 5F - CUMYL - PINACA (SGT - 25) | 368.2 | 233.1[1] | 40 | 25 | 5.38 |
| | | | 213.1 | 40 | 40 | 5.38 |
| 3,3-二甲基-2-[1-(4-戊烯-1-基)-1H-吲哚-3-甲酰氨基]丁酸丁酯 | MDMB - 4en - PINACA (MDMB - PENINACA) | 358.5 | 213.1[1] | 45 | 31 | 5.84 |
| | | | 298.2 | 45 | 20 | 5.84 |
| 3,3-二甲基-2-[1-(5-氟戊基)吲哚-3-甲酰氨基]丁酸甲酯 | 5F - ADB(5F - MDMB - PINACA) | 378.2 | 233.1[1] | 70 | 31 | 5.16 |
| | | | 145.0 | 70 | 57 | 5.16 |

续　表

| 目标物中文名 | 简　称 | 前体离子（m/z） | 碎片离子（m/z） | DP（V） | CE（eV） | 保留时间（min） |
|---|---|---|---|---|---|---|
| 3,3－二甲基－2－[1－（4－氟丁基）吲哚－3－甲酰氨基]丁酸甲酯 | 4F－MDMB－BICA（4－fluoro－MDMB－BUTICA） | 363.2 | 218.2[1) | 52 | 20 | 4.01 |
| | | | 144.2 | 52 | 55 | 4.01 |
| 1－（4－氰基丁基）－N－（2－苯基丙－2－基）－1H－吲哚－3－甲酰胺 | 4CN－CUMYL－BUTINACA（CUMYL－4CN－BINACA、4CN－CUMYL－BINACA） | 361.2 | 226.1[1) | 60 | 28 | 4.12 |
| | | | 243.1 | 60 | 17 | 4.12 |
| 四氢大麻酚－d₃ | THC－d₃ | 318.3 | 256.2[1) | 80 | 31 | 2.57 |
| | | | 88.0 | 80 | 35 | 2.57 |

（7）分析参考条件七

色谱条件1：Acquity UPLC BEH $C_{18}$柱（100 mm×2.1 mm，1.7 μm）。流动相：A为0.1%甲酸水溶液，B为0.1%甲酸乙腈溶液。梯度洗脱程序：0~9 min，5%~100% B；9~11 min，100% B；11~11.1 min，100%~5% B；11.1~13 min，5% B。流速：0.4 mL/min。柱温：40℃。进样体积：5 μL。

色谱条件2：Acquity UPLC BEH $C_{18}$柱（100 mm×2.1 mm，1.7 μm）。流动相：A为0.1%甲酸水溶液，B为0.1%甲酸乙腈溶液。采用50%等度洗脱。流速：0.4 mL/min。进样体积：5 μL。

色谱条件3：Kinetex F5柱（50 mm×3.0 mm，2.6 μm）。流动相：A为0.1%甲酸水溶液，B为0.1%甲酸甲醇溶液。采用55%等度洗脱。流速：0.8 mL/min。进样体积：5 μL。

质谱条件：ESI+，MRM模式。源温度：500℃。检测窗：40 s。喷雾电压：5 500 V。雾化气电压：413.7 kPa。辅助加热器压强：448.2 kPa。气帘气（$N_2$）：275.8 psi。碰撞气：氮气。MRM参数和保留时间的参数见表2－13[96]。

表2－13　合成大麻素类物质的MRM参数

| 目标物中文名 | 简　称 | 前体离子（m/z） | 碎片离子（m/z） | CE（eV） |
|---|---|---|---|---|
| 2－甲基－1－戊基－3－（1－萘甲酰基）吲哚 | JWH－007 | 356.2 | 155 | 34 |
| | | | 127.1 | 70 |
| 1－己基－3－（1－萘甲酰基）吲哚 | JWH－019 | 356.2 | 155 | 33 |
| | | | 127.1 | 67 |

| 目标物中文名 | 简　称 | 前体离子（m/z） | 碎片离子（m/z） | CE（eV） |
|---|---|---|---|---|
| 1-戊基-2-（2-甲基苯基）-4-（1-萘甲酰基）吡咯 | JWH-370 | 382.2 | 155 | 28 |
| | | | 127.1 | 75 |
| 1-（1-萘甲酰基）-4-戊氧基萘 | CB-13 | 369.2 | 171.1 | 38 |
| | | | 155 | 36 |
| N-（金刚烷-1-基）-4-甲基-1-戊基-5-苯基-1H-吡唑-3-甲酰胺 | AMPPPCA | 406.3 | 135.1 | 38 |
| | | | 107.1 | 36 |
| N-1-基（9-戊基-9H-咔唑-3-基）甲酮 | EG-018 | 392.2 | 155 | 34 |
| | | | 264.1 | 36 |
| [9-（5-氟戊基）-9H-咔唑-3-基]（萘-1-基）甲酮 | EG-2201 | 410.2 | 155 | 32 |
| | | | 127 | 75 |
| N-（金刚烷-1-基）-1-（环己基甲基）-1H-吲唑-3-甲酰胺 | ACHMINACA | 392.3 | 135.1 | 33 |
| | | | 93.1 | 71 |
| N-（1-氨甲酰基-2,2-二甲基丙基）-1-（4-氟苄基）吲唑-3-甲酰胺 | ADB-BUTINACA | 383.2 | 253.1 | 35 |
| | | | 338.2 | 21 |
| N-（金刚烷-1-基）-2-戊基-2H-吲唑-3-甲酰胺 | APINACA-2H | 366.2 | 135.1 | 38 |
| | | | 107.1 | 55 |
| 1-（5-氟戊基）-1H-吲唑-3-甲酸-1-萘酯 | 5F-SDB-005 | 377.2 | 233.1 | 18 |
| | | | 213.1 | 35 |
| N-（1-氨基-3,3-二甲基-1-氧代丁-2-基）-1-（4-氟苄基）-1H-吲哚-3-甲酰胺 | ADB-FUBICA | 382.2 | 252.1 | 28 |
| | | | 109 | 54 |
| N-（1-金刚烷基）-1-戊基吲哚-3-甲酰胺 | APICA | 365.3 | 135.1 | 38 |
| | | | 214.1 | 32 |
| 1-（5-氟戊基）-N-（萘-1-基）-1H-吲唑-3-甲酰胺 | 5F-MN-18 | 376.2 | 233.1 | 24 |
| | | | 145 | 54 |
| 1-（4-氟苄基）吲哚-3-甲酸-8-喹啉酯 | FUB-PB-22 | 397.1 | 252.1 | 19 |
| | | | 109 | 49 |

续　表

| 目 标 物 中 文 名 | 简　称 | 前体离子 (*m/z*) | 碎片离子 (*m/z*) | CE (eV) |
|---|---|---|---|---|
| 2-[1-(4-氟苄基)-1*H*-吲哚-3-甲酰氨基]戊酸甲酯 | MDMB-FUBICA | 397.1 | 252.1 | 20 |
| | | | 109 | 50 |
| 2-[1-(4-氟苄基)-1*H*-吲哚-3-甲酰氨基]戊酸甲酯 | AMB-FUBICA | 383.2 | 252.1 | 21 |
| | | | 109 | 47 |
| 2-[1-(4-氟苄基)-1*H*-吲哚-3-甲酰氨基]戊酸甲酯 | EMP-FUBICA | 383.2 | 252.1 | 20 |
| | | | 109 | 47 |
| 1-(5-氟戊基)吲哚-3-甲酸-8-喹啉酯 | 5F-PB-22 | 377.2 | 232.2 | 25 |
| | | | 144 | 54 |
| 2-[1-(5-氟戊基)-1*H*-吲哚-3-甲酰氨基]-3,3-二甲基丁酸甲酯 | 5F-MDMB-PICA | 377.2 | 232.2 | 20 |
| | | | 144 | 55 |
| 2-[1-(5-氟戊基)-1*H*-吲哚-3-甲酰氨基]-3-甲基丁酸乙酯 | 5F-EMB-PICA | 377.2 | 232.2 | 22 |
| | | | 144 | 54 |
| *N*-(1-氨基-3,3-二甲基-1-氧代丁-2-基)-1-丁基-1H-吲唑-3-甲酰胺 | ADB-BUTINACA | 331.2 | 201.1 | 35 |
| | | | 145 | 56 |
| *N*-(1-氨甲酰基-2-甲基丙基)-1-戊基吲唑-3-甲酰胺 | AB-PINACA | 331.2 | 215.1 | 33 |
| | | | 286.2 | 20 |
| 2-[1-(5-氟戊基)-1*H*-吲哚-3-甲酰氨基]-3-甲基丁酸甲酯 | 5F-AMB-PICA | 363.2 | 232.1 | 25 |
| | | | 144 | 55 |
| 2-[1-(4-氟丁基)-1*H*-吲哚-3-甲酰氨基]-3,3-二甲基丁酸甲酯 | 4F-MDMB-BUTICA | 363.2 | 218.1 | 22 |
| | | | 144 | 55 |
| *N*-(1-氨基-3,3-二甲基-1-氧代丁-2-基)-1-苄基-1*H*-吲唑-3-甲酰胺 | ADB-BINACA | 365.2 | 235.1 | 33 |
| | | | 320.2 | 20 |
| *N*-(1-氨基-3-甲基-1-氧代丁-2-基)-1-(5-氯戊基)-1*H*-吲唑-3-甲酰胺 | 5Cl-AB-PINACA | 365.2 | 249.1 | 32 |
| | | | 320.2 | 21 |
| *N*-(1-甲氧基羰基-2-甲基丙基)-1-(5-氟戊基)吲唑-3-甲酰胺 | 5F-AMB | 364.2 | 233.1 | 30 |
| | | | 304.2 | 21 |

| 目标物中文名 | 简　称 | 前体离子（m/z） | 碎片离子（m/z） | CE（eV） |
|---|---|---|---|---|
| 2-[1-(4-氟丁基)-1H-吲唑-3-甲酰氨基]-3,3-二甲基丁酸甲酯 | 4F-MDMB-BUTINACA | 364.2 | 219.1 | 33 |
| | | | 304.2 | 20 |
| 1-(5-氟戊基)吲哚-3-甲酸-1-萘酯 | NM-2201 | 376.2 | 232.1 | 18 |
| | | | 144 | 31 |
| N-(金刚烷-1-基)-1-(4-氟苯基)-1H-吲唑-3-甲酰胺 | 4F-ABUTINACA | 370.2 | 135.1 | 29 |
| | | | 93.1 | 71 |
| 1-(5-氟戊基)-3-(2,2,3,3-四甲基环丙甲酰基)吲哚 | 5F-UR-144 | 330.2 | 125.1 | 31 |
| | | | 232.1 | 34 |
| N-(1-氨基-3,3-二甲基-1-氧代丁-2-基)-1-(4-戊烯-1-基)-1H-吲唑-3-甲酰胺 | ADB-4en-PINACA | 343.2 | 213.1 | 35 |
| | | | 298.2 | 20 |
| 1-(5-氟戊基)-2-(1-萘甲酰基)苯并咪唑 | BIM-2201 | 361.2 | 127.1 | 75 |
| | | | 155 | 42 |
| N-(1-氨基-3-甲基-1-氧代丁-2-基)-1-(4-氟苄基)-1H-吲哚-3-甲酰胺 | AB-FUBICA | 368.2 | 252.1 | 25 |
| | | | 109 | 53 |
| 1-(5-氟戊基)-1H-吡咯并[2,3-b]吡啶-3-甲酸(1H-苯并[d][1,2,3]三唑-1-基)酯 | 5F-BTP7AIC | 368.2 | 233.1 | 19 |
| | | | 145 | 47 |
| 2-[1-(5-氟戊基)-1H-吲哚-3-甲酰氨基]-3-苯丙酸甲酯 | 5F-MPP-PICA | 411.2 | 232.1 | 23 |
| | | | 144 | 57 |
| 1-(5-氟戊基)-1H-吲唑-3-甲酸-1-金刚烷酯 | 5F-APINACA | 385.2 | 135.1 | 38 |
| | | | 107.1 | 64 |
| (4-苄基哌嗪-1-基)[1-(5-氟戊基)-1H-吲哚-3-基]甲酮 | 5F-BEPIRAPIM | 408.2 | 232.1 | 27 |
| | | | 144 | 60 |
| 1-(4-氰基丁基)-N-(2-苯基丙-2-基)-1H-吲唑-3-甲酰胺 | 4CN-CUMYL-BUTINACA | 361.2 | 226.1 | 31 |
| | | | 243.1 | 16 |
| N-(1-氨甲酰基-2-甲基丙基)-1-(4-氟苄基)吲唑-3-甲酰胺 | AB-FUBINACA | 369.2 | 324.1 | 23 |
| | | | 109 | 57 |

续 表

| 目标物中文名 | 简 称 | 前体离子（m/z） | 碎片离子（m/z） | CE（eV） |
|---|---|---|---|---|
| N-（1-氨甲酰基-2,2-二甲基丙基）-1-（5-氟戊基）吲哚-3-甲酰胺 | 5F-ADBICA | 362.2 | 232.1 | 35 |
| | | | 345.2 | 15 |
| N-（1-氨甲酰基-2,2-二甲基丙基）-1-戊基吲唑-3-甲酰胺 | ADB-PINACA | 345.2 | 215.1 | 34 |
| | | | 300.2 | 21 |
| N-（1-氨基-3,3-二甲基-1-氧代丁-2-基）-1-（5-氟戊基）-1H-吲唑-3-甲酰胺 | 5F-ADB-PINACA | 363.2 | 233.1 | 36 |
| | | | 318.2 | 21 |
| 2-[1-（4-氟苄基）-1H-吲唑-3-甲酰氨基]-3-甲基丁酸乙酯 | EMB-FUBINACA | 398.2 | 109 | 55 |
| | | | 324.2 | 21 |
| 1-（5-氟戊基）-N-（萘-1-基）-1H-吲哚-3-甲酰胺 | 5F-MN-24 | 375.2 | 232.1 | 30 |
| | | | 144 | 57 |
| 2-[1-戊基-1H-吲唑-3-甲酰氨基]-3,3-二甲基丁酸乙酯 | EDMB-PINACA | 374.2 | 215.1 | 35 |
| | | | 300.2 | 22 |
| 5-戊基-2-（2-苯基丙-2-基）-2,5-二氢-1H-吡啶[4,3-b]吲哚-1-酮 | CUMYL-PEGACLONE | 373.2 | 255.1 | 20 |
| | | | 185.1 | 54 |
| 1-（5-氟戊基）-N-（2-苯基丙-2-基）-1H-吡咯[2,3-b]吡啶-3-甲酰胺 | 5F-CUMYL-P7AICA | 368.2 | 174.1 | 44 |
| | | | 230.1 | 33 |
| 3,3-二甲基-2-[1-（4-戊烯-1-基）-1H-吲唑-3-甲酰氨基]丁酸甲酯 | MDMB-4en-PINACA | 358.2 | 213.1 | 34 |
| | | | 298.2 | 21 |

**3. LC-HRMS**

色谱条件：Waters Acquity UPLC BEH $T_3$ 柱（100 mm×2.1 mm，1.7 μm）。流动相：A 为 0.1%甲酸水溶液，B 为甲醇。梯度洗脱程序：0～1 min，5% B；1～2 min，5%～60% B；2～14 min，60%～95% B；14～18 min，95% B；18～18.1 min，5%～95% B；18.1～20 min，5% B。流速：0.4 mL/min。进样体积：5 μL。

质谱条件：ESI+，MRM 模式。喷雾电压：3 500 V。加热器温度：300℃。毛细管温度：350℃。鞘气流速：40 Arb。一级扫描分辨率：60 000。二级扫描分辨率：17 500。碰撞能量：20 eV、25 eV、30 eV、35 eV、40 eV。239 种合成大麻素类物质及代谢物的前体离子、特征碎片离子、保留时间和检出限的参数见表 2-14。

表 2-14 239种合成大麻素类物质及代谢物的前体离子、特征碎片离子、保留时间和检出限

| 化合物 | 分子式 | CAS | 前体离子 (m/z) | 碎片离子1 (m/z) | 碎片离子2 (m/z) | 碎片离子3 (m/z) | 碎片离子4 (m/z) | 碎片离子5 (m/z) | 保留时间 (min) | 血液检出限 (ng/mL) | 尿液检出限 (ng/mL) |
|---|---|---|---|---|---|---|---|---|---|---|---|
| 2-(1-butyl-1$H$-indazole-3-carboxamido)-3,3-dimethyl butanoic acid | $C_{18}H_{25}N_3O_3$ | | 332.196 9 | 286.190 9 | 201.101 9 | 219.112 4 | | | 8.62 | 10 | 10 |
| 2-fluoro NNEI | $C_{24}H_{23}FN_2O$ | | 375.186 72 | 232.113 25 | 130.065 13 | | | | 8.69 | 5 | 5 |
| 2-fluoropentylindole | $C_{13}H_{16}FN$ | | 206.133 95 | 130.065 06 | 118.065 25 | 186.127 55 | | | 8.19 | 5 | 5 |
| 3,5-AB-CHMFUPPYCA | $C_{22}H_{29}FN_4O_2$ | 1870799-79-3 | 401.234 73 | 260.119 26 | 356.212 95 | 288.114 01 | | | 10.7 | 30 | 30 |
| 3-CAF | $C_{24}H_{15}FN_2O_2$ | | 383.119 03 | 239.061 61 | 257.072 2 | 271.088 01 | | | 13.02 | 5 | 5 |
| 3-fluoro AMB | $C_{19}H_{26}FN_3O_3$ | | 364.203 1 | 233.108 43 | 304.181 82 | 251.119 06 | 265.134 52 | | 8.38 | 5 | 5 |
| 3-fluoropentylindole | $C_{13}H_{16}FN$ | | 206.133 95 | 130.065 11 | 132.080 7 | 186.127 78 | 207.137 25 | | 8.31 | 5 | 5 |
| 4-chloro CUMYL-PINACA | $C_{22}H_{26}ClN_3O$ | 1631074-65-1 | 384.183 72 | 215.117 84 | 232.144 42 | 153.046 52 | 247.144 29 | | 13.61 | 5 | 5 |
| 4-cyano CUMYL-BUT7AICA | $C_{22}H_{24}N_4O$ | 2160555-53-1 | 361.202 29 | 243.124 04 | 119.085 47 | 226.097 34 | | | 4.7 | 5 | 5 |
| 4-cyano MDMB-BUTINACA | $C_{20}H_{26}N_4O_3$ | 1185888-30-5 | 371.207 77 | 311.186 28 | 226.097 21 | 339.181 | | | 5.6 | 50 | 50 |
| 4-fluoro MDMB-BUTINACA butanoic acid metabolite | $C_{18}H_{24}FN_3O_3$ | | 350.187 45 | 304.181 82 | 219.092 74 | 237.103 21 | | | 6.28 | 5 | 5 |
| 4-fluoro ADB | $C_{20}H_{28}FN_3O_3$ | | 378.218 75 | 318.197 42 | 233.108 38 | 251.118 93 | | | 8.87 | 5 | 5 |
| 4-fluoro AMB | $C_{19}H_{26}FN_3O_3$ | | 364.203 1 | 233.108 69 | 304.182 25 | 251.119 31 | 284.175 99 | 265.135 28 | 7.39 | 5 | 5 |

| 化合物 | CAS | 分子式 | 前体离子 (m/z) | 碎片离子 1 (m/z) | 碎片离子 2 (m/z) | 碎片离子 3 (m/z) | 碎片离子 4 (m/z) | 碎片离子 5 (m/z) | 保留时间 (min) | 血液检出限 (ng/mL) | 尿液检出限 (ng/mL) |
|---|---|---|---|---|---|---|---|---|---|---|---|
| 4-fluoro MDMB-BICA | | $C_{20}H_{27}FN_2O_3$ | 363.207 85 | 218.097 47 | 176.049 48 | | | | 6.94 | 10 | 10 |
| 4-fluoro MDMB-BUTINACA | | $C_{19}H_{26}FN_3O_3$ | 364.203 1 | 304.182 16 | 219.092 97 | 237.103 45 | 251.119 37 | | 7.54 | 5 | 5 |
| 4-fluoro MDMB-BUTINACA 2′-indazole isomer | | $C_{19}H_{26}FN_3O_3$ | 364.203 1 | 230.128 83 | 304.181 98 | | | | 6.62 | 5 | 5 |
| 4-fluoro MDMB-BUTINACA 3-carboxyindazole metabolite | 2027536-90-7 | $C_{12}H_{13}FN_2O_2$ | 237.103 38 | 219.092 82 | 145.039 64 | | | | 3.97 | 5 | 5 |
| 4-fluoro-CUMYL-5-fluoro-PICA | 1631074-52-6 | $C_{23}H_{26}F_2N_2O$ | 385.208 6 | 249.139 71 | 137.076 02 | | | | 8.27 | 5 | 5 |
| 4-fluoro-CUMYL-5-fluoro-PINACA | 1631074-53-7 | $C_{22}H_{25}F_2N_3O$ | 386.203 85 | 233.108 32 | 251.118 58 | 250.134 98 | 137.075 96 | 265.134 77 | 9.41 | 5 | 5 |
| 5,3-AB-CHMFUPPYCA | | $C_{22}H_{29}FN_4O_2$ | 401.234 73 | 356.213 32 | 384.208 31 | | | | 9.98 | 5 | 5 |
| 5-bromo APINACA | 2160555-51-9 | $C_{23}H_{30}BrN_3O$ | 444.164 5 | 135.116 73 | 107.085 53 | | | | 14.43 | 5 | 5 |
| 5-bromo THJ-018 | | $C_{23}H_{21}BrN_2O$ | 421.091 | 293.028 35 | 311.038 94 | 213.102 29 | 325.054 53 | | 12.93 | 5 | 5 |
| 5-chloro AB-PINACA | 1801552-02-2 | $C_{18}H_{25}ClN_4O_2$ | 365.173 88 | 320.152 16 | 249.078 87 | 267.089 45 | | | 6.44 | 5 | 5 |
| 5-chloro AKB48 | 2160555-52-0 | $C_{23}H_{30}ClN_3O$ | 400.215 02 | 135.116 7 | 107.085 53 | | | | 14.17 | 10 | 10 |
| 5-chloro NNEI | 1800101-23-8 | $C_{24}H_{23}ClN_2O$ | 391.157 17 | 248.083 66 | 212.106 99 | | | | 9.39 | 5 | 5 |
| 5-chloro THJ-018 | | $C_{23}H_{21}ClN_2O$ | 377.141 52 | 249.078 89 | 267.089 51 | 213.102 19 | 281.105 1 | | 12.45 | 10 | 5 |

续 表

| 化合物 | 分子式 | CAS | 前体离子 (m/z) | 碎片离子 1 (m/z) | 碎片离子 2 (m/z) | 碎片离子 3 (m/z) | 碎片离子 4 (m/z) | 碎片离子 5 (m/z) | 保留时间 (min) | 血液检出限 (ng/mL) | 尿液检出限 (ng/mL) |
|---|---|---|---|---|---|---|---|---|---|---|---|
| 5F – ABICA | $C_{19}H_{26}FN_3O_2$ | 1801338 – 26 – 0 | 348.208 18 | 232.113 08 | 331.181 55 | | | | 5.07 | 5 | 5 |
| 5F – AB – PINACA | $C_{18}H_{25}FN_4O_2$ | 1800101 – 60 – 3 | 349.203 43 | 304.181 98 | 233.108 63 | 251.119 13 | | | 5.17 | 5 | 5 |
| 5F – ADBICA | $C_{20}H_{28}FN_3O_2$ | 1863065 – 82 – 0 | 362.223 83 | 232.113 42 | 345.197 51 | | | | 6.13 | 5 | 5 |
| 5F – AMB | $C_{19}H_{26}FN_3O_3$ | 1715016 – 74 – 2 | 364.203 1 | 304.181 85 | 233.108 4 | 251.118 99 | 265.134 58 | | 7.24 | 5 | 5 |
| 5F – APINACA | $C_{23}H_{30}FN_3O$ | 1400742 – 13 – 3 | 384.244 57 | 135.116 7 | 107.085 53 | | | | 13.19 | 5 | 5 |
| 5F – CUMYL – PICA | $C_{23}H_{27}FN_2O$ | 1400742 – 18 – 8 | 367.218 02 | 249.139 88 | 119.085 57 | | | | 8.17 | 5 | 5 |
| 5F – CUMYL – PINACA | $C_{22}H_{26}FN_3O$ | 1400742 – 16 – 6 | 368.213 27 | 250.134 89 | 233.108 29 | 119.085 45 | 265.134 52 | | 9.35 | 30 | 30 |
| 5 – fluoro MDMB – PICA | $C_{21}H_{29}FN_2O_3$ | 1971007 – 88 – 1 | 377.223 5 | 232.113 2 | 212.106 99 | | | | 7.99 | 5 | 5 |
| 5 – fluoro MDMB – PICA metabolite 4 | $C_{20}H_{27}FN_2O_4$ | | 379.202 76 | 248.108 37 | 144.044 39 | | | | 4.64 | 5 | 5 |
| 5 – fluoro MDMB – PICA metabolite 7 | $C_{20}H_{27}FN_2O_3$ | | 363.207 85 | 232.113 13 | 212.108 13 | | | | 6.79 | 5 | 5 |
| 5 – fluoro MDMB – PICA metabolite 8 | $C_{19}H_{24}N_2O_5$ | | 361.175 8 | 216.065 46 | 174.054 96 | | | | 4.89 | 5 | 5 |
| 5 – fluoro MDMB – PICA metabolite 9 | $C_{21}H_{29}FN_2O_4$ | | 393.218 41 | 248.108 15 | 174.054 96 | | | | 5.19 | 5 | 5 |
| 5 – fluoro phenyl – PICA | $C_{20}H_{21}FN_2O$ | 1776086 – 01 – 1 | 325.171 07 | 232.113 4 | 206.134 17 | | | | 6.49 | 5 | 5 |
| 5 – fluoro 7 – APAICA | $C_{23}H_{30}FN_3O$ | | 384.244 57 | 135.116 84 | 107.085 33 | | | | 10.01 | 5 | 5 |
| 5 – fluoro 7 – QUPAIC | $C_{22}H_{20}FN_3O_2$ | | 378.161 23 | 233.108 44 | 205.225 47 | | | | 6.13 | 5 | 5 |
| 5 – fluoro AB – PINACA 3 – carboxyindazole metabolite | $C_{13}H_{15}FN_2O_2$ | 1 535 166 – 43 – 8 | 251.119 03 | 213.102 25 | 233.108 51 | 145.039 7 | 177.046 07 | | 4.37 | 5 | 5 |

续表

| 化合物 | 分子式 | CAS | 前体离子 (m/z) | 碎片离子 1 (m/z) | 碎片离子 2 (m/z) | 碎片离子 3 (m/z) | 碎片离子 4 (m/z) | 碎片离子 5 (m/z) | 保留时间 (min) | 血液检出限 (ng/mL) | 尿液检出限 (ng/mL) |
|---|---|---|---|---|---|---|---|---|---|---|---|
| 5-fluoro AB-PINACA N-(4-hydroxypentyl) metabolite | $C_{18}H_{25}FN_4O_3$ | | 365.198 35 | 320.176 76 | 348.171 72 | 267.114 11 | | | 3.79 | 5 | 5 |
| 5-fluoro ADB | $C_{20}H_{28}FN_3O_3$ | 1715016-75-3 | 378.218 75 | 318.197 72 | 233.108 57 | 251.119 17 | | | 8.67 | 10 | 10 |
| 5-fluoro ADB metabolite 2 | $C_{20}H_{29}N_3O_4$ | | 376.223 08 | 316.201 6 | 231.112 76 | 344.196 69 | | | 6.15 | 5 | 5 |
| 5-fluoro ADB-PINACA | $C_{19}H_{27}FN_4O_2$ | 1863065-90-0 | 363.219 08 | 318.197 24 | 233.108 28 | 251.118 58 | | | 6.22 | 5 | 5 |
| 5-fluoro AEB | $C_{20}H_{28}FN_3O_3$ | | 378.218 75 | 304.181 55 | 233.108 23 | 251.118 8 | | | 8.57 | 5 | 5 |
| 5-fluoro AMB metabolite 2 | $C_{19}H_{27}N_3O_4$ | 1890250-14-2 | 362.207 43 | 302.186 22 | 231.112 79 | 213.102 13 | 330.181 09 | | 5.18 | 5 | 5 |
| 5-fluoro AMB metabolite 3 | $C_{19}H_{25}N_3O_5$ | 1890250-21-1 | 376.186 7 | 316.165 68 | 358.176 33 | 245.092 29 | 298.155 24 | | 5.02 | 5 | 5 |
| 5-fluoro AMB metabolite 7 | $C_{18}H_{24}FN_3O_3$ | | 350.187 45 | 304.181 73 | 233.108 34 | 251.118 94 | | | 6.14 | 5 | 5 |
| 5-fluoro BEPIRAPIM (hydrochloride) | $C_{25}H_{30}FN_3O$ | | 408.244 57 | 232.113 2 | 212.106 99 | | | | 3.66 | 5 | 5 |
| 5-fluoro CUMYL-PeGACLONE | $C_{25}H_{27}FN_2O$ | | 391.218 02 | 273.139 86 | 119.085 59 | | | | 8.2 | 10 | 5 |
| 5-fluoro CYPPICA | $C_{18}H_{23}FN_2O$ | | 303.186 72 | 232.113 27 | 206.133 97 | | | | 5.52 | 5 | 5 |
| 5-fluoro ethylbenzyl-PICA | $C_{23}H_{27}FN_2O$ | | 367.218 02 | 249.140 06 | 119.085 62 | | | | 7.99 | 5 | 5 |
| 5-fluoro MDMB-7-PAICA | $C_{20}H_{28}FN_3O_3$ | | 378.218 75 | 233.108 38 | 206.121 38 | | | | 6.11 | 5 | 5 |

续 表

| 化合物 | CAS | 分子式 | 前体离子 (m/z) | 碎片离子 1 (m/z) | 碎片离子 2 (m/z) | 碎片离子 3 (m/z) | 碎片离子 4 (m/z) | 碎片离子 5 (m/z) | 保留时间 (min) | 血液检出限 (ng/mL) | 尿液检出限 (ng/mL) |
|---|---|---|---|---|---|---|---|---|---|---|---|
| 5 – fluoro MDMB – 7 – PAICA butanoic acid metabolite | | $C_{19}H_{26}FN_3O_3$ | 364.2031 | 233.10841 | 206.12138 | | | | 5.27 | 10 | 10 |
| 5 – fluoro MDMB – PICA metabolite 2 | | $C_{21}H_{34}N_2O_3$ | 375.22783 | 230.11749 | 144.04454 | | | | 5.94 | 30 | 10 |
| 5 – fluoro MN – 18 | 1445581 – 91 – 8 | $C_{23}H_{22}FN_3O$ | 376.18197 | 233.10846 | 251.11909 | 265.13483 | | | 10.65 | 5 | 5 |
| 5 – fluoro MPP – PICA | | $C_{24}H_{27}FN_2O_3$ | 411.20785 | 232.11317 | 212.10699 | | | | 7.42 | 5 | 5 |
| 5 – fluoro NNEI | 1445580 – 60 – 8 | $C_{24}H_{23}FN_2O$ | 375.18672 | 232.11304 | 212.10699 | | | | 7.68 | 10 | 10 |
| 5 – fluoro PB – 22 | 1400742 – 41 – 7 | $C_{23}H_{21}FN_2O_2$ | 377.16598 | 232.11333 | 212.10699 | | | | 7.45 | 10 | 5 |
| 5 – fluoro PB – 22 3 – carboxyindole metabolite | 1432794 – 98 – 3 | $C_{14}H_{16}FNO_2$ | 250.12378 | 206.13406 | 118.06519 | 132.08078 | 130.06534 | | 4.84 | 5 | 5 |
| 5 – fluoro PY – PICA | | $C_{18}H_{23}FN_2O$ | 303.18672 | 98.06005 | 232.11327 | | | | 5.41 | 30 | 30 |
| 5 – fluoro SDB – 005 | 2185863 – 14 – 1 | $C_{23}H_{21}FN_2O_2$ | 377.16598 | 233.10854 | 251.11919 | 265.13467 | 213.10231 | | 11.56 | 5 | 5 |
| 5 – fluoro – 3,5 – AB –PFUPPYCA | | $C_{20}H_{26}F_2N_4O_2$ | 393.20966 | 348.18811 | 260.11951 | 277.11469 | | | 6.82 | 5 | 5 |
| 5 – fluoro – 3,5 – ADB – PFUPPYCA | 1969261 – 68 – 4 | $C_{21}H_{28}F_2N_4O_2$ | 407.22531 | 362.20352 | 277.11456 | 274.1351 | | | 8.23 | 5 | 5 |
| 5 – fluoropentyl – 3 – pyridinoylindole (hydrochloride) | | $C_{19}H_{19}FN_2O$ | 311.15542 | 291.14919 | 194.08385 | | | | 4.86 | 5 | 5 |
| 5 – fluoropentylindole | 1859218 – 30 – 6 | $C_{13}H_{16}FN$ | 206.13395 | 132.08083 | 118.06529 | | | | 7.24 | 10 | 10 |
| 5 – fluoro – tert – Butylbenzyl – PINACA | | $C_{24}H_{30}FN_3O$ | 396.24457 | 250.1351 | 233.10844 | 147.11684 | 105.06991 | | 12.02 | 5 | 5 |

| 化合物 | 分子式 | CAS | 前体离子 (m/z) | 碎片离子 1 (m/z) | 碎片离子 2 (m/z) | 碎片离子 3 (m/z) | 碎片离子 4 (m/z) | 碎片离子 5 (m/z) | 保留时间 (min) | 血液检出限 (ng/mL) | 尿液检出限 (ng/mL) |
|---|---|---|---|---|---|---|---|---|---|---|---|
| 5-F-UR-144 | $C_{21}H_{28}FNO$ | 1364933-54-9 | 330.222 77 | 125.096 02 | 232.113 19 | 312.212 19 | 97.101 11 | | 11.03 | 5 | 5 |
| 7'-methoxy NABUTIE | $C_{25}H_{25}NO_2$ | 1438278-55-7 | 372.195 81 | 230.117 57 | 141.069 82 | 204.138 24 | | | 12.57 | 5 | 5 |
| A-796260 | $C_{22}H_{30}N_2O_2$ | 895 155-26-7 | 355.238 | 125.095 99 | 114.091 26 | | | | 4.38 | 5 | 5 |
| A-834735 | $C_{22}H_{29}NO_2$ | 895155-57-4 | 340.227 11 | 125.096 05 | 242.117 74 | 97.101 1 | | | 9.28 | 5 | 5 |
| A-836339 | $C_{16}H_{26}N_2O_2S$ | 959746-77-1 | 311.178 78 | 187.090 03 | 125.096 16 | | | | 4.68 | 5 | 5 |
| AB-005 | $C_{23}H_{32}N_2O$ | 895155-25-6 | 353.258 74 | 112.112 24 | 98.096 58 | 125.096 28 | 256.170 14 | | 4.65 | 5 | 5 |
| AB-7-FUBAICA | $C_{20}H_{21}FN_4O_2$ | | 369.172 13 | 227.097 82 | 324.150 54 | 253.077 24 | | | 4.81 | 5 | 5 |
| AB-BICA | $C_{21}H_{23}N_3O_2$ | 1969264-37-6 | 350.186 3 | 234.091 4 | 333.159 79 | | | | 5.63 | 5 | 5 |
| AB-CHMINACA | $C_{20}H_{28}N_4O_2$ | 1805788-79-7 | 357.228 5 | 241.133 59 | 312.207 03 | 273.160 06 | 259.144 01 | | 9.26 | 30 | 30 |
| AB-CHMICA | $C_{21}H_{29}N_3O_2$ | 2219330-90-0 | 356.233 25 | 240.138 26 | 339.206 57 | | | | 9.02 | 5 | 5 |
| AB-CHMINACA metabolite M7 | $C_{20}H_{25}N_3O_5$ | | 388.186 7 | 241.133 47 | 259.144 13 | 273.159 85 | 370.175 57 | | 7.15 | 5 | 5 |
| AB-CHMINACA metabolite M3A | $C_{20}H_{27}N_3O_4$ | | 374.207 43 | 257.128 48 | 328.201 9 | 356.196 84 | 275.138 82 | | 4.86 | 5 | 5 |
| AB-CHMINACA metabolite M6 | $C_{20}H_{26}N_4O_4$ | | 387.202 68 | 342.181 | 241.133 54 | 370.175 81 | 298.191 25 | 84.044 35 | 6.73 | 5 | 5 |
| AB-FUBICA | $C_{21}H_{22}FN_3O_2$ | 1801338-22-6 | 368.176 88 | 252.081 99 | 351.150 33 | | | | 5.72 | 5 | 5 |
| AB-FUBINACA | $C_{20}H_{21}FN_4O_2$ | 1629062-56-1 | 369.172 13 | 324.150 54 | 253.077 21 | 271.087 86 | | | 5.83 | 5 | 5 |
| AB-FUBINACA metabolite 2A | $C_{20}H_{19}FN_4O_4$ | | 399.146 31 | 253.077 27 | 84.044 39 | 354.124 76 | 271.087 83 | 310.135 22 | 4.52 | 5 | 5 |

续　表

| 化　合　物 | CAS | 分子式 | 前体离子 ($m/z$) | 碎片离子 1 ($m/z$) | 碎片离子 2 ($m/z$) | 碎片离子 3 ($m/z$) | 碎片离子 4 ($m/z$) | 碎片离子 5 ($m/z$) | 保留时间 (min) | 血液检出限 (ng/mL) | 尿液检出限 (ng/mL) |
|---|---|---|---|---|---|---|---|---|---|---|---|
| AB – FUBINACA metabolite 3 | 1877243 – 60 – 1 | $C_{20}H_{20}FN_3O_3$ | 370.156 15 | 324.150 63 | 253.077 24 | 271.087 77 | 285.103 67 | | 6.99 | 10 | 10 |
| AB – FUBINACA metabolite 4 | 50264 – 63 – 6 | $C_{15}H_{11}FN_2O_2$ | 271.087 73 | 109.044 76 | 253.077 27 | | | | 4.92 | 5 | 5 |
| AB – PINACA | 1445583 – 20 – 9 | $C_{18}H_{26}N_4O_2$ | 331.212 85 | 286.191 44 | 215.117 9 | 247.144 01 | 233.128 27 | | 7.51 | 5 | 5 |
| AB – PINACA 4 – hydroxypentyl metabolite | | $C_{18}H_{26}N_4O_3$ | 347.207 77 | 302.186 19 | 231.112 7 | 249.123 46 | 330.180 69 | | 4.01 | 10 | 10 |
| AB – PINACA 5 – pentanoic acid metabolite | | $C_{18}H_{24}N_4O_4$ | 361.187 03 | 245.092 06 | 316.165 34 | 298.154 91 | 217.097 11 | 227.081 38 | 3.93 | 5 | 5 |
| ACHMINACA | 1400742 – 33 – 7 | $C_{25}H_{33}N_3O$ | 392.269 64 | 135.116 82 | 107.085 53 | | | | 15.29 | 50 | 50 |
| ADB – BICA | 2219319 – 40 – 9 | $C_{22}H_{25}N_3O_2$ | 364.201 95 | 234.091 45 | 347.175 14 | | | | 6.84 | 10 | 10 |
| ADB – BINACA | 1185282 – 27 – 2 | $C_{21}H_{24}N_4O_2$ | 365.197 2 | 320.175 6 | 348.170 62 | 235.086 44 | | | 6.99 | 5 | 5 |
| ADB – BUTINACA | | $C_{18}H_{26}N_4O_2$ | 331.212 85 | 286.191 25 | 314.185 91 | | | | 7.41 | 10 | 10 |
| ADB – CHMICA | 2221100 – 70 – 3 | $C_{22}H_{31}N_3O_2$ | 370.248 9 | 240.138 47 | 353.222 47 | | | | 10.65 | 5 | 5 |
| ADB – FUB | | $C_{21}H_{23}FN_4O_2$ | 383.187 78 | 253.077 01 | 338.165 99 | 271.087 04 | 285.102 94 | | 7.05 | 5 | 5 |
| ADB – FUBICA | 1801338 – 23 – 7 | $C_{22}H_{24}F_3N_3O_2$ | 382.192 53 | 252.081 91 | 365.165 62 | | | | 6.92 | 5 | 5 |
| ADBICA | 1445583 – 48 – 1 | $C_{20}H_{29}N_3O_2$ | 344.233 25 | 214.122 39 | 327.206 27 | | | | 8.87 | 5 | 5 |
| ADBICA $N$ – (4 – hydroxypentyl) metabolite | | $C_{20}H_{29}N_3O_3$ | 360.228 17 | 230.117 46 | 343.201 32 | | | | 4.6 | 5 | 5 |
| ADBICA $N$ – pentanoic acid metabolite | | $C_{20}H_{27}N_3O_4$ | 374.207 43 | 244.096 8 | 357.180 69 | | | | 4.45 | 5 | 5 |

续 表

| 化 合 物 | 分子式 | CAS | 前体离子 (m/z) | 碎片离子 1 (m/z) | 碎片离子 2 (m/z) | 碎片离子 3 (m/z) | 碎片离子 4 (m/z) | 碎片离子 5 (m/z) | 保留时间 (min) | 血液检出限 (ng/mL) | 尿液检出限 (ng/mL) |
|---|---|---|---|---|---|---|---|---|---|---|---|
| ADB-PINACA | $C_{19}H_{28}N_4O_2$ | 1633766-73-0 | 345.228 5 | 300.207 15 | 215.118 01 | | | | 9.05 | 5 | 5 |
| ADB-PINACA $N$-(4-hydroxypentyl) metabolite | $C_{19}H_{28}N_4O_3$ | | 361.223 42 | 316.201 69 | 230.117 28 | 249.123 44 | | | 4.56 | 5 | 5 |
| ADB-PINACA pentanoic acid metabolite | $C_{19}H_{26}N_4O_4$ | | 375.202 68 | 245.091 96 | 330.181 | 217.097 08 | | | 4.42 | 5 | 5 |
| AH-7921 | $C_{16}H_{22}Cl_2N_2O$ | 55154-30-8 | 329.118 2 | 284.060 49 | 172.955 69 | 189.982 28 | 95.085 56 | | 3.71 | 5 | 5 |
| AKB48 $N$-pentanoic acid metabolite | $C_{23}H_{29}N_3O_3$ | 1630022-94-4 | 396.228 17 | 135.116 68 | 107.085 53 | | | | 10.25 | 5 | 5 |
| AM-1220 | $C_{26}H_{26}N_2O$ | 137642-54-7 | 383.211 79 | 112.112 07 | 98.096 44 | 155.049 15 | 286.122 74 | | 3.9 | 5 | 5 |
| AM-1235 | $C_{24}H_{21}FN_2O_3$ | 335161-27-8 | 405.160 9 | 155.048 89 | 277.097 96 | 189.029 56 | | | 10.47 | 30 | 30 |
| AM-1248 | $C_{26}H_{34}N_2O$ | 335160-66-2 | 391.274 39 | 135.116 79 | 112.112 07 | 98.096 41 | 294.185 06 | | 5.52 | 5 | 5 |
| AM-2201 | $C_{24}H_{22}FNO$ | 335161-24-5 | 360.175 82 | 155.049 04 | 232.113 17 | | | | 9.39 | 5 | 5 |
| AM-2201 4-hydroxypentyl metabolite | $C_{24}H_{22}FNO_2$ | 1427521-34-3 | 376.170 73 | 155.049 18 | 248.108 29 | | | | 6.06 | 5 | 5 |
| AM-2232 | $C_{24}H_{20}N_2O$ | 335161-19-8 | 353.164 84 | 155.049 19 | 225.102 46 | 233.108 47 | | | 6.02 | 10 | 10 |
| AM-2233 | $C_{22}H_{23}IN_2O$ | 444912-75-8 | 459.092 78 | 98.096 41 | 112.112 05 | 362.003 63 | 230.930 3 | | 3.56 | 5 | 5 |
| AM-694 | $C_{20}H_{19}FINO$ | 335161-03-0 | 436.056 81 | 230.930 08 | 309.152 16 | | | | 7.54 | 5 | 5 |
| AM-694 $N$-(5-hydroxypentyl) metabolite | $C_{20}H_{20}INO_2$ | 335160-94-6 | 434.061 15 | 230.929 98 | 186.127 73 | | | | 5.44 | 5 | 5 |
| AM694 $N$-pentanoic acid metabolite | $C_{20}H_{18}INO_3$ | 1432900-96-3 | 448.040 41 | 230.930 13 | 321.136 14 | | | | 5.26 | 5 | 5 |

续 表

| 化合物 | 分子式 | CAS | 前体离子 (m/z) | 碎片离子1 (m/z) | 碎片离子2 (m/z) | 碎片离子3 (m/z) | 碎片离子4 (m/z) | 碎片离子5 (m/z) | 保留时间 (min) | 血液检出限 (ng/mL) | 尿液检出限 (ng/mL) |
|---|---|---|---|---|---|---|---|---|---|---|---|
| AMB | $C_{19}H_{27}N_3O_3$ | 1890250-13-1 | 346.212 52 | 286.191 35 | 215.117 83 | 314.186 04 | | | 10.45 | 5 | 5 |
| AMB-CHMICA | $C_{22}H_{30}N_2O_3$ | 1971007-94-9 | 371.232 92 | 240.138 37 | 97.101 18 | | | | 11.01 | 5 | 5 |
| AMB-FUBICA | $C_{22}H_{23}FN_2O_3$ | 1971007-90-5 | 383.176 55 | 252.082 09 | 109.044 92 | | | | 7.37 | 5 | 5 |
| AMB-FUBINACA | $C_{21}H_{22}FN_3O_3$ | 1715016-76-4 | 384.171 8 | 324.150 57 | 253.077 27 | 271.087 34 | | | 8.23 | 10 | 5 |
| APICA | $C_{24}H_{32}N_2O$ | 1345973-50-3 | 365.258 74 | 135.116 84 | 214.122 74 | | | | 13.95 | 5 | 5 |
| APINACA(AKB-48) | $C_{23}H_{31}N_3O$ | 1345973-53-6 | 366.253 99 | 135.116 82 | 107.085 53 | | | | 14.81 | 10 | 10 |
| AKB48-d₉ | $C_{23}H_{22}D_9N_3O$ | | 375.310 47 | 135.116 82 | 91.057 23 | | | | 14.88 | 10 | 10 |
| APINACA(AKB-48) 5-hydroxypentyl metabolite | $C_{23}H_{31}N_3O_2$ | | 382.248 9 | 135.116 85 | 107.085 53 | | | | 10.58 | 5 | 10 |
| APP-CHMINACA | $C_{24}H_{28}N_4O_2$ | 1185887-14-2 | 405.228 5 | 360.206 85 | 241.133 51 | 273.159 76 | 259.144 2 | | 10.43 | 5 | 5 |
| APP-FUBINACA | $C_{24}H_{21}FN_4O_2$ | 1185282-03-4 | 417.172 13 | 372.150 36 | 253.077 21 | 400.145 81 | | | 6.76 | 5 | 5 |
| APP-PICA | $C_{23}H_{27}N_3O_2$ | | 378.217 6 | 214.122 39 | 361.190 49 | | | | 8.35 | 10 | 10 |
| AZEFUBIM | $C_{19}H_{17}FN_2O$ | | 309.139 77 | 252.082 12 | 84.044 42 | 109.044 85 | | | 5.32 | 5 | 5 |
| azidoindolene 1 | $C_{21}H_{28}F_3O_2$ | 1364933-69-6 | 374.223 83 | 125.096 05 | 97.101 18 | | | | 9.02 | 5 | 5 |
| BB-22 | $C_{25}H_{34}N_2O_2$ | 1400742-42-8 | 385.191 05 | 240.138 21 | 168.965 56 | | | | 12.22 | 5 | 5 |
| BB-22 3-carboxyindole metabolite | $C_{16}H_{19}NO_2$ | 858515-71-6 | 258.148 86 | 118.065 15 | 132.080 75 | 55.054 28 | 176.070 57 | 97.101 16 | 8.88 | 10 | 30 |
| CB-13 | $C_{26}H_{24}O_2$ | 432047-72-8 | 369.184 91 | 155.049 13 | 299.106 81 | 171.044 08 | 241.122 6 | | 15.25 | 5 | 5 |
| Cl2201 | $C_{24}H_{21}ClFNO$ | 1391486-12-6 | 394.136 85 | 189.010 17 | 161.015 25 | | | | 12.28 | 5 | 10 |

续 表

| 化合物 | 分子式 | CAS | 前体离子 (m/z) | 碎片离子 1 (m/z) | 碎片离子 2 (m/z) | 碎片离子 3 (m/z) | 碎片离子 4 (m/z) | 碎片离子 5 (m/z) | 保留时间 (min) | 血液检出限 (ng/mL) | 尿液检出限 (ng/mL) |
|---|---|---|---|---|---|---|---|---|---|---|---|
| CUMYL 4CN BINACA | $C_{22}H_{24}N_4O$ | 1631074-54-8 | 361.202 29 | 226.097 44 | 243.124 07 | 119.085 56 | | | 9.16 | 5 | 5 |
| CUMYL-PEGACLONE | $C_{25}H_{28}N_2O$ | 2160555-55-3 | 373.227 44 | 255.148 91 | 119.085 37 | | | | 11.58 | 30 | 10 |
| CUMYL-PICA | $C_{23}H_{28}N_2O$ | 1400742-32-6 | 349.227 44 | 231.148 96 | 119.085 39 | | | | 11.03 | 10 | 10 |
| CUMYL-PICA N-pentanoic acid metabolite | $C_{23}H_{26}N_2O_3$ | | 379.201 62 | 261.123 5 | 244.096 62 | 218.117 61 | 119.085 57 | 200.106 99 | 5.86 | 5 | 5 |
| CUMYL-THPINACA | $C_{23}H_{27}N_3O_2$ | 1400742-50-8 | 378.217 6 | 260.139 19 | 243.112 56 | 119.085 43 | 275.138 73 | | 7.4 | 5 | 5 |
| EADB-FUBINACA | $C_{23}H_{27}FN_4O_2$ | | 411.219 08 | 338.166 35 | 253.077 33 | 271.087 62 | 285.103 15 | | 8.55 | 5 | 5 |
| EAM2201 | $C_{26}H_{26}FNO$ | 1364933-60-7 | 388.207 12 | 183.080 25 | 232.113 1 | | | | 12.04 | 5 | 5 |
| EDMB-CHMICA | $C_{24}H_{34}N_2O_3$ | | 399.264 22 | 240.138 32 | 97.101 18 | | | | 13.37 | 5 | 5 |
| EG-018 | $C_{28}H_{25}NO$ | 2219320-91-7 | 392.200 89 | 155.049 04 | 264.138 15 | | | | 15.14 | 5 | 5 |
| EG-2201 | $C_{28}H_{24}FNO$ | | 410.191 47 | 155.049 13 | 282.128 97 | | | | 13.96 | 5 | 5 |
| EMB-FUBINACA | $C_{22}H_{24}FN_3O_3$ | 2243815-22-5 | 398.187 45 | 324.150 63 | 253.077 35 | | | | 9.61 | 5 | 5 |
| ethylphenethyl-FUBICA | $C_{26}H_{25}FN_2O$ | | 401.202 37 | 252.082 02 | 109.044 79 | 91.054 24 | 226.102 8 | | 9.83 | 10 | 10 |
| F2201 | $C_{24}H_{21}F_2NO$ | 1391485-39-4 | 378.166 4 | 173.039 79 | 232.113 37 | | | | 10.62 | 5 | 5 |
| FAB-144 | $C_{20}H_{27}FN_2O$ | | 331.218 02 | 233.108 58 | 251.119 23 | 313.207 61 | 265.134 95 | | 12.93 | 5 | 5 |
| FDU-NNEI | $C_{26}H_{19}FN_2O$ | | 395.155 42 | 252.082 14 | 109.044 81 | | | | 8.63 | 5 | 5 |
| FUBIMINA | $C_{26}H_{19}FN_2O$ | 1984789-90-3 | 361.171 07 | 155.048 98 | 177.045 74 | 273.102 29 | 233.109 36 | 251.118 79 | 10.02 | 5 | 5 |
| FUBIMINA N-(5-hydroxypentyl) metabolite | $C_{23}H_{22}N_2O_2$ | | 359.175 4 | 273.102 29 | 155.049 14 | | | | 6.86 | 5 | 5 |

续　表

| 化　合　物 | 分子式 | CAS | 前体离子 (m/z) | 碎片离子 1 (m/z) | 碎片离子 2 (m/z) | 碎片离子 3 (m/z) | 碎片离子 4 (m/z) | 碎片离子 5 (m/z) | 保留时间 (min) | 血液检出限 (ng/mL) | 尿液检出限 (ng/mL) |
|---|---|---|---|---|---|---|---|---|---|---|---|
| FUB – JWH – 018 | $C_{26}H_{18}FNO$ | | 380.144 52 | 155.049 1 | 252.082 03 | 109.044 8 | | | 10.57 | 5 | 5 |
| FUB – NPB – 22 | $C_{24}H_{16}FN_3O_2$ | | 398.129 93 | 253.077 17 | 285.103 38 | 271.087 73 | | | 7.88 | 5 | 5 |
| FUB – PB – 22 | $C_{25}H_{17}FN_2O_2$ | 1800098 – 36 – 5 | 397.134 68 | 252.081 92 | 109.044 80 | | | | 8.62 | 5 | 10 |
| FUB – PB – 22 3 – carboxyindole metabolite | $C_{16}H_{12}FNO_2$ | 226883 – 79 – 0 | 270.092 48 | 109.044 73 | 252.081 92 | | | | 5.49 | 5 | 5 |
| HU – 210 | $C_{25}H_{38}O_3$ | 112830 – 95 – 2 | 387.289 37 | 71.085 78 | 243.138 84 | 85.101 44 | 57.070 12 | | 14.73 | 5 | 5 |
| isobutyl 1 – pentyl – $1H$ – indazole – 3 – carboxylate | $C_{17}H_{24}N_2O_2$ | | 289.191 05 | 215.117 89 | 233.128 49 | 247.144 12 | | | 12.47 | 5 | 5 |
| JWH – 031 | $C_{21}H_{23}NO$ | 162934 – 74 – 9 | 306.185 24 | 155.049 15 | 127.054 23 | | | | 11.68 | 5 | 5 |
| JWH – 071 | $C_{21}H_{17}NO$ | | 300.138 29 | 155.048 97 | 172.075 49 | | | | 7.66 | 5 | 5 |
| JWH – 072 | $C_{22}H_{19}NO$ | 209414 – 06 – 2 | 314.153 94 | 155.049 04 | 186.091 22 | | | | 9.16 | 5 | 5 |
| JWH – 080 | $C_{24}H_{23}NO_2$ | 210179 – 44 – 5 | 358.180 16 | 185.059 65 | 157.064 79 | | | | 11.92 | 5 | 5 |
| JWH – 098 | $C_{26}H_{27}NO_2$ | 316189 – 74 – 9 | 386.211 46 | 185.059 59 | 228.138 15 | | | | 13.58 | 5 | 5 |
| JWH – 116 | $C_{26}H_{27}NO$ | 619294 – 64 – 3 | 370.216 54 | 155.049 16 | 242.154 27 | | | | 13.89 | 5 | 5 |
| JWH – 147 | $C_{27}H_{27}NO$ | 914458 – 20 – 1 | 382.216 54 | 155.049 1 | 254.153 94 | | | | 14.42 | 5 | 5 |
| JWH – 175 | $C_{24}H_{35}N$ | 619294 – 35 – 8 | 328.205 98 | 141.069 87 | 264.721 78 | | | | 15.54 | 5 | 5 |
| JWH – 180 | $C_{25}H_{25}NO$ | 824959 – 87 – 7 | 356.200 89 | 197.096 05 | 186.091 31 | | | | 13.19 | 5 | 5 |
| JWH – 182 | $C_{27}H_{29}NO$ | 824960 – 02 – 3 | 384.232 19 | 197.096 05 | 214.122 67 | | | | 14.66 | 5 | 5 |
| JWH – 193 | $C_{26}H_{26}N_2O_2$ | 133438 – 58 – 1 | 399.206 7 | 169.064 71 | 114.091 29 | | | | 4.26 | 10 | 5 |

续 表

| 化合物 | 分子式 | CAS | 前体离子 (m/z) | 碎片离子1 (m/z) | 碎片离子2 (m/z) | 碎片离子3 (m/z) | 碎片离子4 (m/z) | 碎片离子5 (m/z) | 保留时间 (min) | 血液检出限 (ng/mL) | 尿液检出限 (ng/mL) |
|---|---|---|---|---|---|---|---|---|---|---|---|
| JWH 203 N-pentanoic acid metabolite | $C_{21}H_{20}ClNO_3$ | 1449675-70-0 | 370.120 45 | 125.015 32 | 218.117 75 | | | | 6.03 | 5 | 5 |
| JWH-213 | $C_{27}H_{29}NO$ | 824959-83-3 | 384.232 19 | 183.080 46 | 228.138 29 | | | | 14.44 | 5 | 5 |
| JWH-249 | $C_{21}H_{22}BrNO$ | | 384.095 75 | 168.964 72 | 214.122 65 | 188.143 37 | | | 12.28 | 5 | 5 |
| JWH-309 | $C_{30}H_{27}NO$ | 914458-42-7 | 418.216 54 | 155.049 15 | 127.054 23 | | | | 14.86 | 5 | 5 |
| JWH-369 | $C_{26}H_{24}ClNO$ | 914458-27-8 | 402.161 92 | 155.049 15 | 127.054 23 | | | | 14.03 | 5 | 5 |
| JWH-398 | $C_{24}H_{22}ClNO$ | 1292765-18-4 | 376.146 27 | 189.010 18 | 214.122 8 | | | | 14.21 | 5 | 5 |
| JWH-398 N-(4-hydroxypentyl) metabolite | $C_{24}H_{22}ClNO_2$ | 1 537 889-06-7 | 392.141 18 | 189.009 9 | 161.015 25 | | | | 9.48 | 5 | 5 |
| JWH-412 | $C_{24}H_{22}FNO$ | 1364933-59-4 | 360.175 82 | 173.039 72 | 214.122 65 | | | | 13.34 | 5 | 5 |
| JWH-412 N-(5-hydroxypentyl) metabolite | $C_{24}H_{22}FNO_2$ | | 376.170 73 | 173.039 7 | 144.044 39 | | | | 7.86 | 5 | 5 |
| JWH-007 | $C_{25}H_{25}NO$ | 155471-10-6 | 356.200 89 | 91.057 23 | 197.095 98 | 286.010 53 | 105.073 71 | | 13.09 | 5 | 5 |
| JWH-015 | $C_{23}H_{21}NO$ | 155471-08-2 | 328.169 59 | 155.049 01 | 200.106 81 | | | | 9.98 | 5 | 5 |
| JWH-018 | $C_{24}H_{23}NO$ | 209414-07-3 | 342.185 24 | 155.048 9 | 214.122 41 | | | | 12.57 | 5 | 5 |
| JWH-018 5-hydroxypentyl metabolite | $C_{24}H_{23}NO_2$ | 335161-21-2 | 358.180 16 | 155.049 09 | 230.117 56 | | | | 6.76 | 5 | 5 |
| JWH-018 5-pentanoic acid metabolite | $C_{24}H_{21}NO_3$ | | 372.159 42 | 155.049 26 | 244.097 35 | | | | 6.51 | 5 | 5 |

续 表

| 化合物 | 分子式 | CAS | 前体离子 (m/z) | 碎片离子 1 (m/z) | 碎片离子 2 (m/z) | 碎片离子 3 (m/z) | 碎片离子 4 (m/z) | 碎片离子 5 (m/z) | 保留时间 (min) | 血液检出限 (ng/mL) | 尿液检出限 (ng/mL) |
|---|---|---|---|---|---|---|---|---|---|---|---|
| JWH-018-N-(4-hydroxypentyl)metabolite-d$_5$(indole-d$_5$) | C$_{24}$H$_{18}$D$_5$NO$_2$ | 1413427-49-2 | 363.211 54 | 155.049 1 | 127.054 10 | | | | 6.7 | 5 | 5 |
| JWH-019 | C$_{25}$H$_{25}$NO | 209414-08-4 | 356.200 89 | 155.049 15 | 228.138 37 | | | | 13.67 | 5 | 5 |
| JWH-019 6-hydroxyhexyl metabolite | C$_{25}$H$_{25}$NO$_2$ | | 372.195 81 | 155.049 03 | 127.054 23 | | | | 7.82 | 5 | 5 |
| JWH-073 | C$_{23}$H$_{21}$NO | 208987-48-8 | 328.169 59 | 155.049 32 | 127.054 23 | | | | 11.03 | 5 | 5 |
| JWH-073 3-hydroxybutyl metabolite | C$_{23}$H$_{21}$NO$_2$ | | 344.164 51 | 155.049 22 | 216.101 91 | | | | 6.48 | 5 | 5 |
| JWH-073 4-butanoic acid metabolite | C$_{23}$H$_{19}$NO$_3$ | | 358.143 77 | 155.048 95 | 230.080 86 | | | | 6 | 10 | 10 |
| JWH-073 4-hydroxybutyl metabolite | C$_{23}$H$_{21}$NO$_2$ | 335161-14-3 | 344.164 51 | 155.049 22 | 216.101 91 | | | | 5.94 | 5 | 5 |
| JWH-081 | C$_{25}$H$_{25}$NO$_2$ | 210179-46-7 | 372.195 81 | 185.059 62 | 157.064 79 | | | | 13.21 | 10 | 5 |
| JWH-122 | C$_{25}$H$_{25}$NO | 619294-47-2 | 356.200 89 | 169.064 73 | 214.122 63 | | | | 13.58 | 5 | 5 |
| JWH-122 5-hydroxypentyl metabolite | C$_{25}$H$_{25}$NO$_2$ | | 372.195 81 | 169.064 88 | 230.117 63 | | | | 8.04 | 5 | 5 |
| JWH-203 | C$_{21}$H$_{22}$ClNO | 864445-54-5 | 340.146 27 | 125.015 19 | 188.143 23 | 214.122 67 | | | 11.94 | 5 | 5 |
| JWH-210 | C$_{26}$H$_{27}$NO | 824959-81-1 | 370.216 54 | 183.080 41 | 214.122 76 | | | | 14.17 | 5 | 5 |
| JWH-210 4-hydroxypentyl metabolite | C$_{26}$H$_{27}$NO$_2$ | | 386.211 46 | 183.080 46 | 230.117 63 | | | | 9.32 | 5 | 5 |
| JWH-250 | C$_{22}$H$_{25}$NO$_2$ | 864445-43-2 | 336.195 81 | 121.064 76 | 188.143 39 | | | | 10.93 | 5 | 5 |

续表

| 化合物 | 分子式 | CAS | 前体离子 (m/z) | 碎片离子1 (m/z) | 碎片离子2 (m/z) | 碎片离子3 (m/z) | 碎片离子4 (m/z) | 碎片离子5 (m/z) | 保留时间 (min) | 血液检出限 (ng/mL) | 尿液检出限 (ng/mL) |
|---|---|---|---|---|---|---|---|---|---|---|---|
| JWH-250 4-hydroxypentyl metabolite | $C_{22}H_{25}NO_3$ | | 352.190 72 | 121.064 81 | 186.127 78 | 204.138 49 | | | 5.59 | 5 | 5 |
| JWH-307 | $C_{26}H_{24}FNO$ | 914458-26-7 | 386.191 47 | 155.049 13 | 258.127 73 | | | | 13.52 | 5 | 5 |
| JWH-370 | $C_{27}H_{27}NO$ | 914458-22-3 | 382.216 54 | 155.049 06 | 254.153 94 | | | | 14.23 | 5 | 5 |
| M-144 | $C_{22}H_{30}FNO$ | | 344.238 42 | 125.096 02 | 246.128 88 | 97.101 14 | 326.227 66 | | 13.4 | 5 | 30 |
| MA-CHMINACA | $C_{21}H_{29}N_3O_3$ | | 372.228 17 | 241.133 64 | 312.207 06 | 273.159 91 | 259.144 38 | | 12.18 | 5 | 5 |
| MAM-2201 | $C_{25}H_{24}FNO$ | 1354631-24-5 | 374.191 47 | 169.064 61 | 232.113 13 | | | | 10.84 | 5 | 5 |
| MAM-2201 4-hydroxypentyl metabolite | $C_{25}H_{24}FNO_2$ | | 390.186 38 | 169.064 83 | 248.108 54 | | | | 7.19 | 5 | 5 |
| MDMB-3en-BUTINACA | $C_{19}H_{25}N_3O_3$ | | 344.196 86 | 284.176 09 | 199.086 88 | 312.171 36 | | | 8.67 | 10 | 10 |
| MDMB-4en-PINACA | $C_{20}H_{27}N_3O_3$ | 2504100-70-1 | 358.212 52 | 298.191 38 | 213.102 25 | | | | 10.55 | 5 | 5 |
| MDMB-4en-PINACA butanoic acid metabolite1 | $C_{19}H_{25}N_3O_3$ | | 344.196 87 | 298.191 53 | 213.102 33 | | | | 8.91 | 5 | 5 |
| MDMB-BUTINACA | $C_{19}H_{27}N_3O_3$ | | 346.212 52 | 286.191 96 | 201.102 65 | 314.186 86 | | | 10.24 | 10 | 10 |
| MDMB-CHMCZCA | $C_{27}H_{34}N_2O_3$ | 2254407-04-8 | 435.264 22 | 290.153 81 | 194.060 04 | | | | 14.31 | 5 | 5 |
| MDMB-CHMCZCA M3 | $C_{20}H_{21}NO_2$ | | 308.164 51 | 264.174 65 | 168.080 78 | 290.153 93 | 224.070 57 | | 13.38 | 10 | 10 |
| MDMB-CHMICA | $C_{23}H_{32}N_2O_3$ | 1863065-84-2 | 385.248 57 | 240.138 2 | 97.101 18 | | | | 12.5 | 5 | 5 |
| MDMB-CHMICA metabolite M2 | $C_{22}H_{30}N_2O_3$ | | 371.232 92 | 240.138 23 | 97.101 18 | | | | 11.33 | 5 | 5 |
| MDMB-CHMINACA | $C_{22}H_{31}N_3O_3$ | 1715016-78-6 | 386.243 82 | 326.222 69 | 241.133 65 | 354.217 77 | | | 13.31 | 5 | 5 |

续 表

| 化合物 | 分子式 | CAS | 前体离子 (m/z) | 碎片离子1 (m/z) | 碎片离子2 (m/z) | 碎片离子3 (m/z) | 碎片离子4 (m/z) | 碎片离子5 (m/z) | 保留时间 (min) | 血液检出限 (ng/mL) | 尿液检出限 (ng/mL) |
|---|---|---|---|---|---|---|---|---|---|---|---|
| MDMB – FUBICA | $C_{23}H_{25}FN_2O_3$ | 1971007 – 91 – 6 | 397.192 2 | 252.081 94 | 109.044 81 | | | | 8.91 | 5 | 5 |
| MDMB – FUBICA metabolite 3 | $C_{22}H_{23}FN_2O_3$ | | 383.176 55 | 252.081 97 | 109.044 81 | | | | 7.66 | 5 | 5 |
| MDMB – FUBINACA | $C_{22}H_{24}FN_3O_3$ | 1715016 – 77 – 5 | 398.187 45 | 338.166 6 | 253.077 5 | | | | 9.76 | 5 | 5 |
| MMB018 | $C_{20}H_{28}N_2O_3$ | 1971007 – 97 – 2 | 345.217 27 | 214.122 65 | 158.060 04 | | | | 9.26 | 5 | 5 |
| MMB022 | $C_{20}H_{26}N_2O_3$ | | 343.201 62 | 212.106 93 | 158.060 04 | | | | 7.88 | 10 | 10 |
| MMB2201 | $C_{20}H_{27}FN_2O_3$ | 1971007 – 87 – 0 | 363.207 85 | 232.113 27 | 212.106 99 | | | | 6.51 | 10 | 10 |
| MMB – FUBICA metabolite 3 | $C_{21}H_{21}FN_2O_3$ | | 369.160 9 | 252.081 82 | 109.044 81 | | | | 6.42 | 5 | 5 |
| MN – 18 | $C_{23}H_{23}N_3O$ | 1391484 – 80 – 2 | 358.191 39 | 215.117 87 | 247.144 2 | 233.128 54 | | | 13.52 | 5 | 5 |
| MN – 25 | $C_{26}H_{37}N_3O_3$ | 501926 – 82 – 5 | 440.290 77 | 114.091 32 | 261.159 88 | 353.222 2 | | | 6.01 | 10 | 10 |
| MO – CHMINACA | $C_{22}H_{30}N_2O_4$ | | 387.227 83 | 241.133 54 | 273.159 88 | 259.144 2 | 176.107 03 | | 13.39 | 5 | 5 |
| NAMIE | $C_{21}H_{17}NO$ | 1638677 – 49 – 2 | 300.138 29 | 158.060 06 | 141.069 89 | | | | 7.02 | 5 | 5 |
| NAPIE | $C_{25}H_{25}NO$ | | 356.200 89 | 214.122 54 | 141.069 78 | | | | 12.73 | 30 | 10 |
| NNEI | $C_{24}H_{24}N_2O$ | 1338925 – 11 – 3 | 357.196 14 | 214.122 68 | 188.143 38 | | | | 10.55 | 5 | 5 |
| PB – 22 | $C_{23}H_{22}N_2O_2$ | 1400742 – 17 – 7 | 359.175 4 | 214.122 53 | 196.712 14 | | | | 10.51 | 5 | 5 |
| PB – 22 4 – hydroxypentyl metabolite | $C_{23}H_{22}N_2O_3$ | | 375.170 32 | 230.117 58 | 144.044 39 | | | | 5.47 | 30 | 30 |
| PB – 22 5 – pentanoic acid metabolite | $C_{23}H_{20}N_2O_4$ | | 389.149 58 | 244.096 85 | 172.112 08 | | | | 5.24 | 5 | 5 |
| PF – 03550096 | $C_{19}H_{28}N_4O_4$ | 910376 – 39 – 5 | 377.218 33 | 332.196 96 | 203.117 95 | 314.186 49 | 246.123 93 | | 5.03 | 5 | 5 |

续　表

| 化合物 | 分子式 | CAS | 前体离子 (m/z) | 碎片离子1 (m/z) | 碎片离子2 (m/z) | 碎片离子3 (m/z) | 碎片离子4 (m/z) | 碎片离子5 (m/z) | 保留时间 (min) | 血液检出限 (ng/mL) | 尿液检出限 (ng/mL) |
|---|---|---|---|---|---|---|---|---|---|---|---|
| PTI-2(hydrochloride) | $C_{23}H_{33}N_3OS$ | | 400.241 71 | 283.126 1 | 227.063 75 | | | | 6.7 | 5 | 5 |
| PX-1 | $C_{23}H_{26}FN_3O_2$ | 80173-30-4 | 396.208 18 | 232.113 11 | 379.181 4 | | | | 5.84 | 30 | 10 |
| PX-2 | $C_{22}H_{25}FN_4O_2$ | 2205029-76-9 | 397.203 43 | 352.181 95 | 233.108 66 | 251.119 37 | 380.176 94 | | 5.98 | 5 | 5 |
| RCS-4 | $C_{21}H_{23}NO_2$ | 1345966-78-0 | 322.180 16 | 135.043 91 | 107.049 14 | | | | 10.69 | 5 | 5 |
| RCS-4 N-(4-hydroxypentyl) metabolite | $C_{21}H_{23}NO_3$ | 1448893-03-5 | 338.175 07 | 135.044 1 | 95.049 14 | | | | 5.32 | 10 | 10 |
| RCS-8 | $C_{25}H_{29}NO_2$ | 1345970-42-4 | 376.227 11 | 121.064 82 | 228.174 56 | | | | 13.82 | 5 | 5 |
| SDB-005 | $C_{23}H_{22}N_2O_2$ | 2180934-13-6 | 359.175 4 | 215.117 68 | 247.143 98 | 233.128 23 | | | 13.69 | 5 | 5 |
| STS-135 | $C_{24}H_{31}FN_2O$ | 1354631-26-7 | 383.249 32 | 135.116 81 | 232.113 24 | | | | 12.12 | 5 | 5 |
| THJ2201 | $C_{23}H_{21}FN_2O$ | 1801552-01-1 | 361.171 07 | 233.108 43 | 251.119 06 | 213.102 22 | 265.134 61 | | 10.82 | 5 | 5 |
| UR-144 | $C_{21}H_{29}NO$ | 1199943-44-6 | 312.232 19 | 125.096 06 | 214.122 7 | 97.101 14 | 294.221 53 | | 13.58 | 50 | 50 |
| UR-144 4-hydroxypentyl metabolite | $C_{21}H_{29}NO_2$ | | 328.227 11 | 125.096 17 | 230.117 92 | | | | 8.33 | 10 | 5 |
| UR-144 5-pentanoic acid metabolite | $C_{21}H_{27}NO_3$ | | 342.206 37 | 125.096 09 | 244.096 94 | 324.196 04 | | | 7.99 | 10 | 10 |
| XLR-11 4-hydroxypentyl metabolite | $C_{21}H_{28}FNO_2$ | 1782099-36-8 | 346.217 68 | 125.095 99 | 248.107 99 | 328.207 09 | | | 7.54 | 5 | 5 |

# 第五节 结 果 评 价

## 一、血液中合成大麻素类物质浓度评价

血液中合成大麻素类物质研究尚处于研究、积累数据的阶段。临床急救和戒毒治疗的血液样品以血清为主,57 例由德国医院、戒毒中心等采集的阳性血清中合成大麻素类物质及浓度分布见表 2－15[25]。毒驾案件中也呈现合成大麻素类物质与传统大麻、"摇头丸"、苯二氮卓类等物质混合滥用情况。挪威毒驾案件中常见的合成大麻素类物质及浓度分布见表 2－16[97],典型案例见表 2－17[98]。

### 表 2－15　临床急救和戒毒中心血清中合成大麻素类物质浓度

单位: ng/mL

| 化 合 物 | JWH－081 | JWH－250 | JWH－018 | JWH－073 | MAM－2201 |
|---|---|---|---|---|---|
| 浓度范围(案例数) | 0.11~16.9(56) | 0.14~18.1(47) | 0.30~8.17(9) | 0.23~0.6(6) | 49(1) |

### 表 2－16　毒驾案件血液中合成大麻素类物质浓度

单位: ng/mL

| 化 合 物 | JWH－122 | JWH－018 | AM－2201 | JWH－081 | RCS－4 | JWH－250 |
|---|---|---|---|---|---|---|
| 浓度范围(案例数) | 0.50~1.67(3) | 0.08~0.46(5) | 0.07~1.33(5) | 0.19(1) | 1.0(1) | 0.47(1) |

### 表 2－17　毒驾案件中的典型案例

| 案例 | 案 情 摘 要 | 毒物分析结果 |
|---|---|---|
| 1 | 某 18 岁男性,在道路上驾车行驶,发现异常后被拦下,不听从指令,行动迟缓,神志迷糊,语言含糊不清,瞳孔放大。口袋中有一包 3 g 左右的草药。至医院时已无意识,30 min 后采集血液样品 | AM－2201　4.6 ng/mL<br>JWH－018　0.17 ng/mL |
| 2 | 2 名 14 岁女孩,骑自行车摇摇晃晃,参加聚会时抽吸了他人的香烟(该香烟称"BooM",为草药混合物)。警察询问时一女孩已非常迷茫,很快不省人事。送医院抢救,抽取血液样品 | 中毒较严重女孩:<br>JWH－210　4.0 ng/mL<br>JWH－122　0.33 ng/mL<br>另一女孩:<br>JWH－210　0.80 ng/mL |
| 3 | 某 20 岁男性,警察例行路边检查时,发现该驾车者前庭功能障碍、瞳孔散大、反应迟钝。80 min 后采集血液样品 | JWH－019　1.7 ng/mL<br>JWH－122　7.6 ng/mL<br>JWH－210　4.4 ng/mL<br>AM－2201　0.31 ng/mL |

| 案例 | 案 情 摘 要 | 毒物分析结果 |
|---|---|---|
| 4 | 某29岁男性,警察发现该驾车者不配合例行路边检查,并且在其车内发现标有"BooM"和"OMG"的草药包。80 min后采集血液样品。临床检查结果:瞳孔散大且对光反应迟钝,反应迟钝 | JWH - 210   6.2 ng/mL<br>JWH - 122   1.0 ng/mL |
| 5 | 某21岁男性,驾车者涉及交通事故,其反应迟钝,紧张不安,情绪抑郁。80 min后采集血液样品 | JWH - 018   0.52 ng/mL<br>JWH - 122   0.26 ng/mL<br>JWH - 210   0.66 ng/mL |
| 6 | 某21岁男性,超速行驶致车转弯时侧翻,坠入路边沟中。警察闻到酒味,未发现其他异常。40 min后采集血液样品 | 乙醇   1.74‰<br>JWH - 307   1.1 ng/mL |
| 7 | 某22岁男性,警察例行路边检查时,发现其驾驶摩托车,突然加速逃逸,然后又弃车奔跑。警察抓获后发现其精神紧张、冷漠、反应迟钝。1 h 35 min后采集血液样品 | AM - 2201   <0.1 ng/mL<br>JWH - 018   1.9 ng/mL<br>JWH - 122   28 ng/mL<br>JWH - 210   2.5 ng/mL<br>JWH - 307   <0.1 ng/mL<br>MAM - 2201   <0.1 ng/mL<br>UR - 144   <0.1 ng/mL |

死亡案件中关于合成大麻素类物质的资料极少,Shanks[99]曾在18例案件中检出 JWH - 018 和 JWH - 073,个体间浓度相差很大,JWH - 018 的浓度范围为 0.1 ~ 199 ng/mL(均值 17.5 ng/mL),JWH - 073 的浓度范围为 0.1 ~ 68.3 ng/mL(均值 8.7 ng/mL)。其中浓度较高的 3 例案例见表 2 - 18,该 3 例死者心血浓度明显高于外周血浓度,表明合成大麻素类物质存在再分布现象。

表 2 - 18  典型死亡案例

| 案例 | 案 情 摘 要 | 血液毒物分析结果 |
|---|---|---|
| 1 | 某57岁男性,被发现时已无反应,注射纳洛酮等进行抢救,抢救无效死亡。目击者称死者曾抽吸含有白色粉末的"Spice"烟。尸检发现心脏增大,取心血进行毒物分析 | JWH - 018   199 ng/mL<br>氯硝西泮   5.5 ng/mL<br>7 -氨基氯硝西泮   56.6 ng/mL<br>美沙酮   887 ng/mL<br>EDDP   115 ng/mL<br>吗啡   122 ng/mL<br>普瑞巴林   1.8 μg/mL<br>托吡酯   4.1 μg/mL<br>纳洛酮   检出 |
| 2 | 某52岁男性,被发现时身体赤裸躺于其住所地板上,已死亡。现场发现一小袋标有"K2"的烟草。死者生前喜欢烟草制品。尸检后取心血进行毒物分析 | JWH - 018   19.6 ng/mL<br>JWH - 073   68.3 ng/mL |
| 3 | 某29岁男性,有自杀倾向,某日抽吸"K2"烟草后割腕自杀,尸检后取心血进行毒物分析 | JWH - 018   83.3 ng/mL |

从以上数据可见,血液中合成大麻素原形浓度极低,对方法的灵敏度要求很高。若仅以血液中合成大麻素原形作为检测目标,来判别是否滥用合成大麻素类物质,极易造成假阴性的检验结果。

## 二、尿液中合成大麻素类物质浓度评价

尿液中以合成大麻素类物质的 Ⅰ 相和 Ⅱ 相(葡萄糖醛酸结合物)代谢物为主,通过检验其代谢物来判定该类物质的摄入。尿液样品分析前需进行水解处理,水解方法常采用葡萄糖醛酸酶法和酸水解方法。有研究报道[100],对滥用 4F-MDMB-BINACA 的四个案例中的尿液和血液分别进行检测,结果在血液、尿液中均未检出原形,其中尿液检出 7 种代谢物,包括羟基化代谢物和酯水解代谢物,而血液中仅检出 4 种代谢物,并且浓度极低。故认为尿液中可以检出更多的代谢物,更适宜作为合成大麻素类物质检验的生物检材。目前尚缺乏合成大麻素类物质的药代研究,如吸食时间、吸食剂量和尿液采集时间、代谢物浓度等关系的数据,故实践中结果解释较为困难。

## 三、头发中合成大麻素类物质浓度评价

合成大麻素类新精神活性物质发展很快,采用尿液分析时往往受到对其代谢过程、代谢物等尚不清晰的限制,而头发中以合成大麻素原形为主,可以确认外源性物质的种类、结构和提供新型毒品的流行性的信息。目前尚无公认的毛发检测阈值,阳性资料有待积累。Salomone[91]分析意大利市场上合成大麻素类物质的流行性情况,结果显示,滥用人群以年轻人居多,对于传统大麻滥用者,更多为多种滥用物质如四氢大麻酚、可卡因和苯丙胺类等混合使用。德国市场上流行的合成大麻素类物质以 JWH-081 和 JWH-250 为主,结果见表 2-19。笔者实验室测定了滥用者头发中 5F-MDMB-PICA 及其 5 种代谢物(M2、M4、M7、M8、M9)(表 2-20),结果表明,合成大麻素类物质进入毛发以原形为主,代谢物因极性增强而浓度明显降低。

表 2-19 德国市场上头发中合成大麻素类物质浓度资料

单位: pg/mg

| 化合物 | JWH-073 | JWH-122 | JWH-250 | JWH-081 | JWH-018 | JWH-210 | JWH-019 | AM-1220 |
|---|---|---|---|---|---|---|---|---|
| 浓度范围<br>(案例数) | 1.6~<br>50.5(11) | 7.4~<br>2 800(8) | 4.8~<br>83.4(6) | 8.0~<br>194(5) | 3.1~<br>17.3(3) | 2.3~<br>5.1(2) | 3.8~<br>4.1(2) | 1.3(1) |

表 2－20　笔者实验室四例 5F－MDMB－PICA 滥用者头发样品检测结果

| 案例 | 年龄（岁） | 性别 | 头发分段(cm) | 浓度（pg/mg） | | | | | |
|---|---|---|---|---|---|---|---|---|---|
| | | | | 5F－MDMB－PICA | M2 | M4 | M7 | M8 | M9 |
| 1 | 22 | 女 | 1~3 | 77 | nd | nd | <2* | nd | nd |
| | | | 4~6 | 283 | <1* | nd | <2* | nd | nd |
| 2 | 53 | 男 | 1~3 | 46 | nd | <2* | 2.7 | <5* | <1* |
| | | | 4~6 | 349 | <1* | <2* | <2* | <5* | <1* |
| 3 | 25 | 男 | 1~3 | 275 | <1* | nd | 2.8 | <5* | nd |
| | | | 4~6 | 1 025 | 3.0 | <2* | 5.6 | <5* | <1* |
| 4 | 36 | 男 | 1~3 | 2 | nd | <2* | <2* | <5* | <1* |
| | | | 4~6 | nd | nd | nd | nd | nd | nd |

nd：未检出。＊：浓度低于定量限。

## 参 考 文 献

第二章参考文献

# 第三章 新型苯二氮卓类新精神活性物质

苯二氮卓类药物属第二代安眠镇静药,具有催眠、镇静、抗惊厥等多种药理作用,而且毒性较小[1],至 20 世纪 90 年代初,已有 35 种此类药物应用于临床,成为具有相似药理作用的各类药物中品种最多、最重要的一类,也是世界范围内滥用程度最大的一类药物。在过去的十年中,随着新精神活性物质不断涌现,药物的全球可获得性发生了巨大的变化。新型苯二氮卓类物质( new benzodiazepines),又称为苯二氮卓类策划药( designer benzodiazepines)应运而生。

新型苯二氮卓类物质的滥用是一个日益增长、广泛的世界健康和安全问题。根据美国国家法医实验室信息系统( National Forensic Laboratory Information System, NFLIS)的数据,美国查获和非法购买新型苯二氮卓类物质的案件数量从 2018 年的 2 391 起增加到 2019 年的 6 194 起[2]。2020 年,受新冠疫情影响,在传统毒品短缺的情况下,一些吸毒者从处方药转向新型苯二氮卓类物质和新型合成阿片类物质。这些非法生产的新型苯二氮卓类物质,并未经过严格的药品审批,其药理、毒理数据匮乏,可能含有不同数量的活性成分或其他新精神活性物质。由于使用者不清楚这些产品的安全剂量及其中可能存在的其他物质,导致因非法流通和滥用新型苯二氮卓类物质而引起的危及生命的中毒、药物辅助犯罪、严重的驾驶能力损伤等事件时有发生。根据 UNODC 报告显示,从 2019 年至 2020 年 4 月,在中毒死亡案例和药物影响驾驶案例中,分别有 48% 和 83% 发现了新型苯二氮卓类物质,其中最常出现的是氟阿普唑仑、氟溴唑仑和依替唑仑等物质[2]。

2016 年起,二氯西泮、氟阿普唑仑等新型苯二氮卓类物质在我国陆续出现,给各种摄毒、中毒或死亡、药物辅助犯罪、交通事故等案件鉴定带来极大挑战,我国毒物分析工作者也迅速行动,展开新型苯二氮卓类物质的鉴别、药代动力学、药理和体内分析等各项研究。我国政府自 2015 年 10 月 1 日起,将芬纳西泮列入《非药用类麻醉药品和精神药品管制品种增补目录》管理;自 2020 年 1 月 1 日起,将瑞马唑仑(包括其可能存在的盐、单方制剂和异构体)列入第二类精神药品管理;自 2021 年 7 月 1 日起,将科纳唑仑、二氯西泮、氟阿普唑仑、氟溴唑仑和依替唑仑列入《非药用类麻醉药品和精神药品管制品种增补目录》管理。本章将结合笔者团队已有的研究成果,综合国内外研究进展,介绍新型苯二氮卓类物质的药理、药代动力学、分析测定及评价等相关内容,为涉新型苯二氮卓类物质的鉴定提供参考。

# 第一节　概　　述

新型苯二氮卓类物质是指一类新精神活性物质,包括由已获许可或已获许可的苯二氮卓类药物通过结构修饰而获得的化合物。自 2012 年欧洲药物和药物成瘾监测中心(European Monitoring Centre for Drugs and Drug Addiction, EMCDDA)首次报道吡拉唑仑(pyrazolam)后,已发现 500 多种未列入管制目录的新苯二氮卓类衍生物,其大部分是在临床药物地西泮、三唑仑等原有化学结构上进行修饰、引入基团而设计并合成。目前典型的新型苯二氮卓类物质按照化学结构可分为 1,4-苯二氮卓、三唑苯二氮卓、噻吩并三唑二氮杂卓、2,3-苯二氮卓等类型[3](图 3-1)。

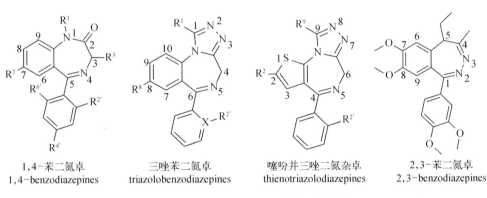

| 1,4-苯二氮卓 | 三唑苯二氮卓 | 噻吩并三唑二氮杂卓 | 2,3-苯二氮卓 |
| 1,4-benzodiazepines | triazolobenzodiazepines | thienotriazolodiazepines | 2,3-benzodiazepines |

图 3-1　新型苯二氮卓类物质化学结构类型

新型苯二氮卓类物质在未获得许可的国家往往是通过互联网销售,目前已发现、确认的新型苯二氮卓类物质见表 3-1。

表 3-1　已发现、确认的新型苯二氮卓类物质

| 编号 | 类型 | 首次出现时间 | 中文名 | 英文名 | 化　学　名 | 结　构　式 |
| --- | --- | --- | --- | --- | --- | --- |
| 1 | 1,4-苯二氮卓 | 2013 | 二氯西泮 | diclazepam (Ro5-3448) | 7 - chloro - 5 - (2 - chlorophenyl) - 1 - methyl - 1,3 - dihydro - 2H - 1,4 - benzodiazepin - 2 - one | |

| 编号 | 类型 | 首次出现时间 | 中文名 | 英文名 | 化 学 名 | 结 构 式 |
|------|------|------|------|------|------|------|
| 2 | 1,4-苯二氮卓 | 2013 | 氟溴西泮 | flubromazepam | 7 - bromo - 5 - ( 2 - fluorophenyl ) - 1,3 - dihydro - 2H - 1,4 - benzodiazepin - 2 - one | |
| 3 | 1,4-苯二氮卓 | 2014 | 尼福西泮 | nifoxipam | 5 - ( 2 - fluorophenyl ) - 3 - hydroxy - 7 - nitro - 1,3 - dihydro - 2H - 1,4 - benzodiazepin - 2 - one | |
| 4 | 1,4-苯二氮卓 | 2014 | 甲氯西泮 | meclonazepam | (3S) - 5 - ( 2 -chlorophenyl )- 3 - methyl - 7 - nitro - 1,3 - dihydro - 2H - 1,4 - benzodiazepin - 2 - one | |
| 5 | 1,4-苯二氮卓 | 2014 | 芬纳西泮 | phenazepam | 7 - bromo - 5 - ( 2 - chlorophenyl ) - 1,3 - dihydro - 2H - 1,4 - benzodiazepin - 2 - one | |
| 6 | 1,4-苯二氮卓 | 2015 | 3-羟基芬纳西泮 | 3 - hydroxyphenazepam | 7 - bromo - 5 - ( 2 - chlorophenyl ) - 3 - hydroxy - 1,3 - dihydro - 2H - 1,4 - benzodiazepin - 2 - one | |
| 7 | 1,4-苯二氮卓 | 2015 | 氯硝环丙甲西泮 | cloniprazepam | 5 - ( 2 - chlorophenyl ) - 1 - ( cyclopropylmethyl ) - 7 - nitro - 1,3 - dihydro - 2H - [ 1,4 ] - benzodiazepin - 2 - one | |

续 表

| 编号 | 类型 | 首次出现时间 | 中文名 | 英文名 | 化 学 名 | 结 构 式 |
|------|------|------------|--------|--------|----------|----------|
| 8 | 1,4-苯二氮卓 | 2016 | 氟纳西泮 | fonazepam | 5-(2-fluorophenyl)-1,3-dihydro-7-nitro-2H-1,4-benzodiazepin-2-one | |
| 9 | 1,4-苯二氮卓 | 2016 | 诺氟西泮 | norflurazepam | 7-chloro-5-(2-fluorophenyl)-1,3-dihydro-1,4-benzodiazepin-2-one | |
| 10 | 1,4-苯二氮卓 | 2016 | 4-氯地西泮 | 4'-chlorodiazepam (Ro5-4864) | 7-chloro-5-(4-chlorophenyl)-1-methyl-3H-1,4-benzodiazepin-2-one | |
| 11 | 1,4-苯二氮卓 | 2016 | 尼替马西泮 | nitemazepam | 3-hydroxy-1-methyl-7-nitro-5-phenyl-2,3-dihydro-1H-1,4-benzodiazepin-2-one | |
| 12 | 1,4-苯二氮卓 | 2017 | 甲基氯硝西泮 | methylclonazepam | 5-(2-chlorophenyl)-1-methyl-7-nitro-3H-1,4-benzodiazepin-2-one | |
| 13 | 1,4-苯二氮卓 | 2017 | 二氟地西泮 | difludiazepam (Ro7-4065) | 7-chloro-5-(2,6-difluorophenyl)-1-methyl-3H-1,4-benzodiazepin-2-one | |

| 编号 | 类型 | 首次出现时间 | 中文名 | 英文名 | 化 学 名 | 结 构 式 |
|---|---|---|---|---|---|---|
| 14 | 1,4-苯二氮卓 | 2017 | 硫去甲西泮 | thionordazepam | 7 - chloro - 5 - phenyl - 1,3 - dihydro - 2H - 1,4 - benzodiazepin - 2 - thione | |
| 15 | 1,4-苯二氮卓 | 2018 | | norfludiazepam | 7 - chloro - 5 - (2 - fluorophenyl) - 1,3 - dihydro - 1,4 - benzodiazepin - 2 - one | |
| 16 | 1,4-苯二氮卓 | 2019 | | cinazepam | 4 - {[7 - bromo - 5 - (2 - chlorophenyl) - 2 - oxo - 1, 3 - dihydro - 1, 4 - benzodiazepin - 3 - yl] oxy} - 4 - oxo - butanoic acid | |
| 17 | 2,3-苯二氮卓 | 2017 | 托非索泮 | tofisopam | 1 - (3,4 - dimethoxyphenyl) - 5 - ethyl - 7,8 - dimethoxy - 4 - methyl - 5H - 2,3 - benzodiazepine | |
| 18 | 噻吩并三唑二氮杂卓 | 2014 | 去氯依替唑仑 | deschloroetizolam | 2 - ethyl - 9 - methyl - 4 - phenyl - 6Hthieno[3,2 - f] [1,2,4] triazolo[4,3 - a] [1,4] diazepine | |

| 编号 | 类型 | 首次出现时间 | 中文名 | 英文名 | 化 学 名 | 结 构 式 |
|---|---|---|---|---|---|---|
| 19 | 噻吩并三唑二氮杂卓 | 2015 | 咪替唑仑 | metizolam | 4-(2-chlorophenyl)-2-ethyl-6H-thieno[3,2-f][1,2,4]triazolo[4,3-a][1,4]diazepine | |
| 20 | 噻吩并三唑二氮杂卓 | 2017 | 氟氯替唑仑 | fluclotizolam | 2-chloro-4-(2-fluorophenyl)-9-methyl-6H-thieno[3,2-f][1,2,4]triazolo[4,3-a][1,4]diazepine | |
| 21 | 噻吩二氮卓 | 2019 | 苯他西泮 | bentazepam | 5-phenyl-1,3,6,7,8,9-hexahydro-2H-[1]benzothieno[2,3-e][1,4]diazepin-2-one | |
| 22 | 三唑苯二氮卓 | 2012 | 吡拉唑仑 | pyrazolam | 8-bromo-1-methyl-6-(pyridin-2-yl)-4H-[1,2,4]triazolo[4,3-a][1,4]benzodiazepine | |
| 23 | 三唑苯二氮卓 | 2014 | 科纳唑仑 | clonazolam | 6-(2-chlorophenyl)-1-methyl-8-nitro-4H-[1,2,4]triazolo[4,3-a][1,4]benzodiazepine | |
| 24 | 三唑苯二氮卓 | 2014 | 氟溴唑仑 | flubromazolam | 8-bromo-6-(2-fluorophenyl)-1-methyl-4H-[1,2,4]triazolo-[4,3-a][1,4]benzodiazepine | |

续　表

| 编号 | 类型 | 首次出现时间 | 中文名 | 英文名 | 化 学 名 | 结 构 式 |
|---|---|---|---|---|---|---|
| 25 | 三唑苯二氮卓 | 2015 | 硝基唑仑 | nitrazolam | 1 - methyl - 8 - nitro - 6 - phenyl - 4$H$ - [ 1, 2, 4 ] triazolo [ 4, 3 - a ] [ 1, 4 ] benzodiazepine | |
| 26 | 三唑苯二氮卓 | 2015 | 阿地那唑仑 | adinazolam | 1 -( 8 - chloro -6 - phenyl - 4$H$ -[ 1,2,4 ] triazolo[ 4,5 - a ][ 1,4 ] benzodiazepin - 1 - yl ) - N, N - dimethylmethanamine | |
| 27 | 三唑苯二氮卓 | 2016 | 氟硝唑仑 | flunitrazolam | 6 -( 2 - fluorophenyl ) - 1 - methyl - 8 - nitro - 4$H$ -[ 1, 2,4 ] triazolo[ 4,3 - a ] [ 1, 4 ] benzodiazepine | |
| 28 | 三唑苯二氮卓 | 2016 | 溴唑仑 | bromazolam | 8 - bromo - 1 - methyl - 6 - phenyl - 4$H$ - [ 1, 2, 4 ] triazolo[ 4,3 - a ][ 1,4 ] benzodiazepine | |
| 29 | 三唑苯二氮卓 | 2017 | 氟阿普唑仑 | flualprazolam | 8 - chloro - 6 -( 2 - fluorophenyl ) - 1 - methyl - 4$H$ - benzo [ f ] [ 1, 2, 4 ] triazolo [ 4, 3 - a ] [ 1, 4 ] diazepine | |

| 编号 | 类型 | 首次出现时间 | 中文名 | 英文名 | 化 学 名 | 结 构 式 |
|---|---|---|---|---|---|---|
| 30 | 三唑苯二氮卓 | 2017 | 依替唑仑 | etizolam | 4 - ( 2 - chlorophenyl ) - 2 - ethyl - 9 - methyl - 6H - thieno [ 3, 2 - f ] [ 1, 2, 4 ] triazolo [ 4, 3 - a ] [ 1, 4 ] diazepine | 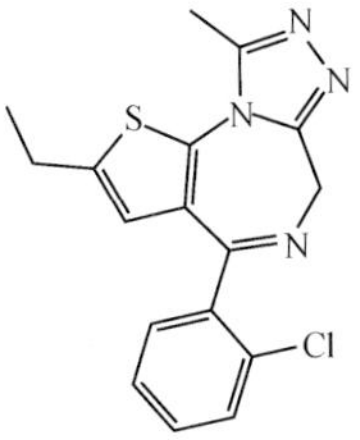 |
| 31 | 三唑苯二氮卓 | 2018 | | phenazolam ( Clobromazolam ) | 8 - bromo - 6 - ( 2 - chlorophenyl ) - 1 - methyl - 4H - [ 1, 2, 4 ] triazolo [ 4, 3 - a ] [ 1, 4 ] benzodiazepine | 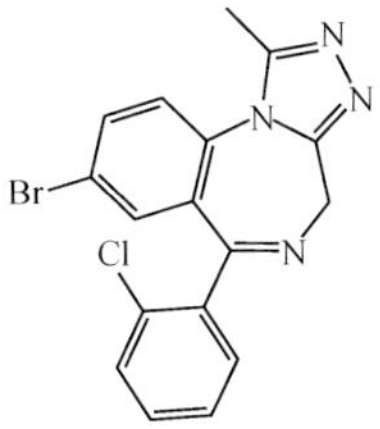 |

　　新型苯二氮卓类物质的药理作用与其化学结构相关,不同的取代基对该类化合物的体内转化、药理作用有明显的影响[3]。可明显增强其药理活性的结构要素包括:1,4 -苯二氮卓上 C - 7 或三唑苯二氮卓上 C - 8 上有吸电子基团取代( 如 Cl、Br、$CF_3$、$NO_2$ 等);在 C - 2′邻位上的氟或氯原子取代;在 N - 1 位甲基到 N -丙基的取代,甲基取代的效果最强;1,4 -苯二氮卓上 C - 5 或三唑苯二氮卓上 C - 6 上苯基或吡啶基的取代(图 3 - 1)。可明显降低或失去其药理活性的结构要素包括:1,4 -苯二氮卓上 N - 1 或三唑苯二氮卓上 C - 1 上大基团的取代( 如苯基等);1,4 -苯二氮卓上 C - 7 位给电子基团取代;C - 4′对位上由取代基引起非常强的空间排斥;1,4 -苯二氮卓上 C - 6、C - 8 及 C - 9 上的取代或三唑苯二氮卓上 C - 7、C - 9 及 C - 10 上的取代;1,4 -苯二氮卓上 C - 3 或三唑苯二氮卓上 C - 4 上的取代;1,4 -苯二氮卓上 C - 5 或三唑苯二氮卓上 C - 6 上苯基或吡啶基以外的基团取代;C - 2 上的羰基被硫酮取代等。由传统的苯二氮卓类物质药理研究可知,三唑苯二氮卓结构的药理作用一般强于对应的 1,4 -苯二氮卓结构。

　　特别要指出,二氯西泮(2 -氯地西泮)和 4 -氯地西泮互为同分异构体(图 3 - 2),两者仅是氯的取代位置不一样,均属于新型苯二氮卓类物质。自 2021 年 7 月 1 日起,二氯西泮列入我国《非药用类麻醉药品和精神药品管制品种增补目录》管理。2013 年,EMCDDA 报道发现二氯西泮,2016 年又发现 4 -氯地西泮。二氯西泮最早合成于 20 世纪 60 年代,但未用于临床治疗,近些年出现在地下市场。二氯西泮结构与地西泮相近,根据已有药理作用研究,与地西泮相比,二氯西泮对小鼠的肌肉松弛、镇静作用强 1~2 倍;降低大鼠的运动活性和冲突活性的作用强 4~8 倍;与 γ-氨基丁酸 A 型受体结合的亲和力强 30 倍。二氯西泮进入体内后主要为去甲基化、羟化代谢,主要代谢物包括地洛西泮、氯甲西泮和劳拉西泮,均具有药理活性。二氯西泮的消除半衰期约为 42 h,尿液中地洛西泮的检出时限约为 6 天,氯甲西泮和劳拉西泮的检出时限可分别达 11 天和 19 天。4-氯地西泮虽然同为新型苯二氮卓类化合物,但与 γ-氨基丁酸 A 型受体结合的亲和力弱,不同于常见苯二氮卓类化合物,其安眠镇静、抗焦虑等药理作用差,却是外周苯二氮卓受体的有效配位体,具有神经保护作用,目前被用于老年痴呆等方面的治疗研究[4]。

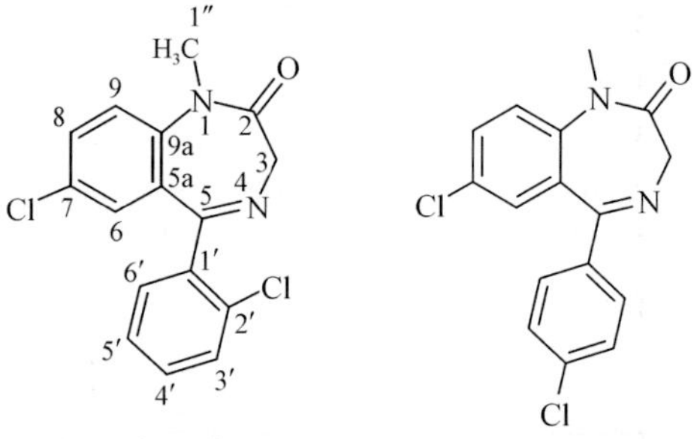

图 3-2　二氯西泮和 4-氯地西泮的化学结构

亲脂性、离子化能力和血浆蛋白结合率(plasma protein binding, PPB)等直接影响物质的吸收、分布、代谢、排泄、毒性及药理活性。亲脂性反映物质在互不混溶的非极性和极性液体中的两相分配情况,一般用 log P 或 log D 来表示,其中的 log D7.4 表示在此 pH 下的物质在一种有机相(如辛醇)和一种水相(如缓冲液)中分配系数的对数。$pK_a$ 显示一种化合物的离子化能力,是分子中基团的酸性或碱性的函数。PPB 影响着物质体内游离浓度进而影响物质的处置过程。目前,可借助 ACD/I-LAB、ADMET Predictor 等软件对以上三种参数进行预测,Manchester[5] 利用软件对最近出现的 11 种新型苯二氮卓类物质进行测定,结果见表 3-2。

由表 3-2 可见,新型苯二氮卓类物质在 PPB、log D7.4 和 $pK_a$ 上有很大差异。其中,吡拉唑仑亲脂性最差,其 log D7.4 为 0.97,PPB 仅为 78.7%。芬纳唑仑亲脂性最强,其 log D7.4 为 3.25,PPB 达 98.3%。3-羟芬纳唑仑的 $pK_a1$ 值最低,为 1.25;而去氯依替唑仑的 $pK_a1$ 值最高,为 4.19。氟溴西泮的 $pK_a2$ 值最低,为 10.74,而 3-羟芬纳唑仑的 $pK_a2$ 值最高,为 11.96。这些预测结果说明新型苯二氮卓类物质虽然类似传统的苯二氮卓类药物,但药代动力学和药理活性上仍与传统苯二氮卓药物存在明显差异。

表3-2 新型苯二氮卓类物质的 log D7.4、p$K_a$ 和 PPB 软件预测值

| 物 质 名 称 | log D7.4 | p$K_a$1 | p$K_a$2 | PPB |
|---|---|---|---|---|
| 3-羟芬纳唑仑 | 2.54±0.01 | 1.25±0.10 | 11.96±0.09 | 97.7±0.6 |
| 4-氯地西泮 | 2.75±0.08 | 3.13±0.01 | / | 98.2±0.5 |
| 去烷基氟西泮 | 2.82±0.09 | 2.51±0.05 | 11.64±0.04 | 95.5±1.5 |
| 去氯依替唑仑 | 2.60±0.03 | 4.19±0.01 | / | 87.2±1.5 |
| 二氯西泮 | 2.73±0.02 | 2.31±0.07 | / | 93.8±1.2 |
| 依替唑仑 | 2.40±0.01 | 2.83±0.06 | / | 92.8±0.6 |
| 氟溴西泮 | 2.87±0.05 | 3.25±0.10 | 10.74±0.05 | 96.4±0.9 |
| 氟溴唑仑 | 2.40±0.04 | 2.07±0.02 | / | 89.5±0.4 |
| 甲氯西泮 | 2.64±0.05 | 2.10±0.09 | 11.45±0.07 | 88.2±0.5 |
| 芬纳唑仑 | 3.25±0.04 | 2.19±0.05 | 11.21±0.04 | 98.3±1.2 |
| 吡拉唑仑 | 0.97±0.01 | 3.30±0.03 | / | 78.7±0.4 |

新型苯二氮卓类物质的相关药理作用研究甚少,使用剂量与症状、作用持续时间、代谢和起效之间的相关性仍不清楚,但可预期的是它们的药理作用一般类似于已获许可的苯二氮卓类药物,典型药理作用包括抗焦虑、镇静、失忆、肌肉松弛和抗惊厥作用。已获许可的苯二氮卓类药物按药物的半衰期长短分为短效、中效、长效三类,但新型苯二氮卓类物质没有进行临床试验,不清楚适应证,也缺乏耐药量和依赖性数据。根据仅有的数据,科纳唑仑、依替唑仑、咪替唑仑和吡拉唑仑的药效持续时间较短(4~7 h);尼福西泮和去氯依替唑仑的中效持续时间为7~12 h;氟溴唑仑、二氯西泮(兼具短效和长效)和氟溴西泮的长效持续时间>12 h[6]。

新型苯二氮卓类物质最常见的中毒症状包括嗜睡、口齿不清和思维混乱,少数会出现躁动、易怒、共济失调、心动过速、低血压、昏迷和心动过缓等症状。在服用依替唑仑自杀死亡的案例中,85%的服用者临床症状持续时间低于24 h,但有一例服用依替唑仑,症状持续了一个多月[7]。

新型苯二氮卓类物质在地下黑市、互联网上以吸墨纸、液体、药片、粉剂、片剂等多种形式广泛存在,价格低廉。许多新型苯二氮卓类物质经过改造后,药效更强,使用剂量明显减小,一般为0.5~8 mg。例如,由硝西泮变为硝基唑仑,剂量从5~10 mg降为1~2 mg;由氯硝西泮变为科纳唑仑,剂量从0.5 mg降为0.2~0.4 mg。依替唑仑以口服、舌下含服,甚至吸烟等形式滥用;氟溴唑仑、氟溴西泮、二氯西泮和科纳唑仑等则是以液体状饮用。去氯依替唑仑、二氯西泮和吡拉唑仑等发现有鼻吸方式。许多吸毒者的目的是自我治疗焦虑或睡眠障碍,或者是"替代"已获许可的苯二氮卓类药物(无需处方),也有吸毒者是为了抵消吸毒的不良副作用而获取。这些吸毒者不清楚所购买物质的准确成分和使用剂量,增加了潜在中毒风险。

近些年,新型苯二氮卓类物质更多出现在药物辅助犯罪中,这些物质被不法分子在网上公开贩卖,标以"弥漫之夜""夜恋""第四态未知元素"等名称,甚至还公然标注"无法检测、放心使用",给社会安全、稳定带来极大的隐患。因为新型苯二氮卓类物质在低剂量时具有活性,起效快,很容易口服给药,并且新型苯二氮卓类物质由于是新出现的、未知的化合物,对其药代动力学和药效学特性的知识有限,生物检材中痕量、检测时限短,常规的分析方法无法监测,所以给法医毒物鉴定人员带来极大挑战。

# 第二节 体内过程

新型苯二氮卓类物质的物理化学性质和药代动力学数据缺少,但这些信息对于充分理解这些物质的药理作用、临床及法医毒物分析是至关重要的。

## 一、新型苯二氮卓类物质的体内代谢

笔者研究团队基于高分辨质谱,利用体内外模型对我国刑事案件中出现较多的氟阿普唑仑、二氯西泮等新型苯二氮卓类物质的代谢物进行研究。

### 1. 氟阿普唑仑

采用体外肝微粒体温孵法研究氟阿普唑仑在大鼠肝微粒体中的代谢物。高分辨质谱具有高质量分辨率和精确分子量的功能,可提供详细、高质量的质谱信息,对氟阿普唑仑及其体外主要代谢物 α-羟基氟阿普唑仑的碎片离子进行结构解析,并对主要碎片离子的结构式作出推导(图 3 - 3 ~ 图 3 - 6)。

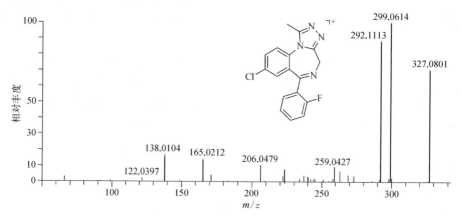

图 3 - 3 氟阿普唑仑的 MS$^2$ 谱图

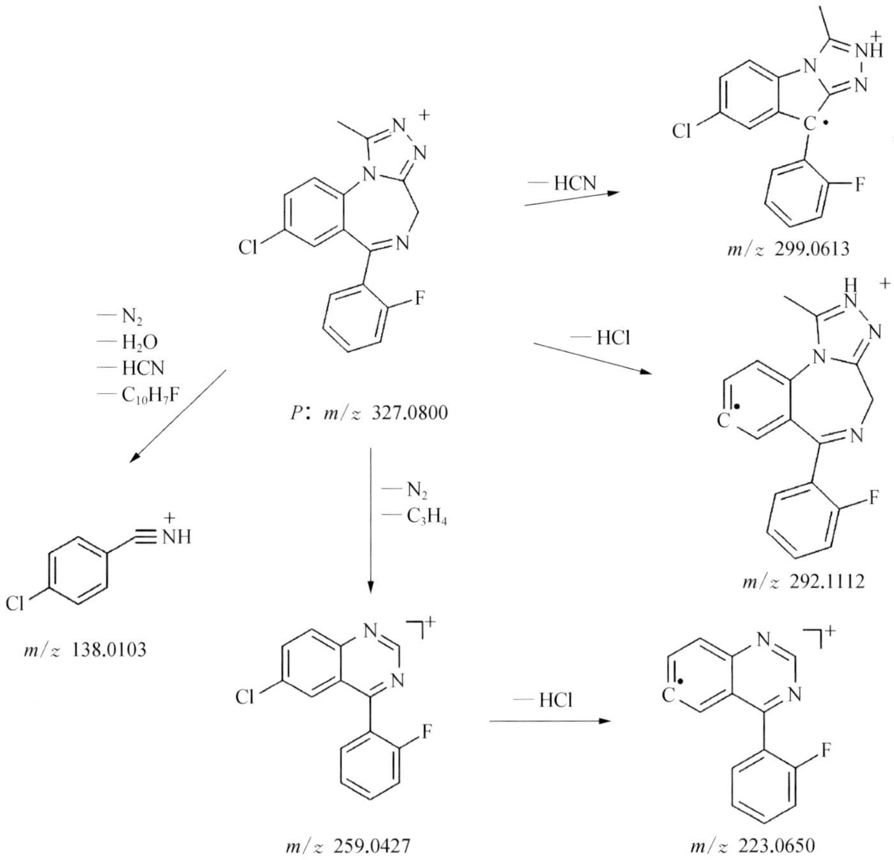

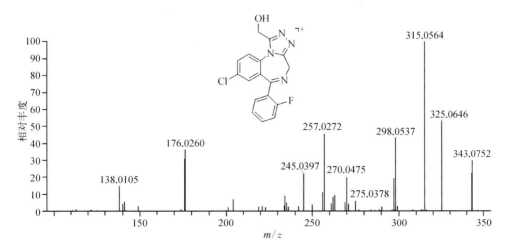

图 3-4　氟阿普唑仑主要的碎片离子结构推测过程

图 3-5　肝微粒体孵育液中 α-羟基氟阿普唑仑的 MS² 谱图

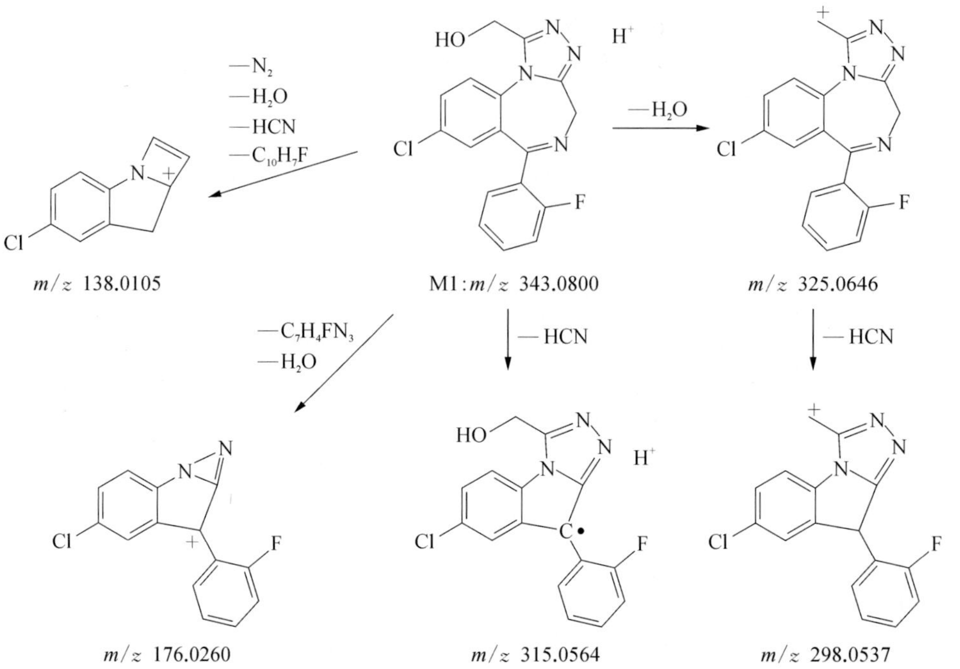

图 3-6 代谢物 α-羟基氟阿普唑仑主要的碎片离子结构推测过程

大鼠给药氟阿普唑仑后,尿液中除药物原形、羟基代谢物外共检测到 16 种代谢物,主要的代谢途径为Ⅰ相氧化和Ⅱ相葡萄糖醛酸化等。质谱响应较高的两个Ⅰ相单羟基化代谢物为 α-羟基氟阿普唑仑和 4-羟基氟阿普唑仑。最终获得氟阿普唑仑在大鼠体内的代谢途径见图 3-7。

2. 二氯西泮

二氯西泮和 4-氯地西泮为同分异构体,虽然两者在结构上仅有氯原子取代位点不同,但是其药理作用显著不同。笔者研究团队采用液相色谱-四极杆-轨道阱质谱(LC-Q-Exactive Orbitrap MS)建立了一种简单、快捷、高效的方法,分离并检测了二氯西泮在体外肝微粒体孵育体系中的代谢物,结合二级质谱 MS/MS 鉴定了其代谢物的结构并推测了其代谢途径。

采用 LC-Q-Exactive Orbitrap MS 得到了二氯西泮实验组和空白组的总离子流图。通过对比两组质谱图,结合碎片离子信息和二氯西泮的裂解规律,从样品的总离子流图中共鉴定出 6 种Ⅰ相代谢物和 1 种Ⅱ相代谢物,对应的提取离子流图见图 3-8,根据二氯西泮的结构特点和在肝微粒体中主要发生的代谢反应,总结了二氯西泮经肝微粒体体外代谢物的反应类型、化学结构式、保留时间、质子化分子离子[M+H]$^+$质量数($m/z$)及质量偏差(表 3-3)。二氯西泮(M0')及其代谢物(M1'~M7')的二级质谱图见图 3-9。

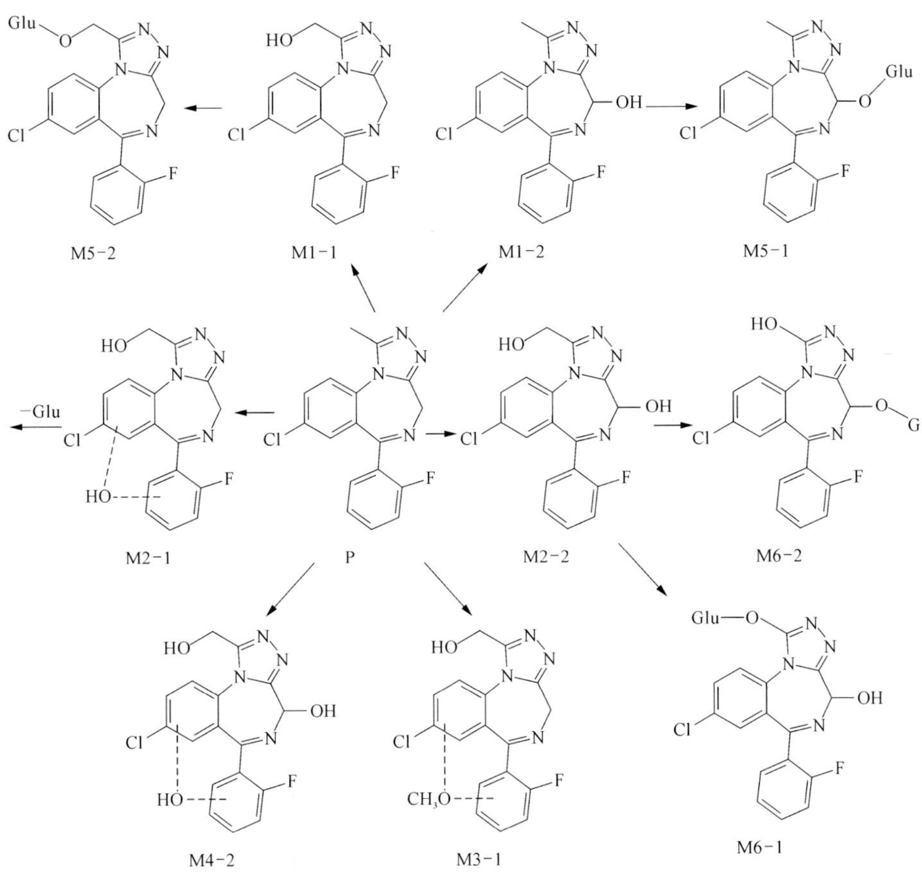

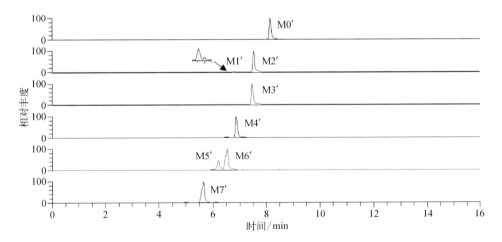

图 3-7　氟阿普唑仑在大鼠体内的代谢途径

图 3-8　二氯西泮(M0′)及其代谢物(M1′~M7′)的提取离子流图

表 3 - 3　二氯西泮经肝微粒体体外代谢的代谢物部分信息

| 化合物 | 代谢途径 | 化学式 | 保留时间<br>（min） | ［M+H］⁺理论值<br>（m/z） | ［M+H］⁺测量值<br>（m/z） | 质量偏差<br>（10⁻⁶） |
|---|---|---|---|---|---|---|
| M0′ | 二氯西泮 | $C_{16}H_{12}Cl_2N_2O$ | 8.20 | 319.040 49 | 319.039 55 | -2.95 |
| M1′ | 单羟基化 | $C_{16}H_{12}Cl_2N_2O_2$ | 6.77 | 335.035 41 | 335.034 21 | -3.58 |
| M2′ | 单羟基化 | $C_{16}H_{12}Cl_2N_2O_2$ | 7.58 | 335.035 41 | 335.034 03 | -4.12 |
| M3′ | 去甲基 | $C_{15}H_{10}Cl_2N_2O$ | 7.41 | 305.024 84 | 305.023 77 | -3.51 |
| M4′ | 去甲基+单羟基化 | $C_{15}H_{10}Cl_2N_2O_2$ | 6.87 | 321.019 76 | 321.018 50 | -3.92 |
| M5′ | 双羟基化 | $C_{16}H_{12}Cl_2N_2O_3$ | 6.28 | 351.030 32 | 351.029 36 | -2.73 |
| M6′ | 双羟基化 | $C_{16}H_{12}Cl_2N_2O_3$ | 6.53 | 351.030 32 | 351.029 91 | -1.17 |
| M7′ | 单羟基化+葡萄糖醛酸苷 | $C_{22}H_{20}Cl_2N_2O_8$ | 5.67 | 511.067 50 | 511.065 65 | -3.62 |

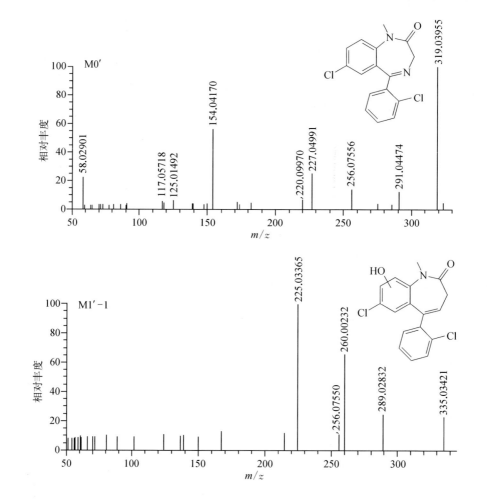

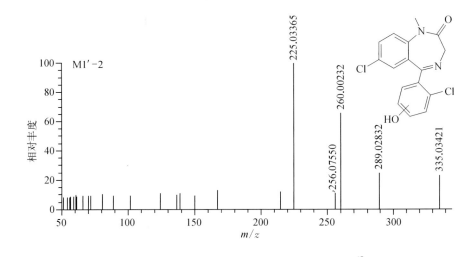

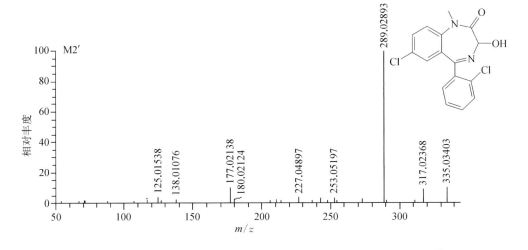

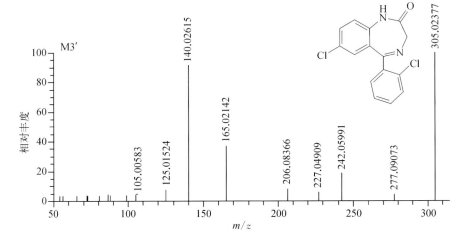

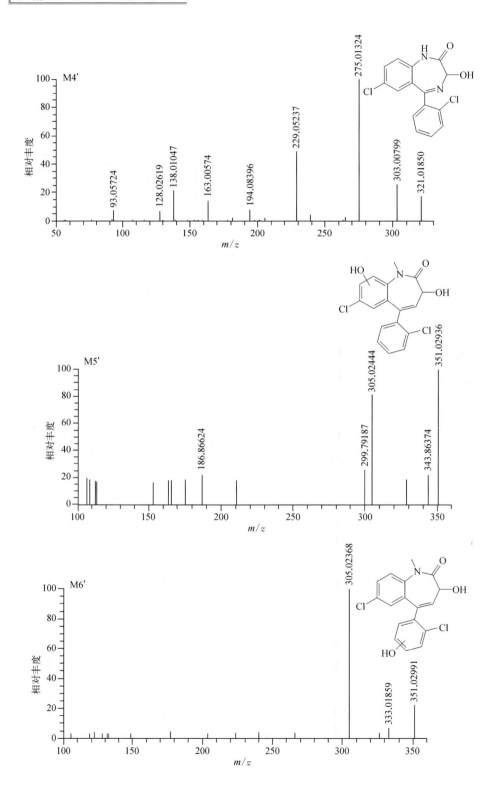

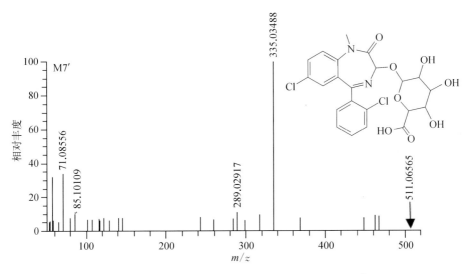

图 3-9　二氯西泮及其各代谢物经碰撞诱导解离后的 MS² 质谱图

在正离子模式下,二氯西泮的保留时间为 8.20 min,准分子离子峰为[M+H]⁺ (*m/z* 319),在 ESI 离子源下,*m/z* 319 经碰撞诱导解离(collision induced dissociation, CID)后产生的主要碎片离子为 *m/z* 291、*m/z* 256、*m/z* 227、*m/z* 154、*m/z* 125。其中 *m/z* 291 是丢失了 1 个中性碎片 CO 产生的,裂解产生的 *m/z* 256 比 *m/z* 291 小 35,表明丢失了 1 个氯原子,*m/z* 256 失去 1 个中性碎片 $CH_2NH$ 产生 *m/z* 227,*m/z* 291 继续断裂 5 位上的苯环,从而产生 *m/z* 154,失去 1 分子 $CH_2NH$ 生成了 *m/z* 125。

代谢物 M5′和 M6′与二氯西泮的准分子离子相差 32 Da,推测该化合物为二氯西泮的双氧化代谢物,同时还符合同位素峰[M+H]⁺(*m/z* 351):[M+H+2]⁺(*m/z* 353):[M+H+4]⁺(*m/z* 355)=9:6:1,进一步证实了推测。代谢物 M5′、M6′的保留时间分别为 6.28 和 6.53 min,表明都是在二氯西泮的基础上发生了双羟基化反应,主要碎片离子为 *m/z* 305,表明碎裂时首先失去了 1 分子水生成 *m/z* 333 离子,失去 1 分子 CO 生成 *m/z* 305 离子,但难以确定羟基化的具体位置,故推测 M5′、M6′为双羟基化代谢物。

代谢物 M7′的准分子离子为 *m/z* 511,与 *m/z* 335 相差 176 Da,推测为单羟基化 I 相代谢物的葡萄糖醛酸结合物,同时还符合同位素峰[M+H]⁺(*m/z* 511):[M+H+2]⁺(*m/z* 513):[M+H+4]⁺(*m/z* 515)=9:6:1,进一步证实了推测。碎裂时首先失去葡萄糖醛酸苷,得到了代谢物 M2′,并且 M7′产生的特征碎片离子 *m/z* 317 和 *m/z* 289 与 M2′的碎片离子一致,故推测合理,代谢物 M7′为代谢物 M2′的葡萄糖醛酸结合物。

　　二氯西泮在大鼠肝微粒体中经过代谢共产生 6 种 I 相代谢物和 1 种葡萄糖醛酸化的 II 相代谢物,其中包括氯甲西泮、地洛西泮和劳拉西泮,主要涉及的代谢途径包括去甲基化、羟基化和葡萄糖醛酸化。根据鉴定所得的代谢物结构可以推断出二氯西泮的代谢途径(图 3 - 10)。

　　基于以上实验基础,结合实际案例中阳性样品的代谢物高分辨质谱解析,二氯西泮在体内的主要代谢途径见图 3 - 11。需要特别注意的是,二氯西泮的主要代谢物地洛西泮、氯甲西泮和劳拉西泮均具有药理活性。

　　除了笔者团队,Laura[8] 利用 $^1$H - NMR、$^{13}$C - NMR、GC - MS、LC - MS/MS、LC - QTOF - MS 及红外光谱法对体外经人肝微粒体孵育的四种新型苯二氮卓类衍生物(科纳唑仑、去氯依替唑仑、氟溴唑仑和甲氯西泮)进行结构表征并对体外代谢进行初步的结构鉴定和分析。结果表明,每个化合物都至少有一个单羟基代谢物,去氯依替唑仑及氟溴唑仑还检测到二羟基化代谢物,科纳唑仑和甲氯西泮发生了硝基还原为胺的 I 相代谢反应,这些 I 相代谢物都容易发生进一步的 II 相代谢转化(科纳唑仑和甲氯西泮的 O—和 N—葡萄糖醛酸化,以及含氨基的乙酰化反应),由此说明,构建体外代谢模型对于研究新型苯二氮卓类药物的代谢物是值得应用的实验方法,并且实验过程相对体内代谢较为简单便捷。

　　同样,Balkhi[6] 利用 UPLC - QTRAP 通过体外实验将 8 种新型苯二氮卓类衍生物(二氯西泮、氟溴西泮、依替唑仑、去氯依替唑仑、氟溴唑仑、尼福西泮、甲氯西泮和科纳唑仑)与人肝微粒体孵育后进行代谢物结构鉴定并将结果与真实中毒案例进行讨论与分析。在 8 种新型苯二氮卓类衍生物在孵育后的肝微粒体溶液中共检测到 26 种代谢物,分别是硝基还原为胺、单羟基化、双羟基化及去甲代谢物。

　　Noble[7] 将氟溴唑仑与人肝微粒体及重组 CYP450 酶分别进行体外孵育实验,利用 LC - HRMS 鉴定体外代谢物结构并与真实法医案例进行对比,结果表明,氟溴唑仑的体外代谢物主要是单羟基化、双羟基化代谢物及 O—和 N—葡萄糖醛酸化的 II 相代谢物,同时在 CYP3A4、CYP3A5 酶中仅检测到 I 相代谢物,由此表明,氟溴唑仑在人肝微粒体中的 I 相代谢是由 CYP3A4、CYP3A5 酶介导的。对比真实案例中的尿液在蛋白沉淀后经 LC - HRMS 分析检测到包括原形在内的 α -羟基化 I 相代谢物及 α -羟基化-葡萄糖醛酸结合物、N -葡萄糖醛酸化的 II 相代谢物。作为对代谢酶型的研究,文献得到的结论与同类已有研究的化合物代谢酶型基本一致,同时可以给未知新型苯二氮卓类化合物的代谢酶变形研究提供方向。

　　不同的代谢模型检测到的代谢物也不尽相同。例如,Wohlfarth[8] 通过四种不同的代谢实验(人肝微粒体孵育、冷冻肝细胞孵育、小鼠给药模型、人真实尿样)利用 LC - TOF - MS 对甲氯西泮的体内外代谢物进行表征及结构鉴定。人尿检测得到的 13 种代谢物在小鼠尿液中有 3 种得到证实,人肝微粒体中仅有 1 种,肝细胞中有 2 种,其余 9 种仅在人尿中检测到。

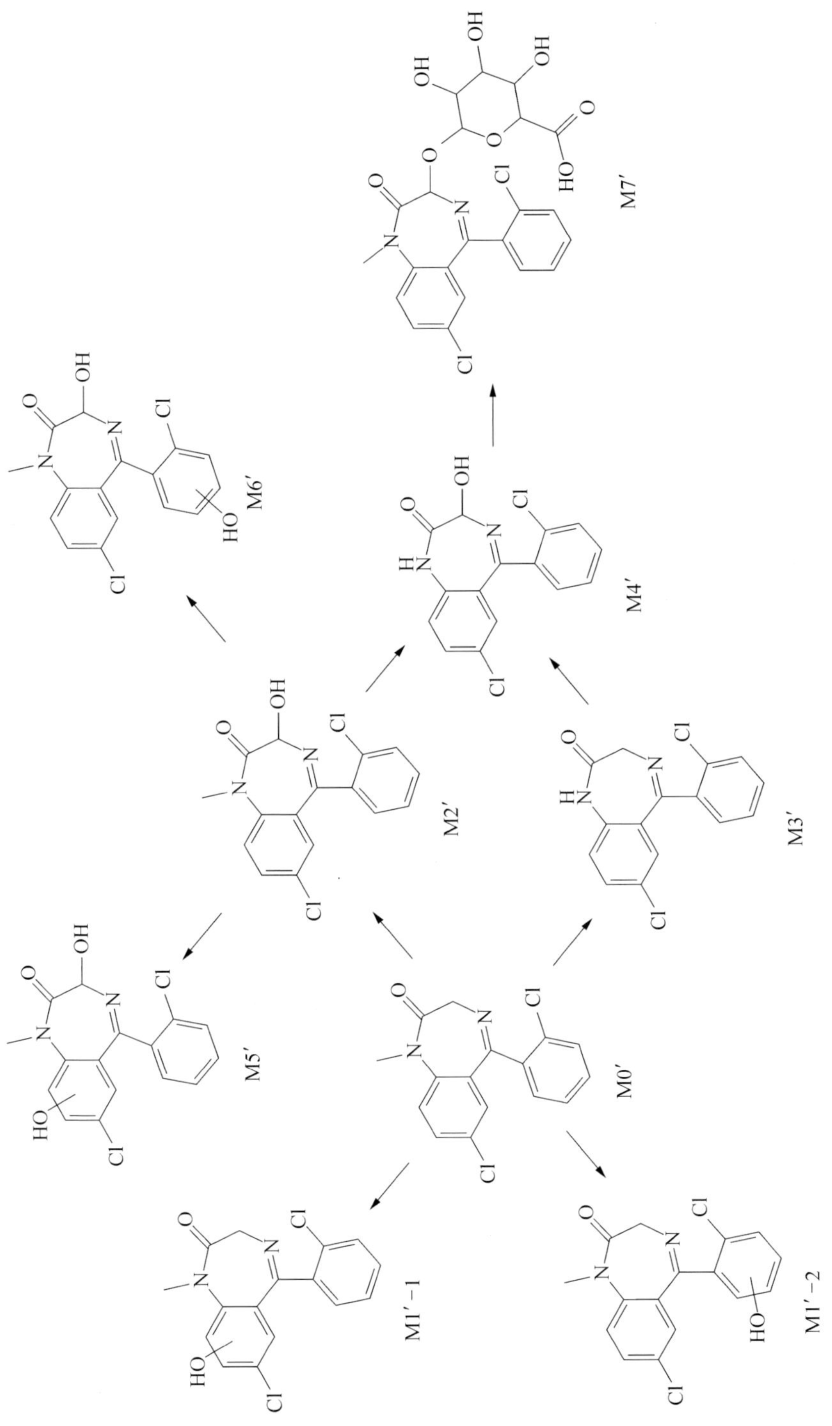

图 3 - 10　二氯西泮肝微粒体体外代谢的代谢途径

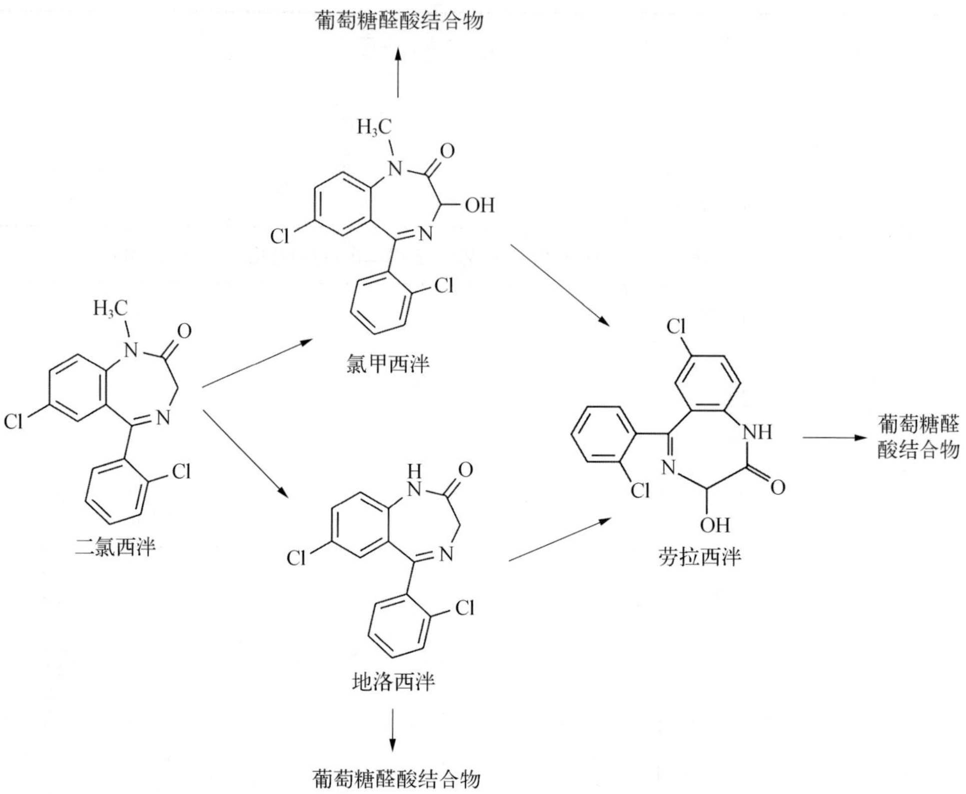

图 3-11　二氯西泮在体内的主要代谢途径

目前已有的其他新型苯二氮卓类物质的代谢研究见表 3-4。

表 3-4　新型苯二氮卓类物质体内外代谢模型、主要的 I 相代谢反应及检测方法

| 化 合 物 | 模　型 | 主要的 I 相代谢反应 | 检 测 方 法 |
|---|---|---|---|
| 氟溴唑仑 | 肝微粒体 | 羟基化 | LC-QTOF-MS |
| 甲氯西泮 | 肝微粒体 | 硝基还原 | LC-QTOF-MS |
| | 肝细胞 | 硝基还原、乙酰化 | LC-QTOF-MS |
| | 尿液 | 硝基还原、乙酰化、羟基化、生成二氢二醇、脱卤化、硫酸化 | LC-QTOF-MS |
| 二氯西泮 | 血液 | 去甲基化、羟基化、去甲基化+羟基化 | LC-MS/MS |

续　表

| 化 合 物 | 模　型 | 主要的 I 相代谢反应 | 检 测 方 法 |
|---|---|---|---|
| 诺氟西泮 | 尿液 | 四种羟基代谢物和一种羟基代谢物中的葡萄糖醛酸 | LC - QTOF - MS |
| 依替唑仑 | 肝微粒体 | 羟基化 | LC - QTRAP - MS |
| | 尿液 | 去甲基化、单羟基化、去甲基化+单羟基化 | LC - MS/MS |
| 阿地那唑仑 | 肝微粒体 | 去甲基化 | LC - QTOF - MS |
| 氯硝环丙甲西泮 | 肝微粒体 | 羟基化、硝基还原、脱烷基化、成酮 | LC - QTOF - MS |
| 氟纳西泮 | 肝微粒体 | 羟基化、硝基还原 | LC - QTOF - MS |
| 咪替唑仑 | 肝微粒体 | 羟基化 | LC - QTOF - MS |
| | 尿液 | 羟基化 | UHPLC - Q - TOF/MS |
| 硝基唑仑 | 肝微粒体 | 羟基化、硝基还原 | LC - QTOF - MS |

由表 3-4 见,新型苯二氮卓类物质的体内 I 相代谢主要包括羟基化、脱烷基化和硝基的还原等, II 相代谢主要为 O—、N—葡萄糖醛酸化及氨基的乙酰化等。临床上常见的地西泮、咪达唑仑等苯二氮卓类药物,其羟基化、去甲基化等代谢物仍对 γ-氨基丁酸 A 型受体有活性,从而促进药物的药理作用。同样如此,新型苯二氮卓类物质的羟基化、去烷基化等代谢物仍具有药理活性,如二氯西泮,在体内的代谢物劳拉西泮、地洛西泮和氯甲西泮等,本身已经是已知药理活性的获批苯二氮卓类药物。

## 二、新型苯二氮卓类物质的体内消除

关于消除半衰期,仅有二氯西泮、吡拉唑仑、氟溴西泮和氟溴唑仑等新型苯二氮卓类物质的初步研究(表 3-5),消除半衰期的范围为 10~106 h。许多新型苯二氮卓类物质当初的策划是利用传统苯二氮卓类的活性代谢物结构,因此,依据种类、结构的不同,这些新型苯二氮卓类物质进入体内后,消除半衰期也不同。一些新型苯二氮卓类物质的消除半衰期较长,因此单次摄入后的检测时限延长,有利于法医毒物的分析。例如,一名志愿者摄入 4 mg 氟溴西泮,第 23 天的血清中仍可检出氟溴西泮,第 28 天的尿液中仍可检出其代谢物 3-羟基氟溴西泮(方法定量限均为 1 ng/mL)[9]。

表 3-5　新型苯二氮卓类物质的药动学参数

| 化　合　物 | 摄入剂量(mg) | $C_{max}$(ng/mL) | 房室模型 | 消除半衰期(h) |
|---|---|---|---|---|
| 吡拉唑仑 | 1 | 51 | 1 | 17 |
| 氟溴西泮 | 4 | 78 | 1 | 106 |
| 二氯西泮 | 1 | 3.4 | 2 | 1.9(初始)42(终时) |
| 氟溴唑仑 | 0.5 | 8.6 | | 10~20 |
| 诺氟西泮 | | | | 40~100 |
| 依替唑仑 | | | | 3~7 |
| 科纳唑仑 | | | | 3~7 |
| 甲氯西泮 | | | | 80 |

# 第三节　分析方法

关于生物检材中新型苯二氮卓类物质的分析已有不少学者对此进行了研究,除了常见的样品前处理、色谱-质谱联用方法,目前已经开发出有效的免疫化学检测方法用于初步筛查。另外,高分辨质谱凭借高质量分辨率、同位素分度比和多级质谱图,可获得目标物的精确分子量、元素组成、化学式和疑似结构等,可用于完全未知、新出现的新型苯二氮卓类物质鉴别。无论何种方法,除了方法特异性要满足要求外,针对新型苯二氮卓类物质,方法的检测灵敏度亦非常重要。许多新型苯二氮卓类物质具有非常高的药效,在亚毫克剂量下具有活性,因此导致尿液和血液浓度非常低。例如,氟溴唑仑等新型苯二氮卓类物质,在血药浓度低于 10 ng/mL 时即可产生强效,这样,当采用常规灵敏度的方法进行检测时,单次用药、药物辅助犯罪等案件中,可能会出现漏检。

## 一、样品处理

与传统苯二氮卓类药物类似,涉及新型苯二氮卓类物质的体内检材主要为血液、尿液、毛发,目前还有新型的生活污水。

在药物辅助犯罪案件中,血液是非常有价值的检材,因为其中的药物浓度可以反映其行为能力损伤程度。血液检材多采用液液提取方法以浓缩、纯化。但是,由于新型苯二氮卓类物质使用剂量小、药效强、检测时限短,体内痕量,许多案件情形下的血液已经难以检测出来,这时应考虑尿液或毛发检材,或应筛查血液检材中是否存在潜在的代谢物。

　　尿液同样是非常有价值的检材,因为尿液中原形及其代谢物的检出时限较长,一般可至 4~5 天。由于尿液中新型苯二氮卓类物质以 Ⅱ 相代谢物为主,因此,样品前处理时应首先酶水解以释放出游离型的原形及其代谢物。代谢物可作为摄药证据,同时,代谢物的检测还可帮助延长检出时限。合适的代谢物既要其结构属于特定、对应的原有物质母体分子,又要在实际生物基质中浓度高。但是,新型苯二氮卓类物质都是在原有苯二氮卓类药物母体分子结构上改造、修饰而成,因此,分清所检出的物质到底是摄入的原形还是代谢物在这里显得尤为重要。例如,二氯西泮进入体内后主要为去甲基化、羟化代谢,主要代谢物包括地洛西泮、氯甲西泮和劳拉西泮,均具有药理活性。氟西泮可代谢生成诺氟西泮,而诺氟西泮又可能是氟地西泮、氟硝唑仑等其他苯二氮卓类物质的代谢物。当尿液中仅检出劳拉西泮时,可借助其他血液或毛发等检材进行区分。如果尿液中同时检出劳拉西泮、二氯西泮,则需要依据已积累的劳拉西泮、二氯西泮的浓度比例数据,但目前这些数据匮乏。

　　参考方法(血液):将 500 μL 血液加入 5 mL 试管中,加入 50 μL 内标溶液,加入 162.5 μL 1 mol/L 碳酸钠缓冲液(pH 9.5),再加入 2 mL 甲基叔丁基醚,混旋,离心,将上层有机相转移,40℃氮气流下挥干,加入 40 μL 乙腈溶解残余物,供检[10]。

　　参考方法(尿液):采样 96 孔聚丙烯板,每个孔中加入 50 μL 尿液、170 μL 内标溶液和 30 μL β-葡萄糖醛酸苷酶,振摇 30 s,20℃ 放置 20 min,然后直接抽滤入进样瓶,供分析[11]。

　　参考方法(毛发):毛发依次用蒸馏水、丙酮和正己烷清洗,称取 20 mg 至装有碳化钨球的试管中,使用台式研磨机在 30 Hz 下粉碎 10 min,接着,加入毛发中 0.2~1 ng/mg 的氘代内标溶液,然后依次在试管中加入 1 mL 甲醇、1 mL 甲醇:2 mmol/L 甲酸铵缓冲液(1:1,$V/V$),提取时将台式研磨机调至 10 Hz 下,振荡 90 min。在每次提取步骤之后,转移提取溶液,合并后经 9 000 r/min 离心 25 min,将提取液在 35℃ 下的氮气下吹干,0.15 mL 甲醇溶解残余物,再加入 0.35 mL 稀释后直接进样 LC - MS/MS[12]。

　　参考方法(生活污水):样品放置室温后,经玻璃微纤维滤纸过滤,取 100 mL,加入冰醋酸调至 pH 6.5,加入 100 μL 50 ng/mL 内标溶液,混匀后上已活化的 UCT CleanScreen® XCEL II 固相萃取柱(130 mg/6 mL)。活化依次用 6 mL 甲醇、6 mL 100 mmol/L 乙酸钠缓冲液(pH 6),上柱后依次用 6 mL 100 mmol/L 乙酸钠缓冲液(pH 6)、2 mL 正己烷清洗,干燥,随后用 4 mL 含 2%氨水的乙酸乙酯洗脱。洗脱液在 40℃ 下的氮气下吹干,加入 40 μL 0.1%甲酸的乙腈和 160 μL 0.1%甲酸的水溶液,取 2 μL 进样 LC - MS/MS[13]。

　　此外,新型苯二氮卓类物质类似于苯二氮卓类药物,生物基质中稳定性存在差异,许多需要特别注意保存条件。将含有 0.25 μg/mL 芬纳唑仑的血液和尿液,分别保存于 20℃和 4℃，经过 2 个月，其中芬纳唑仑的浓度降低了 16%～30%。考察芬纳唑仑在加防腐剂血液和未加防腐剂血液中保存的稳定性，发现未加防腐剂保存的血液中芬纳唑仑浓度平均低于加防腐剂保存的 14%[14]。同时也发现，芬纳唑仑的代谢物 3-羟芬纳唑仑在血液中可部分还原成芬纳唑仑。

Bergstrand[11] 考察尿液中新型苯二氮卓类物质在不同时间间隔、4℃和-20℃下保存的稳定性。科纳唑仑和尼福西泮要引起注意。-20℃保存，科纳唑仑经过 2 个月后稳定，但至 7 个月，6 个尿液样品中有 4 个样品浓度明显下降，下降范围为 0～38%；尼福西泮也是稳定 2 个月，但至 7 个月，6 个尿液样品中有 5 个样品浓度明显下降，下降范围为 14%～40%。对于不同尿液样品稳定性差异，可能是由于尿液的 pH 不同，在低 pH 下，一些新型苯二氮卓类物质可开环而降解。

除了尼福西泮，其他新型苯二氮卓类物质的甲醇储备溶液稳定性均超过 6 个月。尼福西泮在 4℃稳定了 13 天，在 25℃仅稳定 1 天。

## 二、分析方法

关于生物检材中新型苯二氮卓类物质检测方法已有应用研究。新型苯二氮卓类物质由于与药物母环结构相同，目前已有灵敏度高的免疫筛选方法。各种 LC-MS/MS、LC-QTOF、CE-MS 和 GC-MS/MS 等质谱技术也从最初仅针对单一化合物至目前的多种新型苯二氮卓类物质的筛选分析。需要特别注意的，由于新精神活性物质不断出现，针对新型苯二氮卓类物质的目标物分析同样需要不断更新。

1. LC-MS

（1）分析参考条件一

色谱条件：Zorbax Eclipse Plus C$_8$ 柱（2.1 mm×150 mm，3.5 μm）。流动相：A 为 0.1%甲酸的水溶液，B 为 0.1%甲酸的乙腈：水（9∶1，V/V）溶液。梯度洗脱程序：0～9 min，5%～95% B；9～9.4 min，95% B；9.4～9.8 min，95%～5% B；9.8～11.4 min，5% B。

质谱条件：ESI+。喷雾气：氮气，45 psi。源温度：300℃。鞘气流速：11 L/min。毛细管电压：3 500 V。喷嘴电压：500 V。其他质谱参数见表 3-6。

本法血浆的定量限为 0.5～10 ng/mL[10]。

表 3-6　新型苯二氮卓类物质质谱碎片离子和保留时间

| 化 合 物 | 前体离子（m/z） | FV(V) | 碎片离子（m/z） | CE(V) | 保留时间（min） |
|---|---|---|---|---|---|
| 3-OH-氟溴西泮 | 349.0 | 120 | 303.0 | 20 | 5.24 |
| | | | 273.0 | 28 | |

续　表

| 化 合 物 | 前体离子(*m/z*) | FV(V) | 碎片离子(*m/z*) | CE(V) | 保留时间(min) |
|---|---|---|---|---|---|
| | | | 194.0 | 45 | |
| 阿地那唑仑 | 352.0 | 75 | 58.2 | 17 | 3.63 |
| | 354.0 | | 58.2 | 15 | |
| 科纳唑仑 | 354.0 | 150 | 308.0 | 25 | 5.02 |
| | | | 280.0 | 35 | |
| | | | 326.0 | 22 | |
| 氯硝环丙甲西泮 | 370.0 | 90 | 316.0 | 17 | 7.01 |
| | | | 270.0 | 30 | |
| | | | 214.0 | 50 | |
| 氯唑仑 | 349.0 | 85 | 305.0 | 20 | 3.03 |
| | | | 140.0 | 38 | |
| | | | 165.0 | 37 | |
| 去氯依替唑仑 | 309.0 | 60 | 255.0 | 20 | 4.90 |
| | | | 280.0 | 20 | |
| | | | 240.0 | 40 | |
| 二氯西泮 | 319.0 | 75 | 154.0 | 27 | 6.47 |
| | | | 227.0 | 30 | |
| | | | 291.0 | 20 | |
| 依替唑仑 | 343.0 | 70 | 314.0 | 23 | 5.67 |
| | | | 289.0 | 23 | |
| | | | 274.0 | 42 | |
| 氟溴西泮 | 333.0 | 115 | 226.0 | 27 | 5.73 |
| | | | 184.0 | 30 | |
| | | | 179.0 | 50 | |
| 氟溴唑仑 | 371.0 | 75 | 292.0 | 25 | 5.35 |
| | | | 223.0 | 45 | |
| | | | 343.0 | 25 | |
| 甲氯西泮 | 330.0 | 145 | 284.0 | 23 | 5.89 |
| | | | 214.0 | 40 | |
| | | | 204.0 | 42 | |
| 咪替唑仑 | 329.0 | 65 | 275.0 | 25 | 5.47 |
| | | | 300.0 | 20 | |
| | | | 260.0 | 42 | |

| 化 合 物 | 前体离子($m/z$) | FV(V) | 碎片离子($m/z$) | CE(V) | 保留时间(min) |
|---|---|---|---|---|---|
| 尼福西泮 | 316.0 | 105 | 270.0 | 15 | 4.59 |
| | | | 298.0 | 10 | |
| | | | 224.0 | 25 | |
| 诺氟西泮 | 289.0 | 75 | 140.1 | 28 | 5.61 |
| | | | 226.0 | 26 | |
| | | | 165.0 | 27 | |
| 芬纳唑仑 | 349.0 | 140 | 206.0 | 35 | 5.97 |
| | | | 184.0 | 32 | |
| | | | 179.0 | 50 | |
| 匹伏西泮 | 371.0 | 70 | 269.0 | 5 | 7.87 |
| | | | 241.0 | 27 | |
| | | | 163.0 | 55 | |
| 吡拉唑仑 | 354.0 | 135 | 167.0 | 35 | 4.07 |
| | | | 206.0 | 30 | |
| | | | 285.0 | 20 | |

注: FV 为碎片电压( fragmentor voltage)。

（2）分析参考条件二（LC - HRMS）

色谱条件：YMC UltraHT Hydrosphere $C_{18}$柱( 100 mm×2.0 mm, 2.0 μm)前接 Hydrosphere $C_{18}$预柱。进样室温度：12℃。柱温：60℃。进样体积：2 μL。流动相：A 为 10 mmol/L 甲酸铵和 0.005%甲酸( pH 4.8)水溶液,B 为 10 mmol/L 甲酸铵和 0.005%甲酸( pH 4.8)的水 ：甲醇(10：90, V/V)溶液。梯度洗脱程序：0～0.50 min,4% B；0.51～2.45 min,50%～95% B；2.45～2.50 min,95% B；2.51～3.50 min,95%~4% B；洗脱液为甲酸：乙腈：水(5：900：95, V/V/V)溶液。

质谱条件：ESI+。喷雾电压：3 kV。毛细管温度：300℃。鞘气：60 AU。辅助气：18 AU。加热器温度：450℃。透镜电压：70 V。其他质谱参数见表3-7[11]。

表 3 - 7　新型苯二氮卓类物质的分子质量及质谱碎片离子

| 化 合 物 | 分子式 | 理论精确分子质量(M) | 前体离子($m/z$) | 定量离子对($m/z$) | 定性离子对($m/z$) | CE(V) |
|---|---|---|---|---|---|---|
| α-羟基阿普唑仑-$d_5$ | $C_{17}H_8^2H_5ClN_4O$ | 329.108 6 | 330.116 5 | – | – | – |
| α-羟基三唑仑-$d_4$ | $C_{17}H_8^2H_4Cl_2N_4O$ | 362.063 4 | 363.071 2 | – | – | – |
| 阿地那唑仑 | $C_{19}H_{18}ClN_5$ | 351.124 5 | 352.132 4 | 352.132 4>58.065 8 | 352.132 4>295.074 5 | 50 |

续　表

| 化　合　物 | 分子式 | 理论精确分子质量(M) | 前体离子(m/z) | 定量离子对(m/z) | 定性离子对(m/z) | CE(V) |
|---|---|---|---|---|---|---|
| 苯他西泮 | $C_{17}H_{16}N_2OS$ | 296.097 8 | 297.105 6 | 297.105 6>166.067 7 | 297.105 6>269.109 4 | 51 |
| 溴西泮 | $C_{14}H_{10}BrN_3O$ | 315.000 2 | 316.008 0 | 316.008 0>182.083 9 | 316.008 0>209.094 8 | 51 |
| 氯巴占 | $C_{16}H_{13}ClN_2O_2$ | 300.066 0 | 301.073 8 | 301.073 8>259.063 3 | 301.073 8>224.093 5 | 52 |
| 科纳唑仑 | $C_{17}H_{12}ClN_5O_2$ | 353.067 4 | 354.075 2 | 354.075 2>326.056 3 | 354.075 2>319.106 4 | 40 |
| 氯硝环丙甲西泮 | $C_{19}H_{16}ClN_3O_3$ | 369.087 5 | 370.095 3 | 370.095 3>316.048 4 | 370.095 3>302.045 3 | 46 |
| 去氯依替唑仑 | $C_{17}H_{16}N_4S$ | 308.109 0 | 309.116 8 | 309.116 8>255.095 1 | 309.116 8>276.136 7 | 41 |
| 二氯西泮 | $C_{16}H_{12}Cl_2N_2O$ | 318.032 1 | 319.039 9 | 319.039 9>227.049 6 | 319.039 9>154.041 8 | 55 |
| 艾司唑仑 | $C_{16}H_{11}ClN_4$ | 294.066 7 | 295.074 5 | 295.074 5>205.076 0 | 295.074 5>138.010 6 | 60 |
| 艾司唑仑-$d_5$ | $C_{16}H_6{}^2H_5ClN_4$ | 299.098 1 | 300.105 9 | 300.105 9>272.087 2 | | 60 |
| 依替唑仑 | $C_{17}H_{15}ClN_4S$ | 342.070 1 | 343.077 9 | 343.077 9>314.038 8 | 343.077 9>259.021 6 | 46 |
| 氟溴西泮 | $C_{15}H_{10}BrFN_2O$ | 331.995 5 | 333.003 3 | 333.003 3>226.088 9 | 333.003 3>183.975 1 | 55 |
| 氟溴唑仑 | $C_{17}H_{12}BrFN_4$ | 370.022 4 | 371.030 2 | 371.030 2>343.009 6 | 371.030 2>292.110 5 | 52 |
| 氟硝西泮-$d_7$ | $C_{16}H_5{}^2H_7FN_3O_3$ | 320.129 7 | 321.137 5 | 321.137 5>307.134 4 | | 50 |
| 氟硝唑仑 | $C_{17}H_{12}FN_5O_2$ | 337.097 0 | 338.104 8 | 338.104 8>338.104 8 | 338.104 8>310.086 1 | 40 |
| 诺氟西泮 | $C_{21}H_{23}ClFN_3O$ | 387.150 8 | 388.158 6 | 388.158 6>315.069 5 | 388.158 6>317.085 2 | 30 |
| 3-羟基氟溴西泮 | $C_{15}H_{10}BrFN_2O_2$ | 347.990 4 | 348.998 2 | 348.998 2>302.992 8 | 348.998 2>330.987 7 | 30 |
| 3-羟基芬纳唑仑 | $C_{15}H_{10}BrClN_2O_2$ | 363.960 9 | 364.968 7 | 364.968 7>318.963 2 | 364.968 7>273.002 2 | 51 |
| 凯他唑仑 | $C_{20}H_{17}ClN_2O_3$ | 368.092 2 | 369.100 1 | — | — | — |
| 凯他唑仑碎片 | $C_{16}H_{13}ClN_2O$ | 284.071 1 | 285.078 9 | 285.078 0>193.088 6 | 285.078 0>257.084 0 | 50 |
| 甲氯西泮 | $C_{16}H_{12}ClN_3O_3$ | 329.056 2 | 330.064 0 | 330.064 0>316.059 4 | 330.064 0>285.042 3 | 42 |
| 咪替唑仑 | $C_{16}H_{13}ClN_4S$ | 328.054 4 | 329.062 2 | 329.062 2>275.038 6 | 329.062 2>296.082 3 | 40 |
| 氟纳西泮 | $C_{15}H_{10}FN_3O_3$ | 299.070 1 | 300.077 9 | 300.077 9>198.071 4 | 300.077 9>225.081 5 | 60 |
| 尼福西泮 | $C_{15}H_{10}FN_3O_4$ | 315.065 0 | 316.072 8 | 316.072 8>298.062 3 | 316.072 8>270.067 3 | 26 |
| 尼美西泮 | $C_{16}H_{13}N_3O_3$ | 295.095 1 | 296.103 0 | 296.103 0>221.107 3 | 296.103 0>268.108 1 | 48 |
| 硝基唑仑 | $C_{17}H_{13}N_5O_2$ | 319.106 4 | 320.114 2 | 320.114 2>292.095 5 | 320.114 2>198.090 0 | 48 |
| 去甲地西泮-$d_5$ | $C_{15}H_6{}^2H_5ClN_2O$ | 275.086 8 | 276.094 7 | 276.094 7>213.130 9 | | 50 |
| 奥沙西泮-$d_5$ | $C_{15}H_6{}^2H_5ClN_2O_2$ | 291.081 7 | 292.089 6 | 292.089 6>246.084 1 | | 40 |
| 芬纳唑仑 | $C_{15}H_{10}BrClN_2O$ | 347.966 0 | 348.973 8 | 348.973 8>183.975 1 | 348.973 8>242.059 3 | 47 |
| 匹伏西泮 | $C_{20}H_{19}ClN_2O_3$ | 370.107 9 | 371.115 7 | 371.115 7>269.047 6 | 371.115 7>241.052 4 | 15 |
| 普拉西泮 | $C_{19}H_{17}ClN_2O$ | 324.102 4 | 325.110 2 | 325.110 2>271.063 3 | 325.110 2>208.099 5 | 52 |
| 吡拉唑仑 | $C_{16}H_{12}BrN_5$ | 353.027 1 | 354.034 9 | 354.034 9>167.072 2 | 354.034 9>206.083 5 | 52 |
| 四氢西泮-$d_5$ | $C_{16}H_8{}^2H_5ClN_2O_2$ | 305.097 4 | 306.105 2 | 306.105 2>288.094 7 | | 40 |
| 四氢西泮 | $C_{16}H_{17}ClN_2O$ | 288.102 4 | 289.110 2 | 289.110 2>169.088 7 | 289.110 2>117.057 6 | 68 |

本法尿液的检出限范围为 1~50 ng/mL。

（3）分析参考条件三（LC-MS/MS）

色谱条件：Kinetex Biphenyl 柱（150 mm×2.1 mm，1.7 μm），前接 Security Guard MLTRA Cartridges UHPLC Biphenyl 2.1 mm ID 预柱，柱温 40℃。流动相：A 为含 5%乙腈、0.1%甲酸的水溶液，B 为含 5%水、0.1%甲酸的乙腈溶液。梯度洗脱程序：初始 5% B，16.5 min 线性增长至 100% B，30 min 后回到初始，保持 2.9 min。流速：0.3 mL/min。进样量：2 μL。

质谱条件：ESI+。源温度：500℃。气帘气：20 psi。碰撞气：高。喷雾电压：5 500 V。GS1 和 GS2 均为 50 psi。新型苯二氮卓类物质和临床使用的苯二氮卓类药物的质谱碎片离子信息见表 3-8。该方法生活污水中定量限为 0.5~300 ng/L[13]。

表 3-8　新型苯二氮卓类物质、临床使用的苯二氮卓类药物和
内标的质谱碎片离子、保留时间

| 目　标　物 | 保留时间<br>（min） | 前体离子<br>（m/z） | 碎片离子<br>（m/z） | CE<br>（V） | 内　　　标 |
|---|---|---|---|---|---|
| 7-氨基氯硝西泮 | 6.83 | 286.1 | 221.0<br>250.2 | 33<br>35 | 7-amino clonazepam-d₄ |
| 7-氨基尼美西泮 | 6.57 | 266.1 | 135.1<br>208.1 | 38<br>38 | diazepam-d₅ |
| α-羟基阿普唑仑 | 9.59 | 325.1 | 296.9<br>216.2 | 37<br>40 | alpha-hydroxy alprazolam-d₅ |
| 阿普唑仑 | 10.19 | 309.1 | 281.0<br>205.1 | 37<br>40 | alprazolam-d₅ |
| 氯硝西泮 | 10.22 | 316.1 | 270.1<br>241.2 | 31<br>37 | clonazepam-d₄ |
| 地洛西泮 | 10.56 | 305.0 | 140.0<br>206.1 | 45<br>45 | lorazepam-d₄ |
| 去氯依替唑仑 | 9.91 | 309.1 | 255.1<br>280.1 | 35<br>35 | etizolam-d₃ |
| 地西泮 | 11.05 | 285.1 | 193.2<br>222.1 | 38<br>38 | diazepam-d₅ |
| 二氯西泮 | 11.49 | 319.0 | 227.1<br>154.1 | 38<br>38 | diazepam-d₅ |
| 依替唑仑 | 10.83 | 343.0 | 314.0<br>289.1 | 38<br>38 | etizolam-d₃ |

续　表

| 目　标　物 | 保留时间<br>(min) | 前体离子<br>(m/z) | 碎片离子<br>(m/z) | CE<br>(V) | 内　标 |
|---|---|---|---|---|---|
| 氟溴西泮 | 10.40 | 332.9 | 226.2<br>184.0 | 42<br>40 | etizolam－$d_3$ |
| 氟硝西泮 | 10.75 | 314.1 | 239.1<br>268.1 | 38<br>33 | flunitrazepam－$d_7$ |
| 劳拉西泮 | 9.86 | 321.0 | 275.2<br>229.0 | 30<br>30 | lorazepam－$d_4$ |
| 氯甲西泮 | 10.79 | 335.0 | 289.0<br>262.0 | 26<br>26 | temazepam－$d_5$ |
| 甲氯西泮 | 10.81 | 330.0 | 284.0<br>214.1 | 38<br>38 | oxazepam－$d_5$ |
| 咪达唑仑 | 8.91 | 326.1 | 291.1<br>249.1 | 33<br>38 | alprazolam－$d_5$ |
| 尼美西泮 | 10.83 | 296.0 | 250.2<br>221.0 | 38<br>38 | temazepam－$d_5$ |
| 硝西泮 | 9.82 | 282.0 | 236.1<br>181.1 | 38<br>38 | nitrazepam－$d_5$ |
| 奥沙西泮 | 9.76 | 287.1 | 241.1<br>231.1 | 21<br>30 | oxazepam－$d_5$ |
| 吡唑仑 | 8.78 | 354.0 | 206.1<br>167.1 | 38<br>38 | alprazolam－$d_5$ |
| 喹硫平 | 8.76 | 384.3 | 253.0<br>279.2 | 26<br>30 | oxazepam－$d_5$ |
| 替马西泮 | 10.66 | 301.1 | 255.0<br>282.9 | 21<br>24 | temazepam－$d_5$ |
| 7-氨基氯硝西泮-$d_4$ | 6.77 | 290.1 | 226.1 | 33 | |
| α-羟基阿普唑仑-$d_5$ | 9.58 | 330.1 | 302.1 | 34 | |
| 阿普唑仑-$d_5$ | 10.19 | 314.1 | 286.0 | 36 | |
| 氯硝西泮-$d_4$ | 10.22 | 320.1 | 274.1 | 38 | |
| 地西泮-$d_5$ | 11.05 | 290.0 | 198.1 | 36 | |
| 依替唑仑-$d_3$ | 10.81 | 346.0 | 292.1 | 38 | |
| 氟硝西泮-$d_7$ | 10.75 | 321.1 | 246.1 | 36 | |
| 劳拉西泮-$d_4$ | 9.86 | 325.0 | 233.1 | 28 | |
| 甲氯西泮-$d_3$ | 10.80 | 333.0 | 287.0 | 40 | |
| 硝西泮-$d_5$ | 9.76 | 287.0 | 241.1 | 37 | |
| 奥沙西泮-$d_5$ | 9.73 | 292.0 | 246.1 | 23 | |
| 替马西泮-$d_5$ | 10.62 | 306.1 | 260.2 | 21 | |

（4）分析参考条件四(GC－MS/MS)

色谱条件：DB－5MS 毛细管柱（30 m×0.32 mm,0.25 μm）。梯度洗脱程序：100℃（2 min），以 20℃/min 升至 200℃，再以 10℃/min 升至 300℃，保持 3 min。载气：氦气。流速：1.2 mL/min。进样口温度：260℃。

质谱条件：源温度：230℃。质谱分析器温度：150℃。进样量：1 μL。四种新型苯二氮卓类物质的质谱碎片信息见表 3－9[15]。

表 3－9　新型苯二氮卓类物质的 GC－MS/MS 质谱碎片信息

| 目　标　物 | 离子对( $m/z$ ) | CE( eV) |
|---|---|---|
| 二氯西泮 | 317>282 | 15 |
|  | 290>255 | 15 |
|  | 255>165 | 25 |
| 氟溴西泮 | 332>304 | 5 |
|  | 315>287 | 20 |
|  | 305>209 | 20 |
| 芬纳唑仑 | 350>315 | 15 |
|  | 315>209 | 25 |
|  | 75>74 | 25 |
| 依替唑仑 | 342>313 | 5 |
|  | 313>272 | 15 |
|  | 266>251 | 10 |

尿液中四种新型苯二氮卓类物质的方法定量限为 3.5～10 ng/mL。

以上方法均是基于已知目标物的常规筛选分析方法。由于新精神活性物质在不断变化，未知结构的物质层出不穷，因此需要先鉴定其化学结构。高分辨质谱超高的质量分辨率和精确分子质量测定功能，结合一级、二级谱库匹配及同位素离子丰度比，在未知物鉴定分析中表现出强大的优势。

新型苯二氮卓类物质与传统的苯二氮卓类药物结构相似，可能存在苯二氮卓类物质母环结构的类似物、类似质谱破裂途径的结构异构体。尿液中苯二氮卓类药物免疫筛查技术目前已经非常成熟，新型苯二氮卓类物质具有类似的化学结构，可导致免疫筛查结果阳性。Bergstrand[11]针对苯二氮卓类药物免疫筛查结果呈阳性而采用 LC－MS/MS 未检出常见苯二氮卓类药物的尿液样品，进一步筛查，结果40%样品中发现含有一种或多种新型苯二氮卓类物质。鉴定实践中对于免疫筛查呈阳性的，应扩大筛选范围，目标化合物应覆盖苯二氮卓类药物及新型苯二氮卓类物质。例如，Mei[16]通过扩大新型苯二氮卓类筛选范围，对三年前的 5 例死亡案进行重新鉴定,结果又发现了新目标物(表3-10)。此外,某些新型苯二氮䓬类物质存在同分异构体,所建、所用方法应尽可能有良好的色谱分离,如二氯西泮和4-氯地西泮,GC-MS具有相同的碎片离子,但可通过色谱保留时间加以区分。采用自建方法的定性确认应严格按照《法医毒物有机质谱定性分析通则》(SF/Z JD0107019—2018)实施。

**表3-10　筛选范围扩大后新检出的苯二氮䓬类新精神活性物质**

| 案　例 | 原 分 析 结 果 | 新增加化合物 |
|---|---|---|
| 1(心血) | 劳拉西泮 13 ng/mL<br>依替唑仑 检出 | 地洛西泮 68 ng/mL<br>二氯西泮 <1 ng/mL<br>氟溴唑仑 40 ng/mL |
| 2(外周血) | 依替唑仑检出 | 地洛西泮 1.1 ng/mL |
| 3(外周血) | 地西泮 458 ng/mL<br>去甲西泮 1 106 ng/mL<br>依替唑仑 56 ng/mL<br>劳拉西泮 12 ng/mL<br>奥沙西泮 29 ng/mL<br>替马西泮 38 ng/mL | 地洛西泮 68 ng/mL |
| 4(外周血) | 7-氨基氯硝西泮　1.3 ng/mL<br>依替唑仑 15 ng/mL | 科纳唑仑 1.1 ng/mL |
| 5(外周血) | 阿普唑仑 171 ng/mL<br>α-羟基阿普唑仑 5.1 ng/mL<br>劳拉西泮 1.4 ng/mL | 地洛西泮 5.3 ng/mL<br>氟阿普唑仑 1.94 ng/mL |

苯二氮䓬类药物及其类似物新型苯二氮䓬类物质可能互为前体物质或者代谢物,如二氯西泮的主要代谢物包括地洛西泮、氯甲西泮和劳拉西泮,而地洛西泮、氯甲西泮和劳拉西泮本身又可作为药物使用。故鉴定实践中进行结果解释或出具鉴定意见时需特别注意。

笔者实验室对一起实际案例中查获的乳白色液体进行未知物鉴别。乳白色液体提取后首先经液相色谱-四极杆-轨道阱质谱仪(LC-QE)分析,在 2.7 min 处出现明显色谱峰,特征质谱离子为 $m/z$ 319.039 0、321.035 9、323.032 3,应为同位素离子峰簇,峰簇的离子丰度比约为9:6:1,推测含有两个氯原子。限定结构式含两个氯原子,质量误差小于 $5×10^{-6}$,以精确质量数使用 Xcalibur 检索,发现元素组成

为 $C_{14}H_{11}Cl_2N_5$、$C_{16}H_{13}Cl_2N_2O$。

经 $^1H$ - NMR 分析可见 10 组峰：3.81，3.84( d，$^1H$ )；4.89，4.92( d，$^1H$ )；7.03，7.04( d，$^1H$ )；7.50，7.51，7.52，7.53( dd，$^1H$ )；7.29，7.31( d，$^1H$ )；7.37~7.39( m，$^1H$ )；7.40~7.42( m，$^1H$ )；7.37~7.47( m，$^1H$ )；7.43~7.47( m，$^1H$ )；3.43( s，$^3H$ )。质子总个数为 12，排除 $C_{14}H_{10}Cl_2N_5$，元素组成应为 $C_{16}H_{12}Cl_2N_2O$，精确质量数为 318.032 1，平均分子量为 319.185。

采用 GC - MS 分析时，在 11.16 min 有一碎片离子为 $m/z$ 318、$m/z$ 290、$m/z$ 283、$m/z$ 255 的色谱峰。经美国国家标准与技术研究院( National Institute of Standards and Technology，NIST)质谱库检索，匹配度最高的化合物为 7 - chloro -5 - ( 4 - chlorophenyl)- 1 - methyl - 1,3 - dihydro - $2H$ - 1,4 - benzodiazepin - 2 - one( 即 4 -氯地西泮)，但匹配度只有 66%。此外，该化合物与地西泮具有相同的特征碎片离子 $m/z$ 283、$m/z$ 255，而分子离子峰 $m/z$ 318 与 $m/z$ 283 质量数相差 35( 一个氯原子)，进一步说明可能为一个氯原子取代的地西泮。由此推断该可疑化合物为 4 -氯地西泮的同分异构体，仅是氯的取代位置不一样。

为进一步确认其结构，购买二氯西泮和 4 -氯地西泮对照品，进行 GC - MS 分析。两种化合物虽然有相同的碎片离子，质谱图分别见图 3 - 12 和图 3 - 13，但保留时间不同，分别为 11.16 min 和 11.92 min。该案中可疑化合物与二氯西泮具有相同的特征碎片离子，两者的保留时间误差小于 1%，并且其 $^1H$ - NMR 结果与文献中二氯西泮相一致。因此，最终确认，该案乳白色液体中检出二氯西泮成分。

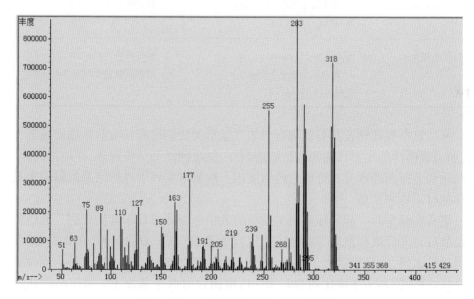

图 3 - 12　二氯西泮的 GC - MS 质谱图

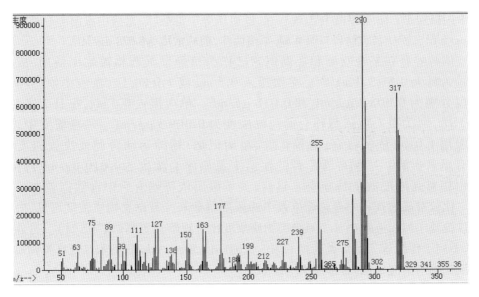

图 3 - 13　4 -氯地西泮的 GC - MS 质谱图

因此,对于新出现的完全未知化合物,可运用 HRMS、GC - MS、NMR 等多手段进行解析,最后购买对照品,按照有机质谱定性规则确定。

# 第四节　结 果 评 价

新型苯二氮卓类物质的分析和结果评价面临着许多挑战。由于新出现物质,对照品难以获得,其药理、药动学数据匮乏,体内主要代谢物、检出时限未知,也难以建立实验室通用的分析阈值。

## 一、分析结果

目前,新型苯二氮卓类物质的药代动力学研究甚少,很难将生物检材中的浓度与中毒程度联系起来,因此,每一个阳性案件的数据积累非常重要。

1. 中毒案例

血液中新型苯二氮卓类物质的数据缺乏。氟溴唑仑具有镇静作用,可持续数天。摄入 0.5 mg 氟溴唑仑后即有强镇静作用,药峰浓度为 0.008 6 μg/mL。有一中毒案件中,使用者在住院前 48 h 和住院前 19 h,分别服用氟溴唑仑 2.0 mg 和3.0 mg,出现深度昏迷,最后一次摄入 19 h 后的血清氟溴唑仑浓度为 0.059 μg/mL。某中毒案件中,当事人摄入 3.0 mg 氟溴唑仑出现昏迷、低血压等中毒症状,血清中氟溴唑仑浓度为 43 ng/mL[17]。一名志愿者口服 4 mg 氟溴西泮,药峰浓度为 0.078 μg/mL。

依替唑仑在某些欧洲和亚洲国家已作为镇静催眠药物被临床使用,成人剂量为每天 0.5~3.0 mg[18]。单次摄入 0.5 mg 或 1.0 mg 后,血液中依替唑仑浓度分别为 0.008 3 μg/mL 和 0.018 μg/mL。单次摄入 0.5 mg,每日 2 次,连续 1 周,末次摄入后依替唑仑的药峰浓度为 0.009 3 μg/mL。一项研究中,单次服用 1.0 mg 依替唑仑,对警觉性、短期记忆、精神运动协调或决策速度等没有显著影响。一例昏睡患者的血清中氯硝唑仑浓度为 0.010 μg/mL,同时检出相对高浓度的依替唑仑。目前,关于服用依替唑仑后中毒数据较少。

比较常规筛查和中毒急诊抢救中的尿液新型苯二氮卓类物质浓度可见,中毒急诊抢救中的尿液新型苯二氮卓类物质浓度比常规筛查更高(表 3-11)。另外建议,不同于传统苯二氮卓类药物的尿液检测阈值 50 ng/mL,新型苯二氮卓类物质的尿液检测阈值应更低,可采用 10 ng/mL。

表 3-11　尿液中新型苯二氮卓类物质的浓度

| 物　质 | 浓度(ng/mL)<br>(常规筛查尿液) | 阳性样品数<br>(常规筛查尿液) | 浓度(ng/mL)<br>(中毒急诊抢救尿液) | 阳性样品数<br>(中毒急诊抢救尿液) |
| --- | --- | --- | --- | --- |
| 科纳唑仑 | | | 10~132 | 8 |
| 去氯依替唑仑 | | | 5 | 1 |
| 二氯西泮 | | | 8 | 1 |
| 依替唑仑 | | | 40~1 000 | 5 |
| 氟溴西泮 | 5 | 1 | 5~89 | 11 |
| 氟溴唑仑 | 15~61 | 6 | 5~1 082 | 52 |
| 氟硝唑仑 | 5~121 | 24 | | |
| 3-羟基氟溴西泮 | 191~410 | 2 | 90~11 580 | 10 |
| 3-羟基芬纳唑仑 | 84~16 549 | 5 | 258~12 090 | 5 |
| 甲氯西泮 | | | 5~126 | 10 |
| 咪替唑仑 | 5~14 | 3 | 8 | 1 |
| 尼福西泮 | 149 | 1 | 973~3 635 | 2 |
| 吡拉唑仑 | | | 6~1 995 | 11 |

**2. 死亡案例**

在 2 例仅服用芬纳唑仑的中毒死亡案件中,血液中浓度分别为 1.2 μg/mL 和 1.6 μg/mL。54 例芬纳唑仑混合其他物质中毒死亡案例,血液中芬纳唑仑浓度为 0.002~0.9 μg/mL(中位数 0.10 μg/mL)[19]。

在 27 例芬纳西泮中毒死亡案例中,心血、锁骨下动脉血、玻璃体液、尿液、肌肉、脑组织和肝脏组织中芬纳西泮浓度中位值(范围)分别为 0.086 μg/mL(0.014~0.310 μg/mL)、0.039 μg/mL(0.016~0.270 μg/mL)、0.013 μg/mL(0.007~0.054 μg/mL)、

0.016 μg/mL(0.007~0.049 μg/mL)、0.166 μg/g(0.034~0.469 μg/g)、0.325 μg/g(0.065~1.013 μg/g)和 0.584 μg/g(0.099~2.125 μg/g)[14]。芬纳西泮在肌肉中的浓度高于在血液中的浓度,在玻璃体液中的浓度最低。该数据中仅检测芬纳西泮原形,尿液中浓度相对较低。由于尿液中以代谢物为主,需要同时分析原形及其代谢物。Crichton[14]又对 2 例中毒死亡案例的检材同时分析,结果见表 3-12,比例可清楚提示原形在血液中为主,而尿液中以代谢物为主。

表 3-12　两个中毒死亡案例中的原形及其代谢物浓度和比例

| 案例 | 案例1 | | | 案例2 | | |
|---|---|---|---|---|---|---|
| 检材 | 芬纳西泮（μg/mL） | 3-羟基芬纳西泮（μg/mL） | 芬纳西泮：3-羟基芬纳西泮 | 芬纳西泮（μg/mL） | 3-羟基芬纳西泮（μg/mL） | 芬纳西泮：3-羟基芬纳西泮 |
| 外周血 | 0.97 | 0.17 | 5.7 | 1.64 | 0.43 | 3.8 |
| 心血 | 1.43 | 0.28 | 5.1 | 1.24 | 0.321 | 3.7 |
| 尿液 | 0.55 | 3.52 | 0.16 | 0.08 | 0.19 | 0.42 |

**3. 交通事故案例**

Heide[18]建立血液中新型苯二氮卓类物质的测定方法,选择接近或高于方法最低定量限作为阈值,分别为:氯硝唑仑 0.001 4 μg/mL,二氯西泮 0.001 6 μg/mL,依替唑仑 0.014 μg/mL,氟阿普唑仑 0.001 6 μg/mL,氟溴西泮 0.003 3 μg/mL,氟溴唑仑 0.000 37 μg/mL 和芬纳西泮 0.001 7 μg/mL。在 2016 年 6 月 1 日至 2019 年 9 月 30 日期间,挪威发生的交通事故或其他刑事犯罪案例中,活体者血液中呈阳性 554 例,中毒死亡者血液中呈阳性共 21 例,血液浓度见表 3-13。

表 3-13　实际案例中新型苯二氮卓类物质血液浓度

| 物　　　质 | 活　　体 | | | 死　　亡 | | |
|---|---|---|---|---|---|---|
| | 案例数 | 最低浓度（μg/mL） | 最高浓度（μg/mL） | 案例数 | 最低浓度（μg/mL） | 最高浓度（μg/mL） |
| 科纳唑仑 | 22 | 0.001 7 | 0.053 | | | |
| 二氯西泮 | 334 | 0.001 6 | 0.25 | 13 | 0.001 8 | 0.032 |
| 依替唑仑 | 40 | 0.015 | 0.30 | 2 | 0.022 | 0.029 |
| 氟阿普唑仑 | 10 | 0.003 3 | 0.056 | | | |
| 氟溴西泮 | 5 | 0.007 0 | 0.70 | | | |
| 氟溴唑仑 | 20 | 0.000 4 | 0.036 | 1 | 0.052 | 0.052 |
| 芬纳唑仑 | 138 | 0.001 8 | 0.85 | 5 | 0.005 1 | 0.052 |

交通事故案例中,血液中新型苯二氮卓类物质损伤行为能力明显,见表 3 - 14[18]。由表可见,新型苯二氮卓类物质经常与其他滥用物质混合使用。

**表 3 - 14　挪威交通事故案件中血液新型苯二氮卓类物质与行为能力损伤程度数据**

| 序号 | 年龄(岁) | 检出物质 | 浓度(μg/mL) | 损伤程度 | 其 他 检 出 物 质 |
|------|----------|----------|-------------|----------|-------------------|
| 1 | 25~29 | 二氯西泮 | 0.061 | 中等受损 | 乙醇 0.053 mg/mL |
| 2 | 35~39 | 二氯西泮 | 0.048 | 严重受损 | |
| 3 | 30~34 | 二氯西泮 | 0.045 | 中等受损 | 乙醇 0.084 mg/mL |
| 4 | 20~24 | 二氯西泮 | 0.035 | 轻度受损 | 劳拉西泮 * 0.014 μg/mL |
| 5 | 25~29 | 二氯西泮 | 0.035 | 严重受损 | 四氢大麻酚 0.001 1 μg/mL |
| 6 | 20~24 | 二氯西泮 | 0.032 | 中等受损 | |
| 7 | 30~34 | 二氯西泮 | 0.032 | 未受损 | 劳拉西泮 0.012 μg/mL |
| 8 | <20 | 二氯西泮 | 0.019 | 中等受损 | |
| 9 | 45~49 | 二氯西泮 | 0.016 | 中等受损 | 劳拉西泮 0.063 μg/mL |
| 10 | 30~34 | 二氯西泮 | 0.014 | 中等受损 | |
| 11 | 50~54 | 二氯西泮 | 0.011 | 中等受损 | 硝西泮 0.017 μg/mL |
| 12 | 20~24 | 二氯西泮 | 0.008 9 | 未受损 | |
| 13 | 30~34 | 二氯西泮 | 0.007 7 | 未受损 | |
| 14 | 20~24 | 二氯西泮 | 0.007 7 | 轻度受损 | 四氢大麻酚 0.000 7 μg/mL |
| 15 | 35~39 | 二氯西泮 | 0.005 4 | 未受损 | |
| 16 | 20~24 | 二氯西泮 | 0.005 1 | 轻度受损 | |
| 17 | 25~29 | 依替唑仑 | 0.21 | 轻度受损 | |
| 18 | <20 | 依替唑仑 | 0.12 | 轻度受损 | 曲马多 0.071 μg/mL |
| 19 | 40~44 | 依替唑仑 | 0.11 | 严重受损 | |
| 20 | 35~39 | 氟阿普唑仑 | 0.015 | 严重受损 | 曲马多 0.065 μg/mL |
| 21 | 20~24 | 氟溴西泮 | 0.007 0 | 未受损 | 苯丙胺 0.040 μg/mL |
| 22 | 20~24 | 芬纳唑仑 | 0.26 | 中等受损 | 四氢大麻酚 0.000 7 μg/mL |
| 23 | 20~24 | 芬纳唑仑 | 0.17 | 中等受损 | |
| 24 | <20 | 芬纳唑仑 | 0.12 | 未受损 | |
| 25 | 40~44 | 芬纳唑仑 | 0.012 | 轻度受损 | |

＊ 二氯西泮在体内代谢可生成劳拉西泮。

血液中二氯西泮浓度高于 0.01 μg/mL 时则损伤行为能力风险很高[17]。该挪威实验室在 2016 年亦做过相关统计分析。77 例案件的阳性血液中,氟溴唑仑的浓度为 0.48~100 ng/mL( $n=25$ ),氟溴西泮的浓度为 4.7~1 200 ng/mL( $n=24$ ),二氯西泮的浓度为 2.1~57 ng/mL( $n=15$ ),科纳唑仑的浓度为 1.9~11 ng/mL( $n=7$ ),吡拉唑仑的浓度为 7.4 ng/mL( $n=1$ )[20]。

氟阿普唑仑当前滥用问题较为突出。在美国加利福尼亚州交通事故案件中,被逮捕司机的血液中氟阿普唑仑检出达 123 例,血液浓度为 0.005~0.15 μg/mL。

芬纳唑仑在俄罗斯已应用于临床治疗焦虑,成人剂量为每次 0.5 mg,2~3 次/天。口服 3 mg 或者 5 mg 芬纳唑仑,药峰浓度分别为 0.024 μg/mL 和 0.038 μg/mL[18]。一名被逮捕的司机出现严重的精神恍惚、运动障碍、口齿不清等症状,血液中仅检出芬纳唑仑,浓度为 0.076 μg/mL。一例医院急救案例,一名男子出现神志不清、迷失方向等症状,血清中芬纳唑仑浓度为 0.49 μg/mL,未检出其他药物。美国佐治亚州被逮捕的肇事司机中有 23 例检出芬纳唑仑,血液浓度为 0.04~3.2 μg/mL。荷兰被逮捕的司机中有 141 例检出芬纳唑仑,血液浓度为 0.004~3.6 μg/mL[18]。

4. 毛发等其他新型生物检材

目前,毛发中新型苯二氮䓬类物质的阳性数据甚少。中毒死亡案例中,一例依替唑仑浓度为 0.053 ng/mg;一例吡拉唑仑浓度为 0.056 ng/mg[21]。一成人服用 0.5 mg 氟溴唑仑,2 周后采集的贴跟头发中氟溴唑仑浓度为 0.6 pg/mg[22]。

某 54 岁健康成人,口服 2.0 mg 的咪替唑仑,8 h 后唾液中浓度低于 1.0 ng/mL;72 h 汗液贴中浓度可至 186 pg/片,4 天、10 天的胡须中浓度分别为 0.73 pg/mg 和 0.28 pg/mg,3 周后头发中浓度为 0.27 pg/mg[23]。

5. 生活污水

2019 年 11 月至 2020 年 1 月,通过分析南澳大利亚州四个城市污水处理厂的生活污水发现,区域覆盖人群除了使用地西泮、阿普唑仑、喹硫平外,与 2019 年 12 月初相比,在 2020 年新年节日期间,有明显的依替唑仑消费,约为 1.0 mg/(千人·天),同时检出氯甲西泮和劳拉西泮成分,氯甲西泮在当地未临床使用。该结果引起当地关注,并且与禁毒机构掌握的依替唑仑成为阿普唑仑的非法替代品趋势相吻合[13]。

## 二、案例评析

**案例一:** 某 26 岁女性因怀疑服用科纳唑仑入院,其因患急性支气管炎持续咳嗽,自述入院 4 h 前服用 10 mg 科纳唑仑,超过推荐剂量 20 倍。入院约 4 h 后患者处于深度昏迷状态,肺部啰音。服药后 12 h(入院后 8 h),患者仍处于深度睡眠状态。用药后 24 h 患者神志清醒,病情好转。经毒物分析,患者在服药后 4 h、8 h 和 12 h 血液中科纳唑仑浓度分别为 0.077 μg/mL、0.015 μg/mL 和 0.009 μg/mL[24]。

**案例二:** 某 20 岁女性涉交通事故。警察到现场后发现该女子无法保持平衡,并在车内发现了大麻疑似物。1.75 h 后抽血。经毒物分析,血液中依替唑仑浓度为 88 ng/mL,同时检出四氢大麻酚,浓度为 11 ng/mL[25]。

**案例三:** 某 17 岁男子因驾车未能正常直行行驶,驾驶速度明显过低而显异常。警官询问时发现该男子行动迟缓,反应迟钝,口齿不清,眼睛充血,昏昏欲睡。其自称并无饮酒,并多次改变是否使用过药物的陈述,最终承认服用了阿普唑仑。

事发后约1.5 h抽血,约2 h收集尿液。经毒物分析,尿液苯二氮卓类药物免疫筛选呈阳性,血液中检出氟溴唑仑,浓度为17 ng/mL,同时检出四氢大麻酚,浓度为6.1 ng/mL[25]。

**案例四**:某31岁男性被发现死亡,有吸毒史,身体附近有注射针筒等和几个小塑料袋,这些塑料袋标签上显示不同的新型苯二氮卓类物质(去氯依替唑仑、二氯西泮、吡拉唑仑等)。尸检显示多器官充血,未发现与死亡有关的自然疾病或创伤、损伤。估计死亡和被发现之间的时间间隔小于48 h。尸检采集股动脉血液和尿液。血液中检出去氯依替唑仑,浓度为11 ng/mL,但尿液中去氯依替唑仑浓度低于定量限;同时,虽然血液中未检出二氯西泮,但尿液中检出其代谢物氯甲西泮和劳拉西泮浓度分别为258 ng/mL和115 ng/mL。未检出其他毒药物成分[6]。

**评析**:新型苯二氮卓类物质药理作用强,使用剂量小,常与其他毒品或药物同时使用。尿液是非常有价值的检材,样品前处理时水解步骤是必要的。因此,实验室应关注新精神活性物质滥用趋势,不断扩大筛选范围,同时分析原形物质及其代谢物。

**参 考 文 献**

第三章参考文献

# 第四章　合成卡西酮类新精神活性物质

卡西酮(cathinone)属于单胺类生物碱,又被称为 β-酮基苯丙胺(β-keo-amphetamine),化学名为 2-氨基-1-苯基-1-丙酮。卡西酮是阿拉伯茶中的主要精神活性物质,卡西酮结构不稳定,树叶被摘下后会迅速分解。阿拉伯茶中卡西酮的含量因种植地区、植物品种、收获时间或储存方式而不同。卡西酮的分子结构及药理作用与苯丙胺类物质相似,可以产生欣快作用,但与苯丙胺类物质相比,卡西酮类物质具有更高的多巴胺能活性。这意味着卡西酮类物质会导致更强的依赖性。合成卡西酮类新精神活性物质是一类基于卡西酮结构开发的人工合成物,其在苯环 β 位碳原子上多一个酮基结构,属于新精神活性物质中的一类。20 世纪 20 年代末首次合成了甲卡西酮,最初用于抑制食欲和抗抑郁,但由于其具有极强的成瘾性而被撤下市场;1991 年,甲卡西酮因滥用被列入联合国《精神药物公约》[1]。21 世纪初合成卡西酮类物质进入毒品市场并迅速广泛传播,甲卡西酮的别号为"第一代",在 21 世纪初通过互联网,在欧洲和日本市场上以"合法兴奋剂"的噱头进行营销。2007 年,4-甲基卡西酮是欧洲滥用最多的药物[2]。目前在欧美国家,4-甲基甲卡西酮(4-MMC)、3,4-亚甲二氧基甲卡西酮(methylone)和亚甲基二氧吡咯戊酮(MDPV)是被滥用最频繁的合成卡西酮类物质。合成卡西酮类物质在毒品市场上也被称为"浴盐"、"植物肥料"和"僵尸药水",为逃避监管常在包装上标"不供人类食用"。而"水蛭征服者"、"司机魅力"、"沙子添加剂"和"坐浴盆清新剂"是合成卡西酮类物质在市场上的新名字。这些制剂含有两种或两种以上卡西酮衍生物,以及其他类型的新精神活性物质。

## 第一节　概　　述

### 一、滥用与管制情况

目前,世界各国已出台相应的法律法规对各种合成卡西酮类物质进行列管。2010 年版、2013 年版的《精神药品品种目录》,以及在 2015 年、2018 年发布的《非药用类麻醉药品和精神药品列管办法》中明确将该类物质列入管制。

  合成卡西酮类物质按其结构特点可以分四类：$N$-烷基卡西酮类衍生物（如 4-MMC）、$N$-吡咯烷卡西酮衍生物（如 α-PVP、α-PBP）、3,4-亚甲二氧基 $N$-烷基卡西酮类衍生物（如 bk-MBDP）、3,4-亚甲二氧基 $N$-吡啶环卡西酮类衍生物（如 MDPV）。根据 UNODC《2018 年世界毒品报告》，截至 2017 年底已发现的合成卡西酮类物质种类达 148 种。部分卡西酮类衍生物见表 4-1[3, 4]。根据结构中的手性碳原子，合成卡西酮类物质分为 R 和 S 两种异构体。研究资料表明，左旋 S(−)卡西酮的作用效果大于右旋 S(+)卡西酮。

表 4-1　部分卡西酮衍生物

| 中　文　名 | 别　　名 | 结　　构 | 分子量 |
|---|---|---|---|
| 4-三氟甲基甲基卡西酮 | 4-TFMMC | | 229.7 |
| 4-氟甲卡西酮 | flephedrone，4-FMC | | 181.2 |
| 甲卡西酮 | methcathinone，ephedrone | | 163.2 |
| 2-甲基甲卡西酮 | 2-MMC | | 177.2 |
| 3-甲基甲卡西酮 | 3-MMC | | 177.2 |
| 4-甲基甲卡西酮 | mephedrone，4-MMC | | 177.2 |
| 4-甲基-$N,N$-二甲卡西酮 | $N$-methylmephedrone | | 193.2 |

续　表

| 中　文　名 | 别　　名 | 结　　构 | 分子量 |
|---|---|---|---|
| 4-甲基乙卡西酮 | 4-MEC | | 191.3 |
| 3-氯-N-叔丁基卡西酮 | bupropion | | 239.7 |
| 4-甲氧基甲卡西酮 | methedrone | | 193.2 |
| 3,4-亚甲二氧基甲卡西酮 | methylone, bk-MDMA | | 207.2 |
| 2-甲氨基-1-[3,4-(亚甲二氧基)苯基]-1-丁酮 | butylone, bk-MBDB | | 221.2 |
| 1-[3,4-(亚甲二氧基)苯基]-2-乙氨基-1-丁酮 | eutylone, bk-EBDB | | 235.2 |
| 4-甲基-N-苯基-卡西酮 | benzedrone, 4-MBC | | 253.3 |
| 亚甲基二氧吡咯戊酮 | MDPV | | 275.3 |
| 1-(2-萘基)-2-(1-吡咯烷基)-1-戊酮 | naphyrone, NRG-1 | | 281.4 |
| 3,4-亚甲二氧基乙卡西酮 | ethylone, bk-MDEA | | 221.2 |

| 中　文　名 | 别　名 | 结　构 | 分子量 |
|---|---|---|---|
| 1-苯基-2-(N-吡咯烷基)-1-戊酮 | α-PVP | | 231.3 |
| 4-甲基-α-吡咯烷酮 | 4-MPP | | 217.1 |
| 1-苯基-2-甲氨基-1-戊酮 | pentedrone | | 191.1 |
| 1-[3,4-(亚甲二氧基)苯基]-2-甲氨基-1-戊酮 | pentylone | | 235.1 |
| 1-苯基-2-(N-吡咯烷基)-1-丁酮 | α-PBP | | 217.1 |
| 3-氟甲基卡西酮 | 3-FMC | | 181.1 |
| 乙卡西酮 | ethcathinone | | 177.1 |
| 4-甲基-1-苯基-2-(吡咯烷-1-基)戊烷-1-酮 | α-pyrrolidinoisohexanophenone/α-PiHP | | 245.2 |
| 1-苯基-2-(N-吡咯烷基)-1-己酮 | α-PHP | | 245.4 |

续　表

| 中　文　名 | 别　　名 | 结　　构 | 分子量 |
|---|---|---|---|
| 1-(1,3-苯并二恶唑-5-基)-2-(乙氨基)戊烷-1-酮 | N-ethylnorpentylone | | 249.1 |
| 1-(2-噻吩基)-2-(N-吡咯烷基)-1-戊酮 | α-PVT | | 237.4 |
| 1-(4-甲基苯基)-2-(N-吡咯烷基)-1-己酮 | 4-MPHP | | 259.2 |
| 1-(4-甲基苯基)-2-(1-吡咯烷基)-1-丁酮 | 4-MPBP | | 231.2 |

## 二、毒性数据

合成卡西酮类物质为交感神经兴奋剂,直接作用于中枢神经系统,其作用机制为抑制单胺转运体或是作为单胺转运体的底物促进神经递质的释放。合成卡西酮类物质是去甲肾上腺素转运体的抑制剂,其中 4-MMC、4-MEC、bk-MDMA、bk-MDEA 和 bk-MBDB 是多巴胺转运体和 5-羟色胺转运体的同等抑制剂,而卡西酮、甲卡西酮、乙卡西酮、4-FMC 和 3-FMC 主要抑制多巴胺转运体,具有更强的精神作用和成瘾特性。MDPV 和 α-PVP 为单胺转运体阻滞剂,可增强细胞外多巴胺浓度,又因为其具有吡咯环结构增加了血脑屏障的渗透性,具有更强的滥用潜力[4,5]。

食用阿拉伯茶和合成卡西酮类物质会增加欣快感和幸福感,增加自信,精力旺盛,提高注意力,提升工作能力,产生幻觉和提升感官体验,增强性欲和性体验等,预期效果出现在给药后 30~45 min 内,持续时间为 1~3 h,随后可能会持续数小时至数天的毒副作用。常见毒副作用有激动、焦虑、认知障碍、妄想、视听幻觉、攻击性、反复无常、偏执、精神病和癫痫,此外还有依赖、戒断综合征、恶心、呕吐、腹痛、脑卒中、昏迷、急性肝功能衰竭、弥散性血管内凝血、横纹肌溶解、呼吸衰竭和呼吸骤停,甚至导致多器官衰竭而死亡[3, 6-9]。合成卡西酮类物质常和其他物质一起滥用,如苯丙胺、可卡因、γ-羟基丁酸(GHB)、大麻、唑吡坦等以获得更多样的精神刺激,或是与苯二氮卓类药物、β 受体阻滞剂等物质合用,来抵消焦虑、心动过速和腹痛这些毒副作用[3, 10];在某些特殊聚会上,除了滥用甲基苯丙胺、GHB 或其前体 γ-丁内酯(GBL)外,还滥用 4-MMC 来维持性体验[11]。合成卡西酮类物质(包括安非拉酮、卡西酮和去甲麻黄碱在内)还被用于体育运动中作兴奋剂,世界反兴奋剂机构(2019 年)报告的 611 起违规使用兴奋剂的事件中,使用合成卡西酮类物质的事件共 8 起。此外,在赛马比赛中存在给赛马喂食合成卡西酮类物质的现象[3]。

## 三、体内过程

阿拉伯茶中卡西酮的滥用模式主要是口服,也有将干燥的阿拉伯茶树叶单独或是与大麻一起制成烟吸食。5 个健康志愿者咀嚼阿拉伯叶(剂量为 0.8~1 g/kg)后血中卡西酮的浓度在 1.5~3 h 达到峰值(58.9~127 ng/mL)[12],给药后 24 h 在 2 个志愿者的血液中测不到卡西酮[3]。合成卡西酮类物质常见的滥用方式为鼻吸、口服和烫吸,静脉注射的方式日渐流行。此外,还有皮下注射和肌内注射、舌下给药、直肠给药等方式[3]。需要注意的是,通过电子烟吸入合成卡西酮类物质的方式日渐常见,然而以电子烟的方式吸入,除了吸入母体化合物,还可能会吸入母体的热降解产物,这可能导致与通过注射或鼻腔吸入母体化合物不同的毒理和药理效应[13]。4-MMC 口服剂量一般为 15~300 mg,效果可持续 9~10 h,甚至是 48 h,口服存在明显的首过效应;鼻吸的方式药效更快,所需剂量更少,但会损伤鼻黏膜[3]。给滥用"冰毒"、可卡因或 4-MMC 的男性受试者口服约 200 mg 的 4-MMC,给药 1.25 h 后 4-MMC 达到药峰浓度(51.7~218.3 ng/mL),消除半衰期大约为 2.15 h,给药后 24 h 血中检测不到 4-MMC[14]。给 SD 大鼠静脉注射 4-MMC,消除半衰期为 0.37 h,而口服给药消除半衰期为 0.55 h[15]。Wistar 大鼠以 10 mg/kg 的 bk-MDMA 灌胃,大约 0.5 h 达到药峰浓度(2 000 ng/mL),脑组织中甲卡西酮的最高浓度大约为血液中的 5 倍[16]。给猪灌胃 3 mg/kg 的 3-MMC,血药达峰时间约为 0.08 h,生物利用度为 7%[17]。SD 大鼠皮下注射约 1 mg/kg 的 MDPV,药峰浓度为 165 ng/mL,达峰时间为 0.22 h,消除半衰期为 1.3 h,而同样剂量的 MDPV 通过腹腔注射,药峰浓度 54 ng/mL,达峰时间为 0.17 h,消除半衰期为 1.32 h[18, 19]。合成卡西酮类物质经体吸收快,在体内持续时间短,给药后很快从体内消除。

卡西酮或是合成卡西酮类物质的代谢主要由 CYP450 酶介导,N-烷基卡西酮衍生物(如 4-MMC),其 I 相代谢主要是 N-去甲基伯胺化、酮基还原为羟基、苯环上卤素氧化生成相应的醇,而苯环和苯环 α 侧链上烷基羟基化并进一步氧化为羧酸。II 相代谢主要是与葡萄糖醛酸或硫酸结合,体内可产生多种代谢物。对于 N-吡咯烷卡西酮衍生物(如 α-PVP),其 I 相代谢主要是将酮还原为相应的醇;吡咯环上发生羟化,羟基脱氢生成内酰胺,吡啶环打开进一步氧化为羧基;吡咯环氧化为羧基后降解为伯胺;苯环和苯环 α 侧链上烷基羟基化并进一步氧化为羧酸;氧化脱氨。Ⅱ 相代谢主要是与葡萄糖醛酸或硫酸结合。此外,3,4 -亚甲二氧基 N -烷基或是 N -吡啶环合成卡西酮衍生物的 Ⅰ 相代谢还会经历甲氧基去亚甲基化生成羟基然后再甲基化的过程[3,20]。卡西酮经体内代谢生成去甲麻黄碱和去甲伪麻黄碱(表 4 - 2)[4],尿液中 90% 以上为代谢物,检出时限约为 80 h(检出限 0.05 μg/mL);甲卡西酮的体内代谢物主要为 N -去甲基化产物卡西酮;4 - MMC 的主要代谢途径为 N -去甲基化及酮类、甲苯基的还原等,生成 N -去甲基代谢物、β 酮还原代谢物(又称二氢代谢物)、羧基代谢物、去甲基羧基代谢物;MDPV 在肝脏中发生 Ⅰ 相代谢与 Ⅱ 相代谢,最终形成 4 -甲基邻苯二酚和吡咯烷及其葡萄糖醛酸化、硫酸化产物,大部分代谢物经尿液排出。有报道对人尿液、人肝微粒体中 MDPV 的代谢进行系统研究,共鉴别出 9 种 MDPV 的 Ⅰ 相代谢物及 6 种 Ⅱ 相代谢物[21]。α - PVP 的 Ⅰ 相代谢涉及还原、羟基化和吡咯烷开环反应,观察到的 Ⅱ 相代谢物与葡萄糖醛酸结合,服用 α - PVP 后,α - PVP 及其代谢物 OH - α - PVP 会迅速经肾脏排泄到尿中[22, 23]。

表 4 - 2　部分物质的代谢过程[4]

| 物　质 | 结　　构 | Ⅰ 相反应 | Ⅱ 相反应 |
|---|---|---|---|
| 4 - FMC | | β 酮还原;<br>N -去甲基;<br>烷基链羟基化 | |
| 4 -甲氧基甲卡西酮 | | O -脱甲基;N -甲基化;β 酮还原;<br>烷基链羟基化 | |
| 4 - MMC | | β 酮还原;N -去甲基;羟基化(苯环<br>上 4′位甲基,烷基链);羧基化<br>(苯环上 4′位甲基,烷基链) | 与葡萄糖醛酸<br>和硫酸盐结合 |
| α - PVP | | β 酮还原;吡咯环上发生羟化,羟基<br>脱氢生成内酰胺,吡啶环打开氧化<br>为羧基;吡咯环氧化为羧基后降解<br>为伯胺;苯环和苯环 α 侧链上烷基<br>羟基化,氧化为羧酸;氧化脱氨 | 与葡萄糖醛酸<br>或硫酸盐结合 |

| 物　质 | 结　构 | Ⅰ相反应 | Ⅱ相反应 |
|---|---|---|---|
| MDPV | | 去甲基(亚甲二氧基);羟基化(烷基链,吡咯烷环);β酮还原;羟基脱水(烷基链,吡咯环),N-脱烷基;吡咯环开环,N-烷基链氧化;3'-OH甲基化,2″-羰基化 | 与葡萄糖醛酸结合 |
| bk-MDMA | | β酮还原;N-脱烷基;去甲基化(亚甲二氧基);羟基化(烷基链);甲基化(3'或4'羟基) | 与葡萄糖醛酸结合 |
| NRG-1 | | 羟基化(萘环,烷基链),羰基化(2″);β酮还原 | 与葡萄糖醛酸或硫酸盐结合 |

　　由于存在β酮结构,合成卡西酮类物质特别是N-烷基衍生物,通常比相应的苯丙胺类似物亲脂性低。对于N-吡咯烷衍生物,吡咯烷环的存在降低了β酮结构的亲水性。合成卡西酮类物质的亲脂性比甲基苯丙胺低,可能表明合成卡西酮类物质的药效和血脑屏障的穿透能力不如甲基苯丙胺;合成卡西酮类物质的滥用报告指出,与甲基苯丙胺相比,使用合成卡西酮类物质需要更高剂量来获得相同效果[3,24]。一些合成卡西酮类物质脑-血浆或脑-血清浓度比大于1,进一步表明它们可以自由跨越血脑屏障,给 Wistar 大鼠和 SD 大鼠静脉注射 4-MMC(1 mg/kg),4-MMC 的脑-血浆浓度比分别为 6.81 和 8.2[25];给 SD 大鼠肌内注射 bk-MBDB、bk-MDMA 和 bk-MBDP 后(20 mg/kg),脑-血浆比分别为 7.1、39.5 和 2.1[26]。合成卡西酮类物质的药代动力学特征存在差异,不同器官组织存在着再分布现象。一种假设是,在给药和吸收到体循环后,首先分配到大脑,再到其他器官,最后由器官再分配到血中消除[3]。一例 MDPV 中毒死亡案例的体内分布见表 4-3,可见 MDPV 在体内分布均匀,仅在代谢/排泄组织(肾组织、肝组织和胆汁)中稍高[27]。一例 α-PVP 中毒死亡案例的体内分布见表 4-4,所有体液中,α-PVP 和 OH-α-PVP 在尿液中浓度最高。一例 α-PiHP 中毒死亡案例的体内分布见表 4-5,同样尿液中 α-PiHP 的浓度最高,器官组织中的浓度均低于体液[28]。

表 4 - 3　MDPV 中毒死亡案例的体内分布

| 检材 | MDPV 浓度(μg/mL 或 μg/g) | 检材 | MDPV 浓度(μg/mL 或 μg/g) |
|---|---|---|---|
| 股静脉血 | 0.44 | 肾组织 | 0.84 |
| 心血 | 0.50 | 肝组织 | 0.98 |
| 尿液 | >5.0 | 肌肉 | 0.56 |
| 胃内容物 | >2.0 | 脾组织 | 0.64 |
| 胆汁 | 0.88 | 小脑组织 | 0.42 |
| 脑脊液 | 0.41 | 心脏组织 | 0.12 |
| 肺组织 | 0.60 | 头发 | 11.66 ng/mg |

表 4 - 4　α - PVP 中毒死亡案例中 α - PVP 及 OH - α - PVP 的体内分布

| 检材 | α - PVP 浓度(μg/mL 或 μg/g) | 检材 | OH - α - PVP 浓度(μg/mL 或 μg/g) |
|---|---|---|---|
| 右心血 | 0.46 | 右心血 | 0.30 |
| 左心血 | 0.44 | 左心血 | 0.31 |
| 股静脉血 | 0.65 | 股静脉血 | 0.36 |
| 尿液 | 11.20 | 尿液 | 5.3 |
| 胃内容物 | 1.03 | 胃内容物 | 0.18 |
| 脑组织 | 0.52 | 脑组织 | 0.59 |
| 肺组织 | 1.07 | 肺组织 | 0.58 |
| 心肌 | 1.36 | 心肌 | 0.72 |
| 肝组织 | 0.68 | 肝组织 | 1.08 |
| 肾组织 | 1.58 | 肾组织 | 0.97 |
| 胰组织 | 1.78 | 胰组织 | 0.54 |
| 脾组织 | 0.32 | 脾组织 | 0.47 |

表 4 - 5　α - PiHP 中毒死亡案例中 α - PiHP 的体内分布

| 检材 | α - PiHP 浓度(ng/mL 或 ng/g) | 检材 | α - PiHP 浓度(ng/mL 或 ng/g) |
|---|---|---|---|
| 血液 | 69 | 胃组织 | 478 |
| 尿液 | 2 072 | 肠组织 | 115 |
| 胆汁 | 341 | 肠中带血液体 | 185 |
| 肝组织 | 7 | 肺组织 | 213 |
| 肝中带血液体 | 33 | 肺中带血液体 | 448 |
| 肾组织 | 78 | 脑组织 | 230 |
| 肾中带血液体 | 194 | | |

# 第二节　样品处理与分析方法

## 一、样品处理

血液、尿液是合成卡西酮类物质滥用、中毒、致死案件选取的主要生物检材,唾液、毛发也逐渐成为确认滥用物质种类及滥用史的重要检材。血液离心后可以直接用于提取待测物质。尿液需经酸解、酶解,游离出原形或代谢物,卡西酮在酸性尿液(pH 4)和低温条件下更稳定;在32℃环境下的碱性尿液(pH 8)中,可在几个小时内观察到显著的浓度下降(>20%)[29]。毛发则需进行清洗、粉碎、消化和水解等处理后再进行提取。

### 1. 体液

参考方法一:尿液用去离子水以1∶2的比例稀释。取3 mL的稀释尿液加入20 ng/mL的内标溶液(卡西酮)和1 mL的0.1 mol/L的磷酸盐缓冲液(pH 6)放入试管中,样品振荡30 s混匀。固相萃取柱先用3 mL的甲醇、去离子水和1 mL 0.1 mol/L的磷酸盐缓冲液活化,样品上柱后,用3 mL甲醇、去离子水和1 mL 0.1 mol/L的磷酸盐缓冲液洗涤,Zymark rapid trace固相萃取柱,静置干燥5 min后用3 mL的二氯甲烷∶异丙醇∶氨水(78∶20∶2,$V/V/V$)洗脱,洗脱液用氮气吹干。向残留物加入100 μL去离子水、125 μL饱和碳酸钾溶液、1.5 mL乙酸乙酯溶液、12.5 μL对苯二甲酰氯(TPC)溶液,在室温下振荡离心10 min,上清液转移到新的试管中,在氮气流下吹干,加入适量的乙酸乙酯复溶,供GC-MS分析[2]。

参考方法二:500 μL的血液用8 mL的0.1 mol/L磷酸二氢钾溶液(pH 6.0±0.1)稀释后加入25 μL的内标可卡因-$d_3$(5 μg/mL)。样品混旋15 min后,离心(4 500 r/min,15 min)。用2 mL的甲醇和2 mL的去离子水活化Oasis® MCX固相萃取柱,样品上柱后,用2 mL去离子水、2 mL 0.1 mol/L盐酸、2 mL甲醇和2 mL正己烷清洗,固相萃取柱在真空环境下干燥后,用2 mL的二氯甲烷∶异丙醇∶氨水(78∶20∶2,$V/V/V$)洗脱,洗脱液在45℃氮气流下干燥。残留物中加入65 μL的衍生化试剂[$N$-甲基-$N$-三甲基硅基-三氟乙酰胺(MSTFA)-5%TMCS],80℃衍生化反应25 min,反应后转移到进样小瓶中,供GC-MS分析[30]。

参考方法三:尿液在3 000×$g$离心5 min,然后取50 μL上清液与50 μL内标(100 ng/mL)、950 μL 50%的甲醇混合,通过0.22 μm的聚四氟乙烯滤膜,滤液供LC-MS/MS分析[31]。

参考方法四(SF/T 0093-2021):取血液样品100 μL于2 mL离心管中,加入内标溶液 10 μL(100 ng/mL),混合 10 s,加入硼砂缓冲液(pH 9.2)100 μL、乙酸乙酯 1 mL,涡旋 30 s,13 000 r/min 离心 5 min。取上层有机相置于 5 mL 离心管中,40℃下氮气或空气流吹干。加入 20 mmol/L 乙酸铵和0.1%甲酸溶液 200 μL 复溶,取上清液过 0.22 μm 微孔滤膜后供 LC-MS/MS 分析[32]。

参考方法五:将 30 μL 的全血点在滤纸卡上,在室温下无阳光照射的区域干燥 2 h。将干血斑手动冲压出来,放在聚乙烯管中,加入 1 mL 的含有内标的缓冲液(pH 9.2),样品超声 30 min 后加入 3 mL 乙酸乙酯,涡旋 60 s 混匀后,离心 3 min(3 000 r/min)。将上清液转移到另一个试管中,在 60℃下水浴干燥,干燥后添加 200 μL 甲醇涡旋 30 s 复溶,将复溶液转移到进样小瓶中供 LC-MS/MS 分析[33]。

参考方法六:取 1 mL 尿液,加入内标溶液,用 1 mol/L 的乙酸调节 pH 至 5,加入 β-葡萄糖醛酸苷酶/硫酸酯酶在 37℃孵育 5 h,用 100 μL 0.1 mol/L 盐酸溶液终止酶解反应,3 000 r/min 离心 10 min。固相萃取柱[OASIS HLB3cc(60 mg)色谱柱]预先加入 1 mL 甲醇和 1 mL 蒸馏水活化,样品上柱后用 1 mL 的 12 mmoL/L 盐酸溶液清洗,再用 1 mL 甲醇:乙腈(1:1,V/V)和 2 mL 氯仿洗脱。洗脱液用旋转蒸发器蒸发至干燥,残留物用 100 μL 甲醇复溶。进样体积为 3.5 μL,上清液供 LC-MS/MS 分析[22]。

参考方法七:0.2 mL 血液中加入内标溶液(0.01 mL,10 μg/mL),涡旋 30 s 混匀后加入 0.69 mL 的提取溶剂(乙腈:甲醇=4:1,V/V),混旋 30 s,超声 5 min,离心 10 min。最后用玻璃棒蘸取上清液添加到自动进样器中供 DART-MS/MS 分析[34]。

参考方法八:取 0.25 mL 的血液加入 2 mL 的磷酸盐缓冲液(100 mmol/L,pH 6),涡旋 15 s 混匀,超声 20 min,再离心 10 min(3 000 r/min)。Clean Screen® XCEL I 固相萃取柱(130 mg,6 mL)不需要预处理,将样品上柱后,在 CEREX System 48 正压系统的压力(1~2 psi)下依次利用 3 mL 1 mol/L 乙酸和 3 mL 甲醇清洗,清洗后用氮气在 25 psi 下吹 10 min。样品用 3 mL 的新制洗脱液(93%二氯甲烷-5%异丙醇-2%的浓氨水)洗脱。洗脱液中加入 100 μL 含 1%盐酸的甲醇,在 40℃的氮气流下吹干。残留物用 200 μL 0.1%的甲酸水复溶,供 LC-MS/MS 分析[35]。

参考方法九:取 1 mL 血液或尿液,加入 0.5 mL 的氨水调节至 pH>9。再加入 6 mL 的 70:30 的正丁氯:乙酸乙酯轻轻振荡 10 min 进行萃取,然后离心(3 000 r/min)10 min,将上清液转移至玻璃离心管中,加入 25 μL 含 2%盐酸的甲醇,在 55℃下用氮气流吹干,用 200 μL 的水:甲醇(90:10,V/V)涡旋复溶。静置 10 min 后供 LC-MS/MS 分析[36]。

参考方法十:取 100 μL 血液加入 25 μL 内标溶液(MDMA-d$_5$,0.25 μg/mL)、100 μL 四硼酸钠(饱和溶液)和 900 μL 叔丁基甲基醚。旋涡 5 min,离心(8 000 r/min)

5 min。取出有机层（800 μL）在氮气流（40℃）下干燥，用 500 μL 甲醇溶解残余物，转移到进样小瓶中，供 LC－MS/MS 分析[37]。

2. 头发

参考方法一：头发样品（1 cm）用 3 mL 二氯甲烷洗涤 3 次，干燥后研磨（1 500 r/min）5 min，取 20 mg 的头发粉末，加入 20 μL 的内标溶液和 0.5 mL 甲醇，振荡（12 000 r/min,21℃）1 h。振荡后冷冻 10 min，再离心（2 000 r/min,5 min），取出 50 μL 头发提取液与 450 μL 2 mmol/L 甲酸铵－0.1%甲酸水：2 mmol/L 甲酸铵－0.1%甲酸甲醇（90：10,V/V）放于试管中混合，混合液冷冻 10 min，再离心（10 000 r/min,3 min），取出 200 μL 的混合液供 LC－MS/MS 分析[38]。

参考方法二：头发依次用 2 mL 水、2 mL 甲醇、2 mL 丁醇洗涤，干燥后剪碎，取 25 mg 加入 25 μL 的内标溶液，用 500 μL 的 M3（用于提取角蛋白基质的试剂）试剂水解（100℃,60 min）。冷却到室温后，加入 300 μL 3%的氨水和 500 μL 二氯甲烷－10%异丙醇进行液液萃取，样品涡旋 90 s 后离心 3 min（3 400 r/min），收集有机相，水相用 35 μL 甲酸和 400 μL 二氯甲烷－10%异丙醇再次液液萃取，样品涡旋 90 s 后离心 3 min（3 400 r/min），收集酸性有机相并与碱性有机相合并，在氮气流下吹干，残留物用 250 μL 流动相复溶，供 LC－MS/MS 分析[39]。

参考方法三：头发样品在 2 min 内用二氯甲烷（2 mL）洗涤 3 次，然后放到 40℃的加热器中干燥，取 30 mg 的头发在球磨机中磨成粉末，然后加入 25 μL 的内标溶液和 2 mL 含有 0.1%盐酸的甲醇在 60℃下孵育 1 h，样品离心（4 000 r/min,10 min），上清液在 35℃的氮气流中蒸发至干燥，残留物用 2 mL 含 2%甲酸的水复溶。Strata X－C 固相萃取柱（30 mg, 3 mL）用 2 mL 水和 2 mL 甲醇活化，样品上柱后用 2 mL 2%的甲酸水和 2 mL 甲醇：水：甲酸（47.5：47.5：5,V/V/V）清洗固相萃取柱，然后放置在真空下干燥 10 min，分析物用 2 mL 二氯甲烷：异丙醇：氨水（47.5：47.5：5,V/V/V）洗脱，洗脱液加入含 0.1%的盐酸甲醇 25 μL 后，在 35℃的氮气流中吹干。样品用 75 μL 的流动相复溶，供 LC－MS/MS 分析[40]。

参考方法四：20 mg 头发样品用二氯甲烷、甲醇洗涤 2 次，在氮气流下干燥后研磨粉碎。在样品中加入 20 μL 内标 4－MMC－d₃（100 ng/mL）和 1 mL 0.1 mol/L 盐酸,45℃水解 16 h。然后加入 1 mL 磷酸盐缓冲液（pH 6），涡旋，离心。取上清液用 Bond Elut 固相萃取柱提取。固相柱先用 2 mL 甲醇、2 mL pH 6 的磷酸盐缓冲液活化，上样后分别用 2 mL 去离子水、3 mL 0.1 mol/L 盐酸和 5 mL 甲醇清洗，然后用 2 mL 二氯甲烷：异丙醇混合物（8：2,V/V）洗脱。洗脱液在氮气流下吹干，加入 200 μL 流动相溶解，供 LC－MS/MS 分析[41]。

3. 指甲等其他基质

参考方法一：50 mg 指甲在 3 min 内用 10 mL 水和丙酮洗涤 2 次后风干，将干燥的指甲放在冷冻研磨机中研磨，称取 20 mg 研磨后的指甲，放入含有 8 个氧化锆球的研磨管中,加入 1 mL 提取液(乙腈∶5 mmol/L 的乙酸铵 − 0.075%甲酸水 = 1∶1,*V/V*),指甲样品在室温下研磨 25 s(3 000 r/min),间隔 120 s,共 100 s, 0.7 mL 研磨液经 0.22 μm 滤膜过滤,滤液供 LC − MS/MS 分析[42]。

参考方法二:将胎粪(0.25 g±0.02 g)称量到 Pyrex® 玻璃管中,加入 25 μL 1 μg/mL 的内标溶液和 2 mL 甲醇,使体系均质化。样品超声 30 min,然后离心 10 min(4 000 r/min)。加入 50 μL 含有 1%盐酸的甲醇,在氮气流下,35℃的水浴中 吹干,残留物用 2 mL 含有 2%的甲酸水复溶。Oasis MCX 固相萃取柱(3 mL, 60 mg)用 2 mL 甲醇和 2 mL 水活化,样品上柱后,用 2 mL 含有 2%甲酸的水和 2 mL 甲醇∶水∶甲酸(47.5∶47.5∶5,*V/V/V*)清洗,在真空下干燥 10 min 后用 2 mL 二 氯甲烷∶异丙醇∶氨水(47.5∶47.5∶5,*V/V/V*)洗脱,洗脱液加入 50 μL 含有 1% 盐酸的甲醇后在 35℃的氮气流下吹干,残留物用 100 μL 0.1%甲酸∶乙腈 (90∶10,*V/V*)复溶,供 LC − MS/MS 分析[43]。

参考方法三:将采集到唾液的棉签放回试管,离心 1 min(8 000 r/min),去除 下层唾液,加入 1 mL 甲醇,再次离心 1 min(8 000 r/min)。收集甲醇溶液,重复上 述过程。将两次收集的甲醇溶液混合,加入 100 μL 含有 1%盐酸的甲醇。在温和 的氮气流下蒸发至干。残留物用 500 μL 初始流动相复溶,通过0.45 μm 聚四氟乙 烯滤膜,供 LC − MS/MS 分析[44]。

参考方法四:将 100 μL 唾液加入 300 μL 水和 200 μL 含内标的乙腈中。离心 5 min(5 000 r/min)。取 100 μL 的上清液放入进样小瓶中,供 LC − MS/MS 分析[45]。

参考方法五:用干净的外科剪刀将组织剪碎,取 100 mg 剪碎的组织放在 5 mL 的塑料离心管中,加入 4.9 mL 乙腈和 10 μL 内标溶液。向离心管中加入 5 颗不锈 钢珠,加盖,将离心管剧烈振荡 5 min(3 200 r/min)。对于脂肪组织,则需要在 80℃ 下加热 10 min 后,再粉碎。组织粉碎后,将无钢珠的混悬液转移到大试管中,加入 5 mL 乙腈,轻轻摇匀。再从混合液中取出 1 mL,放入 1.5 mL 离心管中,涡旋 30 s, 离心 2 min(10 000 r/min),上清液倒入 QuEChERS 分散固相萃取离心管[2 mL,含 有 *N* - 丙基乙二胺(PSA)、C$_{18EC}$、硫酸镁],涡旋 30 s,离心 2 min(10 000 r/min),上 清液通过脂质滤芯过滤后,供 LC − MS/MS 分析[46]。

## 二、分析方法

### 1. GC − MS

(1) 分析参考条件一

色谱条件:HP − 5 熔融石英毛细管柱(17 m×0.2 mm,0.33 μm)。程序升温: 初温 80℃,以 12℃/min 升温至 110℃,再以 30℃/min 升温至 300℃,保持 1 min。 进样口温度:230℃。载气:氦气。分流比:10∶1[47]。

质谱条件:EI 源,70 eV;选择离子监测(selected ion monitoring, SIM)模式。传

输线温度：250℃。19种合成卡西酮类物质保留时间与特征离子见表4-6。该法尿液中19种合成卡西酮类物质检出限为10~30 ng/mL，定量限为30~100 ng/mL[47]。

表4-6  19种合成卡西酮类物质保留时间与质谱特征离子

| 化 合 物 | 英 文 名 | 衍生化 | 分子量 | 保留时间（min） | 质谱特征离子（m/z） |
|---|---|---|---|---|---|
| 4-氟苯丙胺 | 4-fluoroamphetamine（4-FA） | 单分子衍生 | 237 | 4.22 | 140*,83,109 |
| 二甲基卡西酮 | dimethylcathinone | 不发生衍生 | 177 | 4.59 | 77*,72,105 |
| 4-氟甲卡西酮 | 4-fluoromethcathinone（Flephedrone） | 单分子衍生 | 277 | 4.82 | 154*,95,123 |
| 甲卡西酮 | methcathinone | 单分子衍生 | 259 | 4.96 | 154*,77,105 |
| 1-苯基-2-甲氨基-1-丁酮 | buphedrone | 单分子衍生 | 273 | 5.24 | 168*,105,263 |
| 乙卡西酮 | ethcathinone | 单分子衍生 | 273 | 5.36 | 140*,105,168 |
| 3-甲基甲卡西酮 | 3-methylmethcathinone（3-MMC） | 单分子衍生 | 273 | 5.38 | 154*,91,119 |
| 4-甲基甲卡西酮 | mephedrone（4-MMC） | 单分子衍生 | 273 | 5.50 | 154*,91,119 |
| 1-苯基-2-甲氨基-1-戊酮 | β-pentedrone | 单分子衍生 | 287 | 5.61 | 182*,105,287 |
| 4-甲基乙卡西酮 | 4-methylethcatinone（4-MEC） | 单分子衍生 | 287 | 5.85 | 140*,119,168 |
| 3,4-二甲基甲卡西酮 | 3,4-dimethylmethcathinone | 单分子衍生 | 287 | 5.97 | 154*,105,133 |
| 4-甲氧基甲卡西酮 | methedrone | 单分子衍生 | 289 | 6.20 | 154*,107,135 |
| 3,4-亚甲二氧基甲卡西酮 | methylone（bk-MDMA） | 单分子衍生 | 303 | 6.60 | 154*,149,303 |
| 2-甲氨基-1-[3,4-（亚甲二氧基)苯基]-1-丁酮 | butylone（bk-MBDB） | 单分子衍生 | 317 | 6.80 | 140*,149,317 |
| 3,4-亚甲二氧基乙卡西酮 | ethylone（bk-MDEA） | 单分子衍生 | 317 | 6.88 | 140*,149,317 |
| 1-[3,4-（亚甲二氧基)苯基]-2-甲氨基-1-戊酮 | pentylone | 单分子衍生 | 331 | 7.06 | 140*,149,331 |
| 亚甲基二氧吡咯戊酮 | 3,4-methylendioxypyrovalone（MDPV） | 不发生衍生 | 275 | 7.84 | 126*,121,149 |
| | 1-naphyrone | 不发生衍生 | 281 | 8.27 | 126*,84,155 |
| | 2-naphyrone | 不发生衍生 | 281 | 8.45 | 126*,84,155 |
| 苯丙胺-d6 | amphetamine-d6（IS） | 单分子衍生 | 237 | 4.14 | 144*,144,123 |
| 二苯胺 | diphenylamine（IS） | 单分子衍生 | 265 | 5.78 | 265,167 |

注：衍生化试剂为三氟乙酸酐。*：定量离子。

（2）分析参考条件二

色谱条件：HP‑5MS柱（30 m×0.25 mm,0.25 μm）。升温程序：初温90℃,保持2 min;以20℃/min升至300℃,保持2.5 min。进样口温度：220℃。检测器温度：280℃。流速：0.8 mL/min。分流比：1∶5。

质谱条件：EI源,70 eV;SIM模式。其他质谱参数见表4‑7。

本法血液中α‑PVP、4‑Cl‑α‑PVP和MDPV的检出限为5 ng/mL,4‑CEC的检出限为25 ng/mL[30]。

表4‑7　卡西酮类物质及内标的保留时间、特征离子及相对丰度

| 分　析　物 | 质谱特征离子<br>（m/z） | 保留时间（min） |
| --- | --- | --- |
| 4‑CEC | 72*,111,139 | 8.10 |
| α‑PVP | 126*,105,77 | 9.31 |
| 4‑Cl‑α‑PVP | 126*,111,139 | 10.22 |
| MDPV | 126*,149,121 | 11.20 |
| 可卡因‑d₃(IS) | 185* | 11.58 |

*：定量离子。

2. LC‑MS

（1）分析参考条件一

色谱条件：Accucore C₁₈液相柱（100 mm×2.1 mm,2.6 μm）。流动相：A为0.1%甲酸水溶液;B为0.1%甲酸乙腈溶液。梯度洗脱程序：0~2 min,2% B;2~10 min,2%~10% B;10~14 min,10%~30% B;14~16 min 30%~95% B;16~17 min,95% B;17~18 min,95%~2% B;18~20 min,2% B。总运行时间：20 min。流速：0.4 mL/min。柱温：35℃。

质谱条件：加热电喷雾正电离。喷雾电压：3 kV。加热器温度：425℃。毛细管温度：350℃。质谱碎片离子信息见表4‑8[48]。

表4‑8　卡西酮类物质的质谱信息

| 中　文　名 | 分　析　物 | 前体离子<br>（m/z） | 碎片离子<br>（m/z） | 归一化碰<br>撞能(eV) | 保留时间<br>（min） |
| --- | --- | --- | --- | --- | --- |
| 卡西酮 | cathinone | 150.1 | 117*,105 | 60 | 2.6 |
| 甲卡西酮 | methcathinone | 164.2 | 131*,105 | 65 | 3.5 |
| 4‑氟甲卡西酮 | 4‑fluoro methcathinone | 182.1 | 149*,123 | 60 | 4.4 |
| 3,4‑亚甲二氧基甲卡西酮 | methylone | 208.2 | 160*,132 | 50 | 4.8 |

| 中 文 名 | 分 析 物 | 前体离子（$m/z$） | 碎片离子（$m/z$） | 归一化碰撞能（eV） | 保留时间（min） |
|---|---|---|---|---|---|
| 3,4－亚甲二氧基甲卡西酮－$d_3$ | methylone－$d_3$ | 211.2 | 163*,135 | 56 | 4.8 |
| 乙卡西酮 | ethylcathinone | 178.2 | 131*,105 | 60 | 5 |
| 1－苯基－2－（$N$－吡咯烷基）－1－丙酮 | $\alpha$－PPP | 204.1 | 105*,98 | 58 | 6.2 |
| | buphedrone ephedrine | 180.1 | 133*,129 | 58 | 6.3 |
| 3,4－亚甲二氧基乙卡西酮 | ethylone | 222.2 | 174*,146 | 57 | 6.4 |
| 3,4－亚甲二氧基乙卡西酮－$d_5$ | ethylone－$d_5$ | 227.2 | 179*,151 | 58 | 6.4 |
| 4－甲氧基甲卡西酮 | 4－methoxy methcathinone | 194.2 | 161*,146 | 59 | 6.5 |
| 1－苯基－2－甲氨基－1－丁酮 | buphedrone | 178.2 | 131*,145 | 57 | 6.7 |
| 4－甲基卡西酮 | normephedrone | 164.1 | 131*,119 | 54 | 6.9 |
| 二乙基卡西酮 | diethylcathinone | 206.1 | 105*,100 | 56 | 7.1 |
| 二乙基卡西酮－$d_{10}$ | diethylcathinone－$d_{10}$ | 216.1 | 110*,105 | 52 | 7.1 |
| 1－[3,4－（亚甲二氧基）苯基]－2－（$N$－吡咯烷基）－1－丙酮 | MDPPP | 248.2 | 98*,147 | 50 | 7.5 |
| 4－甲基麻黄碱 | 4－methylephedrine | 180.1 | 147*,131 | 64 | 7.6 |
| 2－甲氨基－1－[3,4－（亚甲二氧基）苯基]－1－丁酮 | butylone | 222.2 | 174*,146 | 50 | 7.8 |
| 2－甲氨基－1－[3,4－（亚甲二氧基）苯基]－1－丁酮－$d_3$ | butylone－$d_3$ | 225.2 | 177*,149 | 52 | 7.8 |
| 4－甲基甲卡西酮 | mephedrone | 178.2 | 145*,119 | 65 | 7.9 |
| 4－甲基甲卡西酮－$d_3$ | mephedrone－$d_3$ | 181.2 | 148*,119 | 60 | 7.9 |
| 4－甲基乙卡西酮 | 4－MEC | 192.2 | 145*,159 | 55 | 9.5 |
| 4－甲基乙卡西酮代谢物 | 4－MEC metabolite | 194.2 | 147*,131 | 58 | 9.5 |
| 1－[3,4－（亚甲二氧基）苯基]－2－（$N$－吡咯烷基）－1－丁酮 | MDPBP | 262.2 | 112*,161 | 56 | 9.6 |
| 1－苯基－2－甲氨基－1－戊酮 | pentedrone | 192.2 | 132*,91 | 50 | 10.4 |
| 1－[3,4－（亚甲二氧基）苯基]－2－甲氨基－1－戊酮 | pentylone | 236.2 | 188*,175 | 50 | 11.5 |
| 3,4－二甲基甲卡西酮 | 3,4－DMMC | 192.1 | 159*,133 | 54 | 11.8 |

续　表

| 中 文 名 | 分 析 物 | 前体离子<br>（m/z） | 碎片离子<br>（m/z） | 归一化碰<br>撞能（eV） | 保留时间<br>（min） |
|---|---|---|---|---|---|
| 1-苯基-2-（N-吡咯烷基）-1-戊酮 | α-PVP | 232.2 | 91*,126 | 54 | 11.9 |
| 4-甲基-α-吡咯烷基丁二苯酮 | 4-MPBP | 232.3 | 105*,112 | 62 | 12.4 |
| 亚甲基二氧吡咯戊酮 | MDPV | 276.2 | 126*,135 | 56 | 12.5 |
| 亚甲基二氧吡咯戊酮-d₈ | MDPV-d₈ | 284.2 | 134*,175 | 55 | 12.5 |
| 吡咯戊酮 | pyrovalerone | 246.2 | 105*,126 | 54 | 13.7 |
| 2-（苄基氨基）-1-（4-甲基苯基）丙-1-酮 | benzedrone | 254.2 | 91*,236 | 30 | 14.2 |
| 1-（2-萘基）-2-（1-吡咯烷基）-1-戊酮 | naphyrone | 282.3 | 141*,126 | 57 | 15 |
| 1-（萘-2-基）-2-（吡咯烷-1-基）戊烷-1-酮-d₅ | naphyrone-d₅ | 287.3 | 131*,141 | 55 | 15 |

*：定量离子。

（2）分析参考条件二

色谱条件：HSS T₃ UPLC 柱（150 mm×2.1 mm，1.8 μm）。柱温：20℃。流动相：A 为 0.1%甲酸-水，B 为 0.1%甲酸-乙腈。流速：0.3 mL/min。梯度洗脱程序：0~1.8 min，10% B；1.8~6 min，10%~36% B；6~9.8 min，100% B；9.8~10.8 min，100% B；10.8~10.81 min，10% B；10.81~13 min，10% B。总运行时间：13 min。

质谱条件：ESI+。喷雾电压：1.5 kV。源温度：120℃。脱溶剂气流速：750 L/h。脱溶剂气温度：400℃。锥孔气流速：50 L/h。质谱参数见表 4-9。

尿液中 16 种合成卡西酮类物质及其 10 种代谢物在该方法中的检出限为 0.09（4-氯乙卡西酮）~0.5 ng/mL（4-乙基甲卡西酮），定量限为 1 ng/mL[49]。

表 4-9　26 种合成卡西酮类物质及代谢物的质谱参数

| 中 文 名 | 分 析 物 | 保留时间<br>（min） | 前体离子<br>（m/z） | 碎片离子<br>（m/z） | CV<br>（V） | CE<br>（eV） |
|---|---|---|---|---|---|---|
| 3,4-亚甲二氧基甲卡西酮 | methylone | 5.23 | 208 | 160*,132 | 22 | 17,15 |
| 3,4-亚甲二氧基乙卡西酮 | ethylone | 5.63 | 222 | 174*,146 | 24 | 19,24 |
| 4-甲氧基甲卡西酮 | methedrone | 5.63 | 194 | 161*,176 | 23 | 19,12 |
| 1-（4-甲基苯基）-2-（甲胺基）-1-丙醇 | dihydromephedrone | 5.64 | 180 | 131*,147 | 24 | 18,19 |

| 中 文 名 | 分 析 物 | 保留时间<br>（min） | 前体离子<br>（m/z） | 碎片离子<br>（m/z） | CV<br>（V） | CE<br>（eV） |
|---|---|---|---|---|---|---|
| 4-甲基甲卡西酮 | mephedrone | 5.72 | 178 | 145*,160 | 24 | 20,12 |
| 2-甲氨基-1-［3,4-（亚甲二氧基）苯基］-1-丁酮 | butylone | 5.94 | 222 | 146*,204 | 24 | 24,13 |
| | dihydrodibutylone | 6.02 | 238 | 220*,191 | 26 | 12,20 |
| 1-［3,4-（亚甲二氧基）苯基］-2-二甲氨基-1-丁酮 | dibutylone | 6.07 | 236 | 86*191 | 26 | 21,15 |
| | dihydro-N-ethylpentylone | 6.49 | 252 | 191*,234 | 27 | 23,15 |
| 1-［3,4-（亚甲二氧基）苯基］-2-乙氨基-1-戊酮 | N-ethylpentylone | 6.60 | 250 | 202*,232 | 27 | 18,13 |
| 4-氯乙卡西酮 | 4-CEC | 6.63 | 212 | 159*,194 | 27 | 18,13 |
| | dihydro-4-CEC | 6.71 | 214 | 181*,141 | 23 | 23,14 |
| | dihydro-4-EMC | 6.84 | 194 | 117*,176 | 26 | 22,12 |
| 4-氯-α-吡咯烷苯丙酮 | 4-Cl-α-PPP | 6.87 | 238 | 139*,98 | 30 | 27,25 |
| 4-乙基甲卡西酮 | 4-EMC | 6.92 | 192 | 145*,174 | 26 | 21,12 |
| | dihydro-4-Cl-α-PPP | 6.96 | 240 | 207*,115 | 30 | 22,30 |
| 1-苯基-2-（N-吡咯烷基）-1-戊酮 | α-PVP | 7.00 | 232 | 91*,105 | 35 | 25,21 |
| 亚甲基二氧吡咯戊酮 | MDPV | 7.16 | 276 | 126*,135 | 30 | 27,24 |
| | dihydro-4-MPD | 7.17 | 208 | 147*,159 | 25 | 22,16 |
| | dihydro-MDPV | 7.19 | 278 | 217*,260 | 30 | 22,16 |
| 1-（4-甲基苯基）-2-甲氨基-1-戊酮 | 4-MPD | 7.25 | 206 | 188*,145 | 25 | 13,20 |
| 1-苯基-2-乙氨基-1-己酮 | N-ethylhexedrone | 7.48 | 220 | 202*,91 | 27 | 14,22 |
| | dihydro-N-ethylhexedrone | 7.55 | 222 | 147*,117 | 27 | 23,22 |
| 4-氟苯基-2-吡咯烷-1-己酮 | 4-F-PHP | 7.90 | 264 | 109*,140 | 35 | 25,30 |
| 1-（4-氯苯基）-2-（N-吡咯烷基）1-戊酮 | 4-Cl-α-PVP | 7.92 | 266 | 125*,139 | 31 | 21,24 |
| | dihydro-4-F-PHP | 8.01 | 266 | 109*,191 | 35 | 25,20 |
| 亚甲基二氧吡咯戊酮-d₈ | MDPV-d₈ | 6.84 | 284 | 134 | 33 | 26 |

（3）分析参考条件(SF/T0093-2021)

色谱条件：Waters Acquity UPLC HSS $T_3$ 柱(100 mm×2.1 mm,1.8 μm)。柱温：室温。流动相：A 为 20 mmol/L 乙酸铵(含 0.1%甲酸和 5%的乙腈),B 为乙腈。流速：0.25 mL/min。梯度洗脱程序：0~1 min,10% B;1~10 min,10%~70% B;10~10.1 min,70%~10% B;10.1~12 min,10% B。进样量：5 μL。

质谱条件：ESI+,MRM 模式。喷雾电压：5.5 kV。源温度：500℃。37 种合成卡西酮类物质和 6 个内标物的碎片离子和质谱参数见表 4-10。

本法血液中 37 种合成卡西酮类物质的检出限为 0.5 ng/mL,定量限为 1~2 ng/mL[32]。

**表4-10 37种合成卡西酮类物质的质谱参数**

| 中 文 名 | 英 文 名 | 前体离子<br>($m/z$) | 碎片离子<br>($m/z$) | DP<br>(V) | CE<br>(eV) | 保留时间<br>(min) |
|---|---|---|---|---|---|---|
| 卡西酮 | cathinone | 150.2 | 116.9*,131.8 | 44 | 18,30 | 2.49 |
| 甲卡西酮 | methcathinone | 164.2 | 130.9*,145.9 | 62 | 20,27 | 2.74 |
| 2-甲基甲卡西酮 | 2-MMC | 178.0 | 160.4*,145.4 | 56 | 19,28 | 4.10 |
| 4-甲基甲卡西酮 | mephedrone | 178 | 160.4*,145.4 | 56 | 19,28 | 4.23 |
| 乙卡西酮 | N-ethylcathinone | 178.1 | 160.3*,132.1 | 75 | 16,26 | 3.56 |
| 1-苯基-2-甲氨基-1-丁酮 | buphedrone | 178.2 | 132.1*,91.1 | 80 | 27,28 | 3.70 |
| 1-苯基-2-甲氨基-1-丁醇 | buphedrone ephedrine metabolite | 180.1 | 162.1*,133.2 | 60 | 19,30 | 3.23 |
| N-乙基卡西酮麻黄碱代谢物 | N-ethylcathinone ephedrine metabolite | 180.1 | 162.0*,147.2 | 60 | 21,29 | 3.29 |
| 1-苯基-2-甲氨基-1-戊酮去甲麻黄碱代谢物 | pentedrone norephedrine metabolite | 180.1 | 162.3*,91.3 | 40 | 14,35 | .3.88 |
| 4-甲基麻黄碱 | 4-methylephedrine | 180.3 | 162.1*,147.3 | 55 | 18,29 | 3.94 |
| 3,4-二甲基甲卡西酮 去甲麻黄碱代谢物 | 3,4-dimethylmethcathinone norephedrine metabolite | 180.3 | 104.9*,114.9 | 50 | 36,48 | 4.33 |
| 4-甲氧基甲卡西酮去甲伪麻黄碱代谢物 | methedrone norpseudoephedrine metabolite | 182.0 | 164.2*,147.1 | 50 | 15,26 | 2.36 |
| 4-氟甲卡西酮 | 4-FMC | 182.2 | 164.0*,149.0 | 70 | 20,30 | 3.23 |

| 中 文 名 | 英 文 名 | 前体离子 （m/z） | 碎片离子 （m/z） | DP （V） | CE （eV） | 保留时间 （min） |
|---|---|---|---|---|---|---|
| 3-氟甲卡西酮 | 3-FMC | 182.2 | 164.0*,149.1 | 63 | 30,28 | 3.34 |
| 3-氟甲卡西酮麻黄碱代谢物 | 3-fluoroephedrine ephedrine metabolite | 184.3 | 166.1*,151.1 | 57 | 19,29 | 3.42 |
| 1-苯基-2-甲氨基-1-戊酮 | pentedrone | 192.1 | 132.1*,161.2 | 70 | 27,20 | 4.43 |
| 3,4-二甲基甲卡西酮 | 3,4-DMMC | 192.1 | 159.4*,174.0 | 75 | 32,20 | 4.90 |
| 4-乙基甲卡西酮 | 4-ethylmethcathinone | 192.2 | 146.0*,159.0 | 65 | 25,28 | 5.03 |
| 4-甲基乙卡西酮 | 4-MEC | 192.2 | 174.0*,146 | 75 | 21,26 | 4.26 |
| 4-甲基-N-乙基-去甲麻黄碱 | 4-methyl-N-ethylnorephedrine | 194.1 | 176.1*,146.9 | 65 | 18,31 | 4.24 |
| 4-甲氧基甲卡西酮 | methedrone | 194.2 | 176.2*,161.1 | 69 | 17,30 | 3.51 |
| 1-苯基-2-(N-吡咯烷基)-1-丙酮 | α-PPP | 204.2 | 105.2*,97.9 | 70 | 33,36 | 3.63 |
| 3,4-亚甲二氧基甲卡西酮 | methylone | 208.2 | 160.0*,190.2 | 63 | 24,18 | 3.13 |
| 1-苯基-2-(N-吡咯烷基)-1-丁酮 | α-PBP | 218.4 | 91.0*,112.0 | 75 | 37,39 | 4.25 |
| 2-二甲氨基-1-[3,4-(亚甲二氧基)苯基]-1-丙酮 | dimethylone | 222.1 | 147.0*,72.1 | 60 | 25,30 | 5.04 |
| 2-甲氨基-1-[3,4-(亚甲二氧基)苯基]-1-丁酮 | butylone | 222.3 | 174.1*,204.3 | 86 | 27,18 | 3.87 |
| 3,4-亚甲二氧基乙卡西酮 | ethylone | 222.3 | 174.1*,204.3 | 78 | 27,19 | 3.63 |
| 1-苯基-2-(N-吡咯烷基)-1-戊酮 | α-PVP | 232.3 | 91.1*,161.3 | 90 | 35,26 | 5.02 |
| 1-[3,4-(亚甲二氧基)苯基]-2-甲氨基-1-戊酮 | pentylone | 236.4 | 218.1*,188.2 | 60 | 19,24 | 4.66 |
| 1-[3,4-(亚甲二氧基)苯基]-2-乙氨基-1-丁酮 | eutylone | 236.4 | 188.1*,161.0 | 70 | 28,30 | 4.18 |
| 吡咯戊酮 | pyrovalerone | 246.2 | 175.2*,119.0 | 60 | 26,37 | 5.95 |
| 1-[3,4-(亚甲二氧基)苯基]-2-(N-吡咯烷基)-1-丙酮 | MDPPP | 248.4 | 147.3*,177.2 | 90 | 33,27 | 3.80 |

续　表

| 中 文 名 | 英 文 名 | 前体离子<br>（$m/z$） | 碎片离子<br>（$m/z$） | DP<br>（V） | CE<br>（eV） | 保留时间<br>（min） |
|---|---|---|---|---|---|---|
| 1-[3,4-（亚甲二氧基）苯基]-2-（$N$-吡咯烷基）-1-丁酮 | MDPBP | 262.1 | 161.3*,112.1 | 100 | 33,36 | 4.37 |
| 1-（2,3-二氢苯并呋喃-5-基）-2-（吡咯烷-1-基）戊烷-1-酮 | 5-DBFPV | 274.2 | 126.4*,133.2 | 95 | 31,44 | 5.49 |
| 亚甲基二氧吡咯戊酮 | MDPV | 276.0 | 135.1*,126.3 | 100 | 35,36 | 5.32 |
| 1-萘基-2-（$N$-吡咯烷基）-1-戊酮 | naphyrone | 282.3 | 141.4*,126.1 | 65 | 37,44 | 7.05 |
| 1-（4-氟苯基）-2-（$N$吡咯烷基）-1-辛酮 | 4-fluoro-$\alpha$-pop | 292.3 | 109.0*,168.4 | 80 | 35,37 | 7.97 |
| 甲卡西酮-$d_3$ | methcathinone-$d_3$ | 167.3 | 131.1 | 58 | 30 | 2.85 |
| 4-甲基甲卡西酮-$d_3$ | mephedrone-$d_3$ | 181.2 | 163.1 | 65 | 19 | 4.02 |
| 4-甲基麻黄碱-$d_3$ | 4-methylephedrine-$d_3$ | 183.3 | 165.4 | 40 | 16 | 3.94 |
| 3,4-亚甲二氧基甲卡西酮-$d_3$ | methylone-$d_3$ | 211.2 | 163.3 | 65 | 27 | 3.23 |
| 3,4-亚甲二氧基乙卡西酮-$d_5$ | ethylone-$d_5$ | 227.3 | 151.4 | 81 | 39 | 6.59 |
| 1-苯基-2-（$N$-吡咯烷基）-1-戊酮-$d_8$ | $\alpha$-PVP-$d_8$ | 240.4 | 91.0 | 85 | 32 | 5.12 |

*：定量离子。

（4）分析参考条件

色谱条件：Phenomenex Kinetex Biphenyl 柱（10 mm×2.1 mm，1.7 μm）。柱温：40℃。流动相：A 为 5 mmol/L 乙酸铵-0.1%甲酸水，B 为 0.1%甲酸的甲醇。流速：0.5 mL/min。梯度洗脱程序：0~0.5 min，2%~20% B；0.5~3 min，20%~38% B；3.0~3.2 min，38% B；3.2~5.0 min，38%~59% B；5.0~5.4 min，59% B；5.4~6.6 min，59%~67% B；6.7~7.0 min，67%~90% B，7~8 min，90%~100% B。

质谱条件：ESI 源。喷雾电压：5.5 kV。源温度：500℃。气帘气：30 psi。离子源气：50 psi。其他质谱参数见表 4-11。

所有物质在尿液中的检出限为 0.1~0.5 ng/mL，定量限为 0.5~1 ng/mL[50]。

表4-11 73种合成卡西酮及代谢物及14种内标的质谱参数

| 中 文 名 | 英 文 名 | Q1(m/z) | Q3(m/z) | DP(V) | CE(eV) |
|---|---|---|---|---|---|
| 卡西酮 | cathinone | 150 | 132*,117 | 19 | 16,30 |
| 甲卡西酮 | methcathinone | 164 | 146*,131 | 33 | 17,28 |
| 乙卡西酮 | ethcathinone | 178 | 132*,130 | 48 | 24,40 |
| 4-甲基甲卡西酮 | mephedrone(4-methylmethcathinone) | 178 | 130*,145 | 37 | 28,39 |
| 乙基卡西酮代谢物 | N-EC ephedrine(metabolite of ethylcathinone) | 180 | 117*,115 | 19 | 29,39 |
| 4-甲基甲卡西酮代谢物 | 4-methylephedrine(metabolite of mephedrone) | 180 | 147*,91 | 24 | 29*,35 |
| 3,4-二甲基甲卡西酮 代谢物 | 3,4-DMMC norephedrine(metabolite of 3,4-DMMC) | 180 | 162*,130 | 22 | 15,33 |
| 4-氟甲卡西酮 | 4-FMC(4-fluoromethcathinone) | 182 | 164*,149 | 25 | 18,28 |
| 4-氟甲卡西酮代谢物 | 4-fluoroephedrine(metabolite of 4-FMC) | 184 | 135*,151 | 17 | 27,29 |
| 4-乙基甲卡西酮 | 4-EMC(4-ethylmethcathinone) | 192 | 144*,77 | 54 | 40,67 |
| 2-(甲胺基)-1-(4-甲基苯基)丁-1-酮 | 4-MeMABP(4-methylbuphedrone) | 192 | 145*,161 | 28 | 29,16 |
| 3,4-二甲基甲卡西酮 | 3,4-DMMC(3,4-dimethylmethcathinone) | 192 | 159*,158 | 63 | 30,41 |
| 4-甲基乙卡西酮 | 4-MEC(4-methylethcathinone) | 192 | 174*,130 | 41 | 17,48 |
| 4-甲氧基甲卡西酮 | methedrone(4-methoxymethcathinone) | 194 | 161*,118 | 38 | 27,50 |
| 4-甲基乙基卡西酮代谢物 | 4-methyl-N-ethyl-norephedrine(metabolite of 4-MEC) | 194 | 176*,131 | 33 | 17,28 |
| 4-氟乙基卡西酮代谢物 | 4-FEC(4-fluoroethcathinone) | 196 | 178*,150 | 44 | 17,26 |
| 4-氯甲卡西酮 | 4-CMC(4-chloromethcathinone) | 198 | 145*,144 | 34 | 26,40 |
| 1-苯基-2-(N-吡咯烷基)-1-丙酮 | α-PPP(alpha-pyrrolidinopropiophenone) | 204 | 105*,98 | 70 | 29,33 |
| 2-(甲胺基)-1-(4-甲基苯基)戊烷-1-酮 | MPD(methylpentedrone) | 206 | 144*,105 | 62 | 44,18,27 |

续　表

| 中　文　名 | 英　文　名 | Q1(m/z) | Q3(m/z) | DP(V) | CE(eV) |
|---|---|---|---|---|---|
| 4-乙基乙卡西酮 | 4-EEC(4-ethylethcathinone) | 206 | 188*,159 | 44 | 18,27 |
| 4-甲氧基乙基卡西酮 | 4-MeOEC(4-methoxyethcathinone) | 208 | 146*,175 | 55 | 40,26 |
| 1-(4-甲基苯基)-2-甲氨基-3-甲氧基-1-丙酮 | mexedrone | 208 | 158*,176 | 41 | 19,17 |
| 3,4-亚甲二氧基甲卡西酮 | methylone | 208 | 160*,132 | 30 | 24,37 |
| α-吡咯烷基苯丙硫酮 | α-PPT(alpha-pyrrolidinopropiothiophenone) | 210 | 98*,111 | 68 | 29,33 |
| 4-氯二甲基卡西酮 | 4-CDC(4-chlorodimethylcathinone) | 212 | 139*,167 | 43 | 28,22 |
| 4-氯乙卡西酮 | 4-CEC(4-chloroethcathinone) | 212 | 194*,159 | 49 | 19,25 |
| 1-(4-甲基苯基)-2-(1-吡咯烷基)-1-丙酮 | 4-MPPP(4-methyl-α-pyrrolidinopropiophenone) | 218 | 119*,147 | 30 | 34,25 |
| 1-(4-甲基苯基)-2-乙氨基-1-戊酮 | 4-MEAPP(4-methyl-α-ethylaminopentiophenone) | 220 | 105*,160 | 54 | 30,26 |
| 1-苯基-2-乙氨基-1-己酮 | N-ethyl hexedrone(alpha-ethylaminohexanophenone) | 220 | 130*,146 | 59 | 48,25 |
| 4'-氟-α-吡咯烷苯丙酮 | 4-F-α-PPP(4-fluoro-alpha-pyrrolidinopropiophenone) | 222 | 123*,98 | 34 | 32,34 |
| 2-甲氨基-1-[3,4-(亚甲二氧基)苯基]-1-丁酮 | butylone | 222 | 131*,191 | 35 | 48,17 |
| 3,4-亚甲二氧基乙卡西酮 | ethylone | 222 | 174*,146 | 33 | 25,35 |
| α-吡咯烷基苯丁硫酮 | α-PBT(alpha-pyrrolidinobutiothiophenone) | 224 | 112*,153 | 66 | 29,22 |
| 1-苯基-2-(N-吡咯烷基)-1-戊酮 | α-PVP(alpha-pyrrolidinovalerophenone) | 232 | 91*,126 | 55 | 31,35 |
| 4-甲基-α-吡咯烷基苯丁酮 | 4-methyl-α-PBP(4-methyl-alpha-pyrrolidinobutiophenone) | 232 | 105*,161 | 78 | 35,24 |
| 1-苯基-2-(N-吡咯烷基)-1-戊酮代谢物 | α-PVP metabolite 1(metabolite of α-PVP) | 234 | 72*,91 | 63 | 25,39 |

续 表

| 中 文 名 | 英 文 名 | Q1(m/z) | Q3(m/z) | DP(V) | CE(eV) |
| --- | --- | --- | --- | --- | --- |
| 4'-甲氧基-α-吡咯烷苯丙酮 | MOPPP(4-methoxy-alpha-pyrrolidinopropiophenone) | 234 | 98*,135 | 78 | 28,32 |
| 4-氟-α-吡咯烷基苯丁酮 | 4-F-α-PBP(4-fluoro-alpha-pyrrolidinobutiophenone) | 236 | 109*,165 | 43 | 36,24 |
| 1-[3,4-(亚甲二氧基)苯基]-2-甲氨基-1-戊酮 | pentylone | 236 | 188*,218 | 32 | 24,18 |
| 1-(1,3-苯并二噁唑-5-基)-2-(二甲氨基)丁烷-1-酮 | bk-DMBDB(dibutylone) | 236 | 191*,149 | 50 | 20,32 |
| 1-(4-氯苯基)-2-(N-吡咯烷基)-1-丙酮 | 4-Cl-α-PPP(4-chloro-alpha-pyrrolidinopropiophenone) | 238 | 139*,98 | 66 | 34,39 |
| 2,5-二甲氧基-4-甲基甲卡西酮 | 2,5-dimethoxy mephedrone(2,5-dimethoxy-4-methylmethcathinone) | 238 | 220*,189 | 26 | 17,28 |
| 4-溴甲卡西酮 | 4-BMC(4-bromomethcathinone) | 242 | 145*,128 | 37 | 23,61 |
| 1-苯基-2-(N-吡咯烷基)-1-己酮 | α-PHP(alpha-pyrrolidinohexanophenone) | 246 | 91*,140 | 81 | 32,35 |
| 吡咯戊酮 | Pyrovalerone | 246 | 105*,126 | 81 | 32,33 |
| 1-[3,4-(亚甲二氧基)苯基]-2-(N-吡咯烷基)-1-丙酮 | 3,4-MDPPP(3,4-methylenedioxy-alpha-pyrrolidinopropiophenone) | 248 | 98*,149 | 73 | 30,34 |
| 4-甲氧基-α-吡咯烷基苯丁酮 | 4-MeOPBP(4-methoxy-alpha-pyrrolidinobutiophenone) | 248 | 121*,135 | 58 | 38,36 |
| 1-(4-氟苯基)-2-(N-吡咯烷基)-1-戊酮 | 4-F-α-PVP(4-fluoro-alpha-pyrrolidinovalerophenone) | 250 | 109*,126 | 64 | 32,35 |
| 3',4'-亚甲二氧基-N-叔丁基卡西酮 | D-Tertylone(3,4-methylenedioxy-N-tert-butylcathinone) | 250 | 194*,146 | 18 | 18,29 |
| 1-[3,4-(亚甲二氧基)苯基]-2-乙氨基-1-戊酮 | ephylone(N-ethylpentylone) | 250 | 202*,232 | 40 | 26,21 |
| N,N-二甲基戊酮 | bk-DMBDP(N,N-dimethyl pentylone) | 250 | 205*,175 | 59 | 22,28 |
| 2-(苄基氨基)-1-(4-甲基苯基)丙-1-酮 | benzedrone | 254 | 91*,65 | 36 | 45,73 |

续表

| 中文名 | 英文名 | Q1(m/z) | Q3(m/z) | DP(V) | CE(eV) |
|---|---|---|---|---|---|
| N-苯基甲基卡西酮 | N-BMC(N-benzylmethcathinone) | 254 | 162*,146 | 42 | 21,22 |
| 4-溴甲基卡西酮 | 4-BEC(4-bromoethcathinone) | 256 | 159*,144 | 50 | 24,39 |
| 1-苯基-2-(N-吡咯烷基)-1-庚酮 | α-PHPP(alpha-pyrrolidinoheptiophenone) | 260 | 91*,154 | 85 | 32,38 |
| 1-(4-甲基苯基)-2-(N-吡咯烷基)-1-己酮 | 4-methyl-α-PHP(4-methyl-alpha-pyrrolidinohexanophenone) | 260 | 105*,140 | 93 | 31,37 |
| 3,4-二甲基-α-吡咯烷苯二甲酰苯酮 | 3,4-dimethyl-α-PVP(3,4-dimethyl-alpha-pyrrolidinovalerophenone) | 260 | 119*,126 | 45 | 31,34 |
| 1-[3,4-(亚甲烷)苯基]-2-(N-吡咯烷基)-1-丁酮 | 3,4-MDPBP(3,4-methylenedioxy-alpha-pyrrolidinobutiophenone) | 262 | 112*,161 | 60 | 32,31 |
| 1-(4-甲氧基苯基)-2-(N-吡咯烷基)-1-戊酮 | 4-MeO-α-PVP(4-methoxy-alpha-pyrrolidinovalerophenone) | 262 | 121*,126 | 75 | 34,30 |
| 4'-氟-α-吡咯烷苯己酮 | 4-F-PHP(4-fluoro-alpha-pyrrolidinohexanophenone) | 264 | 109*,140 | 80 | 33,37 |
| 1-(4-氯苯基)-2-(N-吡咯烷基)-1-戊酮 | 4-Cl-α-PVP(4-chloro-alpha-pyrrolidinovalerophenone) | 266 | 125*,195 | 69 | 34,25 |
| 3',4'-三亚甲基-α-吡咯烷酮 | indanyl-α-PVP(3,4-trimethylene-alpha-pyrrolidinovalerophenone) | 272 | 131*,201 | 74 | 34,26 |
| 1-苯基-2-吡咯烷-1-酰辛酮 | α-POP(alpha-pyrrolidinooctanophenone) | 274 | 91*,168 | 97 | 33,36 |
| 亚甲基二氧吡咯戊酮 | MDPV(methylenedioxypyrovalerone) | 276 | 205*,126 | 79 | 25,35 |
| 4-F-PHPP | 4-F-PHPP(4-fluoro-alpha-pyrrolidinoheptiophenone) | 278 | 109*,154 | 44 | 33,38 |
| 3,4-亚甲基二氧吡咯烷酮代谢物 | demethylenyl-methyl-MDPV(metabolite of MDPV) | 278 | 175*,126 | 80 | 27,34 |
| 1-溴苯基-2-吡咯烷-1-丙酮 | 4-Br-α-PPP(4-bromo-alpha-pyrrolidinopropiophenone) | 282 | 132*,98 | 72 | 32,34 |
| 1-萘基-2-(N-吡咯烷基)-1-戊酮 | naphyrone | 282 | 141*,211 | 100 | 36,26 |
| 3',4'-四亚甲基-α-吡咯烷酮 | TH-PVP(3,4-tetramethylene-alpha-pyrrolidinovalerophenone) | 286 | 145*,215 | 82 | 35,28 |

续 表

| 中 文 名 | 英 文 名 | Q1(m/z) | Q3(m/z) | DP(V) | CE(eV) |
|---|---|---|---|---|---|
| α-吡咯烷二苯甲酮 | α-PNP(alpha-pyrrolidinononanophenone) | 288 | 91*,182 | 40 | 35,39 |
| 4-甲氧基-α-吡咯烷基苯庚酮 | 4-methoxy PHPP(4-methoxy-alpha-pyrrolidinoheptiophenone) | 290 | 121*,219 | 87 | 33,25 |
| 4-亚甲基-α-吡咯烷基苯己酮 | TH-PHP(3,4-tetramethylene-alpha-pyrrolidinohexanophenone) | 300 | 145,140 | 79 | 36,39 |
| 对甲氧基苯基)1-(吡咯烷基)庚基酮 | 4-methoxy-α-POP(4-methoxy-alpha-pyrrolidinooctanophenone) | 304 | 121*,233 | 73 | 26 |
| 甲卡西酮-d₃ | methcathinone-d₃ | 167 | 130 | 26 | 40 |
| 4-甲氧基甲卡西酮-d₃ | methedrone-d₃ | 181 | 148 | 31 | 31 |
| 4-甲基麻黄碱-d₃ | 4-methylephedrine-d₃ | 183 | 131 | 22 | 27 |
| 3,4-二甲基甲卡西酮去甲麻黄碱-d₃ | 3,4-DMMC norephedrine-d₃ | 183 | 105 | 27 | 24 |
| N-乙基卡西酮麻黄碱-d₅ | N-EC ephedrine-d₅ | 185 | 115 | 24 | 41 |
| 4-甲基-N-乙基-去甲麻黄碱-d₅ | 4-methyl-N-ethyl-norephedrine-d₅ | 199 | 131 | 33 | 28 |
| 3,4-亚甲基甲卡西酮-d₃ | methylone-d₃ | 211 | 163 | 29 | 25 |
| 2-甲氨基-1-[3,4-(亚甲二氧基)苯基]-1-丁酮-d₃ | butylone-d₃ | 225 | 177 | 35 | 26 |
| 3,4-亚甲基乙卡西酮-d₅ | ethylone-d₅ | 227 | 179 | 28 | 26 |
| 1-苯基-2-(N-吡咯烷基)-1-戊酮-d₈ | α-PVP-d₈ | 240 | 91 | 85 | 32 |
| 1-[3,4-(亚甲二氧基)苯基]-2-(N-吡咯烷基)-1-丙酮-d₈ | 3,4-MDPPP-d₈ | 256 | 106 | 80 | 31 |
| 1-[3,4-(亚甲二氧基)苯基]-2-(N-吡咯烷基)-1-丁酮-d₈ | 3,4-MDPBP-d₈ | 270 | 161 | 82 | 33 |
| 亚甲基二氧吡咯戊酮-d₈ | 3,4-MDPV-d₈ | 284 | 134 | 91 | 36 |
| 1-萘基-2-(N-吡咯烷基)-1-戊酮-d₅ | naphyrone-d₅ | 287 | 141 | 80 | 34 |

注：后14种氘代-d为内标。 *：定量离子。

# 第三节　结　果　评　价

合成卡西酮类物质在血液、血浆、血清、尿液、头发、胎粪、玻璃体液、脑脊液、大脑、肝脏和其他组织中均有检出,在行为能力损害和死后案例中最常见的合成卡西酮类物质为 MDPV、4 - MMC 和 bk - MDMA 等[3]。

## 一、体液中合成卡西酮类物质浓度

在血液和尿液中可以检测到高浓度的母体药物及其代谢物,可以有效地反映药物滥用的中毒程度[51]。因此,尿液和血液通常被用来检测药物滥用。获取唾液是非入侵性的,可检测到近期接触的药物,但因为样品量低(<1 mL),药物浓度远低于尿液,并且在摄入具有拟交感神经特性的药物后,唾液分泌可能减少,所以难以采集[52]。目前关于血液中合成卡西酮类物质的资料相对较少,国际法医毒物学协会(International Association of Forensic Toxicologists,TIAFT)设有专栏,鼓励同行上传、分享阳性检出结果的案例。一项研究分析了 44 例摄入 α - PVT 的案例,血浆浓度范围为 0.9 ~ 306 ng/mL(中位数 35.6 ng/mL;平均 66.6 ng/mL)。几乎所有案例中都存在多种物质滥用的情况,包括其他合成卡西酮类物质、经典兴奋剂及中枢抑制剂药物,如阿片类物质、苯二氮䓬类药物、普瑞巴林和/或乙醇[53]。一男子被诊断为药物所致的急性精神病,表现为自言自语、行为古怪,感觉有人在监视他,还出现了在听觉和视觉方面的幻觉;在其尿液中检出 4 - MEAPP(3.6 ng/mL),还检出了氯胺酮、4 - MMC、尼美西泮等精神物质[54]。一男子在吸入"浴盐"后出现幻觉,行为异常,想要自杀;在血清中检出 4 - FMC(346 ng/mL)、MDPV(186 ng/mL);在尿液中检出 4 - FMC(257 ng/mL)、MDPV(136 ng/mL)。一名有多年可卡因吸毒史的 27 岁男性在强烈的幻觉状态下拆毁了家里的家具并从窗户跳下,第二天凌晨被送入医院。据调查,他在前一天吸食了一种被认为是可卡因的粉末,并在几天前服用了亚硝酸戊酯。到达医院后,他处于高血压和窦性心动过速的激动状态,血液中检出 4 - MPHP(100 ng/mL)[55]。

合成卡西酮类物质的兴奋和致幻作用,尤其是多种滥用物质同时使用,增大了交通事故的危险性。警察发现一嫌疑人在路边睡觉,驾驶座侧门已经损坏;其注意力不集中,反应迟缓,精细运动技能受损,发音不清,在血清中检出 3 - MMC 35.6 ng/mL,美沙酮 127 ng/mL,EPPD 6 ng/mL,劳拉西泮 25.4 ng/mL[56]。某司机因不当行车而被执法人员拦下,发现该司机无法辨别方向,神志不清,眼睛充血,注意力分散,血液中检出 α - PVP 63 ng/mL,bk - MDMA 6.1 ng/mL[57];毒驾嫌疑人服用了含有新精神活性物质的胶囊,被警方控制时有反应延缓和时间错乱的特征;采样时间为服用胶囊一个多小时后,血清中检出 4 - MMC 412 ng/mL、四氢大麻酚 1.8 ng/mL、11 - OH - THC <0.8 ng/mL、THC - COOH 11.8 ng/mL、苯丙胺 103 ng/mL[56]。

尿液中合成卡西酮类物质浓度高时,苯丙胺免疫板可呈阳性,阳性尿液中卡西酮浓度为 118~3 266 ng/mL,甲卡西酮浓度为 13~91 ng/mL。

### 二、头发中合成卡西酮类物质的浓度

当药物从身体其他部位清除后,毛发中还可能检出药物。毛发分段分析可用以区分最近使用还是长期使用药物,并评估用药史[58-60]。在 4 - MEC 滥用者所生婴儿中观察到新生儿戒断综合征,胎毛分析显示,怀孕前和怀孕期间暴露于 4 - MEC(胎毛浓度为 3.9~4.3 μg/g)[61]。一名 30 岁男子,具有多年大麻、可卡因的滥用史,开始吸食卡西酮的时间是检测半年前,患者只在周末使用 4 - MEC 和 MDPV,静脉注射 1 g 左右。前一周末,患者从周五晚上到周日晚上摄入 5 g NRG - 3(含 4 - MEC 和 MDPV)和 10 g 4 - MEC,出现了精神错乱和心动过速。头发长为 1~2 cm,检测到 4 - MEC 和 MDPV,MDPV 的浓度为 1 ng/mg,4 - MEC 的浓度为 30 ng/mg,在这名患者的头发中也发现了许多其他化合物:曲马多(3.5 ng/mg)、羟嗪(0.14 ng/mg)、阿立哌唑(11 ng/mg)、氟哌啶醇(0.01 ng/mg)、4 - MMC(0.1 ng/mg)、MDMA(2 ng/mg)、可卡因(1.7 ng/mg)、苯甲酰爱康宁(0.2 ng/mg),表明该患者为精神药物滥用者[62]。

药物进入头发除了与服用剂量、毛发中黑色素含量相关外,药物本身的物理、化学性质起着更为重要的作用。同为苯丙胺类化合物,取代基的差别可能导致药物进入头发的能力有区别。渗入率(incorporation rate,ICR)为毛发中的物质浓度与血浆药时曲线下面积(area under the curve,AUC)之比,可用来定量评价药物进入毛发的能力。合成卡西酮类和经典的苯丙胺类物质 ICR 比较见表 4 - 12[63]。

表 4 - 12　合成卡西酮类和经典苯丙胺类物质 ICR 比较

| 化 合 物 | 血浆 AUC(μg·min/mL) | 毛发浓度(ng/mg) | ICR |
|---|---|---|---|
| 卡西酮 | 291±20 | 4.2±0.9 | 0.01±0.00 |
| 甲卡西酮 | 191±59 | 6.6±1.9 | 0.04±0.01 |
| 苯丙胺 | 182±7 | 18.1±0.1 | 0.10±0.02 |
| 甲基苯丙胺 | 125±21 | 16.3±2.3 | 0.13±0.02 |
| MDA | 411±59 | 121.9±27.5 | 0.30±0.05 |
| bk - MDMA | 147±12 | 79.8±22.3 | 0.55±0.19 |
| MDMA | 121±16 | 93.4±10.9 | 0.77±0.05 |
| MDEA | 165±10 | 138.4±4.4 | 0.85±0.03 |
| MMDA | 183±50 | 215.0±20.5 | 1.24±0.06 |
| MBDB | 151±17 | 164.5±25.0 | 1.10±0.25 |

按照 ICR 值,进入毛发的顺序从低到高依次为卡西酮<甲卡西酮<苯丙胺<甲基苯丙胺<MDA<bk－MDMA<MDMA<MDEA<MBDB<MMDA,MDA、MDMA 和 bk－MDMA 的 ICR 比甲卡西酮、苯丙胺、甲基苯丙胺等要高 3~40 倍,说明苯环上的亚甲氧基结构可使药物更易于进入毛发,而卡西酮类比相应的苯丙胺类低 2~10 倍,说明 β－羰基结构难以进入头发。bk－MDMA 结构上既有 β－羰基,又有亚甲氧基,但亚甲氧基较 β－羰基易于进入毛发。MBDB 为亚甲二氧苯基-仲丁胺结构,进入头发能力更强。故相对来讲,苯丙胺类较易进入毛发。

### 三、合成卡西酮类物质在生物检材中的稳定性

生物检材通常不能在采集后立即进行分析,需要对在不同的条件下分析物自身稳定性进行研究,以减少由于不稳定带来的干扰。对于不断出现的新精神活性物质,生物检材的稳定性研究是有限的。合成卡西酮类物质的稳定性与 pH 有关。血液(pH 7.4)中卡西酮、甲卡西酮、乙卡西酮、4－MMC 和 4－FMC 在 20℃ 保存 2 天后,浓度下降 30%;在相同的条件下,用氟化钠/柠檬酸缓冲液(pH 5.9)保存时,浓度仅下降 10%。这表明在酸化的标本中,稳定性可能得到改善[11]。4－MMC、4－MeOMC、4－FMC、3－FMC、2－FMC、EtCAT 和 4－MDMC 在酸性(pH 4)条件放置 12 h 能保持稳定,但在中性到碱性溶液(pH 7~12)中放置 12 h 后发生降解,它们的降解率随 pH 的增加而增加,并随其化学结构的变化而变化[64],稳定性结果见表 4－13。合成卡西酮类物质的稳定性可能与自身结构相关,Tsujikawa 等[64]比较了苯环上没有附加基团的仲胺(乙卡西酮)和叔胺(4－MDMC)的稳定性。后者即使在 pH 12 的缓冲液中也更稳定;这表明,连接在氮原子上的基团影响合成卡西酮类物质的稳定性,增强的稳定性可能归因于对氧化脱胺的敏感性较低,因为叔胺不像仲胺那样容易发生氧化脱胺。对于环结构,亚甲基二氧基取代的卡西酮更稳定,这可能是由于与还原酶的结构亲和力不同从而不容易还原成相应的醇[52]。MDPV 在室温、4℃ 和-20℃ 下的血液中稳定可达 14 天,含有 4－MMC 的血液在-20℃ 的环境下放置 14 天表现稳定,而在 4℃ 下,14 天后浓度下降 50%,在室温下放置 1 天,浓度下降 30% 以上,7 天后血液中未检测到 4－MMC;4－MMC 在不同基质(全血、血浆、尿液),相同条件下表现出不同的稳定性。在 4℃ 下,血浆样品在 4 天后浓度下降约 10%,在 14 天后浓度下降约 31%;全血样品在 7 天后浓度下降约 30%,在 14 天后浓度下降超过 50%;尿液样品在储存 14 天后浓度浓有下降[65]。在尿液中,大多数合成卡西酮类物质在 4℃ 下保存 72 h 和反复冻融都是稳定的,除了 4－MBC(下降 27%),4－MMC 和 MDPV 在 4℃ 下放置 14 天后都能保持稳定;在室温下 24 h 后,羟基取代 β 酮代谢物和大部分吡咯烷衍生物(α－PVP、4－MPBP 和 MDPV)是稳定的[66-68]。血液中 4－MEC 在室温下放置 14 天后,未能检出。添加 4－MMC 的活体血液和尸体血液[添加/不添加抗凝剂:氟化钠/草酸

钾或乙二胺四乙酸(EDTA)]放置在不同的温度(20℃、4℃、-20℃)下储存。发现存储在-20℃时,添加了氟化钠/草酸钾作抗凝剂的血液中4-MMC最稳定;相比于尸体血液,活体血液中4-MMC更稳定[65]。Kerrigan等[69]鉴定了18种合成卡西酮类物质的原位热降解产物,并认为氧化降解源于两个氢原子的损失,降低进样口温度,减少在进样口的停留时间,并在分析过程中消除活性位点,可使降解产物最小化。添加了10种合成卡西酮类物质的唾液在室温、4℃、-20℃和反复冻融(3个循环)保存1个月后发现,这10种合成卡西酮类物质在室温和4℃下不稳定,在-20℃和反复冻融的条件下稳定[52],稳定性结果见表4-14。合成卡西酮类物质在碱性和室温下表现出较差的稳定性,而在酸性和冷冻条件下较稳定,在尿液中的稳定性强于血液和血浆,血液中添加氟化钠/草酸钾更稳定。合成卡西酮类物质的稳定性也与自身的结构有关,但这个关系还需进一步探索。

**表4-13　合成卡西酮类物质在不同 pH 溶液中储存 12 h 后的残留率( n = 3)**

| 物　质 | pH 12 | pH 10 | pH 7 | pH 4 |
|---|---|---|---|---|
| 4 - MMC | 45.3±0.5% | 86.4±2.5% | 95.6±0.8% | 100.3±0.2% |
| 4 - MeOMC | 72.8±1.0% | 87.9±3.0% | 93.8±2.1% | 100.5±0.5% |
| 4 - FMC | 18.3±1.4% | 76.1±3.1% | 94.1±0.3% | 100.1±0.7% |
| 3 - FMC | 1.2% | 46.9±8.8% | 73.5±0.1% | 100.0±0.4% |
| 2 - FMC | <1.0% | <1.0% | 8.6±0.2% | 99.2±0.6% |
| EtCAT | 18.9% | 60.6±7.2% | 95.9±0.6% | 99.1±0.4% |
| 4 - MDMC | 96.3±0.3% | 93.5±0.9% | 99.4±0.1% | 100.4±1.1% |

## 四、案例评析

**案例一:** 一名48岁的男子在街上处于半昏迷状态。该男子称背部和腿部剧烈疼痛。第一次检查时,患者清醒,呼吸频率正常,外周循环正常而心脏有节律。住院几分钟后,患者突然失去知觉,没有呼吸,皮肤苍白,心跳停止,最后死亡。血液中乙醇含量为 0.42 mg/mL;血液中 MDPHP 浓度为 399 ng/mL,胃内容物中 MDPHP 浓度为 50 ng/mL,尿液中 MDPHP 浓度为 222 ng/mL,此外,警方在该名男子的裤子口袋内发现三个塑料袋,内装一种水晶状的白色粉末,白色粉末中检出 MDPHP[70]。

**案例二:** 在一娱乐场所有 60 人(主要为青年男性)因摄入有毒速溶咖啡包中毒,主要中毒症状为心悸、躁动、幻觉、意识改变、心动过速和高血压,有 3 例患者体温过高,有 3 例患者横纹肌溶解,有 1 例患者死亡。对 10 名摄入有毒速溶咖啡包的患者尿液进行检测,每个患者的尿液中都可测出一种或多种合成卡西酮类物质,有的患者尿液中还检出了氯胺酮、甲基苯丙胺,表明咖啡包含有多种精神活性

表 4-14　唾液中 10 种合成卡西酮类物质在不同温度下的稳定性结果

| 分析物 | 室温 24 h (ng/mL) | | 室温 1周 (ng/mL) | | 室温 1个月 (ng/mL) | | 4℃ 1周 (ng/mL) | | 4℃ 1个月 (ng/mL) | | -20℃ 1周 (ng/mL) | | -20℃ 1个月 (ng/mL) | | 反复冻融(3次) (ng/mL) | |
|---|---|---|---|---|---|---|---|---|---|---|---|---|---|---|---|---|
| | 2.5 | 150 | 2.5 | 150 | 2.5 | 150 | 2.5 | 150 | 2.5 | 150 | 2.5 | 150 | 2.5 | 150 | 2.5 | 150 |
| | | | | | | | 差异率 (%) | | | | | | | | | |
| 卡西酮 | -49.3 | -28.5 | -81.6 | -85.2 | -100 | -99.6 | -26.4 | -29.2 | -87.1 | -79.7 | -11.8 | 1.7 | -5.2 | 2 | -8.1 | -1.2 |
| 甲卡西酮 | -16.3 | 4.2 | -69 | -84.4 | -100 | -99.2 | -21.7 | -27.8 | -88.2 | -79.2 | -15.7 | 2.2 | -2.1 | -1.6 | -12.9 | -2.2 |
| MABP | -15.2 | -8.6 | -35.9 | -45.4 | -72.6 | -81.5 | -8.8 | -13.9 | -26.1 | -33.1 | -2.2 | -1.9 | 4.4 | -6.5 | -9.5 | -6.8 |
| N-乙卡西酮 | -26.9 | 17.2 | -67.2 | -76.1 | -100 | -98.6 | -10.6 | -24.7 | -83.8 | -67.6 | -19.8 | -5.2 | 6.2 | -5.4 | -4.1 | -12.8 |
| 4-MEC | -24.7 | -16.3 | -50.9 | -46.1 | -86.2 | -88.8 | -8.6 | -10.8 | -55.9 | -38.5 | -0.7 | 0.4 | -1.7 | -0.6 | 9.7 | -8.2 |
| 4-甲基甲卡西酮 | -26.9 | -15 | -48.1 | -59.5 | -91.1 | -95 | -2.9 | -15.7 | -61.1 | -51.5 | -3.9 | -2.6 | -2 | -5.3 | -7.6 | -4.9 |
| bk-MDMA | -8.3 | -11.3 | -35.2 | -40.2 | -73.1 | -81.3 | 8.3 | -9.4 | -39.6 | -34.9 | 11.7 | -10.7 | 10 | -1.1 | 1.5 | -9.9 |
| MDPV | 0.7 | 9.7 | 9.5 | 9.5 | -3.0 | -7.2 | 18.6 | 7.9 | 7 | 8.3 | 1.4 | 4.6 | 13.7 | 7.9 | -7.6 | -9.9 |
| NRG-1 | -60.8 | -42.2 | -84.3 | -80.3 | -100 | -99.2 | -31.9 | -23.4 | -61.3 | -34.8 | -29.6 | -12.5 | -16.4 | 1.5 | -31.2 | -15.2 |
| PVP | -17.5 | -18.1 | -33.3 | -32.8 | -52.4 | -41.4 | -1.7 | -0.1 | -3.8 | -13.4 | -2.2 | -5.6 | 14.8 | 7.6 | 15.3 | -1.6 |

注：差异率=（相应储存条件 QC 的平均含量－新制备的 QC 的平均浓度/新制备的 QC 的平均浓度（$n=2$）；差异率绝对值小于 20% 被认为是稳定。

物质,且精神活性物质的组成和含量不同。同时接触其他兴奋剂和合成卡西酮类物质可能会增加毒性。唯一的死亡病例在尿液中检出了 $N$ - ethylpentylone 和 2C - B - NBOMe(一种苯乙胺衍生物)。

案例三:滥用芬太尼和合成卡西酮类物质的中毒案件。一名 29 岁男性在他的公寓里被发现失去意识,旁边躺着的一位年轻女性已经失去生命体征。该男子被送往医院,检查发现瞳孔呈针尖状,轻微呼吸性酸中毒,白细胞增多,体温为 39.4℃,肾功能异常。用免疫分析法对该男子尿液中苯丙胺、甲基苯丙胺、四氢大麻酚、合成大麻素类物质、阿片和美沙酮进行检测,结果为苯丙胺阳性。血液中乙醇和甲醇的检测结果为阴性。采用 UHPLC - MS/MS 对该男子入院时的血液和尿液进行药物和新精神活性物质筛查。血液中 4 - FiBF(芬太尼类物质)和 α - PiHP(合成卡西酮类物质)的浓度分别为 87.7 ng/mL 和 5.0 ng/mL;尿液中 4 - FiBF 和 α - PiHP 的浓度为 2 291.0 ng/mL 和 722.2 ng/mL。尿液的免疫分析显示阿片类物质为阴性,这可能表明 4 - FiBF 在商业化的免疫板上不能被检出,而苯丙胺为阳性,则是 α - PiHP 干扰的结果。收集了那名死去的女性检材进行检测,4 - FiBF 和 α - PiHP 的检测结果示于表 4 - 15。此外在检材中还检出 4 - CMC、$O$ - 去甲基曲马多、曲马多和 $N$ - 去甲基曲马多[71]。

表 4 - 15　死者检材中 4 - FiBF 和 α - PiHP 浓度

| 检　材 | 4 - FiBF(ng/mL 或 ng/g) | α - PiHP(ng/mL 或 ng/g) |
| --- | --- | --- |
| 血液 | 119.0 | 6.1 |
| 尿液 | 289.0 | 31.7 |
| 玻璃体液 | 101.0 | 2.5 |
| 脑组织 | 112.0 | 7.8 |
| 肝组织 | 1 540 | 246.0 |

案例四:意大利某实验室收集 2017 年 1 月至 2018 年 8 月期间所有死后毒物分析呈阳性的案例,共计研究样本 17 例,其中合成苯丙胺类物质呈阳性的 2 例。采集 17 例毛发样品进行合成卡西酮类物质滥用的评估,当头发样品长度超过 4 cm 时,则以 2 cm 为单位分段分析,合成卡西酮类物质检出结果见表 4 - 16[41]。2 号系 27 岁男性,曾有多种物质的滥用史,死亡原因为美沙酮过量。在其两个头发段中分别检出 8 种合成卡西酮类物质,且距毛根端浓度更高。头发分析结果与其生前的自我声明"近期摄入越来越多的合成卡西酮"一致。15 号系 31 岁男性,死于自缢,其中尿液中检出可卡因,调查未发现关于生前滥用合成卡西酮类物质的信息。毛发分析仅在其近根部头发段中检出乙卡西酮,并且浓度较低,表明 15 号可能曾偶尔服用乙卡西酮。

表4－16　阳性案例毛发中合成卡西酮类物质浓度

| 案例号 | 目标物 | 浓度(pg/mg) | |
|---|---|---|---|
| | | 0~2.5 cm 段 | 2.5~5 cm 段 |
| 2 | 3,4－DMMC | 2 800.0 | 572.6 |
| | 4－FMC | 41.1 | 45.6 |
| | 4－MEC | 2 200.0 | 591.0 |
| | α－PHP | 4 700.0 | 3 600.0 |
| | α－PVP | 52.8 | 24.4 |
| | 甲卡西酮 | 1 600.0 | 695.6 |
| | 4－甲氧基甲卡西酮 | 6 200.0 | 1 500.0 |
| | 1－苯基－2－甲氨基－1－戊酮 | 198.4 | 586.2 |
| 15 | 乙卡西酮 | 11.0 | |

**案例五**：bk－MDMA 被营销为"爱情"毒品，一项研究调查了45名性侵受害者的尿液，有13%($n$=6)的病例 bk－MDMA 呈阳性。在这项研究中确定的6名受害者中，有2名向警方报告自愿服用了药片：2号受害者被迫服用了一种未知的药片，5号受害者被迫摄入"莫利"（合成卡西酮类物质在市面上售卖的名字）。6号受害者尿液中的阿普唑仑具有镇静效果；4号受害者尿液的右美沙芬具有镇静、使人神志不清、视力模糊的效果，当与精神活性物质或乙醇一起摄入时，可能会产生附加或协同效应[72]。

**参 考 文 献**

第四章参考文献

# 第五章 合成阿片类新精神活性物质

新型合成阿片类物质包括芬太尼的各种类似物和新出现的非芬太尼化合物。这些物质加上非法制造的芬太尼,导致过量致死人数激增。截至2015年,新型合成阿片类物质占新精神活性物质的2%,而到2016年底,这一比例上升为4%。2019年5月1日起我国整类列管芬太尼类物质。

## 第一节 概　述

合成阿片类新精神活性物质主要作用于中枢神经系统,既有抑制作用又有兴奋作用。抑制作用表现为镇痛、镇静、呼吸抑制、降温等;兴奋作用则表现为欣快、幻觉、惊厥、缩瞳和催吐。

合成阿片类物质的药理作用如下。

(1)镇痛作用　镇痛是该类物质用于临床的主要作用。不同的是各物质的镇痛作用强度不同,不良反应的程度不同,给药途径不同,作用时效不同,如芬太尼的作用时间很短,而其他类似物的镇痛时间可达6 h。

(2)镇静作用　镇静作用不仅减弱了对疼痛的反应,也可消除紧张、烦躁不安等不快情绪。镇静作用构成了该物质滥用的药理学基础。

(3)呼吸抑制作用　使用临床治疗剂量时几乎不产生呼吸抑制,但当剂量较大或与其他中枢抑制剂合用时,则可引起明显的呼吸中枢抑制。

(4)改变心境作用　舒适和欣快感是合成阿片类物质的典型药理学特征,也是滥用者滥用的追求境界。

(5)催吐作用　合成阿片类物质通过兴奋延脑催吐化学感受区,引起恶心和呕吐。

(6)缩瞳作用　阿片受体激动剂均有使瞳孔缩小的作用,该作用对诊断合成阿片类物质中毒和识别合成阿片类成瘾具有重要的临床意义。

(7)镇咳作用　多数合成阿片类物质具有中枢镇咳作用,其中可待因是常用的强效镇咳药。

合成阿片类物质滥用后可产生明显的生理和精神依赖性。中断滥用合成阿片类物质后可出现一系列戒断症状,成为戒断综合征。阿片类戒断综合征主要包括自主神经系统功能亢进和精神运动性亢进,自主神经系统功能亢进表现为出汗、汗毛竖起、流涕、流泪、瞳孔扩大、体温升高、脉搏加快、血压升高、呼吸加快、肌肉震颤、全身疼痛;精神运动性亢进表现为焦虑、不安、惊恐、自残,患者处于强烈的渴求用药与觅药状态。合成阿片类物质的精神依赖性即"成瘾性"作用非常明显。近年来,由于结构变化和调整快速且多样,许多新型合成阿片类物质不断出现并流行,在减少合成阿片类物质的滥用及扩散方面面临严峻挑战。

# 第二节　芬太尼类物质

芬太尼是一种处方类阿片类药物,药效是吗啡的 50～100 倍,芬太尼是典型的 4-苯胺哌啶,自 20 世纪 60 年代以来,已经合成了大量芬太尼类似物。芬太尼具有治疗作用,在非法使用这种药物时,特别是在高剂量使用时,可能会导致危及生命的不良反应。《2018 年世界毒品问题报告》指出,美国有 63 632 人死于吸毒过量,主要与芬太尼和芬太尼类似物的使用引起的死亡率上升有关。2019 年 4 月 1 日,我国开始对芬太尼类整类列管,部分列管芬太尼类见表 5-1。

表 5-1　我国已列管芬太尼类

| 序号 | 化　合　物 | 英　文　名　称 |
| --- | --- | --- |
| 1 | 3-甲基芬太尼 | 3-methylfentanyl |
| 2 | 3-甲基硫代芬太尼 | 3-methylthiofentanyl |
| 3 | 乙酰-α-甲基芬太尼 | acetylalphamethylfentanyl |
| 4 | α-甲基芬太尼 | alphamethylfentanyl |
| 5 | α-甲基硫代芬太尼 | alphamethylthiofentanyl |
| 6 | β-羟基-3-甲基芬太尼 | betahydroxy-3-methylfentanyl |
| 7 | β-羟基-芬太尼 | betahydroxyfentanyl |
| 8 | 对氟芬太尼 | parafluorofentanyl |
| 9 | 硫代芬太尼 | thiofentanyl |
| 10 | 阿芬太尼 | alfentanil |
| 11 | 芬太尼 | fentanyl |
| 12 | 瑞芬太尼 | remifentanil |
| 13 | 舒芬太尼 | sufentanil |

| 序号 | 化　合　物 | 英文名称 |
|---|---|---|
| 14 | 乙酰芬太尼 | acetylfentanyl |
| 15 | β-羟基硫代芬太尼 | betahydroxythiofentanyl |
| 16 | 丁酰芬太尼 | butyrfentanyl |
| 17 | 4-氟丁酰芬太尼 | 4-fluorobutyrfentanyl |
| 18 | 异丁酰芬太尼 | isobutyrfentanyl |
| 19 | 奥芬太尼 | ocfentanil |
| 20 | 卡芬太尼 | carfentanyl |
| 21 | 呋喃芬太尼 | furanylfentanyl |
| 22 | 丙烯酰芬太尼 | acrylfentanyl |
| 23 | 戊酰芬太尼 | valerylfentanyl |
| 24 | 4-氟异丁酰芬太尼 | 4-fluoroisobutyrfentanyl |
| 25 | 四氢呋喃芬太尼 | tetrahydrofuranfentanyl |

## 一、体内过程

### 1. 吸收和代谢

芬太尼类物质进入人体的主要途径有皮肤吸收、口服和静脉注射等。主要在肝脏和十二指肠中进行代谢。芬太尼类物质的代谢途径包括哌啶 $N$-脱烷基化成去甲芬太尼，酰胺水解成去甲硫基芬太尼、末端甲基羟基化成羟基芬太尼和羟基去甲芬太尼，酰胺 $N$-脱烷基化成 $N$-苯基丙酰胺。例如，芬太尼能被肝脏快速代谢，主要是被 CYP3A4 通过 $N$-脱烷基化途径转化成无活性的去甲芬太尼从而失活，去甲芬太尼是代谢的主要产物，占芬太尼代谢的 99% 以上[1]。芬太尼具有高亲脂性（辛醇∶水分配系数>700），这使它能够快速通过血浆和中枢神经靶点（转移半衰期 4.7~6.6 min）。芬太尼在体内的消除半衰期为 2~4 h，作用时间较短，并且口服有较强的肝首过效应（口服的生物利用率约为 30%，经黏膜或鼻腔给药的生物利用率为 50%～90%）。经黏膜和鼻内途径的达峰时间分别为 20 min（范围 20～180 min）和 12 min（范围 12~21 min），静脉注射 4min 后达到峰值，可持续作用不少于 1 h。大部分芬太尼类物质以代谢物的形式经尿液和粪便排泄，原形小于 10%。

瑞芬太尼静脉注射后快速起效，1 min 可达有效浓度，作用持续时间仅 5~10 min。瑞芬太尼为亲脂性，广泛分布于人体组织，稳态分布容积为 390 mL/kg，清除率为 41.2 mL/（kg·min），消除半衰期为 3.7 min。瑞芬太尼被组织和血液中的非特异性酯酶迅速水解，其酯键裂解后大部分（90%）成为酸性代谢物瑞芬太尼酸，小部分 $N$-去烷基化代谢形成 $N$-去烷基瑞芬太尼，代谢物主要经尿液排泄。

舒芬太尼的亲脂性约为芬太尼的 2 倍，更易通过血脑屏障，血浆蛋白结合率为

90%,较芬太尼高。血浆中消除半衰期为 2~3 h。舒芬太尼在肝内经受广泛的生物转化,形成 $N$-去烃基舒芬太尼和 $O$-去甲基舒芬太尼。其中去甲舒芬太尼有药理活性,效价约为舒芬太尼的 1/10,亦即与芬太尼相当,约 1% 以原形经尿液排泄。

阿芬太尼静脉注射起效快,1.5 ~ 2 min 达峰,维持约 10 min。消除半衰期为 64~129 min,长时间输注后,其作用维持时间可以迅速延长。阿芬太尼的亲脂性较芬太尼低,血浆蛋白结合率却较高,分布容积小,符合三室模型,经肝脏代谢后形成代谢物去烷基阿芬太尼,以原形从尿液中排出的很少。

2. 体内分布

芬太尼类致死各脏器药物含量报道有:9 例芬太尼滥用致死者血液浓度范围为 0.5~17 ng/mL,尿液浓度范围为 5 ~ 160 ng/mL。某 46 岁男性,静脉注射阿芬太尼过量死亡,血液和尿液中阿芬太尼浓度分别为 45 ng/mL 和 2.7 ng/mL。某中毒死亡者体内检出 $\alpha$-甲基芬太尼,其血液、肝组织和胆汁中的浓度分别为 3.1 ng/mL、78 ng/mg 和 64 ng/mL,同时检出可疑代谢物去丙酰基芬太尼。某 4-氟丁酰芬太尼中毒死亡者 2 例,其中年轻男性体内浓度:血液 91 ng/mL,尿液 200 ng/mL,肝组织 902 ng/mL;年轻女性体内浓度:血液 112 ng/mL,尿液 414 ng/mL,肝组织 136 ng/mL。奥芬太尼中毒死者体内浓度:股静脉血 15 ng/mL,玻璃体液 12 ng/mL,尿液 6 ng/mL。7 例静脉注射芬太尼急性中毒死亡者各脏器芬太尼浓度见表 5-2。

表 5-2　芬太尼急性中毒死亡者各脏器中芬太尼浓度分布

| | 芬太尼浓度(ng/mL 或 ng/g) | | | | |
| --- | --- | --- | --- | --- | --- |
| | 血　液 | 脑组织 | 肝组织 | 肾组织 | 尿　液 |
| 平均值 | 8.3 | 20 | 37 | 18 | 28 |
| 范围 | (3.0~28) | (9.2~30) | (5.9~7.8) | (6.1~42) | (5.0~93) |

表 5-3 报道了 1 例意外服用呋喃芬太尼中毒死亡后,体内呋喃芬太尼及其代谢物 4-ANPP 的分布[2]。

表 5-3　呋喃芬太尼及其代谢物 4-ANPP 浓度分布

| 检　材 | 呋喃芬太尼 | 4-ANPP |
| --- | --- | --- |
| 外周血(ng/mL) | 1.9 | 4.3 |
| 心血(ng/mL) | 2.8 | 5.8 |

续　表

| 检　材 | 呋喃芬太尼 | 4－ANPP |
|---|---|---|
| 尿液 | 阳性 | 阳性 |
| 玻璃体液（ng/mL） | <0.20* | <0.20* |
| 胃内容物（ng/g） | 55 000 | 阴性 |
| 肝组织（ng/g） | 阴性** | >40 |

*确认的结果低于报告阈值（0.20 ng/mL）。**肝组织检出限为 0.40 ng/g。

表 5－4 总结了 249 例芬太尼中毒死亡者体内芬太尼及其代谢物去甲芬太尼的分布[3]。

表 5－4　中毒死亡者体内芬太尼和去甲芬太尼浓度

| 采集部位 | 芬　太　尼 | | | | 去甲芬太尼 | | | |
|---|---|---|---|---|---|---|---|---|
| | 平均浓度（ng/mL） | 中位数（ng/mL） | 范围（ng/mL） | 案例数 | 平均浓度（ng/mL） | 中位数（ng/mL） | 范围（ng/mL） | 案例数 |
| 股动脉血 | 13.2 | 11.1 | 1.3~86.2 | 192 | 4.6 | 3.1 | 0.7~35.7 | 160 |
| 髂静脉血 | 19.1 | 12.0 | 1.3~553 | 140 | 4.6 | 3.1 | 0.9~30.3 | 111 |
| 主动脉血 | 24.2 | 8.4 | 0.9~226 | 16 | 4.9 | 4.6 | 0.8~12.1 | 14 |
| 心血 | 14.8 | 9.8 | 0.7~64.6 | 22 | 7.5 | 4.5 | 1.7~37.6 | 22 |
| 锁骨下动脉血 | 42.0 | 22.6 | 1.1~250 | 15 | 7.4 | 4.8 | 1.7~26.5 | 14 |
| 下腔静脉血 | 8.6 | 7.5 | 2.2~17.6 | 6 | 2.5 | 1.9 | 1.2~5.5 | 5 |
| 玻璃体液 | 10.8 | 8.5 | 1.2~67.5 | 234 | 3.5 | 2.4 | 0.8~27.7 | 148 |
| 肝组织 | 185.5 | 88.3 | 5.6~13 560 | 184 | 18.8 | 12.3 | 1.9~118 | 148 |

McIntyre 等[4]报道了 1 例丁酰芬太尼急性中毒案例,各检材中同时检出乙酰芬太尼,分布见表 5－5。

表 5－5　各组织中丁酰芬太尼及乙酰芬太尼浓度分布

单位: ng/mL（g）

| 组　织 | 丁酰芬太尼 | 乙酰芬太尼 |
|---|---|---|
| 外周血 | 58 | 38 |
| 主动脉血 | 97 | 32 |
| 肝组织 | 320 | 110 |
| 玻璃体液 | 40 | 38 |
| 尿液 | 670 | 540 |
| 胃内容物 | 170 | <70 |

## 二、样品处理

1. 血液/尿液

（1）固相萃取法

参考方法一（GA/T 1601-2019）：移取血液等体液样品1.0~2.0 mL，或称取绞碎的肝组织等固体检材样品1~2 g于具盖离心管中。加入0.1 mol/L盐酸4 mL，振荡15 min，8 000 r/min离心15 min，取上清液转移至已活化好的MCX固相萃取柱中，依次用0.1 mol/L盐酸1 mL、甲醇1 mL淋洗，弃去淋洗液，挤干水分，离心或真空抽固相萃取柱2 min，用1 mL 5%的氨水：甲醇溶液（5：95，V/V）进行洗脱，收集洗脱液，置于浓缩器上45℃浓缩至干，残留物用甲醇200 μL溶解，用0.22 μm的有机系微孔滤膜过滤，供仪器分析。

参考方法二：将1 mL全血样品和100 μL内标溶液混合并离心后采用Clean Screen DAU固相萃取柱净化富集，预先用甲醇3 mL、水3 mL和磷酸盐缓冲液活化，再用3 mL二氯甲烷：异丙醇：氨水混合溶液（78：20：2，V/V/V）洗脱，洗脱液蒸干后用100 μL甲醇复溶，上机分析[5]。

参考方法三：0.5 mL血液样品中加入50 μL内标溶液，再加入2 mL磷酸盐缓冲液（pH 6）作为预处理，混合离心5 min后采用Clean Screen DAU固相萃取柱净化富集，固相萃取柱用甲醇（3 mL）、去离子水（3 mL）和磷酸盐缓冲液（1 mL）活化，用乙酸乙酯：乙腈：氨水（78：20：2，V/V/V）洗脱，蒸发至干燥，用200 μL流动相（A：B=60：40）复溶，上机分析[6]。

参考方法四：100 μL血液加入内标溶液及900 μL磷酸盐缓冲液（100 mmol/L，pH 6）混合，上活化好的固相小柱（sing PolyChrom Clin Ⅱ），采用1 mL去离子水和1 mL乙酸（1 mol/L）冲洗活化。在氮气下干燥5 min，然后分别用1 mL己烷、乙酸乙酯和甲醇洗涤。用1 mL二氯甲烷：异丙醇（V/V）与5%浓氨水的混合物（80：20，V/V）洗脱。洗脱液在50℃氮气下蒸发至干，用50 μL流动相（A：B=60：40）复溶，离心后供分析[7]。

（2）液液提取法

参考方法一（SF/T0066-2020）：取全血或尿液100 μL，准确加入内标溶液10 μL（100 ng/mL），混合10 s，加入硼砂缓冲溶液（pH 9.2）100 μL，乙酸乙酯0.7 mL，涡旋30 s，9 700×g离心5 min。取上层有机相置于5 mL离心管中，40℃下吹干。加入流动相200 μL复溶，9 700×g离心5 min，取上清液100 μL至进样瓶中，取上清液供仪器分析。

参考方法二：在0.5 mL样品中加入0.2 mol/L Na$_2$CO$_3$溶液（0.5 mL，pH 10），加入内标溶液，然后在12 mL聚丙烯管中加入5 mL 1-氯丁烷。振荡3 min，3 300 r/min离心3 min后，将上清液转移到第二个聚丙烯管中。将药物反萃取到 100 μL 0.05 mol/L H₂SO₄ 中,摇匀离心 3 min。然后吸取有机相供分析[8]。

**2. 头发**

参考方法一(SF/T0066－2020):毛发样品依次用适量的水和丙酮振荡洗涤两次,晾干后剪成约 1 mm 段,称取毛发样品 20 mg 于 2 mL 研磨管中,加研磨珠适量,再加含 1 ng/mL 内标的提取液 1 mL,液氮冷冻研磨,14 000×g 离心 5 min,取上清液,过 0.22 μm 滤膜,滤液直接供仪器分析。

参考条件二[9]:取 20 mg 的头发样品,然后加入 25 mL 甲醇:5 mol/L 盐酸(15:1,V/V)和 100 μL 内标溶液,40℃超声 75 min,45℃氮气流吹干。500 μL 流动相复溶,15 000×g 离心 5 min,上清液经 0.22 μm 微孔膜过滤后供 LC－MS/MS 分析。

## 三、分析方法

**1. GC－MS**

(1) 分析参考条件一

色谱条件:DB－5MS 柱(30 m×0.25 mm,0.25 μm)。载气:氦气。流速:1.0 mL/min。程序升温:初温 100℃,保持 1 min,以 30℃/min 升温至 300℃,保持 5 min。

质谱条件:EI 源,SIM 模式。呋喃芬太尼的碎片离子 m/z 为 283、240、158;奥芬太尼的碎片离子 m/z 为 279、176、236;乙酰芬太尼的碎片离子 m/z 为 231、146、188;丁酰芬太尼的碎片离子 m/z 为 259、146、189;美沙酮－d₃ 的碎片离子 m/z 为 297、73、161。

上述条件下,色谱保留时间为:乙酰芬太尼 9.34 min,丁酰芬太尼 9.92 min,奥芬太尼 10.03 min,呋喃芬太尼 11.76 min,美沙酮－d₃ 7.461 min。呋喃芬太尼和奥芬太尼的检出限和定量限分别为 0.30 ng/mL 和 1.0 ng/mL,乙酰芬太尼和丁酰芬太尼的检出限和定量限分别为 0.15 ng/mL 和 0.5 ng/mL[7]。

(2) 分析参考条件二

色谱条件:DB－5 MS(30 m×0.25 mm,0.25 μm)。程序升温:初温 180℃,保持 1 min,以 10℃/min 升温至 300℃,保持 8 min。载气:氦气。流速 1.0 mL/min。入口温度:280℃。进样体积:1 μL。分流注入,分流比 5:1。溶剂延迟时间:4 min。

质谱条件:EI 源,70 eV。离子源温度:230℃。进样口温度:250℃。SIM/SCAN 模式。全扫描采集范围为 m/z 50~450。在 SIM 模式下将每种物质的质谱参数信息列于表 5－6[9]。

表 5-6　芬太尼类物质质谱参数

| 目　标　物 | 分子量 | GC-MS<br>SIM 离子 | LC-MS/MS | | | |
| --- | --- | --- | --- | --- | --- | --- |
| | | | 前体离子<br>（m/z） | 碎片离子<br>（m/z） | 锥孔电压<br>（V） | CE<br>（V） |
| 去甲芬太尼 | 232.32 | 120,159,175,83* | 233.25 | 84.25* | 82 | 18 |
| 乙酰芬太尼 | 322.45 | 231*,146,188 | 323.31 | 188.29*<br>105.23 | 10<br>10 | 20<br>32 |
| 奥芬太尼 | 370.47 | 279*,176,280 | 371.33 | 188.29*<br>105.23 | 10<br>10 | 24<br>34 |
| 硫代芬太尼 | 342.18 | 245*,146,93 | 343.23 | 194.27*<br>111.21 | 16<br>16 | 20<br>46 |
| 芬太尼 | 336.48 | 245*,146,189,280 | 337.34 | 188.29*<br>105.23 | 4<br>4 | 20<br>34 |
| 对氟芬太尼 | 354.47 | 263*,164,220 | 355.33 | 188.29*<br>105.23 | 8<br>8 | 26<br>34 |
| 异丁酰芬太尼 | 350.51 | 259*,146,189 | 351.37 | 188.29*<br>105.23 | 16<br>16 | 24<br>34 |
| 4-氟-异丁酰芬太尼 | 368.50 | 277,164*,207 | 369.36 | 188.29*<br>105.23 | 6<br>6 | 24<br>36 |
| 四氢呋喃芬太尼 | 378.52 | 287*,189,146,158 | 379.29 | 188.29*<br>105.23 | 94<br>94 | 38<br>22 |
| 芬太尼-d₅(内标) | 341.48 | 250,151*,194 | 342.36 | 105.17<br>188.29* | 62<br>62 | 38<br>22 |

\*：定量离子。

2. LC-MS

（1）分析参考条件一（SF/T0066-2020）

色谱条件：Acquity UPLC HSS T$_3$(100 mm×2.1 mm,1.8 μm)或其他等效色谱柱。流动相：A 为 20 mmol/L 乙酸铵缓冲溶液（含 0.1%甲酸和 5%乙腈），B 为乙腈。梯度洗脱程序见表 5-7。流速：200 μL/min。柱温：室温。进样量：5 μL。

表 5-7　梯度洗脱程序

| 时间(min) | 流动相 A(%) | 流动相 B(%) |
| --- | --- | --- |
| 0 | 85 | 15 |
| 4 | 72 | 28 |
| 5 | 72 | 28 |
| 10 | 70 | 30 |

续　表

| 时间(min) | 流动相 A(%) | 流动相 B(%) |
|---|---|---|
| 13 | 55 | 45 |
| 13.5 | 5 | 95 |
| 14.5 | 85 | 15 |
| 16 | 85 | 15 |

　　质谱条件: ESI+, MRM 模式。离子源电压: 5 500 V。碰撞气、气帘气、雾化气、辅助气均为高纯氮气。使用前调节各气流流量、DP、CE 至最佳灵敏度。在以上色谱、质谱条件下,31 种芬太尼类新精神活性物质及其代谢物和内标的定性离子对、定量离子对和保留时间见表5-8。

表5-8　31 种芬太尼类精神活性物质及其代谢物、内标的质谱参数和保留时间

| 目　标　物 | 前体离子<br>(m/z) | 碎片离子<br>(m/z) | DP<br>(V) | CE<br>(eV) | 保留时间<br>(min) | 内　标 |
|---|---|---|---|---|---|---|
| 芬太尼 | 337.2 | 188.3* | 50 | 35 | 8.51 | fentanyl-d₅ |
|  |  | 104.9 | 50 | 51 |  |  |
| 去甲基芬太尼 | 233.1 | 84.0* | 40 | 29 | 3.93 | norfentanyl-d₅ |
|  |  | 55.2 | 40 | 44 |  |  |
| 阿芬太尼 | 417.3 | 268.3* | 40 | 25 | 7.87 | fentanyl-d₅ |
|  |  | 197.1 | 40 | 35 |  |  |
| 乙酰芬太尼 | 323.2 | 188.1* | 50 | 35 | 6.43 | fentanyl-d₅ |
|  |  | 105.0 | 50 | 50 |  |  |
| 乙酰去甲基芬太尼 | 219.3 | 84.0* | 30 | 24 | 2.41 | norfentanyl-d₅ |
|  |  | 56.0 | 30 | 40 |  |  |
| 去丙烯酰芬太尼 | 281.1 | 188.1* | 45 | 23 | 9.62 | fentanyl-d₅ |
|  |  | 105.1 | 45 | 40 |  |  |
| 丙烯酰芬太尼 | 335.5 | 188.2* | 50 | 29 | 8.10 | fentanyl-d₅ |
|  |  | 105.0 | 50 | 41 |  |  |
| 丁酰芬太尼 | 351.3 | 188.1* | 40 | 29 | 11.46 | fentanyl-d₅ |
|  |  | 105.2 | 40 | 45 |  |  |
| 异丁酰芬太尼 | 351.1 | 188.0* | 45 | 35 | 10.99 | fentanyl-d₅ |
|  |  | 105.0 | 45 | 60 |  |  |
| 对-氟丁酰芬太尼 | 369.2 | 188.2* | 50 | 30 | 12.56 | fentanyl-d₅ |
|  |  | 104.9 | 50 | 50 |  |  |
| 对-氟异丁酰芬太尼 | 369.3 | 188.0* | 50 | 35 | 12.26 | fentanyl-d₅ |
|  |  | 105.0 | 50 | 60 |  |  |

| 目　标　物 | 前体离子<br>（m/z） | 碎片离子<br>（m/z） | DP<br>（V） | CE<br>（eV） | 保留时间<br>（min） | 内　标 |
|---|---|---|---|---|---|---|
| 对/邻-氟芬太尼 | 355.2 | 188.2 * | 45 | 35 | 9.65 | fentanyl－d₅ |
| | | 104.9 | 45 | 50 | | |
| β-羟基硫代芬太尼 | 359.3 | 191.9 * | 45 | 34 | 6.01 | fentanyl－d₅ |
| | | 146.1 | 45 | 32 | | |
| 顺-3-甲基芬太尼 | 351.2 | 202.2 * | 40 | 32 | 10.85 | fentanyl－d₅ |
| | | 105.2 | 40 | 52 | | |
| 呋喃芬太尼 | 375.3 | 188.1 * | 45 | 27 | 9.41 | fentanyl－d₅ |
| | | 105.2 | 45 | 50 | | |
| 奥芬太尼 | 371.2 | 188.2 * | 50 | 32 | 6.41 | fentanyl－d₅ |
| | | 105.1 | 50 | 56 | | |
| 舒芬太尼 | 387.3 | 238.2 * | 50 | 26 | 13.03 | fentanyl－d₅ |
| | | 355.3 | 50 | 25 | | |
| 瑞芬太尼 | 377.3 | 228.3 * | 50 | 26 | 5.54 | fentanyl－d₅ |
| | | 112.9 | 50 | 40 | | |
| 瑞芬太尼酸 | 363.3 | 247.3 * | 45 | 30 | 4.40 | fentanyl－d₅ |
| | | 112.9 | 45 | 41 | | |
| 卡芬太尼 | 395.1 | 335.1 * | 45 | 26 | 11.49 | fentanyl－d₅ |
| | | 246.1 | 45 | 30 | | |
| 去甲基卡芬太尼 | 291.0 | 142.2 * | 40 | 23 | 4.53 | norfentanyl－d₅ |
| | | 113.3 | 40 | 40 | | |
| 戊酰芬太尼 | 365.4 | 188.3 * | 40 | 34 | 13.88 | fentanyl－d₅ |
| | | 105.2 | 40 | 60 | | |
| 甲氧乙酰芬太尼 | 353.2 | 188.2 * | 100 | 30 | 5.95 | fentanyl－d₅ |
| | | 105.2 | 100 | 55 | | |
| 环丙酰芬太尼 | 349.1 | 188.2 * | 50 | 32 | 9.87 | fentanyl－d₅ |
| | | 105.1 | 50 | 55 | | |
| β-羟基-3-甲基芬太尼 | 367.2 | 200.1 * | 45 | 34 | 8.75 | fentanyl－d₅ |
| | | 218.1 | 45 | 31 | | |
| β-羟基-芬太尼 | 353.4 | 204.3 * | 50 | 30 | 6.53 | fentanyl－d₅ |
| | | 186.0 | 50 | 33 | | |
| 反-3-甲基芬太尼 | 351.3 | 202.2 * | 45 | 31 | 10.37 | fentanyl－d₅ |
| | | 105.1 | 45 | 55 | | |
| α-甲基芬太尼 | 351.3 | 202.0 * | 45 | 30 | 9.85 | fentanyl－d₅ |
| | | 119.2 | 45 | 35 | | |
| 3-甲基硫代芬太尼 | 357.2 | 208.0 * | 50 | 30 | 9.58 | fentanyl－d₅ |
| | | 111.0 | 50 | 50 | | |

| 目　标　物 | 前体离子<br>（$m/z$） | 碎片离子<br>（$m/z$） | DP<br>（V） | CE<br>（eV） | 保留时间<br>（min） | 内　标 |
|---|---|---|---|---|---|---|
| 硫代芬太尼 | 343.0 | 194.0 * | 45 | 30 | 7.52 | fentanyl－$d_5$ |
|  |  | 111.0 | 45 | 50 |  |  |
| THF－F | 379.3 | 188.2 * | 45 | 32 | 6.82 | fentanyl－$d_5$ |
|  |  | 105.1 | 45 | 60 |  |  |
| 芬太尼－$d_5$ | 342.1 | 105.2 | 50 | 35 | 8.50 |  |
| 去甲芬太尼－$d_5$ | 238.1 | 84.0 | 45 | 28 | 3.92 |  |

＊：定量离子对。

（2）分析参考条件二

色谱条件：Agilent Poroshell EC－$C_{18}$色谱柱（150 mm×3.0 mm, 2.7 μm）。柱温：60℃。流速：0.5 mL/min。流动相：A 为 5 mmol/L 甲酸铵（pH 3），B 为含有 0.1% 甲酸的甲醇。梯度洗脱程序：初始流动相为 40%（B）7 min 内增至 45%，7.1 min 时增加到 90%，8.1～9 min 达到初始状态。

质谱条件：ESI+，MRM 模式。源温度：150℃。毛细管电压：0.5 kV[6]。

## 四、结果评价

1. 血液中芬太尼的保存稳定性

Laganiere[10]将芬太尼浓度为 0.50～3.5 ng/mL 的血液样品分别置于玻璃管和聚丙烯管中，于-20℃保存 6 个月，发现所有样品浓度均未变化，表明血液中的芬太尼在低温下是稳定的。

2. 尿液中芬太尼浓度评价

尿液和唾液是药物滥用检验最易采集的检材，Silverstein[11]研究了尿液和唾液在芬太尼滥用检测中的意义。7 个受试者口服 110 μg 芬太尼，考察 96 h 尿液和唾液中芬太尼及其代谢物的存在状况。发现其中 3 人的尿液在 24 h 内可检测芬太尼，至 72 h 均呈阴性；尿液中代谢物去烷基芬太尼多于芬太尼原形，并存在于 48 h 内所有受试者的尿液中，至 96 h 尚有 4 人的尿液中可检测出去烷基芬太尼；所有的尿液中均未检测到去丙酰基芬太尼。

3. 头发中芬太尼含量及其评价

对一接受 0.6 mg/天剂量治疗 25 天的患者头发进行分析，芬太尼浓度为 100 pg/mg。测定接受芬太尼治疗的 13 位患者头发发现，在外科手术中摄取中等至高剂量的芬太尼者，均可在其头发中检出芬太尼。用药剂量为 1～6 mg 时，头发中芬太尼浓度为 13～48 pg/mg，药物浓度与剂量相关性不明显。某接触芬太尼（处理与称重）的药剂工作者，其头发中芬太尼浓度为 29 pg/mg，而头发洗涤液中芬太尼含量为 630 pg/mg,这是环境外污染的典型案例[12]。

## 五、案例评析

**案例一**:死者是一名 25 岁男性,2017 年 10 月被发现躺在家里的床上没有反应。据悉死者滥用处方药,特别是羟考酮,这始于 5 年前参加大学足球比赛时膝盖受伤。在现场发现了羟考酮药丸,没有发现其他麻醉用具。死者的嘴里有干白色的泡沫流出。

毒物分析评析:死者心血中乙醇浓度为 0.25 mg/mL,股静脉血为 0.36 mg/mL,玻璃体液为 0.48 mg/mL,同时,心血中检出环丙基芬太尼 14 ng/mL、苯甲酰爱康宁 1.2 μg/mL、可卡因 0.07 μg/mL 和羟考酮 0.06 μg/mL,在死亡现场收集的药含有羟考酮。死亡方式被判定为事故,死亡原因被认定为乙醇、可卡因、羟考酮和环丙基芬太尼的综合作用[10]。

**案例二**:一名 40 多岁的女子被发现死在卧室里。大约半年前,她在一次交通事故中骨盆和右股骨骨折,住院 2 个月。在她去世的前一天,她和父亲谈过,抱怨头痛。在她死后约 24 h 进行了尸检。背部有明显的死后青紫,身上发现 7 片芬太尼透皮贴片 4.2 mg(剂量率为 0.6 mg/天):1 片贴在她的右肩后,3 片贴在她的右臀部,3 片贴在她的右腹股沟处。没有发现与她的死亡直接相关的明显伤害。

毒物分析评析:仅检出芬太尼成分,股静脉血和心血浓度分别为 51 ng/mL 和 33 ng/mL。在本例中,7 片芬太尼透皮贴片的总剂量为 175 μg/h。虽然无法确定这些贴片在她身上停留了多长时间,但在这种情况下,总剂量可能足以导致死亡[11]。

**案例三**:一名 25 岁的男性和母亲住在某公园的帐篷里。他最后一次通过电话与他的妹妹交谈,听起来"非常兴奋"。他的母亲注意到他存在"浑身痒"的症状,后发现他趴在帐篷里的床垫上,于是报警,医护人员到场后宣布死亡。在附近发现了一个棕色袋子。死者生前有吸烟,酗酒,吸食大麻、香料和滥用处方止痛药史。尸检结果显示,除轻度左心室肥厚外,无异常。

毒物分析评析:外周血中苯甲酰爱康宁浓度为 460 ng/mL,可卡因浓度为 40 ng/mL,玻璃体液中苯甲酰爱康宁浓度为 510 ng/mL。心血中卡芬太尼浓度为 0.12 ng/mL。根据病理结果、病史和毒物分析结果,法医确定死亡原因为卡芬太尼中毒,死亡方式为意外[12]。

# 第三节　U 系列新型合成阿片类物质

U 系列新型合成阿片类物质是二十世纪七八十年代辉端普强(Upjohn)公司合

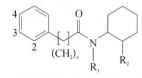

图 5-1  U 系列化合物
基本结构

成的一系列物质的总称,是合成阿片类物质的一个重要亚类。它们的基本结构是酰胺基中 N 原子上有环己基取代的苯甲(乙)酰胺类化合物(图 5-1)。2014 年起,这些物质或经修饰而成的具有类似化学结构的一系列相关化合物相继出现在毒品消费市场。目前已报道的 U 系列新型合成阿片类物质见表 5-9。

表 5-9  目前已报道的 U 系列新型合成阿片类物质

| 化 合 物 | 分 子 式 | 分子量 | 结    构 |
|---|---|---|---|
| U-47700 | $C_{16}H_{22}Cl_2N_2O$ | 328.110 9 | |
| U-49900 | $C_{18}H_{26}Cl_2N_2O$ | 356.1 | |
| U-48800 | $C_{17}H_{24}Cl_2N_2O$ | 342.1 | |
| $N$-甲基 U-47931E | $C_{16}H_{23}BrN_2O$ | 339.2 | |
| U-47931E | $C_{15}H_{21}BrN_2O$ | 325.3 | |
| isopropyl-U-47700 | $C_{18}H_{26}Cl_2N_2O$ | 356.1 | |

续　表

| 化　合　物 | 分　子　式 | 分子量 | 结　　构 |
|---|---|---|---|
| $N,N$ – didesmethyl U – 47700 | $C_{14}H_{18}Cl_2N_2O$ | 301.2 | |
| 3,4 – methylenedioxy U – 47700 | $C_{17}H_{24}N_2O_3$ | 304.1 | |
| U – 47109 | $C_{15}H_{20}Cl_2N_2O$ | 315.2 | |
| U – 48520 | $C_{16}H_{23}ClN_2O$ | 294.82 | |
| U – 77891 | $C_{18}H_{24}Br_2N_2O$ | 444.21 | |
| U – 62066 | $C_{22}H_{30}Cl_2N_2O_2$ | 425.39 | |
| U – 51754 | $C_{17}H_{24}Cl_2N_2O$ | 342.2 | |
| U – 50488 | | 369.3 | |

## 一、体内过程

### 1. 吸收和代谢

目前的已有报道显示 U-47700、U-48800、U-49900 在体内的代谢机制类似,主要通过 CYP450 酶:CYP2C19 和 CYP3A4,经过 $N$-去甲基化形成 $N$-去甲基-U-47700、$N,N$-二甲基-U-47700、$N$-去甲 U-48800、$N$-去乙基-U-49900、$N,N$-二乙基-U-49900 等代谢物,通过 CYP2C19 同工酶代谢不良者在摄入这种化合物时可能会增加毒性。$N$-去甲基-U-47700 物质被确定为 U-47700 的主要代谢物,$N,N$-二甲基-U-47700 作为第二丰富的代谢物,也是识别 U-47700 摄入的良好生物标志物。$N$-去乙基-U-49900 是尿液中鉴定 U-49900 的主要代谢物,其次是 $N,N$-二去乙基-U-49900。$N,N$-二去乙基-$N$-去甲基-U-49900 被确定为该样品中的主要代谢物[13]。U-47700 和 U-49900代谢过程见图 5-2。

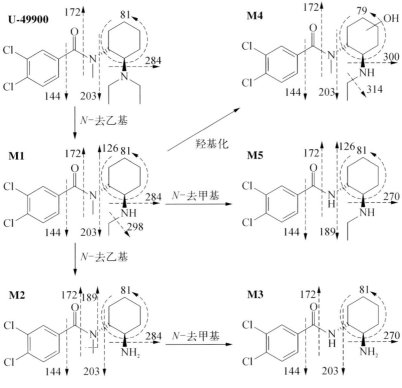

图 5 - 2　U - 47700 和 U - 49900 代谢过程

## 2. 体内分布

近年来,U 系列新型合成阿片类物质中毒死亡的案件逐渐增多,Mcintyre 等[14]报道了一例由 U - 47700 导致中毒死亡的案件。各生物检材中药物浓度见表 5 - 10。

表 5 - 10　U - 47700 中毒死亡者体内分布

| 检　材 | 浓度(ng/mL 或 ng/g) |
| --- | --- |
| 外周血 | 190 |
| 心血 | 340 |
| 肝组织 | 1 700 |
| 玻璃体液 | 170 |
| 尿液 | 360 |
| 胃内容物 | <1 mg |

## 二、样品处理

参考条件一：0.5 mL 血液用 2 mL 磷酸盐缓冲液（pH 6）进行预处理，随后进行涡旋混合和离心 5 min。用甲醇（3 mL）、去离子水（3 mL）和磷酸盐缓冲液（1 mL）活化。上柱后用去离子水（1.5 mL）、0.1 mol/L 乙酸（0.5 mL）和甲醇（1.5 mL）淋洗。真空条件下干燥 5 min，然后用乙酸∶乙腈∶氨水（78∶20∶2，$V/V/V$）洗脱。40℃下蒸发至干，用 200 μL 的 60∶40 MPA∶0.1%甲酸甲醇复溶[15]。

参考条件二：100 μL 血浆，加入 20 μL 内标溶液，加入 900 μL（100 mmol/L，pH 6）磷酸盐缓冲液，涡旋混合，上固相萃取柱上，分别用 1 mL 正己烷、乙酸乙酯和甲醇洗涤。氮气下干燥 5 min，分析物用 1 mL 二氯甲烷∶异丙醇（80∶20，$V/V$）和 5%浓氨水的混合物洗脱。在 50℃下氮气挥干。用 50 μL 60∶40 流动相A∶B 进行复溶。流动相 A 为 5 mmol/L 甲酸铵和 0.05%甲酸的水溶液，流动相 B 为含有 0.1%甲酸甲醇。在 1 276×$g$ 下离心 1 min 后供 LC‑MS/MS 分析[16]。

## 三、分析方法

（1）分析参考条件一

色谱条件：Phenomenex Gemini 柱（150 mm×2 mm，5 μm），前接 Phenomenex Synergi Gemini（4 mm×3 mm）保护柱，柱温 30℃。流动相：70%乙腈（含 1%甲酸）和 30% 1 mmol/L 甲酸铵（含 1%甲酸）。梯度洗脱：0~5 min，3%~19% 乙腈，5~10 min，25% 乙腈，9 min 内升至 65%乙腈，保持 1 min。流速为 0.8 mL/min。

质谱条件：正离子模式。源温度：500℃。气帘气：40。GS1∶40。GS2∶55。喷雾电压：5 000 V。碰撞气体：高。CE：40 V。入口电位：5 V。扫描速度：1 000 amu/s（EMS）和 4 000 amu/s（EPI）。线性离子阱填充时间：20 ms[8]。

（2）分析参考条件二

色谱条件：Agilent ZORBAX Eclipse Plus $C_{18}$柱（50 mm×2.1 mm，1.8 μm），柱温 30℃。流动相由 5 mmol/L 甲酸铵 0.05%甲酸溶液和含 0.1%甲酸的甲醇组成。流速：0.4 mL/min。

质谱条件：MRM 模式。气体温度：300℃。气体流量：13 L/min。喷雾器：45 psi。鞘气温度：350℃。流量：12 L/min。毛细管电压：450[16]。

（3）分析参考条件三

色谱条件：Waters Cortecs UPLC $C_{18}$柱（100 mm×2.1 mm，1.6 μm）。柱温：60℃。流速：0.3 mL/min。流动相：A 为 5 mmol/L 甲酸铵，用甲酸将 pH 调整为 3；B 为含有 0.1%甲酸的乙腈。梯度洗脱程序：0~4 min，20%~50% B，4.1 min 增加到 90% B，5.1 min 回到初始梯度保持 0.9 min。

质谱条件：ESI+。所有分析物的保留时间、质谱参数见表 5‑11。

表 5-11　U 系列合成阿片类物质保留时间和质谱参数

| 化　合　物 | 保留时间（min） | 前体离子（m/z） | 电压（V） | 碎片离子（m/z） | CE（eV） | 定量离子（m/z） | CE（eV） |
|---|---|---|---|---|---|---|---|
| 亚甲二氧基 U-47700 | 1.14 | 305.2 | 24 | 149.2 | 30 | 260.3 | 20 |
| 亚乙二氧基 U-47700 | 1.20 | 319.3 | 24 | 163.2 | 30 | 274.2 | 20 |
| 亚乙二氧基 U-51754 | 1.36 | 333.3 | 30 | 112.3 | 35 | 288.2 | 20 |
| U-69593 | 1.61 | 357.2 | 32 | 168.2 | 30 | 286.3 | 20 |
| U-47931E | 1.64 | 325.2 | 22 | 183 | 30 | 280.3 | 20 |
| $N,N$-二甲基 U-47700 | 1.92 | 301.2 | 24 | 173.0 | 30 | 81.1 | 40 |
| 去甲基-U-47700-$d_3$ | 2.01 | 318.2 | 24 | 176.1 | 30 | 81.2 | 40 |
| 去甲基-U-47700 | 2.02 | 315.2 | 24 | 173.0 | 30 | 81.2 | 40 |
| U-47700-$d_3$ | 2.10 | 332.2 | 24 | 176.1 | 30 | 81.2 | 40 |
| U-47700 | 2.11 | 329.2 | 24 | 173.0 | 30 | 284.3 | 20 |
| U-48800 | 2.43 | 343.2 | 18 | 218.1 | 30 | 298.2 | 20 |
| U-49900 | 2.53 | 357.3 | 38 | 173.0 | 30 | 241.1 | 26 |
| U-51754-$d_3$ | 2.55 | 346.3 | 18 | 298.2 | 20 | 218.0 | 30 |
| U-51754 | 2.55 | 343.2 | 18 | 218.1 | 30 | 298.2 | 20 |
| U-50488 | 2.80 | 369.3 | 32 | 112.0 | 35 | 298.1 | 26 |
| 丙基 U-47700 | 2.88 | 357.3 | 24 | 173.0 | 30 | 81.0 | 40 |
| 异丙基 U-47700 | 3.00 | 357.3 | 24 | 173.0 | 30 | 81.0 | 40 |

（4）分析参考条件四

色谱条件：Agilent Poroshell 120 EC-C$_{18}$色谱柱（100 mm×3.0 mm，2.7 μm）和 Poroshell 120 EC-C$_{18}$保护柱（2.1 mm×5 mm，2.7 μm）。柱温40℃。采用0.5 mL/min 的梯度洗脱。流动相：A 为0.05%甲酸和5 mmol/L 甲酸铵水溶液，B 为0.1%甲酸 乙腈。梯度洗脱程序：95%~80% A 的 2 min 梯度洗脱，然后 7 min 梯度洗脱到 50% A，然后重新平衡。

质谱条件：阳离子动态多反应监测数据采集（dMRM）模式。气体温度：300℃。气体流量：10 L/min。雾化器：40 psi。鞘气温度：350℃。鞘气流量：12 L/min。毛细管电压：4 500 V[10]。

## 四、结果评价

Michael 等[17]对不同条件下阿片类物质的长期稳定性进行了考察。在冷冻 （-20℃）条件下，U-47700、U-49900、W-18 和 W-15 在 36 周内保持稳定。在 低浓度下，AH-7921、U-50488 和 M7-45 在冷冻温度下至少稳定 28 天。

35℃条件下高浓度样品中,AH‑7921 和 MT‑45 稳定存在 84 天,其余化合物稳定存在 112 天,而 U‑50488 是整个 36 周唯一稳定的分析物。

## 五、案例评析

Fogarty 等[15]分析的 8 份阳性案例血液样品中 U‑48800 的平均浓度及浓度中位数分别为 2.5(±2.1)ng/mL 和 1.8 ng/mL(0.27~6.2 ng/mL)。案例分析结果见表5‑12。

表5‑12 8 份阳性案例血液分析结果

| 案件 | 年龄(岁) | 性别 | 案 情 | 检材 | U‑48800浓度(ng/mL) | 检 出 其 他 物 质 |
|---|---|---|---|---|---|---|
| 1 | 41 | 女 | 死者倒在酒店房间的浴室里,生前一整天都在呕吐,在手臂上静脉注射了 4 袋海洛因,吸食一次可卡因和海洛因。在房间里发现了标有"陌生人危险"的白色空袋子(上面印有戴着帽子的蓝色骷髅)和 1 支注射器 | 外周血 | 0.27 | 4‑ANPP 0.4 ng/mL,可卡因 95 ng/mL,苯甲酰爱康宁 120 ng/mL,芬太尼 7.2 ng/mL,去甲芬太尼 11.3 ng/mL |
| 2 | 46 | 女 | 死者被发现时仰卧在卧室地板上,有尸斑。现场发现毒品用具,包括 13 个印有"陌生人危险"的袋子,上面印有一个戴着帽子的蓝色骷髅 | 外周血 | 5.3 | 4‑ANPP 7 ng/mL,FIBF 0.13 ng/mL,可卡因 530 ng/mL,苯甲酰爱康宁 960 ng/mL,吗啡 210 ng/mL,$\Delta^6$‑单乙酰吗啡 12 ng/mL,四氢大麻酚 0.62 ng/mL,纳洛酮,咖啡因 |
| 3 | 58 | 男 | 在家里晕倒,救护车到达现场时已没有脉搏,脸色发青,心跳停止。据现场记录,死者过去 5 天一直在静脉注射海洛因 | 外周血 | 2.8 | 乙醇 0.203 mg/mL,7‑氨基氯硝西泮 9 ng/mL,可待因 14 ng/mL,吗啡 210 ng/mL,$\Delta^6$‑单乙酰吗啡 12 ng/mL,四氢大麻酚 0.62 ng/mL,纳洛酮,咖啡因 |
| 4 | 39 | 女 | 刚戒毒回来的女性死亡。警方在她的手机里发现短信,询问她为"庆祝"她出狱而获取非法药物的事情。发现以下毒品用具:5 个装有棕白色粉末的透明袋、1 个勺子和 1 支装有毒品的注射器 | 外周血 | 6.2 | 4‑ANPP 0.66 ng/mL,可卡因 140 ng/mL,苯甲酰爱康宁 3 300 ng/mL,吗啡 24 ng/mL,羟嗪 24 ng/mL,芬太尼 9.7 ng/mL,去甲芬太尼 1.7 ng/mL,乙酰芬太尼 0.64 ng/mL,咖啡因,可铁宁,左旋咪唑 |
| 5 | 42 | 男 | 有甲基苯丙胺和处方药吸毒史,肘前窝有针痕。最后一次被见到是出现了戒断症状、癫痫和呕吐 | 外周血 | 1.9 | 苯丙胺 33 ng/mL,甲基苯丙胺 61 ng/mL,纳洛酮 |

| 案件 | 年龄（岁） | 性别 | 案 情 | 检材 | U-48800 浓度（ng/mL） | 检 出 其 他 物 质 |
|---|---|---|---|---|---|---|
| 6 | 45 | 男 | 疑似服药过量,家属称疑似吸食海洛因或可卡因 | 股静脉血 | 0.8 | 环丙基芬太尼 2.5 ng/mL,乙醇 0.144 mg/mL,可铁宁 |
| 7 | 33 | 女 | 疑似吸毒过量,海洛因滥用 | 髂静脉血 | 1.0 | 可卡因 69 ng/mL,苯甲酰爱康宁 530 ng/mL,吗啡 14 ng/mL,四氢大麻酚 7.3 ng/mL,右美沙芬 26 ng/mL,左美沙芬 110 ng/mL,芬太尼 7.5 ng/mL,去甲芬太尼 2.1 ng/mL,乙酰芬太尼 0.18 ng/mL,4-ANPP 0.13 ng/mL,U-47700 1.8 ng/mL,吗啡 10 ng/mL,$\Delta^6$-单乙酰吗啡 1.1 ng/mL,咖啡因,左旋咪唑,纳洛酮 |
| 8 | 36 | 女 | 无原因 | 心血 | 1.8 | 甲氧乙酰芬太尼 34 ng/mL,4-ANPP,咖啡因 |

# 第四节 其他新型合成阿片类物质

## 一、AH-7921

3,4-二氯-*N*-{[1(二甲氨基)环己基]甲基}苯甲酰胺（AH-7921）最初是由艾伦和汉伯里（Allen & Hanburys）有限公司的一个药物研发团队在 1974 年合成,属于环己胺系列化合物,AH-7921 在诱导小鼠呼吸抑制方面的效力是吗啡的 1.7 倍,这表明 AH-7921 对人类产生不良影响的风险更大。该物质于 2016 年 5 月被列入管制。

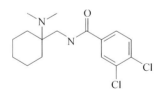

图 5-3 AH-7921 结构

1. 体内过程

（1）吸收和代谢 Wolfarth 等[17]通过研究发现,AH-7921 是一种高清除率药物,主要代谢为去甲基 AH-7921,去甲基 AH-7921 可进一步转化为二去甲基 AH-7921 和二去甲基 AH-7921 羟胺葡萄糖醛酸苷。肝细胞中的少量代谢物是由羟基化和不同生物转化组合产生的。AH-7921 的人肝脏代谢途径及代谢物鉴定见图 5-4。

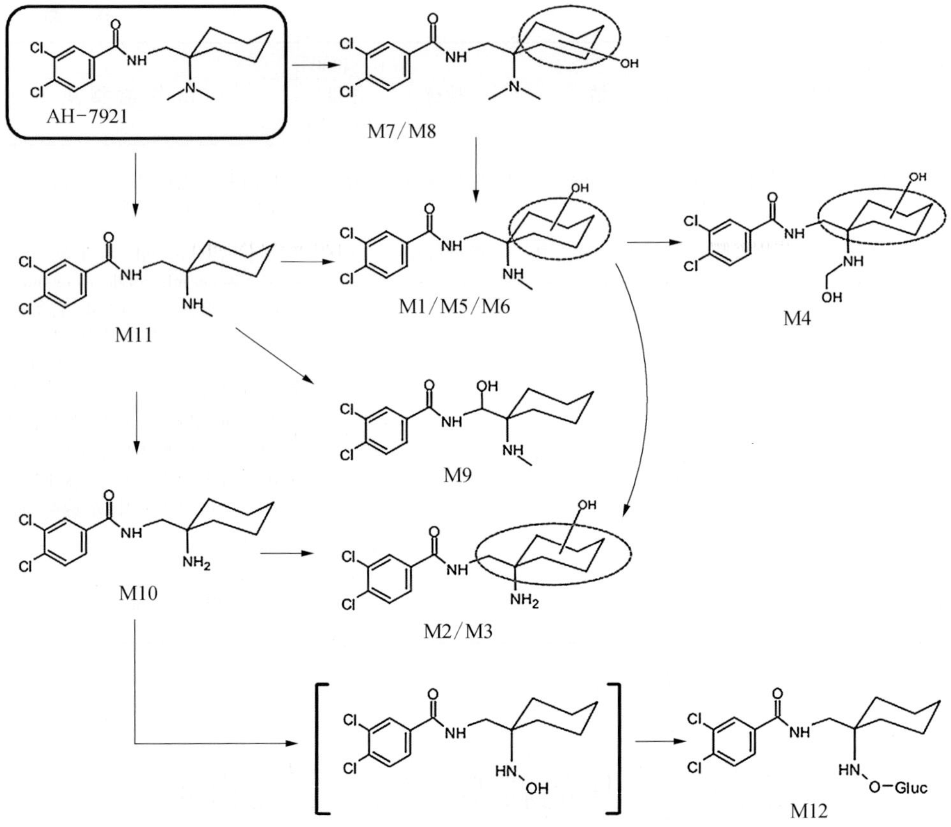

图 5-4　AH-7921 的人肝脏代谢途径及代谢物鉴定

（2）体内分布　一个 19 岁白人男性中毒死亡,其各生物检材中 AH-7921 浓度分布见表 5-13[18]。

表 5-13　各组织中 AH-7921 浓度分布

| 检　　材 | 浓度(μg/mL 或 μg/g) |
| --- | --- |
| 心血 | 3.9 |
| 外周血 | 9.1 |
| 尿液 | 6.0 |
| 肝组织 | 26 |
| 肾组织 | 7.2 |
| 脾组织 | 8.0 |
| 心脏组织 | 5.1 |

续　表

| 检　　材 | 浓度(μg/mL 或 μg/g) |
|---|---|
| 肺组织 | 21 |
| 脑组织 | 7.7 |
| 胆汁 | 17 |
| 胃内容物 | 120 mg(125 mL) |

**2. 样品处理**

2 mL 尿液加入 3 mL 0.1 mol/L 磷酸盐缓冲液(pH 6),加入内标溶液,在 3 000 r/min 下离心 10 min。UCT 固相萃取柱依次用 3 mL 甲醇、3 mL 去离子水和 2 mL 0.1 mol/L 磷酸盐缓冲液(pH 6)进行活化。上样,用 2 mL 去离子水、2 mL 20%乙腈去离子水和 2 mL 0.1 mol/L 乙酸淋洗色谱柱。柱在真空下干燥 3 min。2 mL 正己烷,3 mL 甲醇淋洗。柱在真空下干燥 10 min。用 3 mL 二氯甲烷:异丙醇:氨水(78:20:2,*V/V/V*)洗脱,洗脱液在 25℃的氮气下蒸干,50 μL 乙腈复溶。

**3. 分析方法参考条件**

色谱条件:J&W DB－5 MS(20 m×0.18 mm,0.18 μm),载气为氦气,保持 1.0 mL/min 的恒定流量。使用脉冲分流(10:1)注入 3 μL 萃取液,程序为 40 psi,注射 0.8 min,进样口温度 250℃。初始温度 70℃,保持 1 min,然后从 20℃/min 上升到 300℃,保持 5.5 min,总运行时间为 18 min。质谱条件:源温度 230℃,四极杆温度 150℃。AH－7921 和两种代谢物(*N*－去甲基－AH－7921 和 *N*,*N*－二甲基－AH－7921)的质谱碎片离子见图 5－5。

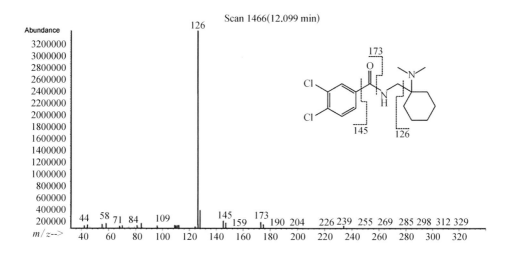

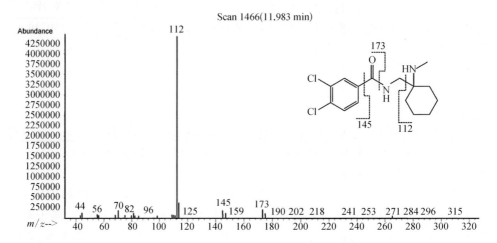

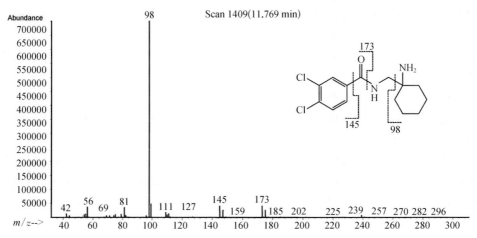

图 5 - 5　AH - 7921 和两种代谢物 N - 去甲基- AH - 7921 和
N, N - 二甲基- AH - 7921 的质谱图

**4. 结果评价**

对长期稳定性进行为期 36 周的考察,结果显示,在冷冻条件下(-20℃),低浓度 AH - 7921 至少稳定 28 天。在 28 天时间点后,出现了轻微的变化,损失不超过 30%。在高浓度时保持稳定。在室温下,前 14 天内保持稳定。35℃下,21 天后,AH - 7921 未达到验收标准,高浓度中保持稳定。AH - 7921 在 21 天后被认为不稳定(下降 30%),高浓度时,AH - 7921 稳定至 84 天。

**5. 案例评析**

**案例一:**一名二十多岁的男子遭遇了一场交通事故。因为没有严重受伤的迹象,送进医院的第二天即出院。医生给他开了可待因和对乙酰氨基酚的联合用药

（30 mg 可待因/400 mg 对乙酰氨基酚）。他告诉他的女朋友他已经吃了 6 片这种药片。女朋友发现他还摄入了一些粉末，装有粉末的自封袋上标有 3 - MMC 和 4 - FMA。在服用了处方药和粉末后，他躺在地板上，5 min 内出现了打呼噜及无法叫醒的情况，不久，他的嘴唇发绀。救护车赶来但没有抢救成功。死后 5 天进行了法医尸检。肺部水肿（重 2 080 g），除此之外，肉眼或显微镜检查及神经病理检查均无明显发现。

　　毒物分析评析：检出外周血中 AH - 7921 0.43 mg/L，可待因 0.42 mg/L，可待因 - 6 - 葡萄糖醛酸苷（C6G）0.77 mg/L，对乙酰氨基酚 19 mg/L，2 - FMA 0.006 9 mg/L，3 - MMC 0.002 1 mg/L。结合尸检病理结果，死亡原因是阿片类药物过量[19]。

　　**案例二：**一名年轻女性被她的男友发现死在家里。在房子里的几个垃圾箱里发现了用过的针头和标记着"AH - 7921"和"etizolam"的小塑料袋。尸检发现，右肘窝有不同愈合阶段的针痕。

　　毒物分析评析：检出外周血中 AH - 7921 0.33 mg/L，甲氧西丁 0.064 mg/L，依替唑仑 0.27 mg/L，芬纳西泮 1.3 mg/L，7 - 氨基硝西泮 0.043 mg/L，地西泮 0.046 mg/L，诺地西泮 0.073 mg/L，恶西泮 0.018 mg/L。

　　**案例三：**一名女性被发现死在自己公寓的卧室里，死者生前有吸毒史。最后的生命迹象出现在死者被发现的三天前。在公寓里发现了一个塑料袋，上面标记着"AH - 7921"。

　　毒物分析评析：系统筛选检出米氮平、美沙酮、苯海拉明、四氢西泮及微量甲基苯丙胺和苯丙胺。此外，在所有分析的检材中都检测到合成阿片类 AH - 7921。测定的浓度分别为：股静脉血 450 ng/mL、肝组织 530 ng/g、心血 480 ng/mL、尿液 760 ng/mL、玻璃体液 190 ng/mL、心包液 480 ng/mL、胃内容物 40 μg/mL（共 450 mL）。

　　目前报道的检测到 AH - 7921 的案例中，大多数案例显示有其他药物，死亡可能是 AH - 7921 与其他精神活性物质混合中毒所致，而 AH - 7921 在这些案例中对死因的贡献目前还难以评估。

## 二、MT - 45

　　1 - 环己基 - 4 - (1,2 - 二苯基乙基) 哌嗪（MT - 45）是在 20 世纪 70 年代开发的一种镇痛剂（图 5 - 6）。它是一种 $N,N$ - 二取代哌嗪，是作为一种吗啡镇痛替代品。MT - 45 是具有 1 个不对称中心的手性分子，S(+) 对映体负责外消旋混合物的大部分镇痛活性，静脉注射，它的作用力是吗啡的 11 倍。

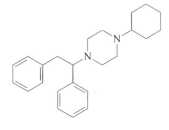

图 5 - 6　MT - 45 结构

1. 体内过程

（1）吸收和代谢　目前关于 MT－45 体内代谢过程的报道较少,McKenzie 等[20] 利用人体肝微粒体、人肝细胞、小鼠肝细胞、小鼠尿液对 MT－45 代谢进行体内实验和鉴定,代谢过程见图 5－7。

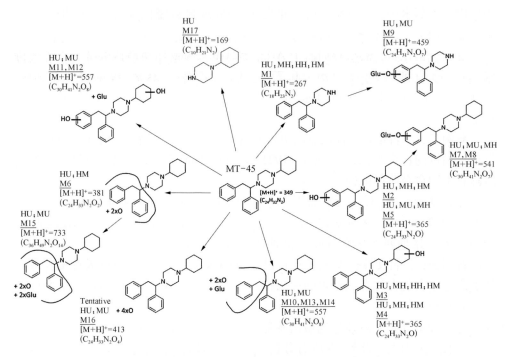

图 5-7　基于人体肝微粒体(HM)、人肝细胞(HH)、小鼠肝细胞(MH)、
小鼠尿液(MU)研究的 MT－45 代谢过程

（2）体内分布　对一名因服用 MT－45 致死的男性各组织中 MT－45 的浓度进行分析,MT－45 在肝组织、脑组织、心肌组织、肺组织、肾组织中浓度分别为 3.9 μg/g、1.5 μg/g、2.0 μg/g、10.9 μg/g、1.5 μg/g。

2. 样品处理

参考条件:500 μL 血液中加入 25 μL 内标溶液和 50 μL 氨水,再加入正丁基氯化物∶乙腈 4.0 mL(4∶1,$V/V$),旋转离心 10 min,取上层有机相,55℃挥干,以 100 mL 的 80∶20(A∶B)流动相复溶[21]。

3. 分析方法

参考条件:Zorbax Eclipse XDB－$C_8$ 柱(4.6 mm×150 mm,5 μm),流动相:A 为 5 mmol/L 甲酸铵－0.1%甲酸水溶液,B 为 0.01%甲酸－甲醇溶液。梯度洗脱程序: 0~1 min,10% B;1~9 min,10%~100% B;9~12 min,100% B;12~15 min,10% B 重新平衡。流速:0.85 mL/min[22]。

质谱条件：气帘气：40 psi。GS1：50 psi。GS2：50 psi。温度：500℃。离子喷雾电压：5 500 V。

4. 结果评价

对长期稳定性进行考察，在冷冻条件下（-20℃），低浓度中，MT-45 在冷冻温度下至少稳定 28 天。在 28 天后，出现了轻微的变化，在高浓度中，与 T0 相比，MT-45 在最后一个时间点下降 24%。4℃时低、高浓度中均保持稳定。在室温下，低浓度下的前 14 天内都是稳定的，在 28 天，MT-45 低于了验收标准。在高浓度下 MT-45 在最后一次采样中下降 22%。35℃下，MT-45 在 28 天后下降 21%。在高浓度下，MT-45 稳定至 84 天。

5. 案例评析

**案例一**：2014 年，一名 24 岁的男子被发现死在自己的房间里，他有滥用苯丙胺史。在附近发现了一支含有未知液体的电子烟。此外，还发现了几袋标有"MT-45"等字样的白色粉末。尸体解剖显示脏器充血。

**毒物分析评析**：常规毒物分析可检测出利多卡因在股静脉血和胃内容物中的含量。对合成大麻素类物质的补充分析显示，股静脉血中 PB-22 和 5F-AKB-48（5F-APINACA）的结果呈阳性。毒物分析证实，MT-45 在所有样品中均存在，股静脉血 660 μg/L、心血 1 300 μg/L、肝组织 24 μg/L、尿液 370 μg/L、玻璃体液 260 μg/L、心包液 1050 μg/L、胃内容物 49 mg/L（共 20 mL）[22]。

**案例二**：一名 35 岁的白人男性，有药物滥用史，几天后被发现死亡。在他附近发现了勺子、烟斗、打火机和两包白色粉末。

**毒物分析评析**：经系统毒物分析，股静脉血中检出 MT-45 和依替唑仑，浓度分别为 520 ng/mg 和 35 ng/mg。12 个月后再次检测，血液中 MT-45 浓度下降约 50%[21]。

**参 考 文 献**

第五章参考文献

# 第六章　苯乙胺类新精神活性物质

苯乙胺类物质是最常见的新精神活性物质种类之一,是以苯乙胺为原型所衍生出来的,作用与苯乙胺相似,具有兴奋和致幻的双重作用。衍生物种类繁多,滥用形势日趋严峻,严重威胁个体健康和公共安全。根据《2017年世界毒品报告》,苯乙胺类新精神活性物质已成为继合成大麻素类和合成卡西酮类之后的第三大合成类毒品。

近年来,苯乙胺类新精神活性物质的非法滥用日益增加,主要滥用人群为12至25岁的年轻群体。由于苯乙胺类新精神活性物质结构灵活多变,其危害性远远高于传统类型毒品,如2C-I-NBOMe在毫克以下就具有强效活性,其致幻效果仅次于LSD。苯乙胺类新精神活性物质的长期滥用将会导致多巴胺能神经元发生退行性病变,使滥用者精神错乱,出现妄想和抑郁等症状。近年来,由该类物质引发的中毒及死亡案例不断增多,在滥用新精神活性物质的临床病例中苯乙胺类物质所占比例高达28.4%[1]。

苯乙胺类新精神活性物质在国际上出现时间已久,其典型代表2C系列化合物被滥用的地区主要在南非,在一些东南亚国家也颇受欢迎,在美国和我国港台地区也屡有发现。我国禁毒部门查获的2C系列化合物多为2C-B,其他化合物如2C-E于2009年首次被发现滥用。我国当前流行的2C系列化合物均为片剂,颜色多种多样,形状有圆形、三角形等,图案有"88""牛头""笑脸""蝴蝶"等。苯乙胺类新精神活性物质的高度隐蔽性给各种摄毒、中毒或死亡、药物辅助犯罪等案件鉴定带来极大挑战,我国毒物分析工作者也迅速行动,开展苯乙胺类新精神活性物质的鉴别、药代、药理和体内分析等各项研究。本章将结合笔者团队已有的研究成果,综合国内外目前的研究进展,介绍苯乙胺类新精神活性物质的药理、药代动力学、分析测定及评价等相关内容,为涉苯乙胺类新精神活性物质的鉴定提供参考。

## 第一节　概　　述

苯乙胺类新精神活性物质是一类以苯乙胺为母核(图6-1),通过化学修饰得

到的具有致幻和兴奋双重精神作用的化合物。主要包括
2C 系列、NBOMe 类、D 系列等。该类化合物通过介导多巴
胺、去甲肾上腺素和 5 -羟色胺等单胺类受体,从而产生兴
奋和致幻作用,常见副作用有心动过速、高血压、恶心、呕
吐、呼吸抑制及幻觉等。

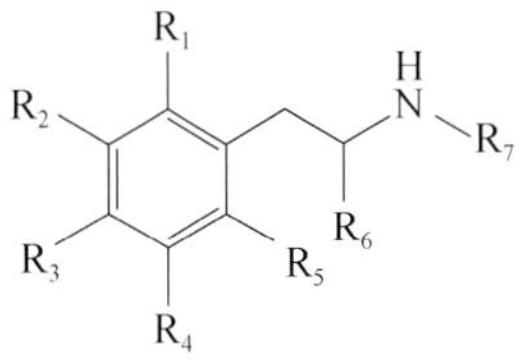

图 6 - 1　苯乙胺类
新精神活性物质的
结构通式

　　麦司卡林(mescaline)是苯乙胺类新精神活性物质的
原型,又名三甲氧苯乙胺,是在 19 世纪末期由化学家和药
理学家 Arthur Heffter 首次从仙人掌中分离出来的具有致
幻作用的物质。随后,在 20 世纪中期对麦司卡林的结构改造活动逐渐活跃起来,
涌现了大量具有苯乙胺母核结构的致幻剂。从化学结构上来看,苯乙胺类新精神
活性物质包括:2C 系列、D 系列、NBOMe 类、NBOH 类、NBF 类、FLY 系列和其他一
些衍生物。常见的苯乙胺类物质见表 6 - 1。

　　苯乙胺类物质的非法滥用日益增加,已成为继合成大麻素类、合成卡西酮
类之后的第三大合成类毒品。我国于 2001 年将 2C - B 列入精神药物管制目
录,在 2013 年版《精神药品品种目录》中将麦司卡林、2C - I 和 2C - H 等 3 种
苯乙胺类物质列入 I 类精神管制药物。2015 年 10 月 1 日我国正式出台并实
施《非药用类麻醉药品和精神药品列管办法》,共列管 116 种新精神活性物质,
其中包括 25 种苯乙胺类物质(包含 NBOMe 类、苯丙胺类衍生物等),并将
2C - I、2C - H 两种物质从第一类精神药品管制目录移入非药用类麻醉药品和
精神药品管制品种增补目录中进行管制。2017 年 7 月我国又将 4 -甲氧基甲
基苯丙胺(PMMA)列入《非药用类麻醉药品和精神药品管制品种增补目录》。
截至目前,已确认的常见苯乙胺类新精神活性物质的主要种类有 43 种(表 6 - 2),
其中已列管的苯乙胺类新精神活性物质为 28 种,在列管新精神活性物质总数中
占 14.9%。

　　苯乙胺类物质虽结构与苯丙胺接近,但药效却与 LSD 相近,具有很强的兴奋和
致幻作用。人服用后视觉和听觉显著增强,性欲高涨,味觉和触觉感也有很大提
升。精神作用与服用剂量相关,初始出现欣快感,产生消极和松弛的精神状态;随
着时间的延长和剂量的增加,兴奋状态由弱至强,伴随视、听、嗅、触觉的欣快,直至
出现幻觉或达到妄想状态。摄入苯乙胺类物质后易发生兴奋性精神错乱和危及生
命的心血管疾病,常见的不良反应有食欲缺乏、心动过速、高血压、焦虑、恶心、头
痛、头晕、皮肤刺激、体温升高、惊厥、呼吸障碍、肝肾衰竭,甚至死亡等涉及多种器
官的副作用。由于该类物质衍生物多,不法人员常将不同成分的化合物掺杂在一
起,使得毒效在加倍的同时,其成分、含量、浓度也无法确定,因此极易引起急性中
毒事件,给社会安全、稳定带来极大的隐患,也给法医毒物鉴定人员带来极大的
挑战。

表 6-1 常见的苯乙胺类物质

| 简称 | 中文名 | 英文名 | 分子式 | 分子量 |
|---|---|---|---|---|
| 2C-B | 4-溴-2,5-二甲氧基苯乙胺 | 4-bromo-2,5-dimethoxy-β-phenethylamine | $C_{10}H_{14}BrNO_2$ | 259.13 |
| 2C-C | 4-氯-2,5-二甲氧基苯乙胺 | 4-chloro-2,5-dimethoxy-β-phenethylamine | $C_{10}H_{14}ClNO_2$ | 215.68 |
| 2C-I | 4-碘-2,5-二甲氧基苯乙胺 | 4-iodo-2,5-dimethoxy-β-phenethylamine | $C_{10}H_{14}INO_2$ | 307.13 |
| 2C-F | 4-氟-2,5-二甲氧基苯乙胺 | 4-fluoro-2,5-dimethoxy-β-phenethylamine | $C_{10}H_{14}FNO_2$ | 199.17 |
| 2C-H | 2,5-二甲氧基苯乙胺 | 2,5-Dimethoxyphenethylamine | $C_{10}H_{15}NO_2$ | 181.23 |
| 2C-D | 2,5-二甲氧基-4-甲基苯乙胺 | 2,5-dimethoxy-4-methyl-β-phenethylamine | $C_{11}H_{17}NO_2$ | 195.25 |
| 2C-E | 2,5-二甲氧基-4-乙基苯乙胺 | 2,5-dimethoxy-4-ethyl-β-phenethylamine | $C_{12}H_{19}NO_2$ | 209.28 |
| 2C-G | 2,5-二甲氧基-3,4-二甲基苯乙胺 | 2,5-dimethoxy-3,4-dimethyl-β-phenethylamine | $C_{12}H_{19}NO_2$ | 209.28 |
| 2C-P | 2,5-二甲氧基-4-丙基苯乙胺 | 2,5-dimethoxy-4-propyl-β-phenethylamine | $C_{13}H_{21}NO_2$ | 223.31 |
| 2C-T-2 | 2,5-二甲氧基-4-乙硫基苯乙胺 | 2,5-dimethoxy-4-ethylthio-β-phenethylamin | $C_{12}H_{19}NO_2S$ | 241.35 |
| 2C-T-4 | 2,5-二甲氧基-4-异丙基硫基苯乙胺 | 2,5-dimethoxy-4-isopropylthio-β-phenethylamine | $C_{13}H_{21}NO_2S$ | 255.38 |
| 2C-T-7 | 2,5-二甲氧基-4-丙基硫基苯乙胺 | 2,5-dimethoxy-4-propylthio-β-phenethylamine | $C_{13}H_{21}NO_2S$ | 255.38 |
| 2C-N | 2,5-二甲氧基-4-硝基苯乙胺 | 2,5-dimethoxy-4-nitro-β-phenethylamine | $C_{10}H_{14}N_2O_4$ | 226.23 |
| 25D-NBOMe | 2-(2,5-二甲氧-4-甲基苯基)-N-(2-甲氧基苄基)乙胺 | 2-(2,5-dimethoxy-4-methylphenyl)-N-(2-methoxybenzyl)ethanamine | $C_{19}H_{25}NO_3$ | 315.42 |
| 25E-NBOMe | 2-(4-乙基-2,5-二甲氧基苯基)-N-(2-甲氧基苄基)乙胺 | 2-(4-ethyl-2,5-dimethoxyphenyl)-N-(2-methoxybenzyl)ethanamine | $C_{20}H_{27}NO_3$ | 329.44 |
| 25G-NBOMe | 2-(2,5-二甲氧-3,4-二甲基苯基)-N-(2-甲氧基苄基)乙胺 | 2-(2,5-dimethoxy-3,4-dimethylphenyl)-N-(2-methoxybenzyl)ethanamine | $C_{20}H_{27}NO_3$ | 329.44 |
| 25I-NBOMe | 2-(4-碘-2,5-二甲氧基苯基)-N-[(2-甲氧基苯基)甲基]乙胺 | 2-(4-iodo-2,5-dimethoxyphenyl)-N-[(2-methoxyphenyl)methyl]ethanamine | $C_{18}H_{22}INO_3$ | 427.28 |

表6-2 常见苯乙胺类新精神活性物质的结构信息及管制情况

| 中文名 | 英文名 | 缩写 | R1 | R2 | R3 | R4 | R5 | R6 | R7 | 管制情况 |
|---|---|---|---|---|---|---|---|---|---|---|
| 2,5-二甲氧基-4-溴苯乙胺 | 4-bromo-2,5-dimethoxyphenethylamine | 2C-B | H | MeO | Br | H | MeO | H | H | 精——31 |
| 2,5-二甲氧基-4-碘苯乙胺 | 2,5-dimethoxy-4-iodophenethylamine | 2C-I | H | MeO | I | H | MeO | H | H | 精——51 |
| 2,5-二甲氧基-4-甲基苯乙胺 | 4-methyl-2,5-dimethoxyphenethylamine | 2C-D | H | MeO | Me | H | MeO | H | H | 非—4 |
| 2,5-二甲氧基-4-氯苯乙胺 | 4-chloro-2,5-dimethoxyphenethylamine | 2C-C | H | MeO | Cl | H | MeO | H | H | 非—2 |
| 2,5-二甲氧基-4-乙基苯乙胺 | 4-ethyl-2,5-dimethoxyphenethylamine | 2C-E | H | MeO | Et | H | MeO | H | H | 非—6 |
| 2,5-二甲氧苯乙胺 | 2,5-dimethoxyphenethylamine | 2C-H | H | MeO | H | H | MeO | H | H | 精——52 |
| 2,5-二甲氧基-4-乙硫基苯乙胺 | 4-ethylthio-2,5-dimethoxyphenethyamine | 2C-T-2 | H | MeO | 乙硫基 | H | MeO | H | H | 非—9 |
| 2,5-二甲氧基-4-异丙硫基苯乙胺 | 4-isopropylthio-2,5-dimethoxyphenethylamine | 2C-T-4 | H | MeO | 异丙硫基 | H | MeO | H | H | 非—10 |
| 2,5-二甲氧基-4-丙硫基苯乙胺 | 4-propylthio-2,5-dimethoxyphenethylamine | 2C-T-7 | H | Meo | 丙硫基 | H | MeO | H | H | 非—11 |
| 2,5-二甲氧基-4-丙基苯乙胺 | 4-propyl-2,5-dimethoxyphenethylamine | 2C-P | H | MeO | Pr | H | MeO | H | H | 非—8 |
| 麦司卡林 | mescaline | | H | MeO | MeO | H | MeO | H | H | 精——14 |
| N-(2-甲氧基苄基)-2-(2,5-二甲氧基-4-溴苯基)乙胺 | 2-(4-bromo-2,5-dimethoxyphenyl)-N-(2-methoxybenzyl)ethanamine | 2C-B-NBOMe | H | MeO | Br | H | MeO | H | 甲氧苄基 | 非—1 |
| N-(2-甲氧基苄基)-2-(2,5-二甲氧基-4-氯苯基)乙胺 | 2-(4-chloro-2,5-dimethoxyphenyl)-N-(2-methoxybenzyl)ethanamine | 2C-C-NBOMe | H | MeO | Cl | H | MeO | H | 甲氧苄基 | 非—3 |

续 表

| 中文名 | 英文名 | 缩写 | R1 | R2 | R3 | R4 | R5 | R6 | R7 | 管制情况 |
|---|---|---|---|---|---|---|---|---|---|---|
| N-(2-甲氧基苄基)-2-(2,5-二甲氧基苯基-4-甲基)乙胺 | 2-(4-methyl-2,5-dimethoxyphenyl)-N-(2-methoxybenzyl)ethanamine | 2C-D-NBOMe | H | MeO | Me | H | MeO | H | 甲氧苄基 | 非-5 |
| N-(2-甲氧基苄基)-2-(2,5-二甲氧基苯基-4-乙基)乙胺 | 2-(4-ethyl-2,5-dimethoxyphenyl)-N-(2-methoxybenzyl)ethanamine | 2C-E-NBOMe | H | MeO | Et | H | MeO | H | 甲氧苄基 | 不管制 |
| N-(2-甲氧基苄基)-2-(2,5-二甲氧基苯基-4-碘基)乙胺 | 2-(4-iodo-2,5-dimethoxyphenyl)-N-[(2-methoxybenzyl)ethanamine | 2C-I-NBOMe | H | MeO | I | H | MeO | H | 甲氧苄基 | 非-7 |
| 2-(2,5-二甲氧基苯-4-硝基苯基)-N-(2-甲氧基苄基)乙胺 | 2-(2,5-dimethoxy-4-nitrophenyl)-N-(2-methoxybenzyl)ethanamine | 2C-N-NBOMe | H | Meo | NO_2 | H | MeO | H | 甲氧苄基 | 不管制 |
| 1-(2,5-二甲氧基苯-4-氯苯基)-2-丙胺 | 1-(4-chloro-2,5-dimethoxyphenyl)propan-2-amine | DOC | H | MeO | Cl | H | MeO | Me | H | 非-24 |
| 1-(5-苯并呋喃基)-N-(2-甲氧基苄基)-2-丙胺 | 1-(benzofuran-5-yl)-N-(2-methoxybenzyl)propan-2-amine | 5-APB-NBOMe | H | 呋喃 | | H | H | Me | 甲氧苄基 | 不管制 |
| 1-(5-苯并呋喃基)-N-甲基-2-丙胺 | N-methyl-1-(benzofuran-5-yl)propan-2-amine | 5-MAPB | H | 呋喃 | | H | H | Me | Me | 非-21 |
| 5-(2-甲基丙胺基)-2,3-二氢苯并呋喃 | 5-(2-methylaminopropyl)-2,3-dihydrobenzofuran | 5-MAPDB | H | 四氢呋喃 | | H | H | Me | H | 不管制 |
| 5-(N-甲基-2-丙胺基)-2,3-二氢化茚 | 5-(N-methyl-2-aminopropyl)-2,3-dihydroindene | 5-MAPDI | H | 环戊烷 | | H | H | Me | H | 不管制 |
| 5-(2-氨乙基)-2,3-二氢苯并呋喃 | 5-(2-aminoethyl)-2,3-dihydrobenzofuran | 5-AEDB | H | 四氢呋喃 | | H | H | H | H | 不管制 |
| 1-(3,4-亚甲二氧基苯基)-N-甲基-2-仲丁胺 | N-methyl-1-(3,4-methylenedioxyphenyl)-2-butanamine | MBDB | H | 亚甲二氧基 | | H | H | Et | Me | 不管制 |
| 6-溴-3,4-亚甲二氧基甲基苯丙胺 | N-methyl-(6-bromo-3,4-methylenedioxyphenyl)propan-2-amine | 6-Br-MDMA | H | 亚甲二氧基 | Me | H | Br | Me | Me | 非-22 |

续表

| 中文名 | 英文名 | 缩写 | R1 | R2 | R3 | R4 | R5 | R6 | R7 | 管制情况 |
|---|---|---|---|---|---|---|---|---|---|---|
| 6-氯-3,4-亚甲二氧基甲基苯丙胺 | N-methyl-(6-chloro-3,4-methylenedioxyphenyl)propan-2-amine | 6-Cl-MDMA | H | 亚甲二氧基 | | H | Cl | Me | Me | 非-23 |
| 1-(6-苯并呋喃基)-N-甲基-2-丙胺 | N-ethyl-1-(1-benzofuran-6-yl)propan-2-amine | 6-EAPB | H | 呋喃 | | H | H | Me | Et | 不管制 |
| 2-氟苯丙胺 | 1-(2-fluorophenyl)propan-2-amine | 2-FA | F | H | H | H | H | Me | H | 非-12 |
| 3-氟苯丙胺 | 1-(3-fluorophenyl)propan-2-amine | 3-FA | H | F | H | H | H | Me | H | 非-15 |
| 4-氟苯丙胺 | 1-(4-fluorophenyl)propan-2-amine | 4-FA | H | H | F | H | H | Me | H | 非-18 |
| 2-氟甲基苯丙胺 | N-methyl-1-(2-fluorophenyl)propan-2-amine | 2-FMA | F | H | H | H | H | Me | Me | 非-13 |
| 3-氟甲基苯丙胺 | N-methyl-1-(3-fluorophenyl)propan-2-amine | 3-FMA | H | F | H | H | H | Me | Me | 非-16 |
| 4-氟甲基苯丙胺 | N-methyl-1-(4-fluorophenyl)propan-2-amine | 4-FMA | H | H | F | H | H | Me | Me | 非-19 |
| 3-氟乙基苯丙胺 | N-ethyl-1-(3-fluorophenyl)propan-2-amine | 3-FEA | H | F | H | H | H | Me | Et | 不管制 |
| 4-氟乙基苯丙胺 | N-ethyl-1-(4-fluorophenyl)propan-2-amine | 4-FEA | H | H | F | H | H | Me | Et | 不管制 |
| 4-氯苯丙胺 | 1-(4-chlorophenyl)propan-2-amine | 4-CA | H | H | Cl | H | H | Me | H | 非-17 |
| 1-[5-(2,3-二氢苯并呋喃基)]-2-丙胺 | 1-(2,3-dihydro-1-benzofuran-5-yl)propan-2-amine | 6-APB | H | 呋喃 | | H | H | Me | H | 不管制 |
| 5-[5-(2,3-二氢苯并呋喃基)]-2-丙胺 | 5-(2,3-dihydro-1-benzofuran-5-yl)propan-2-amine | 5-APDB | H | 四氢呋喃 | | H | H | Me | Me | 非-20 |
| 4-甲氧基甲基苯丙胺 | N-methyl-1-(4-methoxyphenyl)propan-2-amine | PMMA | H | H | MeO | H | H | Me | Me | 非-124 |
| 2-(3,5-二甲氧基-4-丙氧基苯基)苯乙胺 | 2-(3,5-dimethoxy-4-propoxyphenyl)ethanamine | Proscaline | H | MeO | 丙氧基 | MeO | H | H | H | 不管制 |

注：如"精—31"代表该化合物为《精神药品品种目录》第一类项下序号为31的化合物，以此类推；如"非—4"代表该化合物为《非药用类麻醉药品和精神药品管制品种增补目录》中序号为4的化合物，以此类推。

# 第二节　药理毒理

目前,关于苯乙胺类新精神活性物质的药理作用研究很少,苯乙胺类物质是一类具有致幻和兴奋双重精神作用的化合物,其精神作用具有剂量依赖性,在低剂量时具有刺激作用,在高剂量时具有强致幻和兴奋作用。主要作用于神经递质多巴胺、肾上腺素和5-羟色胺。苯乙胺类物质根据其结构上4-取代基的不同,致幻作用由弱到强顺序为H<OR<SR<R<卤素[2]。服用2C-T-2和2C-T-7 10~30 mg即有作用,强度为麦司卡林的15~16倍,服用后作用可持续4~6 h。

NBOMe类化合物是通过对2C-X发生N-苄基取代生成的衍生物,显著增强对人类5-HT$_{2A}$受体的亲和力。例如,2C-I-NBOMe是5-HT$_{2A}$受体的完全激动剂。NBOMe类的作用效力与LSD相同。2C-C-NBOMe舌下给药后的作用阈值为100~250 mg,效应持续时间为3~13 h。毒性作用尚不清楚,但副作用包括精神错乱、恐惧、焦虑、呕吐、心动过速、寒战、失眠等。大脑皮层内的5-HT$_{2A}$受体受到刺激可引起幻觉和严重的行为障碍。2C-I-NBOMe中毒的临床特征包括心动过速、高血压、躁动、视听幻觉、癫痫、高热、白细胞升高和代谢性酸中毒,并且会出现不同程度的肌酸激酶升高,甚至更严重的会出现横纹肌溶解导致肾功能衰竭。NBOMe类与意外自残导致的死亡有关,如一名男子撞到树和电线杆等物体后自残死亡。曾有青年人网购2C系列,聚众吸食,有10人出现明显中毒反应,精神错乱、心动过速、致幻等,其中1人死亡,经鉴定,吸食的为2C-E。

D系列通过介导多巴胺、去甲肾上腺素和5-HT$_{2A}$等单胺类受体,从而产生较强的兴奋和致幻作用,不良反应包括:躁动、心动过速、肌肉舒张、幻觉、严重肢体缺血、癫痫、肝肾功能衰竭等。基本的药理毒理学机制包括:单胺氧化酶抑制剂(monoamine oxidase, MAO)对单胺类神经递质的代谢转化;与单胺类神经递质竞争膜上的转运体,抑制神经递质的再摄取;在细胞内抑制神经递质向囊泡内转运并促进囊泡内神经递质的释放;最终导致突触间隙单胺类神经递质浓度升高。

# 第三节　体内过程

苯乙胺类物质主要通过口服进入体内,主要在MAO和CYP450酶的作用下,通过去甲基化、乙酰化、脱氨基成醛等,进一步氧化、降解成相应的醇和酸等代谢物随尿液排出体外[3]。苯乙胺类物质的尿液浓度通常高于血液浓度,但在多数情况下,检出的目标物为其代谢物而非母体化合物。因此,研究苯乙胺类物质的体内过程对该类物质的鉴别具有显著意义。

## 一、苯乙胺类新精神活性物质的体内外代谢模型

在法医学和临床毒物学领域,常采用体外代谢实验和体内动物模型来研究药物的代谢。在体外代谢研究中,最常使用的酶制剂是人肝微粒体,其可在短时间内对代谢物作出估计。在体内代谢研究中,由于道德伦理的原因不能在人体内进行受管制的新精神活性物质的代谢研究,因此在体内的代谢最常使用大鼠进行研究。

1. 体外代谢模型

(1)肝微粒体模型 肝脏是药物代谢及生物转化的重要场所,其中肝微粒体是促进药物生物转化的主要部分。肝微粒体是肝细胞除去线粒体细胞器及破碎的细胞膜后得到的内质网碎片,内含多种与代谢相关的酶,包括CYP450酶系统、UGT和酯酶等。肝微粒体代谢模型常被用于苯乙胺类物质的体外代谢研究,Boumrah等[4]采用人肝微粒体模型和UHPLC-QTOF-MS对2C-B-NBOMe的代谢物进行预测,共鉴定出21种代谢物,主要发生的代谢反应为O-去甲基化、羟基化、N-脱烷基化和葡萄糖醛酸化,并且这些代谢物与Metabolynx代谢软件所预测的代谢物结果一致。Poklis等[5]利用小鼠肝微粒体模型对2C-I-NBOMe的代谢方式进行了模拟预测,共检测出8种I相代谢物和7种II相代谢物,同时对两例2C-I-NBOMe中毒患者的尿液进行分析验证,发现2位O-去甲基化的代谢物在小鼠肝微粒体和人体尿液中反映极强,并推荐将其作为2C-I-NBOMe的主要生物标志物。

肝微粒体体外代谢模型现已成为预测药物体内代谢途径的热门模型,其具有快速简便、不需要消耗大量样品和实验动物、可排除体内诸多干扰因素的优点,同时代谢转化率较高,药物在肝微粒体中的生物转化率均高于在人体和原代肝细胞中的生物转化率。利用肝微粒体进行苯乙胺类新精神活性物质的体外代谢研究,可排除体内代谢的各种影响因素,客观地反映药物代谢的相互作用,并在较短时间内对新出现的苯乙胺类新精神活性物质作出初步的代谢情况判断。

(2)人肝细胞模型 肝脏由肝细胞组成,从肝脏中可分离得到形态完整、体外代谢活性高的肝细胞。在药物代谢研究中,与其他体外代谢实验模型相比,肝细胞的行为通常更接近肝脏,其具有完整、连续、生理水平的所有酶和辅助因子,可代表一个独立的系统发挥生物转化的作用。人肝细胞被认为与真实的体内代谢有最好的相关性,并且其在测定取代苯乙胺的代谢方面表现出较好的功能性。Kim等[6]通过人肝细胞模型模拟了2C-B的2C-B-NBF在人体内的代谢情况,采用LC-HRMS进行分析后得到了多达33种代谢物,其中经人肝细胞孵育后的主要代谢物是2C-B,此外还有羟基化、O-去甲基化、双O-去甲基化、半胱氨酸结合、葡萄糖醛酸化、硫酸化

和乙酰化等代谢物。Wohlfarth 等[7]利用人肝细胞模型研究了 NBOMe 类的 2C－C－NBOMe 和 2C－I－NBOMe 的体外代谢,在该研究中 2C－C－NBOMe 和 2C－I－NBOMe 分别鉴定出代谢物 21 种和 14 种,其代谢途径相似,主要通过 $O$－去甲基化、双 $O$－去甲基化和羟基化反应进行代谢,结果可与体内代谢中小鼠和人体尿液中的代谢物较好匹配,另外,在此研究中发现 5 位 $O$－去甲基化代谢物占主导地位,这与 Poklis 等[5]的研究中 2 位 $O$－去甲基化代谢物在小鼠肝微粒体和人体尿液中的药峰浓度不一致,这可能是个体差异性及样本数量较少而造成的结果。

人肝细胞在体外代谢模型中被认为是识别发生在人体中的个体生物转化的"金标准",相对于肝微粒体而言能够更系统、更准确地反映药物在人体内的代谢情况,并且目前肝细胞冷冻保存技术成熟,是研究苯乙胺类新精神活性物质在体内进行生物转化的理想模型。但该模型在实验中具有一定的限制,如冷冻保存的肝细胞在解冻过程中由于细胞溶解而有一定的损失,其附着率也会降低,进而影响实验结果。

**2. 体内代谢模型**

(1) 大鼠实验模型　动物体内代谢实验直接以活体动物为研究载体,其经历了药物从吸收、分布到代谢、排泄的完整过程,常被用于研究药物在体内的药效学作用和药代动力学,研究结果更接近于人体内的真实情况。体内代谢模型常采用大鼠作为研究对象,但由于物种差异,其体内代谢模式与人体之间也会存在一定的差别。例如,Caspar 等[8]通过 LC－HR－MS/MS 发现 2C－I－NBOMe 在大鼠和人体内的代谢途径并不完全一致,主要发生的反应为 $O$－去甲基化、双 $O$－去甲基化、羟基化,以及葡萄糖醛酸化和硫酸化,其中单羟基化代谢物有五种,但仅有一种代谢物同时出现在大鼠和人体中,这可能是两者在代谢酶组成及代谢速度方面具有一定的差异所造成的。Theobald 等[9]对 2C－E 在大鼠体内的代谢情况进行研究,大鼠尿液经葡萄糖醛酸酶、芳香基硫酸酯酶水解和衍生化处理后利用 GC－MS 分析共得到 33 种 I 相和 II 相代谢物,其主要的代谢途径包括 $O$－去甲基化、$N$－乙酰化、乙基侧链羟基化、脱氨基还原成相应的醇或氧化成相应的酸。

大鼠体内代谢模型为现有的代谢数据提供了额外的数据支撑,可得到极为丰富的代谢物数据,为苯乙胺类物质在人体内的代谢提供参考标准。同时,在研究大鼠体内代谢时还可观察到化合物对其行为和状态的影响,在侧面反映出苯乙胺类物质是否对动物产生生理作用影响。

(2) 真菌秀丽线虫模型　真菌秀丽线虫是一种新型的体内代谢模型,具有大多数 I 相代谢和 II 相代谢所需的酶,能够促进羟基化、羧酸化、$N$－脱烷基化、葡萄糖醛酸化和硫酸化等反应,与人体代谢有极高的相似性。目前,采用真菌秀丽线虫进行苯乙胺类的体内代谢研究较少,根据 Grafinger 等[10]报道在该微生物模型中共检测到 14 种 2C－D－NBOMe I 相代谢物、11 种 2C－E－NBOMe I 相代谢物和 9 种 2C－N－NBOMe I 相代谢物,主要的生物转化反应包括氧化脱氨、氧化 $N$－脱烷基化与羟基化结合、氧化 $O$ -去甲基化与羟基化结合、仲醇氧化及单羟基化和双羟基化,这些反应也被证实同样发生在人肝微粒体中,作者通过 LC - HR - MS/MS 分析发现这三种化合物的代谢途径基本相似,并首次在真菌秀丽线虫模型中鉴定出了 2C - X - NBOMe 类化合物的 $N$ -氧化物的生成和羟胺代谢物,进一步补充了 2C - X - NBOMe 类化合物的代谢方式和特征。

微生物模型具有成本低、操作简单、放大能力强、可进一步减少动物使用量等优点[35],并且真菌秀丽线虫培养起来较为简单,所需空间小可同时进行多组实验,寿命和世代时间也较短,有利于缩短实验周期[38],是评估苯乙胺类新精神活性物质体内代谢的潜力模型。目前,尚未见苯乙胺类新精神活性物质中其他化合物在真菌秀丽线虫模型中的代谢报道,该类模型中的代谢物在真实人体尿液中的验证还是一个空白,因此未来可对真菌秀丽线虫模型进行更多化合物的体内代谢研究,并与人体尿液中的代谢物进行对比分析,以提供更为可靠的代谢标志物。

体内外代谢模型可以成功地预测苯乙胺类新精神活性物质在人体内的代谢情况,获得丰富的代谢物数据。在体外代谢中,肝微粒体模型的应用日益广泛,它不像肝细胞一样需要专业的培养技术,其操作简便,并且生物转化率也比原代肝细胞高。体外代谢研究能迅速地解决新型的苯乙胺类新精神活性物质的代谢问题,但无法客观反映在人体内的代谢情况。而体内代谢研究虽然较体外研究可能成本更高、耗时更长,但可以更接近真实的人体内代谢情况。用于研究苯乙胺类新精神活性物质的体内代谢模型多为大鼠,该模型能够进行可控的代谢实验,提供苯乙胺类新精神活性物质的代谢标志物,但由于物种差异性,最终结果可能与人体真实的代谢具有一定的差别。上述体内外代谢模型各具优势和劣势,这就要求研究人员根据其代谢理论知识和实际实验条件合理选择代谢模型,各模型间相互支持和补充,以完善苯乙胺类新精神活性物质在人体内的代谢数据。

## 二、苯乙胺类新精神活性物质的体内代谢

笔者团队基于国内外研究,对出现较多的 2C 系列、D 系列和 NBOMe 类等苯乙胺类新精神活性物质的代谢物及代谢途径进行研究。

### 1. 2C 系列

2C 系列新精神活性物质一般经口服、舌下含服、鼻腔注入或静脉注射等方式进入体内。根据美国缉毒局(Drug Enforcement Agency, DEA)报道,静脉注射相比口服可产生更快、更强的效果。例如,口服 2C - T - 7 的起作用时间为 $1\sim2.5$ h,作用时间为 $5\sim7$ h,而注射 2C - T - 7 的起作用时间为 $5\sim15$ min,作用时间为 $2\sim4$ h。机体内的主要代谢酶为 MAO 和 CYP450 酶系,主要代谢途径为去甲基化、乙酰化、脱氨基成醛等,进一步氧化、降解为酸类和醇类排泄入尿。经人肝细胞研究,2C - B 的主要代谢途径见图 6 - 2[11]。

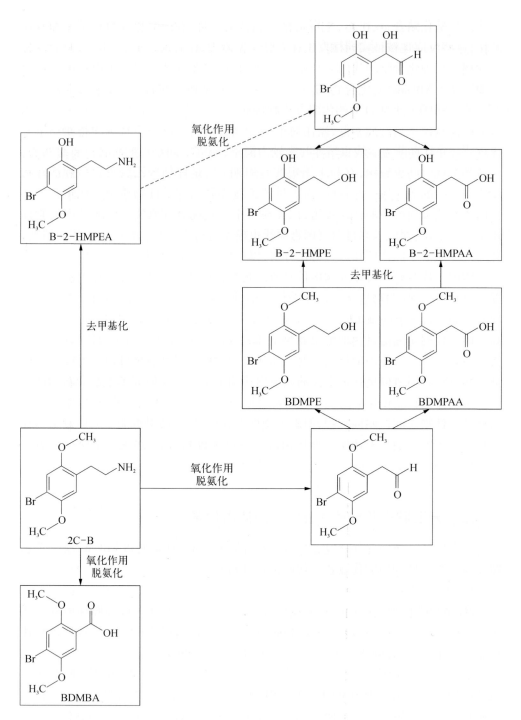

图 6-2  2C-B 的主要代谢途径

通过体外测定 MAO 和 CYP450 酶对 2C-B 的脱氨作用,发现 MAO-A、MAO-B 和 CYP2D6 是代谢的主要酶,其与 MAO-A 有高度亲和性,但 MAO-B 具有高效性,CYP2D6 的亲和性和高效性均不如前两者,因此推断 MAO 是 2C-B 体内代谢的主要酶。部分酸类代谢物还可与甘氨酸结合生成代谢物与甘氨酸的缀合物。

2 位和 5 位的 $O$-去甲基化是 2C 系列化合物代谢的主要途径。2C 类化合物脱氨后被氧化成相应的酸或碱。MAO-A 和 MAO-B 是参与 2C 系列化合物脱氨的主要酶。研究发现,2C 系列化合物对 MAO-A 比 MAO-B 有更大的亲和力;MAO-A 具有更大的结合位,可以容纳苯环 4 位上更大的取代基。由于 MAO 参与 2C 系列化合物的代谢,可能与单胺氧化酶抑制剂发生药物相互作用,增加血清 2C 系列化合物的浓度,增加中毒风险。CYP2D6 在以下化合物的代谢中起次要作用:2C-D、2C-E、2C-T-2、2C-T-7。

### 2. D 系列

D 系列化合物具有苯丙胺主链结构,在结构上也与 2C 系列化合物相似。D 系列化合物根据 4 位取代基的不同,代谢物稍有不同。在大鼠尿液中氯代和碘代的2,5-二甲氧基苯丙胺主要发生甲氧基的 $O$-去甲基化反应,甲基取代的 2,5-二甲氧基苯丙胺类似物通过氧化脱氨和脂肪族羟基化代谢,而溴代的 2,5-二甲氧基甲基苯丙胺衍生物(DOB)则通过上述反应的组合被广泛代谢[12](图 6-3),这可能是由于取代基的不同影响了物质的化学性质。部分代谢物以葡萄糖醛酸化或硫酸化结合物的形式排泄出来。在体外代谢的酶动力学研究中,只有少量的代谢物形成,CYP2D6 参与了 D 系列化合物主要代谢物的形成。目前,人体内代谢研究相关报道较少,检测到中毒者尿液中的 DOB 代谢物主要是 2-$O$-和 5-$O$-去甲基化代谢物。

### 3. NBOMe 类

NBOMe 类新精神活性物质多为粉末或液体状,常通过舌下或吸入方式给药。该类化合物由于在肝脏中发生首过代谢,因此不具有口服活性,一般通过口腔(舌下、颊下)、鼻腔注入等效果更佳。NBOMe 类化合物经历基本相同的代谢途径。$O$-去甲基化是主要的代谢过程,其次是双 $O$-去甲基化和/或 $O$-去甲基化加羟基化及 $N$-去苄基化反应,一般羟基化位点优先发生在 NBOMe 环上。NBOMe 衍生物的代谢反应主要由 CYP1A1、CYP1A2、CYP2B6、CYP2C9、CYP2C19、CYP2D6、CYP2J2、CYP3A4 和 UGT2B7 酶催化。

NBOMe 类化合物在尿液中的浓度通常高于血液,但很多情况下,目标物是代谢物而不是母体化合物。因此尿液筛查方法对于代谢研究是必要的。例如,Caspar[8] 利用高分辨质谱对 2C-I-NBOMe 在人体中的代谢物结构表征,研究表明,2C-I-NBOMe 在体内广泛代谢,主要通过 $O$-去甲基化、双 $O$-去甲基化、羟基化及这些反应的组合等 I 相代谢反应及主要的 I 相代谢物的葡萄糖醛酸化和硫酸盐化来代谢(图 6-4),共鉴定出 68 种代谢物,在尿液中仅发现少量的母体化合物。

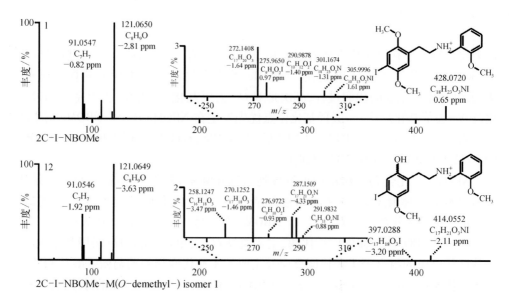

图 6-3  DOB 在大鼠体内的代谢途径

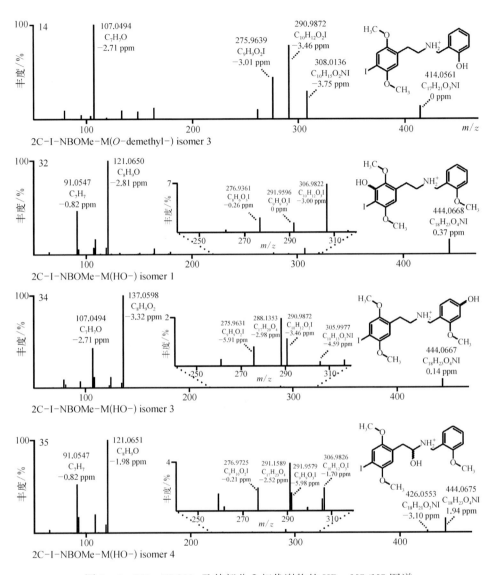

图 6 - 4　25I - NBOMe 及其部分 I 相代谢物的 HR - MS/MS 图谱

#### 4. FLY 类

目前关于 FLY 类新精神活性物质的代谢研究比较少。该类化合物主要以浸渍吸墨纸、片剂、液体和粉末形式存在。主要的代谢过程包括羟基化和 $N$ -乙酰化。第一阶段代谢反应由 CYP2D6、CYP3A4 和含黄素单加氧酶 3（flavincontaining monooxygenase 3，FMO3）催化，$N$ -乙酰化由 NAT1 和 NAT2 催化。MXE 作为诱捕剂检测 MAO - A 和 MAO - B 形成的脱胺代谢物。FLY 类化合物代谢的个体间差异可能是由于所涉及的酶的多态性或药物与药物的相互作用引起的。

Wagmann[13] 通过液相色谱-串联高分辨质谱(LC‑HR‑MS/MS)对 2C‑T‑7‑FLY 在大鼠尿液及人肝 S9 组分中的代谢物进行分析,共初步鉴定出 32 种代谢物,主要代谢步骤包括羟基化和 N‑乙酰化。2C‑T‑7‑FLY 的代谢途径见图 6‑5。

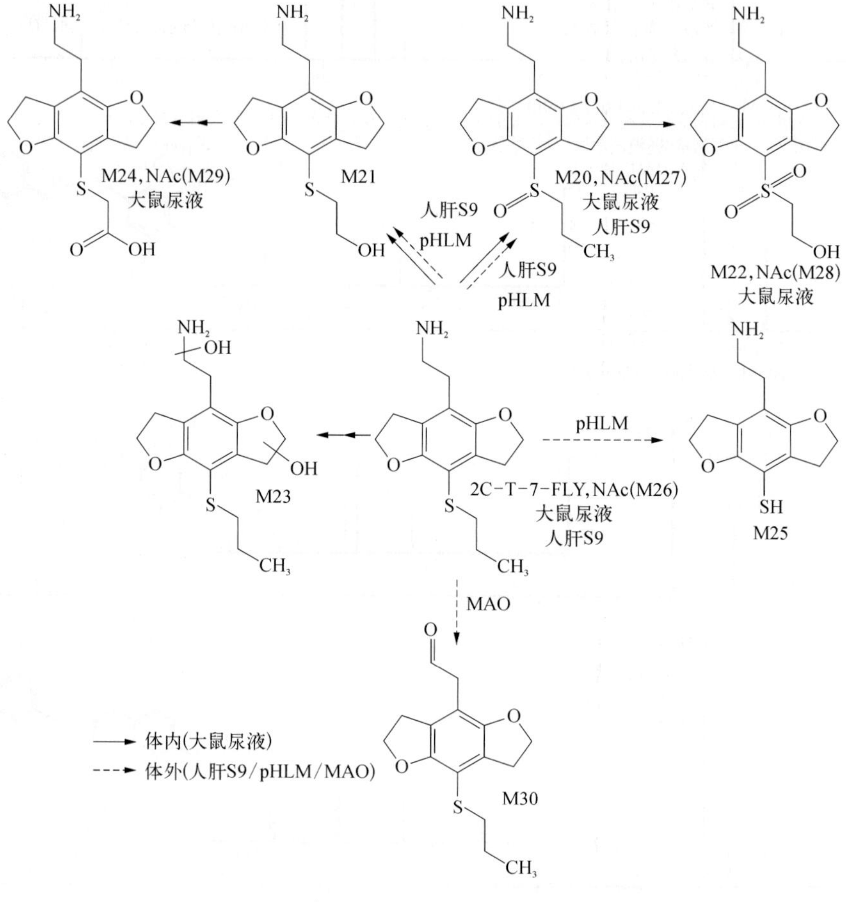

图 6‑5　2C‑T‑7‑FLY 在体内外的代谢途径

目前已有的其他苯乙胺类新精神活性物质的代谢研究见表 6‑3。

表 6‑3　苯乙胺类新精神活性物质体内外代谢研究常见的
检材、检测方法及生物转化反应

| 母体化合物 | 检材 | 样品处理 | 衍生化试剂 | 检测方法 | 色谱及质谱条件 | 生物转化反应 |
|---|---|---|---|---|---|---|
| 2C‑B | 尿液 | β‑葡萄糖醛酸苷酶和芳基硫酸酯酶水解;液液萃取:萃取剂为氯仿:异丙醇(4:1,V/V) | 碱性馏分:正丁酸酐、吡啶;酸性馏分:碳酸钾、1‑溴戊烷 | GC‑MS | DB‑5MS 色谱柱(30 m×0.25 mm,0.25 μm);载气:氦气;程序升温;Scan 和 SIM 模式 | 氧化脱氨,还原,O‑去甲基化,N‑乙酰化 |

续　表

| 母体化合物 | 检材 | 样品处理 | 衍生化试剂 | 检测方法 | 色谱及质谱条件 | 生物转化反应 |
|---|---|---|---|---|---|---|
| 2C-B | 大鼠尿液 | β-葡萄糖醛酸苷酶水解;液液萃取:萃取剂为二乙醚,氯仿,氯仿:异丙醇(3:1,V/V) | 异丁酸酐;吡啶 | GC-MS | DB-5MS色谱柱(30 m×0.32 mm,0.25 μm);载气:氦气;程序升温 | 氧化脱氨,还原,O-去甲基化,N-乙酰化 |
| 2C-D | 大鼠尿液 | 葡萄糖醛酸酶和芳基硫酸酯酶水解;液液萃取:萃取剂为二氯甲烷:异丙醇:乙酸乙酯(1:1:3,V/V/V);固相萃取:Isolute Confirm HCX柱,洗脱液为甲醇 | 乙酸酐;吡啶;三氟乙酰胺;微波 | GC-MS | HP-1毛细管柱(12 m×0.2 mm,330 nm);载气:氦气;程序升温;全扫描模式 | N-乙酰化,O-去甲基化,氧化脱氨,还原,甲基羟基化 |
| 2C-P | 尿液,大鼠尿液 | 葡萄糖醛酸酶和芳基硫酸酯酶水解;固相萃取:Isolute Confirm HCX柱,洗脱液为甲醇,甲醇:氨水(98:2,V/V) | 乙酸酐;吡啶;微波 | GC-MS和LC-HR-MS$^n$ | GC-MS:TF TG-1MS毛细管柱(12 m×0.2 mm,330 nm);载气:氦气;程序升温;全扫描模式<br>LC-HR-MS$^n$:TF Hypersil Gold色谱柱(150 mm×2.1 mm,1.9 μm);流动相:A为水(10 mmol/L甲酸铵和0.1%甲酸),B为乙腈(0.1%甲酸);梯度洗脱;全扫描模式和DDA模式 | N-乙酰化,氧化脱氨,还原,单羟基化,双羟基化,单和双O-去甲基化;葡萄糖醛酸化,硫酸化 |
| 2C-T-7 | 大鼠尿液 | 葡萄糖醛酸酶和芳基硫酸酯酶水解;液液萃取:萃取剂为二氯甲烷:异丙醇:乙酸乙酯(1:1:3,V/V/V) | 乙酸酐;吡啶;三氟乙酰胺;微波 | GC-MS | HP-1毛细管柱(12 m×0.2 mm,330 nm);载气:氦气;程序升温;全扫描模式 | 丙基侧链羟基化,N-乙酰化,亚砜氧化,氧化脱氨,还原,S-脱烷基化,S-甲基化 |
| PMMA | 大鼠尿液 | 葡萄糖醛酸酶和芳基硫酸酯酶水解;液液萃取:萃取剂为二氯甲烷:异丙醇:乙酸乙酯(1:1:3,V/V/V) | 乙酸酐;吡啶;七氟丁酸酐;微波 | GC-MS | HP-1毛细管柱(12 m×0.2 mm,330 nm);载气:氦气;程序升温;全扫描模式 | O-去甲基化,N-去甲基化,芳香族羟基化,O-甲基化,β-羟基化 |
| 5-APDB | 人和大鼠的肝微粒体及人肝细胞 | 肝微粒体、肝细胞、磷酸二氢钾缓冲液、NADP孵育系统和5-APDB混合液在37℃下孵育,结束后加入乙腈,涡旋,离心* | | LC-Q/TOF-MS | Atlantis Hilic Silica色谱柱(2.1 mm×100 mm,3 μm);流动相:A为水(0.1%甲酸),B为乙腈(0.1%甲酸);梯度洗脱 | 羟基化,还原 |
| 2C-B-NBOMe | 人和猪的肝微粒体及血液 | 肝微粒体孵育;向猪体内注射2C-B-NBOMe,采集血液;对2C-B-NBOMe进行$^{11}$C标记用于猪和人,采集血液 | | LC-MS和LC-MS/MS | | 5位O-去甲基化,羟基化,葡萄糖醛酸化 |

\* NADP:烟酰胺腺嘌呤二核苷酸磷酸(nicotinamide adenine dinucleotide phosphate)。

### 三、苯乙胺类新精神活性物质的体内分布

目前仅有动物实验研究结果,大鼠皮下注射 50 mg/kg 2C-B 及其代谢物 4-溴-5-甲氧基苯乙胺(2H5M-BPEA)结果见图 6-6 和图 6-7。母体药物在血液中吸收速度较快,注射后 30 min 血液达峰值浓度(均值 2 250 ng/mL±253 ng/mL),组织分布高低依次为肺>脑>肝>血液。肺组织中母体药物浓度最高(27 028 ng/g±7 777 ng/g),肝组织中母体药物浓度最低(7 485 ng/g±1 534 ng/g),均比血清中高。在 1 h 或 2 h 内代谢物 2H5M-BPEA 在组织内达到最大值。代谢物 2H5M-BPEA 在亲脂性脑组织中分布效率较低。在整个时间段内,代谢物 2H5M-BPEA 在血清中均未检测到。

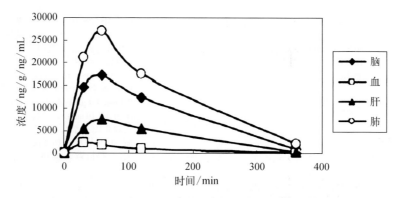

图 6-6　2C-B 在大鼠体内分布(皮下注射 50 mg/kg)

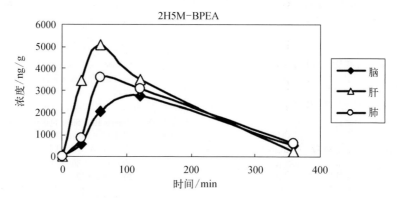

图 6-7　2C-B 的代谢物 2H5M-BPEA 在大鼠体内分布(皮下注射 50 mg/kg)

一名 19 岁男性因摄取含有约 500 μg 2C-I-NBOMe 的吸墨纸而导致意外伤亡。对其死后分布分析表明,2C-I-NBOMe 在组织中的浓度高于血液或玻璃体液中的浓度,体内分布见表 6-4。

表 6-4　**2C-I-NBOMe 的体内分布**

| 样　　本 | 浓　　度 |
|---|---|
| 外周血 | 405 pg/mL |
| 心脏血 | 410 pg/mL |
| 尿液 | 2.86 ng/mL |
| 玻璃体液 | 99 pg/mL |
| 脑组织 | 2.54 ng/g |
| 肝组织 | 7.2 ng/g |
| 胆汁 | 10.9 ng/g |
| 胃内容物 | 总 7.1 μg |

# 第四节　分　析　方　法

## 一、样品处理

### 1. 体液

体液检材主要为血液和尿液,尿液中可以检测到苯乙胺类新精神活性物质的主要代谢物。血液基质成分较为复杂,通常选用固相萃取法提取净化,常用的洗脱液为二氯甲烷:异丙醇:氨水(78:20:2,V/V/V)或甲醇。而尿液相对洁净,一般经碱或酶水解后,采用液液提取法,常用的提取溶剂为二氯甲烷:异丙醇:乙酸乙酯(1:1:3,V/V/V)。用 GC-MS 法分析时,通常需要衍生化。

参考方法一:1 mL 尿液中加入内标溶液,加入 200 U 脲酶,37℃孵化 10 min,然后加入 1 mL 0.05 mol/L 硼酸钠-0.1 mol/L 磷酸二氢钠缓冲液(pH 9),混旋,离心,转移上清液上固相萃取柱。上柱前,固相萃取柱首先用 1 mL 甲醇和 1 mL 蒸馏水活化。上柱后分别用 1 mL 蒸馏水和 1 mL 30%乙腈水溶液清洗,干燥后加入 1 mL 乙腈:蒸馏水:三氟乙酸(90:10:1,V/V)洗脱,洗脱液氮气流下干燥。残余物中加入 50 μL 吡啶和 50 μL 乙酸酐,60℃衍生化 30 min,取出后吹干,残余物中加入 100 μL 乙酸乙酯溶解,供 GC-MS 分析[14]。

参考方法二:取全血、血浆或尿液样品 500 μL,分别加内标溶液和磷酸钾缓冲液 50 μL 和 2 mL,涡旋、离心,用固相萃取小柱净化,用含 2%氨水的二氯甲烷:异丙醇(80:20,V/V)洗脱[3]。

参考方法三:取血液或尿液 1 mL,加入内标溶液和 1 mL 磷酸盐缓冲液(pH 6),涡旋、离心,取上清液上固相柱(柱用 2 mL 甲醇、2 mL 去离子水活化),用 2 mL 水、1 mL 0.1 mol/L 乙酸和 2 mL 甲醇清洗,干燥后用 3 mL 二氯甲烷:异丙醇:氨水

(78∶20∶2,*V/V/V*)洗脱,洗脱液氮气流下干燥。残余物中加入50 μL 五氟丙酸酐(PFPA)∶乙酸乙酯(2∶1,*V/V*)试剂,于70℃衍生化40 min。供 GC-MS 分析。

2. 毛发

苯乙胺类物质的亲脂性质使其易于在毛发中沉积且原形高于代谢物,故毛发样品适用于滥用史的判断和外源性物质的鉴别。

参考方法:毛发样本依次使用甲醇、二氯甲烷、甲醇清洗。称取20 mg 头发加入内标溶液,加入1 mL 含0.1 mol/L 盐酸甲醇溶液,40℃下保温3 h。涡旋、离心,移取提取液,在氮气下蒸发干燥。提取物用100 μL 甲醇复溶,供 LC-MS/MS 分析[16]。

## 二、分析方法

生物检材中苯乙胺类物质的分析技术主要有毛细管电泳法、GC-MS、LC-MS等。可参考的检材处理与分析方法信息见表6-5[3]。

表6-5 苯乙胺类的样品处理和分析方法

| 分 析 物 | 检材 | 样 品 处 理 | 分析方法 | 色 谱 条 件 |
|---|---|---|---|---|
| 2C-T-4、2C-T-8、2C-T-13、2C-T-17 | 尿液 | 固相萃取:Bond Elut C₁₈柱;洗脱液为甲醇;内标:2C-T-D4 | CE-MS | 无涂层熔融石英毛细管(120 cm×50 m);鞘液为甲醇∶水∶乙酸(50∶49.5∶0.5,*V/V/V*) |
| 2C-I、2C-H、2C-T-2、2C-T-7 等14种苯乙胺类物质 | 玻璃体液、血液 | 固相萃取:Oasis MCX 柱;洗脱液为二氯甲烷∶异丙醇∶氨水(78∶20∶2,*V/V/V*);氘代内标;需衍生化 | GC-MS | HP-5 毛细管柱(30 m×0.32 mm,0.25 μm) |
| 2C-B-NBOMe、2C-C-NBOMe 等6种苯乙胺类物质 | 血液、尿液 | 固相萃取:UCT Clean Screen DAU 柱;洗脱液为二氯甲烷∶异丙醇(80∶20,*V/V*,2%氨水) | LC-MS/MS | Phenomenex Kinetex PFP 分析柱(50 mm×2.1 mm,1.7 μm) |
| 2C-H-NBOMe、2C-C-NBOMe、2C-I-NBF 等9种苯乙胺类物质 | 尿液 | 固相萃取:Clean Screen FASt™柱 | LC-MS/MS | Restek Allure Biphenyl 柱(100 mm×3.2 mm,5 μm);流动相:A 为水(10 mmol/L 乙酸铵和0.1%甲酸),B 为甲醇;梯度洗脱 |
| 2C-B、2C-D、2C-E 等9种苯乙胺类物质 | 血液、尿液 | 固相萃取:Bond Elut Certify 柱;洗脱液为二氯甲烷∶异丙醇∶氨水(40∶10∶1,*V/V/V*) | LC-MS/MS | Synergi Polar-RP 柱(100 mm×2.0 mm,2.5 μm);流动相:A 为水(10 mmol/L 甲酸铵),B 为甲醇(0.1%甲酸);梯度洗脱 |
| 2C-N-NBOMe 及其代谢物 | 肝微粒体 | 肝微粒体、磷酸钾缓冲液、2C-N-NBOMe 混合液37℃孵育5 min,加入 NADPH 再生系统反应2 h,反应停止后加入冰乙腈,涡旋、离心* | LC-QTOFMS | Poroshell 120 EC 柱(150 mm×2.1 mm,2.7 μm);流动相:A 为水(0.1%甲酸),B 为乙腈(0.1%甲酸);梯度洗脱;全扫描模式 |

* NADPH:还原型烟酰胺腺嘌呤二核苷酸磷酸(reduced nicotinamide adenine dinucleotide phosphate)。

**1. 毛细管电泳法**

毛细管电泳法分离效率高,检材消耗少,并且可实现多物质的同时检测,尤其适用于非挥发性、热不稳定性和强极性的物质,其优越性还体现在可对苯乙胺类物质进行手性分析,如周婕等[17]采用毛细管电泳对 5 种苯乙胺类物质进行手性拆分,通过考察手性选择剂的种类、浓度、缓冲液的 pH,分离电压和柱温,确立了最佳的优化条件,选取羧甲基-β-环糊精为手性选择剂,并对手性拆分机制进行了研究。

**2. GC-MS**

苯乙胺类物质的 GC-MS 分析通常需要衍生化。常用的衍生化试剂有三氟乙酰胺、三氟乙酸酐(TFAA)、七氟丁酸(HFBA)、乙酸酐及五氟丙酸酐(PFPA)等。

(1) 分析参考条件一

色谱条件:DB-5MS 柱(30 m×0.32 mm,0.25 μm)。程序升温:初温 80℃(2 min),然后升温至 170℃(1 min);以 5℃/min 的速度升温至 200℃(1 min);以 15℃/min 的速度升温至 250℃;再以 5℃/min 的速度升温至 300℃(3 min)。载气:氦气。流速:1.5 mL/min。进样口温度:225℃。

质谱条件:EI 源,SIM 模式。接口温度:250℃。源温度:200℃。

本法分析血液和尿液中 2C-B-NBOMe、2C-C-NBOMe、2C-D-NBOMe 等 23 种新精神活性物质,尿液的检出限和定量限 分别为 0.5 ng/mL 和 0.5 ng/mL,血液的检出限和定量限分别为 0.4 ng/mL 和 0.5 ng/mL[15]。

(2) 分析参考条件二

色谱条件:Agilent DB-1MS(30 m×0.25 mm,0.25 μm)。程序升温:110℃ 开始,保持 2 min,以 10℃/min 升至 280℃,保持 15 min。进样口温度:250℃。载气:高纯氦气。流速:1 mL/min。

质谱条件:EI 源,70 eV;SIM 模式。传输线温度:270℃。源温度:230℃。四极杆温度:150℃。溶剂延迟时间:3.5 min。

本法分析血液中 2C-B 的检出限和定量限分别为 6 ng/mL 和 17 ng/mL。2C-B 三氟乙酸酐衍生物质谱图见图 6-8[18]。

**3. LC-MS**

LC-MS 是目前最常用的分析技术,与 GC-MS 相比,具有样品处理简便、定量准确、灵敏度高和高通量的优点,LC-MS/MS 和 QTOF-MS 是主流技术平台。

(1) 分析参考条件一

色谱条件:Phenomenex Kinetex Phenyl-Hexyl 柱(100 mm×2.1 mm,1.7 μm)。流动相:A 为去离子水、5 mmol/L 乙酸铵和 0.1%甲酸,B 为甲醇和 0.1%甲酸。梯度洗脱程序:0~0.5 min,5% B;0.5~1.0 min,5%~30% B;1.0~1.5 min,30% B;1.5~2.0 min,30%~37%;2.0~2.5 min,37% B;2.5~2.6 min,37%~40% B;2.6~3.0 min,40% B;3.0~5.0 min,40%~46% B;5.0~5.5 min,46% B;5.5~8.0 min,

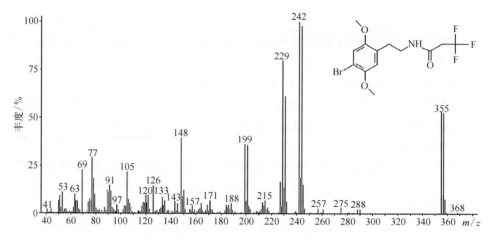

图 6-8   2C-B 三氟乙酸酐衍生物质谱图

46% ~ 50% B；8.0 ~ 9.5 min，50% ~ 65% B；9.5 ~ 10.5 min，65% ~ 100% B。流速：0.3 mL/min。

质谱条件：质谱系统为 AB 5500 Q MS/MS。采集方式：MRM 模式。源温度：550℃。喷雾电压：5 500 V。其他 HPLC-MS/MS 参数见表 6-6[19]。

表 6-6   苯乙胺类物质分析的 HPLC-MS/MS 参数

| 编号 | 化 合 物 | 分子式 | 保留时间（min） | 离子对（m/z） | DP（V） | CE（eV） |
|---|---|---|---|---|---|---|
| 1 | 苯丙胺 | $C_9H_{13}N$ | 2.24 | 136>91 | 39 | 21 |
| | | | | 136>119 | 39 | 12 |
| 2 | 芬特明 | $C_{10}H_{15}N$ | 2.61 | 150>65 | 38 | 52 |
| | | | | 150>133 | 38 | 14 |
| 3 | 4-MA | $C_{10}H_{15}N$ | 2.94 | 150>105 | 42 | 26 |
| | | | | 150>133 | 42 | 12 |
| 4 | 甲基苯丙胺 | $C_{10}H_{15}N$ | 2.39 | 150>119 | 40 | 14.5 |
| | | | | 150>65 | 40 | 55.5 |
| 5 | 4-FA | $C_9H_{12}FN$ | 2.43 | 154>109 | 40 | 28 |
| | | | | 154>137 | 40 | 15 |
| 6 | $N,N$-DMA | $C_{11}H_{17}N$ | 2.49 | 164>91 | 57 | 30 |
| | | | | 164>119 | 57 | 18 |

| 编号 | 化 合 物 | 分子式 | 保留时间<br>（min） | 离子对<br>（$m/z$） | DP<br>（V） | CE<br>（eV） |
|---|---|---|---|---|---|---|
| 7 | N-乙基苯丙胺 | $C_{11}H_{17}N$ | 2.68 | 164>119 | 68 | 16 |
| | | | | 164>65 | 68 | 56 |
| 8 | 5-AEDB | $C_{10}H_{13}NO$ | 2.21 | 164>147 | 17 | 15 |
| | | | | 164>91 | 17 | 34 |
| 9 | PMA | $C_{10}H_{15}NO$ | 2.46 | 166>121 | 39 | 25 |
| | | | | 166>91 | 39 | 42 |
| 10 | 4-FMA | $C_{10}H_{14}FN$ | 2.59 | 168>109 | 50 | 30 |
| | | | | 168>83 | 50 | 52 |
| 11 | FPBA | $C_{10}H_{14}FN$ | 2.88 | 168>109 | 47 | 28 |
| | | | | 168>83 | 47 | 51 |
| 12 | 4-CA | $C_9H_{12}ClN$ | 3.24 | 170>125 | 40 | 31 |
| | | | | 170>153 | 40 | 15 |
| 13 | 5-APB | $C_{11}H_{13}NO$ | 2.99 | 176>131 | 13 | 27 |
| | | | | 176>159 | 13 | 12 |
| 14 | 5-APDB | $C_{11}H_{15}NO$ | 2.57 | 178>161 | 13 | 15 |
| | | | | 178>133 | 13 | 27 |
| 15 | PMMA | $C_{11}H_{17}NO$ | 2.62 | 180>78 | 33 | 55 |
| | | | | 180>65 | 33 | 62 |
| 16 | MDA | $C_{10}H_{13}NO_2$ | 2.4 | 180>105 | 51 | 27 |
| | | | | 180>135 | 51 | 25 |
| 17 | 4-FEA | $C_{11}H_{16}FN$ | 2.87 | 182>109 | 65 | 31 |
| | | | | 182>137 | 65 | 17 |
| 18 | 4-MTA | $C_{10}H_{15}NS$ | 3.36 | 182>137 | 44 | 24 |
| | | | | 182>115 | 44 | 50 |
| 19 | 4-CMA | $C_{10}H_{14}ClN$ | 3.42 | 184>125 | 68 | 31 |
| | | | | 184>153 | 68 | 16 |

| 编号 | 化　合　物 | 分子式 | 保留时间（min） | 离子对（m/z） | DP（V） | CE（eV） |
|---|---|---|---|---|---|---|
| 20 | 5 - F - 2 - MOA | $C_{10}H_{14}FNO$ | 2.91 | 184>139 | 40 | 25 |
| | | | | 184>109 | 40 | 14 |
| 21 | 3 - F - 4 - MOA | $C_{10}H_{14}FNO$ | 2.52 | 184>139 | 36 | 24 |
| | | | | 184>167 | 36 | 35 |
| 22 | 芬普雷司 | $C_{12}H_{16}N_2$ | 2.43 | 189>119 | 40 | 15 |
| | | | | 189>65 | 40 | 59 |
| 23 | 5 - MAPB | $C_{12}H_{15}NO$ | 3.14 | 190>131 | 27 | 26 |
| | | | | 190>159 | 27 | 16 |
| 24 | 5 - MAPDB | $C_{12}H_{17}NO$ | 2.71 | 192>161 | 15 | 19 |
| | | | | 192>133 | 15 | 33 |
| 25 | PMEA | $C_{12}H_{19}NO$ | 2.88 | 194>149 | 42 | 18 |
| | | | | 194>121 | 42 | 27 |
| 26 | MDMA | $C_{11}H_{15}NO_2$ | 2.57 | 194>163 | 54 | 16 |
| | | | | 194>105 | 54 | 36 |
| 27 | DMA | $C_{11}H_{17}NO_2$ | 2.91 | 196>151 | 66 | 23 |
| | | | | 196>179 | 66 | 14 |
| 28 | N -羟基- MDA | $C_{10}H_{13}NO_3$ | 2.88 | 196>163 | 34 | 15 |
| | | | | 196>135 | 34 | 28 |
| 29 | 2C - D | $C_{11}H_{17}NO_2$ | 3.39 | 196>179 | 51 | 16 |
| | | | | 196>164 | 51 | 27 |
| 30 | 5 - EAPB | $C_{13}H_{17}NO$ | 3.46 | 204>131 | 34 | 29 |
| | | | | 204>159 | 34 | 9 |
| 31 | MBDB | $C_{12}H_{17}NO$ | 3.02 | 208>135 | 60 | 25 |
| | | | | 208>51 | 60 | 83 |
| 32 | MDDMA | $C_{12}H_{17}NO_2$ | 2.67 | 208>163 | 21 | 19 |
| | | | | 208>135 | 21 | 29 |

| 编号 | 化　合　物 | 分子式 | 保留时间（min） | 离子对（m/z） | DP（V） | CE（eV） |
|---|---|---|---|---|---|---|
| 33 | MDEA | $C_{12}H_{17}NO_2$ | 2.84 | 208>163 | 57 | 17 |
| | | | | 208>135 | 57 | 30 |
| 34 | MMDA | $C_{11}H_{16}NO_3$ | 2.63 | 210>135 | 51 | 27 |
| | | | | 210>165 | 51 | 26 |
| 35 | DOM | $C_{12}H_{19}NO_2$ | 4.42 | 210>165 | 63 | 24 |
| | | | | 210>178 | 63 | 25 |
| 36 | 2C-E | $C_{12}H_{19}NO_2$ | 3.79 | 210>193 | 68 | 15 |
| | | | | 210>178 | 68 | 24 |
| 37 | 麦司卡林 | $C_{11}H_{17}NO_3$ | 2.18 | 212>165 | 40 | 30 |
| | | | | 212>180 | 40 | 24 |
| 38 | 4-BA | $C_9H_{12}BrN$ | 3.56 | 214>169 | 57 | 27 |
| | | | | 214>117 | 57 | 40 |
| 39 | 2C-C | $C_{10}H_{14}ClNO_2$ | 3.49 | 216>184 | 39 | 29 |
| | | | | 216>199 | 39 | 16 |
| 40 | DOET | $C_{13}H_{21}NO_2$ | 4.97 | 224>179 | 61 | 27 |
| | | | | 224>192 | 61 | 27 |
| 41 | 利非他明 | $C_{16}H_{19}N$ | 4.1 | 226>103 | 61 | 41 |
| | | | | 226>165 | 61 | 38 |
| 42 | 2-(4-乙氧基-3,5-二甲氧基苯基)乙胺(escaline) | $C_{12}H_{19}NO_3$ | 2.59 | 226>181 | 60 | 22 |
| | | | | 226>91 | 60 | 44 |
| 43 | TMA-2 | $C_{12}H_{19}NO_3$ | 2.41 | 226>194 | 47 | 28 |
| | | | | 226>179 | 47 | 34 |
| 44 | TMA-6 | $C_{12}H_{19}NO_3$ | 2.69 | 226>209 | 72 | 16 |
| | | | | 226>181 | 72 | 28 |
| 45 | TMA | $C_{12}H_{19}NO_3$ | 3.58 | 226>209 | 64 | 14 |
| | | | | 226>181 | 64 | 25 |

| 编号 | 化　合　物 | 分子式 | 保留时间（min） | 离子对（m/z） | DP（V） | CE（eV） |
|------|-----------|--------|----------------|--------------|---------|----------|
| 46 | 6 - Cl - MDMA | $C_{11}H_{14}ClNO_2$ | 3.36 | 228>197 | 33 | 18 |
|    |            |        |      | 228>169 | 33 | 32 |
| 47 | DOC | $C_{11}H_{16}ClNO_2$ | 3.86 | 230>213 | 54 | 17 |
|    |     |        |      | 230>155 | 54 | 34 |
| 48 | 苄非他明 | $C_{17}H_{21}N$ | 4.62 | 240>91 | 70 | 36 |
|    |          |        |      | 240>65 | 70 | 77 |
| 49 | 2-(3,5-二甲氧基-4-丙氧基苯基)乙-1-胺（proscaline） | $C_{13}H_{21}NO_3$ | 3.53 | 240>181 | 23 | 21 |
|    |     |        |      | 240>121 | 23 | 33 |
| 50 | 2C - T - 2 | $C_{12}H_{19}NO_2S$ | 4.18 | 242>225 | 55 | 15 |
|    |            |        |      | 242>91 | 55 | 59 |
| 51 | 3C - P | $C_{14}H_{23}NO_3$ | 3.89 | 254>237 | 54 | 12 |
|    |        |        |      | 254>107 | 54 | 38 |
| 52 | 2C - T - 7 | $C_{13}H_{21}NO_2S$ | 5.5 | 256>167 | 67 | 35 |
|    |            |        |      | 256>224 | 67 | 24 |
| 53 | 氯苄雷司 | $C_{16}H_{18}ClN$ | 5.69 | 260>91 | 79 | 34 |
|    |          |        |      | 260>125 | 79 | 37 |
| 54 | 2C - B | $C_{10}H_{14}BrNO_2$ | 3.81 | 260>213 | 32 | 44 |
|    |        |        |      | 260>91 | 32 | 58 |
| 55 | 6 - Br - MDMA | $C_{11}H_{14}BrNO_2$ | 3.66 | 272>241 | 16 | 19 |
|    |            |        |      | 272>213 | 16 | 32 |
| 56 | DOB | $C_{11}H_{16}BrNO_2$ | 4.24 | 274>178 | 58 | 28 |
|    |     |        |      | 274>199 | 58 | 38 |
| 57 | 4 - EA - NBOMe | $C_{19}H_{25}NO$ | 9.07 | 284>121 | 44 | 24 |
|    |            |        |      | 284>91 | 44 | 59 |
| 58 | 2C - H - NBOMe | $C_{18}H_{23}NO_3$ | 6.03 | 302>121 | 33 | 23 |
|    |            |        |      | 302>91 | 33 | 51 |

续　表

| 编号 | 化　合　物 | 分子式 | 保留时间<br>（min） | 离子对<br>（*m/z*） | DP<br>（V） | CE<br>（eV） |
|---|---|---|---|---|---|---|
| 59 | 2C – I | $C_{10}H_{14}INO_2$ | 4.46 | 308>291 | 48 | 18 |
| | | | | 308>276 | 48 | 31 |
| 60 | 2C – D – NBOMe | $C_{19}H_{25}NO_3$ | 4.7 | 316>121 | 51 | 25 |
| | | | | 316>91 | 51 | 54 |
| 61 | 3,4 – DMA – NBOMe | $C_{19}H_{25}NO_3$ | 7.87 | 316>121 | 17 | 24 |
| | | | | 316>91 | 17 | 55 |
| 62 | DOI | $C_{11}H_{16}INO_2$ | 4.97 | 322>178 | 54 | 29 |
| | | | | 322>135 | 54 | 41 |
| 63 | 2C – C – NBF | $C_{17}H_{19}ClFNO_2$ | 6.83 | 324>199 | 61 | 27 |
| | | | | 324>184 | 61 | 39 |
| 64 | 2C – G – NBOMe | $C_{20}H_{27}NO_3$ | 9.32 | 330>121 | 43 | 24 |
| | | | | 330>91 | 43 | 60 |
| 65 | 2C – C – NB3OMe | $C_{18}H_{22}ClNO_3$ | 7.68 | 336>121 | 44 | 27 |
| | | | | 336>199 | 44 | 25 |
| 66 | 2C – P – NBOMe | $C_{21}H_{29}NO_3$ | 10.48 | 344>121 | 24 | 25 |
| | | | | 344>91 | 24 | 66 |
| 67 | 2C – N – NBOMe | $C_{18}H_{22}N_2O_5$ | 6.14 | 347>121 | 30 | 23 |
| | | | | 347>91 | 30 | 59 |
| 68 | 2C – T – 2 – NBOMe | $C_{20}H_{27}NO_3S$ | 9.36 | 362>121 | 23 | 27 |
| | | | | 362>91 | 23 | 65 |
| 69 | 2C – B – NBF | $C_{17}H_{19}BrFNO_2$ | 7.51 | 368>243 | 28 | 28 |
| | | | | 368>228 | 28 | 37 |
| 70 | 2C – T – 7 – NBOMe | $C_{21}H_{29}NO_3S$ | 10.33 | 376>121 | 26 | 29 |
| | | | | 376>91 | 26 | 64 |
| 71 | 2C – T – 4 – NBOMe | $C_{21}H_{29}NO_3S$ | 10.09 | 376>121 | 48 | 27 |
| | | | | 376>91 | 48 | 64 |

续　表

| 编号 | 化　合　物 | 分子式 | 保留时间<br>（min） | 离子对<br>（m/z） | DP<br>（V） | CE<br>（eV） |
|---|---|---|---|---|---|---|
| 72 | 2C－B－NBOMe | $C_{18}H_{22}BrNO_3$ | 8.76 | 380>65 | 72 | 105 |
| | | | | 380>93 | 72 | 44 |
| 73 | 2C－I－NBF | $C_{17}H_{19}FINO_2$ | 8.74 | 416>291 | 47 | 25 |
| | | | | 416>276 | 47 | 39 |
| 74 | 2C－I－NBOMe | $C_{18}H_{22}INO_3$ | 9.72 | 428>65 | 117 | 113 |
| | | | | 428>272 | 117 | 23 |
| 75 | 苯丙胺－$d_8$ | $C_9H_5D_8N$ | 2.2 | 144>97 | 50 | 24 |
| 76 | 芬特明－$d_5$ | $C_{10}D_5H_{10}N\cdot HCl$ | 2.57 | 155>96 | 42 | 32 |
| 77 | 甲基苯丙胺－$d_8$ | $C_{10}H_7D_8N$ | 2.36 | 158>93 | 36 | 33 |
| 78 | 5－APB－$d_5$ | $C_{11}H_8D_5NO\cdot HCl$ | 2.96 | 181>164 | 27 | 12 |
| 79 | MDA－$d_5$ | $C_{10}H_8D_5NO_2$ | 2.39 | 185>168 | 58 | 14 |
| 80 | MDMA－$d_5$ | $C_{11}H_{10}D_5NO_2$ | 2.55 | 199>165 | 22 | 19 |
| 81 | MDEA－$d_5$ | $C_{12}H_{12}D_5NO_2$ | 2.82 | 213>163 | 61 | 18 |
| 82 | 麦司卡林－$d_9$ | $C_{15}H_{18}ND_9$ | 2.16 | 221>204 | 59 | 16 |
| 83 | DOB－$d_5$ | $C_{11}H_{11}D_5BrNO_2\cdot HCl$ | 4.22 | 279>262 | 67 | 16 |
| 84 | 2C－I－NBOMe－$d_3$ | $C_{18}H_{19}D_3INO_3\cdot HCl$ | 9.69 | 431>124 | 26 | 26 |

（2）分析参考条件二

色谱条件：Restek Allure Biphenyl 柱（100 mm×3.2 mm，5 μm），流动相：A 为 10 mmol/L 乙酸铵和 0.1% 甲酸，B 为甲醇。梯度洗脱程序：0～1 min，50%～80% B；1～10.0 min，80%～70% B；10.0～10.1 min，70%～50% B。

质谱条件：质谱系统为 AB 3200 Q MS/MS。采集方式：MRM 模式。源温度：650℃。喷雾电压：5 000 V。气体流速：30 mL/min。其他 HPLC－MS/MS 参数见表 6－7[20]。

表 6 - 7　苯乙胺类物质分析的 HPLC - MS/MS 参数

| 化　合　物 | 保留时间(min) | DP(V) | 离子对(m/z) | CE(eV) |
|---|---|---|---|---|
| 2C - H - NBOMe | 7.45 | 45 | 302>121 | 26 |
| | | | 302>91 | 55 |
| 2C - C - NBOMe | 7.86 | 40 | 336>121 | 25 |
| | | | 336>91 | 58 |
| 2C - I - NBF | 7.86 | 60 | 416>291 | 26 |
| | | | 416>109 | 65 |
| 2C - 5D - NBOMe | 8.36 | 45 | 316>121 | 26 |
| | | | 316>91 | 60 |
| 2C - B - NBOMe | 8.77 | 45 | 380>121 | 27 |
| | | | 380>91 | 65 |
| 2C - T - NBOMe | 8.86 | 45 | 348>121 | 28 |
| | | | 348>91 | 60 |
| 2C - I - NBMD | 9.64 | 60 | 442>135 | 36 |
| | | | 442>77 | 90 |
| 2C - G - NBOMe | 10.08 | 42 | 330>121 | 27 |
| | | | 330>91 | 60 |
| 2C - I - NBOMe - $d_3$ | 10.68 | 50 | 431>124 | 30 |
| | | | 431>92 | 75 |
| 2C - I - NBOMe | 10.77 | 55 | 428>121 | 30 |
| | | | 428>91 | 70 |

# 第五节　结　果　评　价

## 一、鉴定要点

苯乙胺类物质的体内过程研究其少。该类物质进入体内后通过去甲基化、乙酰化、脱氨基成醛等,形成相应的醇和酸等代谢物随尿液排出体外,当以尿液为检材时,需注意检测目标物为其代谢物而非苯乙胺类物质原形。了解、研究苯乙胺类物质的体内过程对该类物质的鉴别具有重要的价值。同时,要关注不同类别新精神活性物质的混合滥用并采用目标物覆盖范围广的筛选方法。

## 二、案例分析

苯乙胺类的滥用、中毒及死亡案例报道见表 6 - 8[3]。

表 6-8　苯乙胺类新精神活性物质中毒及死亡案例

| 分　析　物 | 案例数 | 分析方法 | 分　析　结　果 |
|---|---|---|---|
| 2C-B-NBOMe | 1 | HPLC-MS/MS | 某 19 岁男性死亡,血清和尿液样品中检出 2C-B-NBOMe,浓度分别为 0.18 ng/mL 和 1.9 ng/mL |
| 2C-B-NBOMe<br>2C-I-NBOMe | 2 | UPLC-MS/MS | 某 18 岁男性死亡,心血中检出 2C-B-NBOMe、四氢大麻酚和 THC-COOH,浓度分别为 1.59 ng/mL、2.4 ng/mL、17.1 ng/mL,尿检中检出 2C-B-NBOMe 和 THC-COOH;某 16 岁男性死亡,心血中检出 2C-I-NBOMe,浓度为 19.8 ng/mL,尿检中检出 2C-I-NBOMe |
| 2C-I-NBOMe | 7 | HPLC-MS/MS | 7 名男性,其中 1 人静脉注射、3 人口服、3 人鼻吸 2C-I-NBOMe,血液和尿液样品中均检出 2C-I-NBOMe;其中 2 人还检出甲基苯丙胺和苯丙胺 |
| 2C-I-NBOMe | 1 | HPLC-MS/MS | 某 18 岁男性,其血液中检出 2C-I-NBOMe,浓度为 0.76 ng/mL;血液中检出乙醇(0.25 mg/mL),尿液中检出 THC-COOH |
| 2C-I-NBOMe | 1 | HPLC-MS/MS | 某 23 岁女性,鼻吸 2C-I-NBOMe 粉末,死前饮酒。尸检后血液中检出四氢大麻酚(3.4 ng/mL)、甲基苯丙胺(390 ng/mL)和异丙嗪;检出 2C-I-NBOMe、2C-C-NBOMe 和 2C-H-NBOMe,浓度分别为 28 ng/mL、0.7 ng/mL 和 1 ng/mL;尿液中检出 2C-I-NBOMe |
| 2C-I-NBOMe | 1 | UHPLC-MS/MS | 某 18 岁女性,舌下服用 2C-I-NBOMe,在其尿液中检出 2C-I-NBOMe、2C-H-NBOMe 和 2C-I,浓度分别为 7.5 ng/mL、0.9 ng/mL 和 1.8 ng/mL |
| 2C-I-NBOMe | 1 | HPLC-MS/MS | 某 19 岁男性,吸食吸墨纸而致外伤死亡。在其外周血、心血、尿液和玻璃体液中均检出 2C-I-NBOMe,浓度分别为 0.405 ng/mL、0.41 ng/mL、2.86 ng/mL 和 0.099 ng/mL |
| 2C-B-NBOMe<br>2C-C-NBOMe | 2 | HPLC-MS/MS | 某 17 岁男性,尿液中检出 2C-B-NBOMe、地西泮及其代谢物;某 31 岁男性舌下含服药物,尿液中检出 2C-B-NBOMe、2C-C-NBOMe、氯胺酮、地西泮、咪达唑仑 |
| DOB-DragonFLY | 4 | HPLC-MS/MS | 某 18 岁男性,口服白色粉末,在其血液中检出 DOB-DragonFLY 和氯胺酮,浓度分别为 0.95 ng/mL、20 ng/mL;2 名年轻男性,服用 DOB-DragonFLY,血液中检出 DOB-DragonFLY,浓度为 0.7~0.6 ng/mL;某 18 岁女性死亡,在其血液、尿液和玻璃体液中均检出 DOB-DragonFLY,浓度分别为 4.7 ng/mL、33 ng/mL 和 0.5 ng/mL |

**参 考 文 献**

第六章参考文献

# 第七章　色胺类新精神活性物质

色胺类物质以色胺为母体,其具有抗肿瘤细胞、抑制黑色素及抗黑素瘤细胞、抗细菌、治疗糖尿病及抗氧化等生理药理活性,拟用于医药目的的各种色胺类物质被大量研究和合成。近 10 年来,重启的致幻剂临床研究非常火热,致幻剂用于治疗各种疾病的潜能不断被挖掘。现有临床试验和动物实验表明,致幻剂或可用于治疗慢性疼痛、成瘾、多种精神疾病和自身免疫性疾病,但目前研究样本较少,并且 20 世纪 70 年代之前的部分临床研究设计不够严谨,所以并不能得出确切结论。致幻剂的临床应用效应有待进一步确证。

## 第一节　概　　述

由于色胺类物质具有致幻作用,近年来被越来越多的吸食者非法滥用,其作为新精神活性物质中的一大类,对个体健康和公共安全造成严重威胁,已经引起了国际社会的广泛关注。色胺类物质具有吲哚环结构,是由苯环和吡咯环组成的融合双环,通过侧链上的乙基与氨基相连,区别在于不同物质在苯环、侧链及氮上连接有不同的取代基。研究表明,色胺类物质结构的不同可导致其药理作用和精神活性的不同,如苯环上无取代或者 4 -羟基取代的色胺类物质致幻性较弱,而 5 -甲氧基取代的色胺类物质致幻性更强,并且 N -取代基的不同也会影响其在体内的效力[1]。因此,非法制毒者通过改变苯环及氮原子上的取代基,以期合成出种类更多、致幻效果更强的色胺类物质。色胺类物质包括天然色胺类物质和合成色胺类物质,目前确认的该类物质已累计达到 53 种[2]。

人类使用天然色胺类物质已有上千年的历史,赛洛新( psilocin)和赛洛西宾( psilocybin)是最为常见的天然色胺类物质,存在于墨西哥裸盖菇中,因而这类蘑菇也被称为“致幻蘑菇”,印度、墨西哥、澳大利亚及一些南美洲国家的土著居民在祭祀等宗教仪式上经常食用这类蘑菇[3]。这类蘑菇在我国云南等地也有分布,但滥用较少,仅 2016 年出现 1 例食用“致幻蘑菇”致精神障碍的报道[4]。DMT 是一种存在于致幻饮料“死藤水”( ayahnasca)中的天然色胺类物质,在南美洲亚马逊地区的一些部落中被广泛滥用。另一种天然色胺类物质 5-MeO-DMT 则来源于科罗拉多河蟾蜍的皮肤分泌物和毒液中[5]。

根据 2020 年《全球药物调查》(Global Drug Survey)发布的致幻药物使用调查报告,色胺类物质滥用以"致幻蘑菇"和 DMT 最为严重,在使用致幻剂的人群中分别占 16.1% 和 4.8%,与 2019 年(14.8% 和 4.2%)相比均有所增多。2019 年,欧洲 19 个国家报告缴获"致幻蘑菇"案例 950 起,16 个国家报告缴获 DMT 案例 300 起,但由于检测手段的局限性,这两种物质的真实滥用情况可能被低估。20 世纪 60 年代,吸食 LSD 者逐渐增多,合成色胺类物质因具有与 LSD 相似的致幻作用,通常以片剂或粉末的形态出售,也可被制成油剂在同性恋群体中使用。$N,N$-二异丙基-5-甲氧基色胺(5-MeO-DiPT)是一种常见的合成色胺类物质,俗称"狐狸"或"火狐狸"。2001 年,美国首次报道 5-MeO-DiPT 滥用问题,而后在日本等国也出现滥用情况,近几年国内男同性恋群体中流行的"犀牛液"主要成分也是 5-MeO-DiPT。与 LSD 化学结构相似的其他色胺类物质,如 DALT、5-MeO-DALT 和 5-MeO-MiPT 等也陆续被合成并滥用。根据 UNODC 发布的《2021 年世界毒品报告》,在 2015~2019 年发现的新精神活性物质中,合成大麻素类数量最多,其次是合成卡西酮类物质、苯乙胺类物质和色胺类物质。值得注意的是,虽然 2019 年市场上新出现的合成大麻素类物质数量有所减少,但色胺类物质数量却有所增多。

部分色胺类物质已受到联合国 1971 年《精神药物公约》的管制,如 DMT、二乙基色胺(DET)和 $\alpha$-甲基色胺(AMT),其他色胺类物质在不同国家和地区的管制情况不同。赛洛西宾和赛洛新在美国、英国、加拿大、日本和澳大利亚等国家受到了严格管制。美国虽于 1970 年就已将赛洛西宾和赛洛新列为第一类物质进行管制,但除加利福尼亚州外,其他州持有"致幻蘑菇"的孢子仍然合法。在美国,5-MeO-DiPT 和 5-MeO-DMT 分别于 2004 年和 2010 年被正式列为第一类精神药品受到管制。在澳大利亚,5-MeO-DMT 和 5-MeO-AMT 被禁止制造、持有、销售和使用。在瑞典,5-MeO-DMT、5-MeO-AMT 和 5-MeO-DiPT 于 2004 年被列为"危险品"而禁止运输。5-MeO-DALT 在美国未被列为管制物质,但在英国已于 1971 年被列为管制物质,在保加利亚、芬兰和罗马尼亚等国也受到了管制。我国于 2015 年 9 月 24 日发布《非药用类麻醉药品和精神药品列管办法》,自 2015 年 10 月 1 日起将 AMT、5-MeO-DiPT、5-MeO-DALT、5-MeO-DMT 和 5-MeO-MiPT 正式列为管制物质,于 2021 年 7 月 1 日起将 5-MeO-AMT 正式列入《非药用类麻醉药品和精神药品管制品种增补目录》。

多数国家虽已立法对部分色胺类物质进行管制,但整体而言,色胺类物质在全球范围内的管制力度仍有待加强,尤其是近年来新出现的合成色胺类物质,其原因可能与色胺类物质毒性较低、成瘾性低,并且针对其毒性和成瘾性的研究匮乏有关。

随着生命科学的发展,人类开始逐步探索意识产生的神经基础。1943 年,LSD 被发现具有特殊的致幻作用。1953 年,人们发现了哺乳动物大脑中存在 5-羟色胺。因为 LSD 和 5-羟色胺具有相似的化学结构,所以当时有人猜测 LSD 的作用靶标可能是 5-羟色胺受体。之后,Gaddum 等[6]多次提出 LSD 的作用是抑制 5-羟色胺受体的活性,但无确切的实验证据。1961 年,Freedman[7]发现 LSD 可提高脑内 5-羟色胺含量,非致幻性的 LSD 结构类似物无类似效应。1967 年,Rosecrans 等[8]发现 LSD 减少脑内 5-羟色胺代谢物 5-羟基吲哚乙酸。此后 5 年,其他经典致幻剂激活 5-羟色胺受体的证据也不断被发现。至此,基本确定了致幻剂是 5-羟色胺受体激动剂。

色胺类物质具有与 5-羟色胺相似的化学结构,可激活 5-羟色胺受体产生致幻效应、致幻剂持续性感觉障碍等精神效应,致幻效应是色胺类物质最为明显的精神效应。目前普遍认为,色胺类物质产生致幻作用的机制与其和 5-HT$_{2A}$ 受体的结合有关,不同色胺类物质与 5-HT$_{2A}$ 受体亲和力不同。相关研究发现,色胺类物质的致幻效应可被 5-HT$_{2A}$ 受体特异性拮抗剂 M100907 所阻断,这也证实了 5-HT$_{2A}$ 受体是色胺类物质致幻作用的靶点[9]。5-HT$_{2A}$ 受体在中枢神经系统分布广泛,主要分布在大脑皮质区域,在海马、丘脑核、下丘脑的乳突体和中脑的不同核团中也有分布。此外,5-HT$_{2A}$ 受体属于 G 蛋白偶联受体,偶联的 G 蛋白主要有 G$_{q/11}$ 蛋白和 G$_{i/o}$ 蛋白。相关研究发现,色胺类物质可特异性激活 G$_{i/o}$ 蛋白介导的信号通路,引起细胞外信号调节激酶 1/2(extracellular regulated kinase 1/2,ERK1/2)的磷酸化,此通路可能是介导致幻剂效应的主要通路[10]。

致幻效应是色胺类物质最突出的精神效应,是一种视觉、听觉和触觉等感觉上的主观效应,如服用“死藤水”后会产生一种“灵魂出窍”的感觉。根据一位 AMT 使用者的记录,食用 AMT 后感受到“脑部和身体开始加速向前运动”,几小时后转变为视觉上的致幻效应[11]。相关研究显示,在色胺类物质主要的 5 个化学修饰位点中(表 7-1),3 位甲基化、4 位羟基化和 5 位甲氧基化均能增强与 5-HT$_{2A}$ 受体的亲和力,增强致幻效应。此外,随着 3 位甲基的引入,亲脂性增强,更易透过血脑屏障,也是其致幻效应增强的原因之一。经典致幻剂如 LSD 和 2,5-二甲氧-4-碘苯丙胺与 5-HT$_{2A}$ 受体具有高亲和力,能激动 5-HT$_{2A}$ 受体。放射性配体结合实验证实,赛洛西宾、DMT、5-MeO-DiPT 和 5-MeO-MiPT 等色胺类物质与 5-HT$_{2A}$ 受体均有不同程度的亲和力。

目前关于色胺类物质成瘾性的研究较少,但普遍认为其成瘾性较弱。条件性位置偏爱(conditioned place preference,CPP)实验和自身给药实验是评估物质成瘾性的经典实验。Abiero 等[12]采用条件性位置偏爱实验和自身给药实验评估 5-MeO-AMT 的成瘾性,发现小鼠第 1 天腹腔注射 5-MeO-AMT 3 mg/kg,第 2 天腹腔注射生理盐水,以此顺序交替给药并连续训练 8 天后,小鼠不能产生条件性位置

表7-1 主要色胺类新精神活性物质的结构

| 化合物 | 英文名 | 母核 | 取代基名称 | | |
|---|---|---|---|---|---|
| | | | $R_1$ | $R_2$ | $R_3$ |
| N,N-二烯丙基色胺 | N,N-diallyltryptamine(DALT) | | allyl | allyl | H |
| 二甲基色胺 | N,N-dimethyltryptamine(DMT) | | methyl | methyl | H |
| N-甲基色胺 | N-methyltryptamine(NMT) | | methyl | H | H |
| N,N-二丙基色胺 | N,N-dipropyltryptamine(DPT) | | propyl | propyl | H |
| N-甲基-N-异丙基色胺 | N-methyl-N-isopropyltryptamine(MiPT) | | methyl | isopropyl | H |
| N-异丙基色胺 | N-isopropyltryptamine(NIPT) | | isopropyl | H | H |
| 4-羟基-N,N-二甲基色胺 | 4-hydroxy-N,N-dimethyltryptamine(4-OH-DMT) | | methyl | methyl | OH |
| 4-羟基-N-甲基-N-异丙基色胺 | 4-hydroxy-N-methyl-N-isopropyltryptamine(4-OH-MiPT) | | methyl | isopropyl | OH |
| 4-羟基-N,N-二异丙基色胺 | 4-hydroxy-N,N-diisopropyltryptamine(4-OH-DiPT) | | isopropyl | isopropyl | OH |
| 4-羟基-N-甲基-N-乙基色胺 | 4-hydroxy-N-methyl-N-ethyltryptamine(4-OH-MET) | | methyl | ethyl | OH |
| 4-乙酰氧基-N,N-二异丙基色胺 | 4-acetoxy-N,N-diisopropyltrypt(4-AcO-DiPT) | | isopropyl | isopropyl | acetoxy |

| 化合物 | 英文名 | 母核 | $R_1$ | $R_2$ | $R_3$ |
|---|---|---|---|---|---|
| 1-甲基-N,N-二甲基色胺 | 1-methyl-N,N-dimethyltryptamine(1-Me-DMT) | | H | methyl | methyl |
| N-甲基-N-氰甲基色胺 | N-methyl-N-cyanomethyltryptamine(MCMT) | | H | methyl | CH$_2$CN |
| N-甲基-N-乙基色胺 | N-methyl-N-ethyltryptamine(MET) | | H | methyl | ethyl |
| N-甲基-N-丙基色胺 | N-methyl-N-propyltryptamine(MPT) | | H | methyl | propyl |
| N-甲基-N-异丁基色胺 | N-methyl-N-isobutyltryptamine(MIBT) | | H | methyl | isobutyl |
| N,N-二丁基色胺 | N,N-dibutyltryptamine(DBT) | | H | butyl | butyl |
| N,N-二乙基色胺 | N,N-diethyltryptamine(DET) | | H | ethyl | ethyl |

续表

| 化合物 | 英文名 | 母核 | 取代基名称 R₁ | R₂ | R₃ |
|---|---|---|---|---|---|
| 5-羟基-N,N-二甲基色胺 | 5-hydroxyl-N,N-dimethyltryptamine(5-OH-DMT) | 结构式(R₃O-取代吲哚,N-R₁R₂) | methyl | methyl | H |
| 5-乙氧基-N,N-二烯丙基色胺 | 5-ethoxy-N,N-diallyltryptamine(5-EtO-DALT) | | allyl | allyl | ethyl |
| 5-苯甲氧基-N,N-二烯丙基色胺 | 5-benzyloxy-N,N-diallyltryptamine(5-BnO-DALT) | | allyl | allyl | benzyl |
| 5-苯甲氧基-N,N-二甲基色胺 | 5-benzyloxy-N,N-dimethyltryptamine(5-BnO-DMT) | | methyl | methyl | benzyl |
| 5-苯甲氧基-N,N-二丙基色胺 | 5-benzyloxy-N,N-dipropyltryptamine(5-BnO-DPT) | | propyl | propyl | benzyl |
| 5-苯甲氧基-N,N-二异丙基色胺 | 5-benzyloxy-N,N-diisopropyltryptamine(5-BnO-DiPT) | | isopropyl | isopropyl | benzyl |
| 5-甲氧基-N,N-二烯丙基色胺 | 5-methoxy-N,N-diallyltryptamine(5-MeO-DALT) | | allyl | allyl | methyl |
| 5-甲氧基-N,N-二丙基色胺 | 5-methoxy-N,N-dipropyltryptamine(5-MeO-DPT) | | propyl | propyl | methyl |
| 5-甲氧基-N,N-二异丙基色胺 | 5-methoxy-N,N-diisopropyltryptamine(5-MeO-DiPT) | | isopropyl | isopropyl | methyl |

| 化合物 | 英文名 | 母核 | 取代基名称 R₁ | R₂ | R₃ |
|---|---|---|---|---|---|
| 5-甲基-N,N-二乙基色胺 | 5-methyl-N,N-diallyltryptamine(5-Me-DALT) | 结构式(R₁,R₂,R₃取代吲哚,N-二烯丙基) | methyl | H | H |
| 5,6-亚甲基二氧基-N,N-二乙基色胺 | 5,6-methylenedioxy-N,N-diallyltryptamine(5,6-MD-DALT) | | H | methylenedioxy | H |
| 7-甲基-N,N-二乙基色胺 | 7-methyl-N,N-diallyltryptamine(7-Me-DALT) | | H | H | methyl |
| 7-乙基-N,N-二乙基色胺 | 7-ethyl-N,N-diallyltryptamine(7-Et-DALT) | | H | H | ethyl |

续表

| 化合物 | 英文名 | 母核 | 取代基名称 R₁ | 取代基名称 R₂ |
|---|---|---|---|---|
| 5-甲氧基-2-甲基-N-(2-甲烯丙基)-乙基色胺 | 5-methoxy-2-methyl-N-(2-methylallyl)-N-ethyltryptamine(5-MeO-2-Me-2MALET) |  | 2-methylallyl | ethyl |
| 5-甲氧基-2-甲基-N,N-环戊烷基色胺 | 5-methoxy-2-methyl-N,N-pentamethylenetryptamine(5-MeO-2-Me-Pip-T) |  |  | piperidine |
| 5-甲氧基-2-甲基-N,N-四亚甲基色胺 | 5-methoxy-2-methyl-N,N-tetramethylenetryptamine(5-MeO-2-Me-Pyr-T) |  |  | pyrrolidine |
| 5-甲氧基-2-甲基-N-乙基-N-丙基色胺 | 5-methoxy-2-methyl-N-ethyl-N-propyltryptamine(5-MeO-2-Me-EPT) |  | ethyl | propyl |
| 5-甲氧基-2-甲基-N-乙基-N-异丙基色胺 | 5-methoxy-2-methyl-N-ethyl-N-isopropyltryptamine(5-MeO-2-Me-EiPT) |  | ethyl | isopropyl |
| 5-甲氧基-2-甲基-N,N-二丙基色胺 | 5-methoxy-2-methyl-N,N-dipropyltryptamine(5-MeO-2-Me-DPT) |  | propyl | propyl |
| 5-甲氧基-2-甲基-N,N-二甲基色胺 | 5-methoxy-2-methyl-N,N-dimethyltryptamine(5-MeO-2-Me-DMT) |  | methyl | methyl |
| 5-甲氧基-2-甲基-N,N-二烯丙基色胺 | 5-methoxy-2-methyl-N,N-diallyltryptamine(5-MeO-2-Me-DALT) |  | allyl | allyl |
| 5-甲氧基-2-甲基-N-烯丙基-N-环己基色胺 | 5-methoxy-2-methyl-N-ethyl-N-propyltryptamine(5-MeO-2-Me-ALCHT) |  | allyl | cyclohexyl |
| 5-甲氧基-2-甲基-N,N-二异丙基色胺 | 5-methoxy-2-methyl-N,N-diisopropyltryptamine(5-MeO-2-Me-DiPT) |  | isopropyl | isopropyl |
| 5-甲氧基-2-甲基-N-甲基-N-异丙基色胺 | 5-methoxy-2-methyl-N-methyl-N-isopropyltryptamine(5-MeO-2-Me-MiPT) |  | methyl | isopropyl |

续 表

| 化 合 物 | 英 文 名 | 母 核 | 取 代 基 名 称 | |
|---|---|---|---|---|
| | | | R$_1$ | R$_2$ |
| 2-苯基-N,N-二异丙基色胺 | 2-phenyl-N,N-diisopropyltryptamine(2-Ph-DiPT) | | isopropyl | isopropyl |
| 2-苯基-N,N-二甲基色胺 | 2-phenyl-N,N-dimethyltryptamine(2-Ph-DMT) | | methyl | methyl |
| 2-苯基-N,N-二烯丙基色胺 | 2-phenyl-N,N-diallyltryptamine(2-Ph-DALT) | | allyl | allyl |

偏爱行为;大鼠连续 7 天每天腹腔注射 5‑MeO‑AMT 0.3 mg/kg 后,未产生自身给药行为。Abiero 等[13]采用相似的方法评估了吡咯烷基色胺、哌啶基色胺、$N,N$‑二丁基色胺和 2‑甲基色胺四种色胺类物质的成瘾性,发现这四种物质在腹腔注射 3 mg/kg 时均不能诱导小鼠产生条件性位置偏爱行为,腹腔注射 0.3 mg/kg 时亦均不能诱导大鼠产生自身给药行为。

色胺类物质临床效应中躯体症状有眩晕、虚弱、震颤、呕吐、嗜睡、皮肤感觉异常和视力模糊;感觉症状为形状颜色改变、听觉敏锐和难以集中注意力;精神症状表现为心情的改变、紧张、时间观扭曲、难以表达想法、人格解体、梦一般的感觉和视觉幻象。服用色胺类物质后可能发生横纹肌溶解。2006 年有报道称,23 岁健康男性摄入 5‑MeO‑DiPT 后出现横纹肌溶解和瞬态急性肾功能衰竭[14];2010 年有报道称,某人摄入 LSD 后出现横纹肌溶解[15]。大量案例报道了服用色胺类物质后发生急性中毒的情况,吸食者使用色胺类物质后除了产生致幻效应,通常还伴随着欣快感增加,并且产生焦躁易怒、高热、心动过速和恶心等症状。毒性与剂量相关,如一次性口服 AMT 5~10 mg 即产生明显的精神效应,20~30 mg 产生的致幻效应可持续 24 h,60~80 mg 产生更加强烈的精神效应,大于 150 mg 可能有致死风险[5]。相关动物实验还显示,色胺类物质可对认知和记忆功能造成损害[16]。色胺类物质致死案例鲜有报道。2003 年,美国迈阿密市报道了美国第一例与 AMT 有关的死亡案例,死者血药浓度为 2.0 μg/mL[17]。2006 年,日本报道了一例男同性恋使用 5‑MeO‑DiPT 中毒致死的案例,尸检结果显示,死因是 5‑MeO‑DiPT 过量所致的急性心力衰竭[18]。表 7‑2 总结了主要色胺类物质的一些不良反应[19]。

表 7‑2　色胺类物质的不良反应

| 化 合 物 | 不　良　反　应 |
| --- | --- |
| AMT | 恶心、呕吐(尤其常见)、焦虑、不安、肌肉紧张和心悸 |
| DiPT | 共济失调、精神错乱和内耳不适 |
| 5‑MeO‑DiPT | 恶心、腹部不适和腹泻 |
| 4‑取代色胺 | 嗜睡、疲劳、焦虑、恐惧、偏执、可怕的幻觉、强烈的想法或视觉障碍、出汗、脸红、心率加快、肌肉疼痛、思维混乱和说话困难 |
| 5‑取代色胺 | 恐惧、焦虑、恐惧、偏执、可怕的幻觉、强烈的难以承受的经历、吸入时的呼吸不适或痛苦、难以将经历融入正常生活、高剂量时的恶心和呕吐、头痛、疲劳、肌肉疼痛、腹部不适、腹泻、轻度磨牙症 |
| 5‑MeO‑DALT | 高剂量逆行性遗忘 |
| LSD | 焦虑、恶心、呕吐、腹痛、谵妄、头晕、困惑、恐惧和偏执 |

# 第二节　体 内 过 程

色胺类新精神活性物质通过口服或静脉注射吸收都很快。滥用者吸食 LSD 后,30~60 min 发生作用,经检测分布于全身,消除半衰期为 3.5~4 h。通过静脉注射,5 min 后脑内含量比血液明显增高。0.025 mg 剂量即可引起幻觉。LSD 一次耐受量为 15 mg,随后很快产生耐药性,但 2~3 天即消失。对于没有耐药性的患者通常剂量为 200~400 μg。大剂量会产生头晕、呕吐、递增性的肠内麻痹、运动失调、手臂和腿的麻痹,最终停止呼吸而死亡。服用 LSD 最常见的反应是视觉出现障碍,产生抑郁,体型改变,人格解体,对声音、思想、时间都出现感觉障碍,有焦虑、恐慌等症状,在服用数月之内会反复复发。根据药代动力学相关研究,5 - MeO - MiPT 的体内代谢迅速,在血液中经过去甲基化,与葡萄糖醛酸结合,约 60 min 后可代谢完全。5 - MeO - MiPT 在尿液中的代谢速度比在血液中慢,在用药 24 h 后仍可检测到母体化合物。

赛洛西宾能迅速被人体吸收,大部分被肝中的磷酸酶去磷酸化产生具有精神活性的代谢物赛洛新,后者能透过血脑屏障,到达相应的脑区并产生精神活性作用。赛洛新主要通过小肠和肝中的 UGT 代谢为赛洛新- O -葡萄糖醛酸结合物;也有一部分通过其他 II 相酶代谢为 4 -羟吲哚- 3 -乙酸或 4 -羟吲哚- 3 -乙醇,但参与其中的具体代谢酶目前尚不清楚;赛洛新的代谢物均经肾脏排出体外。有研究发现,口服赛洛西宾在健康成年人中的消除半衰期为 3.0 h±1.1 h,不同给药方式和个体差异会影响赛洛西宾的消除半衰期。

色胺类物质进入人体的主要途径有擦拭、口服或静脉注射,其活性成分通过与 5 - $HT_{1A}$ 和 5 - $HT_{2A}$ 受体结合起调节精神作用。低剂量时促进突触传递,高剂量时抑制突触传递,并且干扰正常感觉传入过程,使人体产生幻觉。色胺类物质在体内经过代谢,产生不同的代谢物。

与赛洛西宾不同,DMT、DET 和 5 - MeO - DMT 等主要在 MAO 的作用下,通过氧化脱氨作用代谢为相应的吲哚乙酸衍生物,因此常常与 MAO 抑制剂同时使用以增强其药效。例如,南美亚马孙地区的一些部落用于宗教仪式的"死藤水"中,除了含有主要成分 DMT 外,还添加了一种名为 β -咔啉的生物碱(即一种 MAO 抑制剂),共同服用后产生的精神效应可持续 4 h。此外,研究还发现,DMT 在以吸烟的方式使用或与 MAO 抑制剂同时口服的情况下,则通过 CYP450 酶代谢,DMT 经由 MAO 很快被代谢失活。

5 - MeO - DMT 一方面经由 MAO - A 的脱氨基作用进行代谢,另一方面通过

CYP450 酶 CYP2D6 进行 O -去甲基代谢产生活性代谢物 5 - OH - DMT（图 7 - 1）。5 - OH - DMT 不能透过血脑屏障,在组织中由 MAO - A 氧化脱氨基作用代谢为 5 -羟基吲哚乙酸(5HIAA)。当腹腔内给药时,最主要的代谢物为 5 -甲氧基吲哚乙酸(5MIAA)。

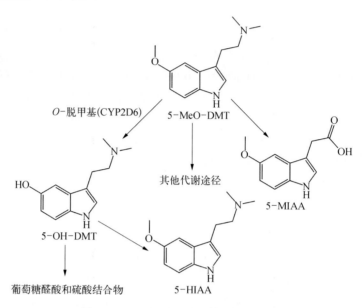

图 7 - 1　5 - MeO - DMT 体内代谢途径

5 - MeO - DiPT 和 5 - MeO - MiPT 等由于含有相似的化学结构,代谢途径也类似,大部分均通过 CYP450 酶代谢,代谢物随尿液排出。一些合成色胺类物质起效快,作用时间长,如 5 - MeO - DALT 口服 15 min 后即可起效,5 - MeO - AMT 口服剂量为 2.5~4.5 mg 时作用时间长达 12~18 h。

5 - MeO - DiPT 在人体尿液和血液中主要代谢为 5 - OH - DiPT 和 5 - MeO - NiPT。5 - MeO - DiPT 主要有三条代谢途径(图 7 - 2),O -去甲基形成 5 - OH - DiPT;苯环 6 位直接羟基化,或者 5 - OH - DiPT 的 6 位羟基化之后 5 位甲基化都可以形成 6 - OH - 5 - MeO - DiPT;通过 N -脱烷基化将侧链降解为相应的仲胺 5 - MeO - NiPT。定量数据显示,检测到的羟基化代谢物丰度最高,可能仍会发生Ⅱ相代谢反应,部分以硫酸盐或葡萄糖醛酸结合物消除。使用人肝微粒体进行毒代动力学和抑制性体外研究,结果显示 CYP2D6 介导 5 - MeO - DiPT 的 O -去甲基化,CYP1A1 负责羟基化为 6 - OH - 5 - MeO - DiPT,而 CYP2C19、CYP1A2 和 CYP3A4 介导 N -脱烷基化。

Katharina 等[20]用肝微粒体模拟了 5 - MeO - MiPT 在体内的第一阶段代谢环境,采用 LC - HR - MS/MS 检测 5 - MeO - MiPT 的代谢物,结果检出了 7 种不同的Ⅰ相代谢物,表 7 - 3 列出了 7 种代谢物的基本信息。

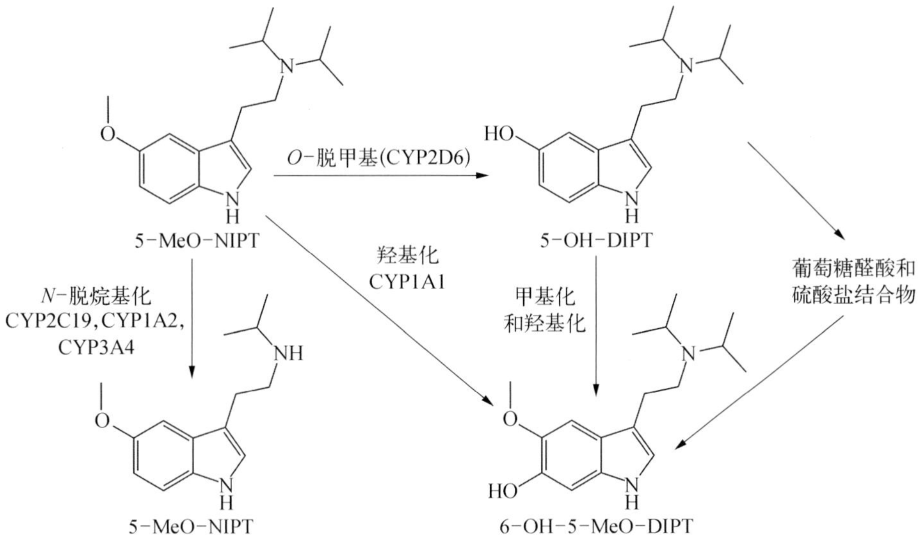

图 7-2　5-MeO-DiPT 体内代谢途径

**表 7-3　5-MeO-MiPT 体外代谢物及主要代谢途径**

| 化　合　物 | 主要代谢方式 | 化学式 | 质子化离子质荷比($m/z$) | 标准质荷比($m/z$) |
|---|---|---|---|---|
| 5-OH-NiPT | $N,O$-双去甲基 | $C_{13}H_{18}N_2O$ | 219.149 2 | 219.149 1 |
| 5-MeO-AiPT | $N$-去甲基 | $C_{14}H_{20}N_2O$ | 233.164 8 | 233.164 9 |
| 5-OH-MiPT | $O$-去甲基 | $C_{14}H_{20}N_2O$ | 233.164 8 | 233.165 1 |
| 5-MeO-MiPT | 母体药物 | $C_{15}H_{22}N_2O$ | 247.180 5 | 247.180 8 |
| bishydroxy-MiPT | 去甲基和羟基化 | $C_{14}H_{20}N_2O_2$ | 249.159 7 | 249.159 9 |
| OH-5-MeO-MiPT iomer 2 | 羟基化 | $C_{15}H_{22}N_2O_2$ | 263.175 4 | 263.175 3 |
| OH-5-MeO-MiPT iomer 1 | 羟基化 | $C_{15}H_{22}N_2O_2$ | 263.175 4 | 263.175 6 |
| 5-MeO-MiPT-$N$-oxide | $N$-氧化 | $C_{15}H_{22}N_2O_2$ | 263.175 4 | 263.175 2 |

　　Matuszewski 等[21]用肝微粒体和血液、尿液组成三种样品检验 5-MeO-MiPT 的代谢物,初步推断出 9 种不同代谢物的代谢途径,代谢物均为 I 相代谢物。在三种样品检材中全部检测到 5-MeO-MiPT 的代谢物,图 7-3 列出了 9 种代谢物的可能代谢途径。标记为"1)"的产物在三种检材样品中均检测存在,产物"2)"仅在体外检材中存在,产物"3)"在体内尿液检材中存在,产物"4)"在体外和体内尿液中均检测存在。表 7-4 列出了所有代谢物的相关信息,并且说明了代谢物是体外、血液或尿液中检测出的。Fabregat 等[22]也对 5-MeO-MiPT 进行了体内体外

代谢实验,通过对注射 5-MeO-MiPT 的血液、尿液及水解后的尿液中代谢物的检测,最终得到 4 种确定的代谢物。Michely 等[23] 用 UHPLC-HRMS 对大鼠尿液和人肝微粒体中 5-MeO-DALT 的 I、II 相代谢物进行鉴定。5-MeO-DALT 的代谢物有 20 种,经过不同位点的芳香烃和脂肪烃羟基化、$N$-脱烷基化、$O$-去甲基及葡萄糖醛酸化和硫酸化等代谢途径产生不同的代谢物。

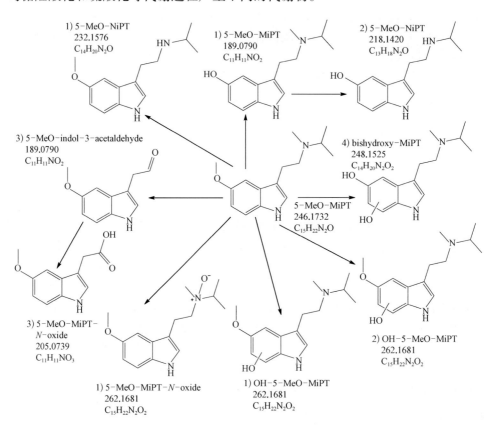

图 7-3　5-MeO-MiPT 的代谢途径

表 7-4　5-MeO-MiPT 体内、体外代谢物的鉴定

| 化 合 物 | 化学式 | 分子质量<br>(mass) | 体外<br>(肝微粒体) | 体内<br>(尿液) | 体内<br>(血液) |
|---|---|---|---|---|---|
| 5-MeO-indole-3-acetaldehyde | $C_{11}H_{11}NO_2$ | 189.079 0 | − | + | − |
| 5-MeO-indole-acetic-acid | $C_{11}H_{11}NO_3$ | 205.073 9 | − | + | − |
| 5-OH-NiPT | $C_{13}H_{18}N_2O$ | 218.141 9 | + | − | − |
| 5-MeO-NiPT | $C_{14}H_{20}N_2O$ | 232.157 6 | + | + | + |

续　表

| 化　合　物 | 化学式 | 分子质量<br>（mass） | 体外<br>（肝微粒体） | 体内<br>（尿液） | 体内<br>（血液） |
|---|---|---|---|---|---|
| 5‑OH‑MiPT | $C_{14}H_{20}N_2O$ | 232.157 6 | | + | + |
| 5‑MeO‑MiPT（母体药物） | $C_{15}H_{22}N_2$ | 246.173 2 | + | + | + |
| bishydroxy‑MiPT | $C_{14}H_{20}N_2O_2$ | 248.152 5 | + | + | − |
| OH‑5‑MeO‑MiPT Iomer 1 | $C_{15}H_{22}N_2O_2$ | 262.168 1 | + | + | + |
| 5‑MeO‑MiPT‑N‑Oxide | $C_{15}H_{22}N_2O_2$ | 262.168 1 | + | + | + |
| OH‑5‑MeO‑MiPT Iomer 2 | $C_{15}H_{22}N_2O_2$ | 262.168 1 | + | − | − |

注:"+"表示检出;"−"表示未检出。

# 第三节　样　品　处　理

　　色胺类新精神活性物质的样品主要包括两大类:生物检材和体外样品。生物检材是案件破获的重要依据,生物检材的选择、采集直接影响着分析数据的准确性和结果判断的科学性,对于涉毒认定、分析结果的解释与判断至关重要。

　　色胺类物质进入人体后消除半衰期短,代谢物种类又十分广泛,因此,在实际公安工作中,如在毒驾案件中,驾驶员是否摄入色胺类物质及摄取量的确认取证工作十分困难。通常情况下,主要采用血液和尿液两种生物检材检测。血液在吸毒死亡判断等方面有很大的使用价值,可以有效反映药物作用强度和中毒程度,但是由于血液中滥用物质的浓度比较低,比尿液中低 10~100 倍,并且采集血液需要静脉穿刺,易导致反感,加之血液在免疫筛选和确证分析中都有更高的要求,费时费力,因此尿液分析是血液分析的一个很好补充。

　　近年来,对于非常规检材如头发等的关注度显著增加。相对于其他生物检材来说,头发可以提供长程用药信息,并且其掺假的可能性较小,不会受到短期内禁毒的影响,易于收集和储存,无损伤采样,并且头发中通常出现母体化合物,这就为摄毒分析提供了补充。

　　1. 体外样品

　　参考方法:色胺类物质的体外样品有很多种,包括粉末、胶囊、片剂、液体或干燥植物/蘑菇材料产品的精细粉末。将不同体外样品研磨均匀(除液体外),称取适量,用甲醇溶解后配制成 0.5 mg/mL 甲醇溶液,再用 0.1%甲酸水溶液稀释至 1 µg/mL,离心,取上清液,供 GC‑MS、GC‑QTOF‑MS 或 UPLC‑QTOF‑MS 分析[24]。

2. 体液

参考方法一：1 mL 体液加入 20 μL 氢氧化钠溶液调至碱性,加入 3 mL 乙酸乙酯,混旋,离心,转移有机相,氮气流下挥干,加入 100 μL 甲醇溶解残余物,供 GC－MS 分析。或提取液吹干后加入 150 μL 乙腈和 150 μL BSTFA+1%TMCS 衍生化试剂,80℃加热 30 min,取出,冷却至室温后供 GC－MS 分析[25]。

参考方法二：取 0.5 mL 血液样品置于 15 mL 离心管中,加入 1 mL 乙腈涡旋振荡提取 10 min,加入 20 mg 氯化钠和 30 mg 硫酸钠涡旋混匀 30 s,使用高速冷冻离心机以 18 000×$g$ 离心 10 min,取上清液 1 mL 置于离心管中,加入 10 mg C$_{18}$ 吸附剂进行净化,振荡 15 min 后以 18 000×$g$ 离心 10 min,取上清液过 0.22 μm 有机微孔滤膜,供 LC－MS/MS 分析[26]。

参考方法三：100 μL 尿液加入 500 μL 乙腈,混合液旋转振荡 2 min,然后以 10 000×$g$ 离心 2 min 后,转移上清液,在 70℃氮气流下挥干,残渣用 50 μL 甲醇溶解,供 GC－MS、LC－MS/MS 和 LC－HR－MS/MS 分析[27]。

参考方法四：取尿液 1 mL 于 10 mL 试管中,加入 10 μL 内标 SKF$_{525A}$(10 μL/mL),用 10%氢氧化钠溶液调节 pH>12,再在试管中加入 3 mL 乙酸乙酯,旋涡混合物 10 s 后,混合物以 2 500 r/min 离心 5 min,转移有机层,于 40℃氮气流下挥干,残渣用 100 μL 甲醇复溶,供 GC－MS 分析[28]。

参考方法五：在 200 μL 全血中加入 10 μL 内标溶液,以 1∶3 的比例加入乙腈进行沉淀蛋白,在 4℃下离心 10 min,将上清液在 50℃氮气流下挥干。在样品中加入 200 μL 的流动相(水∶乙腈∶甲酸=97.5∶2.5∶0.1)复溶,供 LC－HR－MS/MS 分析[29]。

3. 毛发

参考方法一：头发样品依次用去离子水和丙酮各洗涤三次,并在室温下干燥。干燥后,将头发剪成 1~2 mm,准确称取 20 mg 头发样品置于 2 mL 研磨管中,加入 1 mL 含内标的提取溶剂(甲酸∶水＝1∶1 000,$V/V$,含 2 ng/mL 赛洛新-d$_{10}$和赛洛西宾-d$_4$),赛洛西宾以赛洛西宾-d$_4$为内标,其余目标物以赛洛新-d$_{10}$为内标。将样品放入冷冻研磨系统,头发研磨程序如下：速度 6 m/s,研磨时间 40 s,停歇时间 20 s,如此循环 10 次。将冷冻研磨后的样品高速离心,以 14 100×$g$ 离心 3 min,取初次上清液,上述初次上清液再次高速离心,以 14 100×$g$ 离心 3 min,最终取 200 μL 上清液进行 LC－MS/MS 分析,进样量为 5 μL[30]。

参考方法二：用 20 mL 甲醇和 20 mL 丙酮分别清洗头发样品,然后在室温下干燥,再将头发剪成 1~3 mm。取 50 mg 头发加入 50 μL 0.1 mol/L 抗坏血酸,用 2 mL 盐酸(0.01 mol/L)和甲醇的混合液(1∶1)在超声浴中提取 6 h。样品以 4 000 r/min 离心 2 min,转移上清液。在剩余的样品溶液中加入 1 mL 0.01 mol/L 的盐酸,以提取仍然粘在头发上的分析物,样品离心 2 min,合并上清液。然后用固相萃取柱对头发提取物进行处理,洗脱液为含 2% 氨水的三氯甲烷：异丙醇(80：20,*V/V*)混合液,洗脱之后于 40℃ 氮气流下吹干,用流动相复溶,供 LC‐MS/MS 分析[31]。

# 第四节　分　析　方　法

　　制作色胺类新精神活性物质的非法组织对色胺类物质的化学分子结构不断进行修饰,致使色胺类新型毒品数量不断增加,种类不断更新,给检验鉴定增加了难度。目前,运用灵敏度较高的分析检测仪器,如 LC‐MS、GC‐MS 等,国内外法庭科学领域针对在复杂基质中分析检验色胺类物质技术及方法的研究已经取得非常大的进展。色谱与质谱联用,既体现了色谱的高效分离能力,又利用了质谱的特异鉴别能力,实现了对药物成分的快速、准确分析。对色胺类新精神活性物质非法制品的检验主要采用 GC‐MS。GC‐MS 操作简单,有现有的标准谱图库可供检索。生物检材中色胺类物质的检验主要采用 LC‐MS。与 GC‐MS 相比,LC‐MS 分析速度快,并且能对母体化合物和代谢物进行检测。

　　1. GC‐MS

　　(1)分析参考条件一

　　色谱条件：Aglient DB‐5 MS 石英毛细管柱(30 m×0.25 mm,0.25 μm)。升温程序：14℃ 保持 3 min,以 20℃/min 升至 320℃,保持 16 min。载气：氦气。流速：1 mL/min。分流进样,进样量 1 μL,分流比 40：1。进样口温度：280℃。

　　质谱条件：EI 源,70 eV。源温度：230℃。接口温度：250℃。质量扫描范围 *m/z* 35～500。

　　色胺类新精神活性物质的质谱图呈现以下特点：① 均出现分子离子峰,但丰度不高;② 均出现 $R_2R_3NCH_2$ 峰,并且为化合物的基峰。推测的碎裂途径示于图 7‐4,主要特征离子列于表 7‐5。色胺类新精神活性物质首先失去 1 个电子得到分子离子峰碎片 A,继续通过 α 断裂得到碎片离子 B,通过 β 断裂得到基峰碎片亚胺阳离子 C 和碎片离子 D。其中,碎片离子 B 的质量数 $M_B=M_D+14$,但碎片离子 B 的丰度比 D 低,推测原因为离子 D 存在 p‐π 电子共轭,使得碎片离子相对稳定,而离子 B 只存在对正离子稳定作用较弱的超共轭效应,导致碎片离子存在时间短,不易被检测到。在生成离子 B 和离子 D 的过程中,如果苯环上的取代基 R 为乙酰氧基(—AcO),则乙酰氧基会失去 $COCH_3$ 变成羟基(—OH),这可以作为判断苯环上取代基类型的依据。当 $M_C+M_D<M_A$ 时,苯环上取代基为乙酰氧基;当 $M_C+M_D=M_A$ 时,苯环上无取代或取代基为羟基、甲氧基。碎片离子 D 进一步失去苯环上的

取代基 $R_1$ 得到离子 E($m/z$ 130),或者直接失去 CHO 得到离子 G($m/z$ 117)。当 $R_1$ 为甲氧基时,碎片离子 D 中的 $CH_3$—O 发生均裂,失去 $CH_3$ 得到离子 F($m/z$ 145)。离子 F 是甲氧基色胺的特征离子,可以作为判断苯环上取代基是否为甲氧基的依据。碎裂过程中生成的离子 D、E、F、G 均存在共轭体[24]。

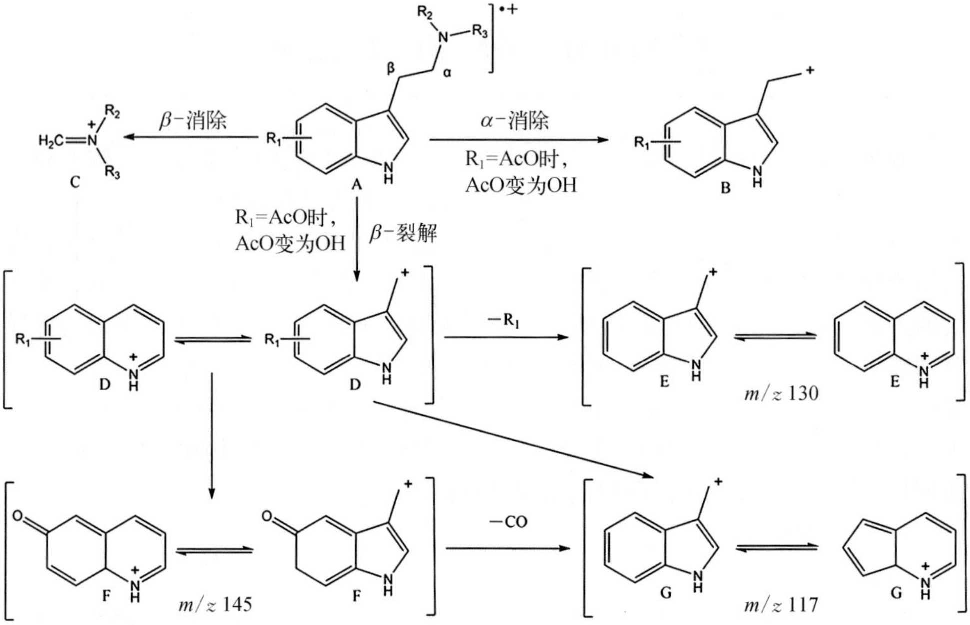

图 7-4　EI 模式下,色胺类新精神活性物质的碎裂途径

表 7-5　EI 模式下,色胺类新精神活性物质的主要特征离子

| 类　　别 | 主要特征离子($m/z$) |
| --- | --- |
| 苯环无取代 | 144,130,117,58+12n |
| 苯环 4-OH 取代 | 160,146,130,117,58+12n |
| 苯环 4-AcO 取代 | 160,146,130,117,58+12n |
| 苯环 5-AcO 取代 | 174,160,145,130,117,58+12n |

（2）分析参考条件二

色谱条件:DB-1 MS 石英毛细管柱(30 m×0.25 mm,0.25 μm)。升温程序:80℃保持 1 min,以 15℃/min 升至 320℃。载气:氦气。流速:1 mL/min。进样口温度:250℃。

质谱条件:EI 源,70 eV。源温度:250℃。接口温度:250℃。质量扫描范围

$m/z$ 50~500。

以四甲基硅烷(TMS)作为衍生化试剂,通过 GC - MS 检测可区分 14 种色胺类物质中的同分异构体(表 7 - 6)[25]。

表 7 - 6　14 种色胺类物质及其 TMS 衍生物的 GC - MS 信息

| 化　合　物 | 保留时间<br>（min） | 特征碎片离子 $m/z$[ 丰度(%)] |
|---|---|---|
| AMT | 10.24 | 131(100),44(79),130(72),77(13),103(10),174[M⁺](3) |
| MiPT | 11.63 | 86(100),44(84),130(11),144(10),77(6),103(4),216[M⁺](3) |
| EIPT | 12.00 | 100(100),58(96),130(17),144(14),77(7),230[M⁺](2) |
| DPT | 12.59 | 114(100),86(34),72(24),144(20),130(18),244[M⁺](2) |
| DiPT | 12.45 | 114(100),72(77),130(19),144(15),77(6),103(5),244[M⁺](0.7) |
| 4 - OH - DiPT | 13.91 | 114(100),72(31),260[M⁺](7),146(6),160(4),130(2) |
| 5 - MeO - AMT | 11.85 | 161(100),44(61),160(38),146(21),117(12),204[M⁺](3) |
| 5 - MeO - DMT | 12.07 | 58(100),218[M⁺](18),160(11),117(7),145(6),130(4),174(3) |
| 5 - MeO - DET | 12.97 | 86(100),58(24),160(9),117(7),246[M⁺](6),145(6),174(6),<br>130(5) |
| 5 - MeO - MiPT | 13.06 | 86(100),44(83),160(8),174(7),117(7),145(6),246[M⁺](6),<br>130(5) |
| 5 - MeO - EIPT | 13.36 | 100(100),58(86),160(9),174(8)145(6),117(6),130(5),260<br>[M⁺](2) |
| 5 - MeO - DALT | 13.85 | 110(100),41(33),160(13),81(11),68(9),145(8),117(7),270<br>[M⁺](3) |
| 5 - MeO - DPT | 13.88 | 114(100),86(33),72(25),160(16),174(15),145(7),130(6),274<br>[M⁺](3) |
| 5 - MeO - DiPT | 13.75 | 114(100),72(25),160(5),174(3),145(3),117(2),274[M⁺](0.2) |
| AMT - 2TMS | 11.78 | 116(100),73(35),203(12),100(4),45(4),318[M⁺](0.1) |
| MiPT - TMS | 12.15 | 86(100),44(27),73(12),202(3),288[M⁺](1) |
| EIPT - TMS | 12.46 | 100(100),58(24),73(12),202(2),302[M⁺](0.5) |
| DPT - TMS | 12.98 | 114(100),73(10),86(6),72(4),202(2),316[M⁺](0.6) |
| DiPT - TMS | 12.84 | 114(100),72(18),73(12),43(3),202(2),316[M⁺](0.1) |
| 4 - OH - DiPT - 2TMS | 13.99 | 114(100),73(12),72(11),43(2),290(2),404[M⁺](0.5) |
| 5 - MeO - AMT - 2TMS | 13.05 | 116(100),76(36),233(17),45(3),100(3),348[M⁺](0.1) |
| 5 - MeO - DMT - TMS | 12.58 | 58(100),73(24)232(22),290[M⁺](11),45(4) |
| 5 - MeO - DET - TMS | 13.36 | 86(100),73(11),58(4),232(3),318[M⁺](3) |

| 化 合 物 | 保留时间（min） | 特征碎片离子 m/z[ 丰度（%）] |
|---|---|---|
| 5 - MeO - MiPT - TMS | 13.44 | 86( 100 ),44( 24 ),73( 13 ),232( 4 )318[ M⁺]( 3 ) |
| 5 - MeO - EIPT - TMS | 13.71 | 100( 100 ),58( 21 ),73( 12 ),232( 2 ),332[ M⁺]( 1 ) |
| 5 - MeO - DALT - TMS | 14.12 | 110( 100 ),73( 17 ),41( 9 ),232( 5 ),342[ M⁺]( 2 ) |
| 5 - MeO - DPT - TMS | 14.15 | 114( 100 ),73( 10 ),86( 6 ),72( 4 ),232( 2 ),346[ M⁺]( 1 ) |
| 5 - MeO - DiPT - TMS | 14.04 | 114( 100 ),72( 17 ),73( 13 ),232( 2 ),346[ M⁺]( 0.3 ) |

**2. LC - MS**

**（1）分析参考条件一**

色谱条件：Acquity UPLC HSS T$_3$ 柱（100 mm×2.1 mm,1.8 μm）。流动相：A 为含 0.1% 甲酸的 10 mmol/L 甲酸铵水溶液,B 为甲醇。梯度洗脱共 7 min。梯度洗脱程序：0~1.0 min,5% B;1.0~1.1 min,5%~20% B;1.1~3.0 min,20%~70% B;3.0~4.0 min,70%~95% B;4.0~6.0 min,95% B;6.0~6.1 min,95%~5% B;6.1~7.0 min,5% B。流速：0.3 mL/min。柱温：35℃。进样量：5 μL。

质谱条件：ESI+,MRM 模式。源温度：550℃。喷雾电压：5 000 V。气帘气：20 psi。GS1：40 psi。GS2：50 psi。

本方法对 5 - MeO - DALT、5 - MeO - MiPT 和 5 - MeO - DiPT 三种色胺类物质特征碎片离子的准确值进行了测定和考察,同时优化了各离子对的 DP 和 CE（表 7 - 7）。

表 7 - 7  5 - MeO - DALT、5 - MeO - MiPT 和 5 - MeO - DiPT 的质谱分析参数

| 目 标 物 | 保留时间（min） | 前体离子（m/z） | 碎片离子（m/z） | CE（eV） | DP（V） |
|---|---|---|---|---|---|
| 5 - MeO - DALT | 4.32 | 271.2 | 110.2* | 20 | 54 |
| | | | 174.2 | 20 | 65 |
| 5 - MeO - MiPT | 3.95 | 247.5 | 86.3* | 21 | 63 |
| | | | 174.3 | 24 | 63 |
| 5 - MeO - DiPT | 4.11 | 275.5 | 114.2* | 22 | 62 |
| | | | 174.3 | 26 | 62 |

* 表示定量离子对。

5 - MeO - DALT、5 - MeO - MiPT 和 5 - MeO - DiPT 在化学结构上具有高度的

相似性,并且含有相同的部分基团,因此在裂解过程中三种色胺类物质可产生相同的特征离子。由图 7 - 5 可知,三种物质均在虚线标记的碳氮单键处发生断裂,断裂处左边部分含有吲哚环结构的基团即为三种物质共有的特征离子,其 $m/z$ 为 174。另外,三种物质在裂解过程中还会产生各自的特征离子作为定量离子(图 7 - 5)。

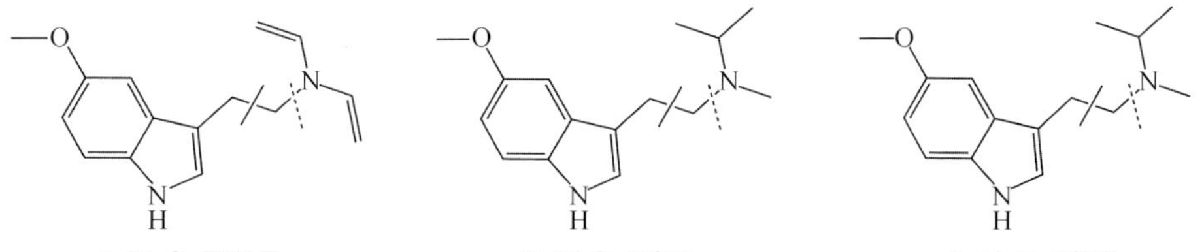

5-MeO-DALT　　　　5-MeO-MiPT　　　　5-MeO-DiPT

图 7 - 5　三种色胺类物质的化学结构及断裂方式

虚线表示碳氮单键发生断裂,实线表示碳碳单键发生断裂;实线右边部分即为各自的定量离子

（2）分析参考条件二（SF/Z 0065 - 2020）

色谱条件：Acquity UPLC HSS $T_3$（100 mm×2.1 mm，1.8 μm）或其他等效柱。流动相：A 为 20 mmol/L 乙酸铵缓冲溶液（含 0.1%甲酸和 5%乙腈），B 为乙腈。梯度洗脱程序：0~2 min,10% B;2~4 min,10%~25% B,4~6 min,25% B;6~8 min,25%~90% B;8~9 min,90% B;9~9.01 min,90%~10% B;9.01~10 min,10% B。流速：0.3 mL/min（或适宜流速）。柱温：室温。进样量：5 μL。

质谱条件：ESI+,MRM 模式。源电压：5 500 V。碰撞气、气帘气、雾化气、辅助加热气均为高纯氮气,使用前调节各气流流量以使质谱灵敏度达到检测要求。DP、CE 优化至最佳灵敏度。在以上色谱、质谱条件下,16 种色胺类物质及其代谢物和内标的定性离子对、定量离子对和保留时间见表 7 - 8。

本方法毛发样品中 16 种色胺类新精神活性物质及其代谢物的检出限均为 0.01 ng/mg,定量限均为 0.05 ng/mg。

表 7 - 8　16 种色胺类物质及其代谢物、内标的质谱参数和保留时间

| 化 合 物 | 前体离子($m/z$) | 碎片离子($m/z$) | DP(V) | CE(eV) | 保留时间(min) |
|---|---|---|---|---|---|
| 5 - MeO - DiPT | 275.5 | 114.1* | 45 | 20 | 5.89 |
| | | 174.0 | 45 | 30 | |
| 5 - MeO - MiPT | 247.2 | 86.2* | 40 | 19 | 4.95 |
| | | 174.2 | 40 | 25 | |

| 化　合　物 | 前体离子(m/z) | 碎片离子(m/z) | DP(V) | CE(eV) | 保留时间(min) |
|---|---|---|---|---|---|
| 5 – MeO – DALT | 274.4 | 110.4 * | 45 | 20 | 6.08 |
| | | 174.2 | 45 | 25 | |
| 5 – MeO – DMT | 219.3 | 58 * | 45 | 30 | 4.08 |
| | | 174.2 | 45 | 23 | |
| 5 – MeO – AMT | 205.3 | 173.2 * | 45 | 31 | 4.19 |
| | | 147.1 | 45 | 30 | |
| 5 – OH – DiPT | 261.3 | 114.0 * | 58 | 20 | 3.78 |
| | | 160.3 | 58 | 29 | |
| 5 – MeO – NiPT | 233.1 | 174.2 * | 52 | 20 | 4.77 |
| | | 162.1 | 52 | 18 | |
| DPT | 245.2 | 144.0 * | 54 | 29 | 7.31 |
| | | 114.1 | 54 | 19 | |
| NiPT | 203.2 | 144.1 * | 45 | 46 | 4.83 |
| | | 132.1 | 45 | 16 | |
| DMT | 189.2 | 58.0 * | 45 | 14 | 3.98 |
| | | 144.0 | 45 | 24 | |
| 赛洛新 | 205.3 | 160.2 * | 45 | 25 | 2.16 |
| | | 58.0 | 45 | 35 | |
| 赛洛西宾 | 285.2 | 205.2 * | 45 | 24 | 1.12 |
| | | 160.2 | 45 | 42 | |
| 4 – OH – MiPT | 233.0 | 160.0 * | 55 | 25 | 3.70 |
| | | 86.1 | 55 | 18 | |
| 4 – OH – DiPT | 261.2 | 160.0 * | 67 | 27 | 4.83 |
| | | 115.0 | 67 | 63 | |
| 4 – acetoxy – DiPT | 303.0 | 160.0 * | 45 | 46 | 5.98 |
| | | 202.0 | 45 | 23 | |

续　表

| 化　合　物 | 前体离子(m/z) | 碎片离子(m/z) | DP(V) | CE(eV) | 保留时间(min) |
|---|---|---|---|---|---|
| 4－OH－MET | 219.2 | 160.0* | 65 | 27 | 2.76 |
|  |  | 132.0 | 65 | 37 |  |
| 赛洛新－$d_{10}$ | 215.3 | 164.1 | 45 | 25 | 2.14 |
| 赛洛西宾－$d_4$ | 289.2 | 209.4 | 65 | 37 | 1.12 |

*表示定量离子对。

（3）分析参考条件三

色谱条件：TF Hypersil GOLD $C_{18}$柱（100 mm×2.1 mm，1.9 μm）。流动相：A 为 10 mmol/L 甲酸铵和 0.1%甲酸的水溶液（pH 3.4），B 为 0.1%甲酸的乙腈。流速：0.5 mL/min。梯度洗脱程序：0～1 min，98% A；1～3 min，90% A；3～5 min，85% A；5～7.5 min，80% A；7.5～10 min，75% A；10.0～11.5 min，70% A；11.5～13 min，65% A；13～14.5 min，50% A；14.5～16 min，40% A；16～19 min，0% A；19～21 min，0% A。进样体积：10 μL。

质谱条件：ESI+。源电压：3.0 kV。毛细管电压：31 V。透镜电压：80 V。源温度：300℃。目标物的特征碎片离子信息见表 7－9[32]。

本方法血液和尿液中检出限<100 ng/mL。

**表 7－9　色胺类物质的 LC－MS/MS 信息**

| 化　合　物 | 前体离子(m/z) | 碎片离子(m/z) |
|---|---|---|
| NMT | 175 | 98、132、133、144、145 |
| DMT | 189 | 58、118、129、144、161 |
| NiPT | 203 | 72、118、132、144、145 |
| 蟾蜍色胺 | 205 | 144、145 |
| MiPT | 217 | 86、135、144、147、155 |
| DiPT－$d_4$（内标） | 249 | 74、102、116、131、48 |
| 4－HO－MET | 219 | 72、136、160、174、191 |
| 4－HO－MiPT | 233 | 86、87、160、173、188 |
| 5－MeO－2－Me－DMT | 233 | 162、188、189 |
| DALT | 241 | 79、81、110、144、172 |
| DPT | 245 | 86、102、114、128、144 |
| 5－Me－DALT | 255 | 79、81、110、111、158 |
| 7－Me－DALT | 255 | 79、81、110、111、158 |

续　表

| 化　合　物 | 前体离子(*m/z*) | 碎片离子(*m/z*) |
|---|---|---|
| 5 - MeO - 2 - Me - Pyr - T | 259 | 84、98、162、188、189 |
| 4 - HO - DiPT | 261 | 102、114、160、183、200 |
| 5 - MeO - 2 - Me - MiPT | 261 | 86、162、188、189 |
| 2 - Ph - DMT | 265 | 164、196、220、237、266 |
| 7 - Et - DALT | 269 | 81、110、111、124、172 |
| 5 - MeO - DALT | 271 | 79、110、122、148、174 |
| 5 - MeO - 2 - Me - Pip - T | 273 | 98、99、162、188、189 |
| 5 - MeO - DPT | 275 | 86、102、114、126、174 |
| 5 - MeO - 2 - Me - EPT | 275 | 100、162、188、189 |
| 4 - HO - MET | 219 | 72、136、160、174、191 |
| 4 - HO - MiPT | 233 | 86、87、160、173、188 |
| 5 - MeO - 2 - Me - DMT | 233 | 162、188、189 |
| DALT | 241 | 79、81、110、144、172 |
| DPT | 245 | 86、102、114、128、144 |
| 5 - MeO - 2 - Me - EiPT | 275 | 100、126、162、188、189 |
| 5,6 - MD - DALT | 285 | 110、111、188、240、285 |
| 5 - MeO - 2 - Me - DALT | 285 | 110、162、188、189、257 |
| 5 - EtO - DALT | 285 | 110、124、134、162、188 |
| 5 - MeO - 2 - Me - 2 - MALET | 287 | 97、110、112、188、189 |
| 5 - MeO - 2 - Me - DPT | 289 | 114、128、162、188、189 |
| 5 - MeO - 2 - Me - DiPT | 289 | 102、114、188、189 |
| 5 - EtO - DALT - d₄(内标) | 289 | 112、113、163、164、192 |
| 5 - BnO - DMT | 295 | 197、209、219、224、250 |
| 4 - AcO - DiPT | 303 | 102、114、160、202、257 |
| 2 - Ph - DALT | 317 | 110、194、220、221 |
| 2 - Ph - DiPT | 321 | 102、114、220、221 |
| 5 - MeO - 2 - Me - ALCHT | 327 | 140、152、173、188、189 |
| 5 - EtO - ALCHT - d₄(内标) | 331 | 136、140、154、169、192 |
| 5 - BnO - DALT | 347 | 110、196、224、250、251 |
| 5 - BnO - DPT | 351 | 102、114、115、250、313 |
| 5 - BnO - DiPT | 351 | 102、114、222、224、250 |

### 3. GC - QTOF - MS

色谱条件: HP - 5MS UI 石英毛细管柱(30 m×0.25 mm,0.25 μm)。载气:氦气(纯度≥99.999%)。流速:1.085 mL/min。初温100℃,保持5 min,以25℃/min程序升温至280℃,保持15 min。

质谱条件：EI 源，70 eV。进样口温度：260℃。源温度：280℃。传输线温度：280℃。四极杆温度：150℃。采用全扫描模式，质量范围 $m/z$ 40~600，采集速度为 5 spectra/s，溶剂延迟 3 min。进样前，使用全氟三丁胺校正液［美国安捷伦（Agilent）公司］对质谱仪的质量轴进行校正，使得质量数相对偏差小于 $5×10^{-6}$。

本方法对疑似色胺类物质的两种粉末进行检测，化合物 1 的保留时间为 10.18 min，特征碎片离子有 $m/z$ 218.141 0、72.080 6（基峰）、160.075 2、146.059 7、44.049 5 等。质谱图经 NIST 17 质谱库检索，匹配结果显示，化合物 1 与 4 - OH - MET（$C_{13}H_{18}N_2O$）的质谱图一致，其中碎片离子 $m/z$ 218.141 0 为其分子离子峰。通过精确质量数信息可确定碎片离子对应的分子式，并计算出理论质量数和相对偏差，结果见表 7 - 10。实测质量数与理论质量数的相对偏差均小于 $5×10^{-6}$。

表 7 - 10　GC - QTOF - MS 中化合物 4 - OH - MET 的主要特征离子

| 分子式 | 理论质量数 | 实测质量数 | 相对偏差（$×10^{-6}$） |
|---|---|---|---|
| $C_{13}H_{18}N_2O$ | 218.141 4 | 218.141 0 | -1.83 |
| $C_{10}H_{10}NO$ | 160.075 7 | 160.075 2 | -3.12 |
| $C_9H_8NO$ | 146.060 0 | 146.059 7 | -2.05 |
| $C_9H_8N$ | 130.065 1 | 130.064 8 | -2.31 |
| $C_8H_7N$ | 117.057 3 | 117.056 9 | -3.42 |
| $C_4H_{10}N$ | 72.080 8 | 72.080 6 | -2.77 |
| $C_2H_6N$ | 44.049 5 | 44.049 5 | 0 |

化合物 2 的保留时间为 10.43 min，特征碎片离子有 $m/z$ 246.135 7、58.065 1（基峰）、160.075 4、146.059 9、42.033 9 等。质谱图经 NIST 17 质谱库检索，匹配结果显示，化合物 2 与 4 - AcO - DMT（$C_{14}H_{18}N_2O_2$）的质谱图一致，其中碎片离子 $m/z$ 246.135 7 为其分子离子峰。通过精确质量数信息可确定碎片离子对应的分子式，并计算出理论质量数和相对偏差，结果见表 7 - 11。实测质量数与理论质量数的相对偏差均小于 $5×10^{-6}$[33]。

表 7 - 11　GC - QTOF - MS 中化合物 4 - AcO - DMT 的主要特征离子

| 分子式 | 理论质量数 | 实测质量数 | 相对偏差（$×10^{-6}$） |
|---|---|---|---|
| $C_{14}H_{18}N_2O_2$ | 246.136 3 | 246.135 7 | -2.44 |
| $C_{10}H_{10}NO$ | 160.075 7 | 160.075 4 | -1.87 |

| 分　子　式 | 理论质量数 | 实测质量数 | 相对偏差（×10⁻⁶） |
|---|---|---|---|
| $C_9H_8NO$ | 146.060 0 | 146.059 9 | −0.68 |
| $C_9H_8N$ | 130.065 1 | 130.065 6 | 3.84 |
| $C_8H_7N$ | 117.057 3 | 117.057 2 | −0.85 |
| $C_3H_8N$ | 58.065 1 | 58.065 1 | 0.00 |
| $C_2H_4N$ | 42.033 8 | 42.033 9 | 2.38 |

### 4. UPLC‑LTQ‑Qrbitrap MS

色谱条件：Hypersil GOLD™ $C_{18}$ 色谱柱（50 mm×2.1 mm，1.9 μm）。流动相：A 为 0.1% 甲酸水溶液，B 为含有 0.1% 甲酸的乙腈溶液。流速：250 μL/min。进样体积：10 μL。梯度洗脱程序：0~2 min，5% B；2~26 min，5%~100% B；26~28 min，100% B；28~29 min，100%~5% B。

质谱条件：ESI+。离子源电压：3.5 kV；鞘气、辅助加热气和碰撞气均使用高纯氮气。辅助加热温度：300℃。毛细管温度：350℃。质谱检测使用全扫描‑信号触发二级质谱（full MS‑ddMS²）模式，前体离子 Q1 全扫描的分辨率设为 35 000（半峰宽），碎片离子 Q3 的扫描分辨率为 17 500。全扫描范围为 $m/z$ 50~500，碰撞能量为 60 eV。每批次样品进样分析前，采用校正液对质谱仪的质量轴进行校正，使得质量数相对偏差小于 5×10⁻⁶。

本方法对疑似色胺类物质的两种粉末进行检测，化合物 1 的保留时间为 6.16 min，正离子模式下测得其 $[M+H]^+$ 精确质量数为 219.149 4，推断其质子化分子式为 $C_{13}H_{19}N_2O$。4‑OH‑MET 质子化分子离子峰 $[M+H]^+$ 理论质量数为 219.149 2，实测质量数与理论质量数的相对偏差小于 5×10⁻⁶。此外，化合物 1 的一级质谱图存在同位素簇离子峰 $m/z$ 220.152 7、221.156 4，二级质谱图中主要碎片离子有 $m/z$ 160.076 3、72.080 8，碎片分子式信息见表 7‑12。

表 7‑12　UPLC‑LTQ‑Orbitrap MS 中化合物 4‑OH‑MET 的主要二级特征离子

| 分　子　式 | 理论质量数 | 实测质量数 | 相对偏差（×10⁻⁶） |
|---|---|---|---|
| $C_{10}H_{10}NO$ | 160.075 7 | 160.076 3 | 3.75 |
| $C_4H_{10}N$ | 72.080 8 | 72.080 8 | 0.00 |

化合物 2 的保留时间为 7.82 min。正离子模式下测得其[M+H]⁺精确质量数为 247.145 0，推断其质子化分子式为 $C_{14}H_{19}N_2O_2$。4 - AcO - DMT 质子化分子离子峰[M+H]⁺理论质量数为 247.144 1，实测质量数与理论质量数的相对偏差小于 $5 \times 10^{-6}$。此外，化合物 2 的一级质谱图存在同位素簇离子峰 $m/z$ 248.148 5、249.152 3，二级质谱图中主要碎片离子有 $m/z$ 202.087 1、160.076 3、134.060 5，碎片分子式信息见表 7 - 13。

**表 7 - 13 UPLC - LTQ - Orbitrap MS 中化合物 4 - AcO - DMT 的主要二级特征离子**

| 分子式 | 理论质量数 | 实测质量数 | 相对偏差($\times 10^{-6}$) |
|---|---|---|---|
| $C_{12}H_{12}NO_2$ | 202.086 3 | 202.087 1 | 3.96 |
| $C_{10}H_{10}NO$ | 160.075 7 | 160.076 3 | 3.75 |
| $C_8H_8NO$ | 134.060 0 | 134.060 5 | 3.73 |

### 5. UPLC - QTOF - MS

色谱条件：Waters Acquity UPLC CSH $C_{18}$ 柱(100 mm×2.1 mm, 1.7 μm)。柱温：40℃。流动相：A 为 0.1% 甲酸水溶液，B 为乙腈。梯度洗脱程序：0~1.5 min，2% B；1.5~6.5 min，2%~90% B；6.5~9.4 min，90% B；9.4~9.5 min，90%~2% B；9.5~12 min，2% B。流速：0.4 mL/min。进样量：1 μL。

质谱条件：Duo Spray 离子源，ESI +。离子源温度：600℃。喷雾电压：5 500 V。雾化器压力：344.7 kPa。辅助加热气压力：344.7 kPa。气帘气：206.8 kPa。飞行时间质谱全扫描模式：DP 80 V，CE 5 V，质量扫描范围 $m/z$ 100~1 000。二级 CID 模式：CE(35±15) V，质量扫描范围±$m/z$ 50~1 000。

在 ESI+ 模式下，11 种色胺类物质的一级质谱图均只出现 1 个峰，即[M+H]⁺准分子离子峰。推测的碎裂途径见图 7 - 6，二级特征离子列于表 7 - 14。

**表 7 - 14 ESI - CID 模式下，色胺类物质的主要二级特征离子**

| 类别 | 二级特征离子精确质荷比($m/z$) |
|---|---|
| 苯环无取代 | 144.080 8、143.073 0、127.054 2、117.057 3、115.054 2 |
| 苯环 4 - OH 取代 | 160.075 7、132.080 8、117.057 3、115.054 2 |
| 苯环 4 - AcO 取代 | 202.086 3、160.075 7、132.080 8、117.057 3、115.054 2 |
| 苯环 5 - AcO 取代 | 174.091 3、159.067 9、143.073 0、131.073 0、130.065 1 |

对于苯环上无取代基的色胺类物质，[M+H]$^+$的 C—N 键发生 α 断裂得到丰度最高的离子 $C_{10}H_{10}N^+$（$m/z$ 144.080 8），发生 β 断裂得到（$R_2R_3NCH_2$）$^+$和 $C_{10}H_9N^+$（$m/z$ 143.073 0）；$C_{10}H_{10}N^+$失去 1 个 $NH_3$ 得到 $C_{10}H_7^+$（$m/z$ 127.054 2），失去 $CH_3N$ 得到 $C_9H_7^+$（$m/z$ 115.054 2）；离子 $C_{10}H_9N^+$还会失去乙烯得到吲哚结构离子 $C_8H_7N^+$（$m/z$ 117.057 3）（图 7−6A）。

苯环上为乙酰氧基（—AcO）或羟基（—OH）取代的色胺类物质，均出现 $m/z$ 160.075 7、132.080 8、117.057 3、115.054 2 碎片离子。[M+H]$^+$的 C—N 键发生 α 断裂，如果是 AcO 取代，得到离子 $C_{12}H_{12}NO_2^+$（$m/z$ 202.086 3），再失去 Ac 得到 $C_{10}H_{10}NO^+$（$m/z$ 160.075 7）；如果是 OH 取代，直接得到 $C_{10}H_{10}NO^+$（$m/z$ 160.075 7），该离子的丰度最高；[M+H]$^+$发生 β 断裂得到（$R_2R_3NCH_2$）$^+$；[M+H]$^+$还可能失去所有取代基，得到吲哚结构离子 $C_8H_7N^+$（$m/z$ 117.057 3）；离子 $C_{10}H_{10}NO^+$存在共轭体，进一步失去 1 个 CO 得到离子 $C_9H_{10}N^+$（$m/z$ 132.080 8）；离子 $C_9H_{10}N^+$还可能失去 1 个 $NH_3$ 得到 $C_9H_7^+$（$m/z$ 115.054 2）（图 7−6B）。

苯环上为甲氧基（MeO）取代的色胺类物质，都出现了 $m/z$ 174.091 3、159.067 9、143.073 0、131.073 0、130.065 1 碎片离子。[M+H]$^+$的 C—N 键发生 α 断裂得到丰度最高的离子 $C_{11}H_{12}NO^+$（$m/z$ 174.091 3），发生 β 断裂得到离子（$R_2R_3NCH_2$）$^+$；离子 $C_{11}H_{12}NO^+$进一步失去甲氧基中的 $CH_3$ 得到离子 $C_{10}H_9NO^+$（$m/z$ 159.067 9），也可直接失去 $CH_3O$ 得到离子 $C_{10}H_9NO^+$（$m/z$ 130 730）；离子 $C_{10}H_9N^+$再失去 1 个 CO 得到离子 $C_9H_9N^+$（$m/z$ 131.073 0）；离子 $C_9H_9N^+$存在未成对的电子，易与末端 C 原子成环，得到离子 $C_9H_8N^+$（$m/z$ 130.065 1）（图 7−6C）。

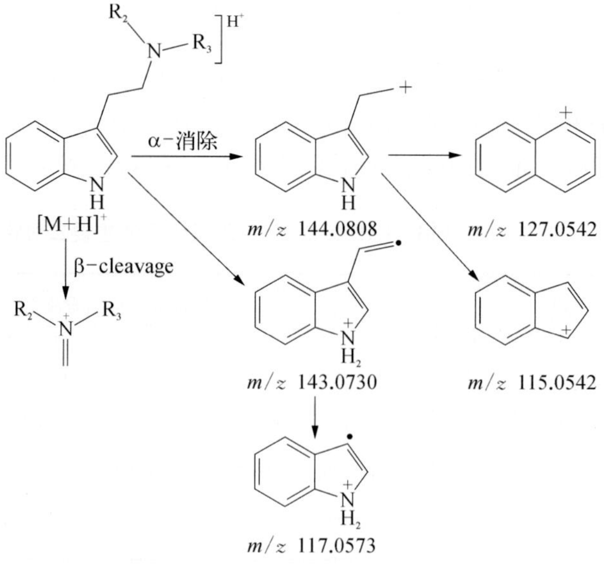

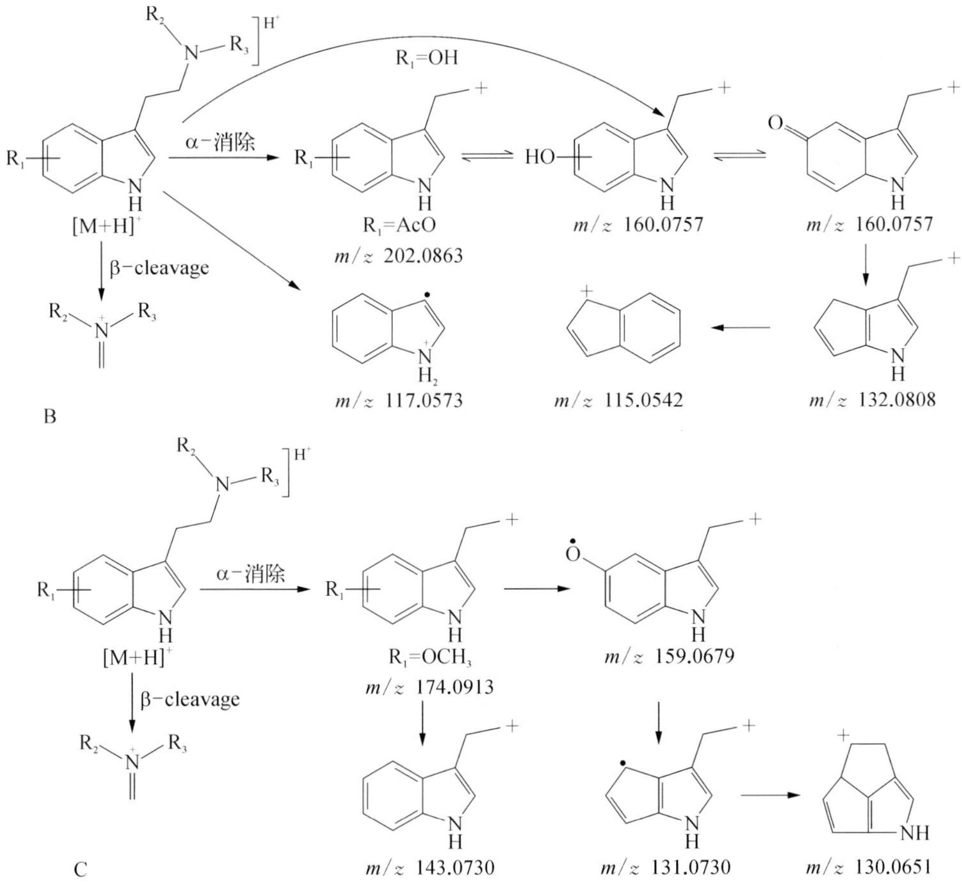

图 7-6　ESI-CID 模式下,色胺类新精神活性物质的碎裂途径

A. 苯环无取代;B. 苯环乙酰氧基(—AcO)或羟基(—OH)取代;C. 苯环甲氧基(—MeO)取代

# 第五节　结　果　评　价

色胺类物质的毒性、毒理及代谢研究甚少,尤其是在人体中的研究。由于引起精神作用所需的色胺量较小,存在使用过量的情况,这可能导致中毒或死亡。但由于色胺类物质种类繁多,各个色胺类物质的有效剂量不一,毒理学信息匮乏,中毒致死案件较少,难以界定其中毒及致死浓度。

1. 生物检材中色胺类物质的浓度

血液和尿液是色胺类物质滥用的主要生物检材,尿液的检测时限更长。由于体内代谢彻底,必要时应进行水解以获得目标物的总量。例如,赛洛西宾进入体内后很快脱磷酸化成赛洛新,赛洛新可进一步与葡萄糖醛酸结合。因此,摄入一段时间后,血液中以赛洛新葡萄糖醛酸苷为主。某中毒案件中一16岁女孩,口服网购的"致幻蘑菇"9 g,其中赛洛西宾和赛洛新的含量分别为 1.2 mg/g 和 0.375 mg/g,8 h 后留取的尿液中含有高浓度的赛洛新葡萄糖醛酸苷,血清中游离型和总的赛洛新浓度见表 7-15。

表 7-15 口服"致幻蘑菇"后血清中游离型和总的赛洛新浓度

| 服用后时间(h) | 赛洛新总浓度(ng/mL) | 游离型赛洛新(ng/mL) | 游离型所占比例(%) |
| --- | --- | --- | --- |
| 5 | 71 | 13 | 19 |
| 12 | 58 | 7.2 | 13 |
| 27 | 14 | 0.83 | 5.8 |
| 36 | 4.1 | | |
| 52 | 2.2 | | |

色胺类物质的体内分布研究较少。据报道,有一名22岁大学生,在摄入大量 AMT 后不久死亡,死者生前曾向室友表示,自己服用了"致幻药物"。室友报告说,死者浑身发抖,大汗淋漓,挥舞着刀,威胁说要自杀。室友出于对他自身的保护,将其系住。大约 12 h 后,室友发现死者躺在床上毫无反应。尸检显示,包括心脏和大脑在内的任何器官都没有明显的异常,也没有外伤的迹象,将尿液、血液、胃内容物、肝组织和大脑样品进行毒物分析。对死者血液、肝组织、大脑组织及胃内容物进行 AMT 定性定量分析,AMT 的浓度见表 7-16。

表 7-16 AMT 的体内分布

| 化合物 | 血 液 | 肝组织 | 大脑组织 | 胃内容物 |
| --- | --- | --- | --- | --- |
| AMT | 2.0 μg/mL | 24.7 μg/g | 7.8 μg/g | 9.6 μg/g |

2. 生物检材中色胺类物质的稳定性

体液中的赛洛新不稳定,容易受光和空气等条件的影响而分解。将阳性血样分别于常温、4℃和-20℃下放置,考察其稳定性。常温下血液中的赛洛新仅稳定半天,然后逐渐降低,1周后浓度下降约90%。4℃条件下可稳定1周。但在-20℃下,血液中的赛洛新几乎全部降解,目前还很难解释为何出现这种现象,可能是迅速冷冻,红细胞破裂释放出更多促进分解的酶引起。

3. 案例评析

目前,关于色胺类物质的体内资料很少,仅有少量的案例报道(表7-17),需进一步研究和积累。

表7-17  色胺类新精神活性物质的滥用或死亡案例

| 案例 | 案 情 摘 要 | 毒 物 分 析 结 果 |
|---|---|---|
| 1 | 2名年轻男性口服4~5 g"蘑菇粉"后,出现大笑不止、感觉异常和呕吐。送医院后发现他们行动迟缓、走路不稳、口齿不清、眩晕、瞳孔放大、思维混乱等。滥用后5~6 h抽取血液和尿液 | 血清: 游离型赛洛新 18 ng/mL, 总赛洛新 52 ng/mL; 尿液: 游离型赛洛新 230 ng/mL, 总赛洛新 1 760 ng/mL |
| 2 | 某20岁男性发生单车事故,警察发现其行为异常,反应迟钝。后其诉说曾服用"蘑菇粉"胶囊,到医院后留取尿液 | 尿液: 总赛洛新 4 μg/mL |
| 3 | 某6岁男童,因误服"致幻蘑菇"而出现体温过高和阵发性痉挛,最终抢救无效死亡 | 蘑菇: 赛洛西宾和二甲-4-羟色胺 |
| 4 | 某25岁男性,自行走上高速公路,表现古怪异常。终被货车撞伤,抢救无效死亡。经调查,死者生前曾吸食350 mg的毒品。尸检取血液进行毒物分析 | 血液: 5-MeO-DALT, 乙醇 0.22 mg/mL |
| 5 | 某27岁男性,网购治疗失眠的白色粉末,口服约200 mg后半小时出现恶心、呕吐、哭泣、激动等异常症状,后送医院抢救 | 白色粉末中含有60% 3,4-亚甲基双氧甲基卡西酮和38% 5-MeO-MiPT |
| 6 | 某23岁男性,同时服用4罐啤酒及一粒朋友给的胶囊,约半小时后出现呕吐、幻觉、焦虑、恐惧等,送医院抢救。服药后4 h采集血液和尿液样品 | 均检出 5-MeO-DiPT。血清: 0.14 μg/mL; 尿液: 1.6 μg/mL |
| 7 | 某29岁男性,约在21:00从肛门滴入 5-MeO-DiPT 溶液,不久即出现强烈激动情绪,送医院抢救无效,于次日00:30死亡。尸检取血液和尿液 | 血液: 5-MeO-DiPT 0.412 μg/mL, 5-OH-DiPT 0.327 μg/mL, 5-MeO-NIPT 0.020 μg/mL; 尿液: 5-MeO-DiPT 1.67 μg/mL, 5-OH-DiPT 27.0 μg/mL, 5-MeO-NIPT 0.32 μg/mL |
| 8 | 口服 5-MeO-MiPT 后中毒,15 h 后采集尿液 | 尿液: 5-MeO-MiPT 0.06 μg/mL, 5-OH-MiPT 27.0 μg/mL, 6-OH-5-MeO-MiPT 16 μg/mL, 5-MeO-NIPT 0.24 μg/mL |
| 9 | 口服 5-MeO-MiPT 后4 h高处坠落死亡,尸检采集血液 | 血液: 5-MeO-MiPT 0.18 μg/mL, 5-OH-MiPT 0.02 μg/mL, 6-OH-5-MeO-MiPT 0.18 μg/mL, 5-MeO-NIPT 0.01 μg/mL |
| 10 | 警方在执行任务过程中抓获一名疑似吸毒男子,经询问得知该男子所使用的是一款名为"犀牛液"的违禁品,警方后续采集了这名男子的血液样品进行分析检验 | 血液: 5-MeO-DiPT 1.4 ng/mL |

续　表

| 案例 | 案　情　摘　要 | 毒　物　分　析　结　果 |
|---|---|---|
| 11 | 警方在街上遇到一名行为挑衅、情绪激动的裸体男子。在医院采集了血液和尿液 | 血液：5 - MeO - MiPT 0.16 μg/mL；尿液：5 - MeO - MiPT 3.38 μg/mL |
| 12 | 2003 年，美国迈阿密市报道了美国第 1 例与 AMT 有关的死亡案例，尸检采集血液 | 血液：AMT 2.0 μg/mL |

## 参 考 文 献

第七章参考文献

# 第八章 苯环利定类新精神活性物质

苯环利定类新精神活性物质是一类在苯环利定结构上修饰的新型策划药。在过去的十年中,非法药物市场上出现的新型精神活性物质的数量快速增加,其中芳基环己胺基团构成的化合物由于作为 NMDA 受体拮抗剂而具有解离性麻醉作用。苯环利定、氯胺酮和乙环利定是经典的具有解离作用的芳基环己胺化合物。近年来,包括苯环利定、氯胺酮在内的解离性药物已在非医学用途上越来越流行[1]。1960~1990 年,已经确定了 14 种苯环利定类似物被用于非法用途。21 世纪,随着互联网的出现,毒品市场发生了巨大的变化[2]。从 2008 年苯环利定类新精神活性物质 4-MeO-PCP 在网上销售开始,市场迅速发展,更多的类似物出现在非法市场上[1]。目前已报道的苯环利定类新精神活性物质的化学结构见表 8-1[2]。

表 8-1 苯环利定类新精神活性物质化学结构

| 化 合 物 | 英 文 名 | 缩 写 | CAS | 化学结构 |
|---|---|---|---|---|
| 苯环利定 | phencyclidine | PCP | 77-10-1 | |
| 乙环利定 | eticyclidine | PCE | 2201-15-2 | |
| 替诺环定 | tenocyclidine | TCP | 21500-98-1 | |
| 咯环利定 | rolicyclidine | PHP | 2201-39-0 | |

| 化 合 物 | 英 文 名 | 缩　写 | CAS | 化学结构 |
|---|---|---|---|---|
| 加环利定 | gacyclidine | GK－11, OTO－311 | 68134－ 81－6 | |
| 1－[1－(3－羟苯 基)-环己基]哌啶 | 1－[1－(3－hydroxyphenyl)－ cyclohexyl]piperidine | 3－HO－PCP | 79787－ 43－2 | |
| 1－[1－(3－甲氧基 苯基)环己基]哌啶 | [1－[1－(3－methoxyphenyl) cyclohexyl]piperidine] | 3－MeO－PCP | 72242－ 03－6 | |
| 1－[1－(4－甲氧基 苯基)环己基]哌啶 | [1－[1－(4－methoxyphenyl) cyclohexyl]piperidine] | 4－MeO－PCP | 2201－ 35－6 | |
| 1－(1,2－二苯基乙 基)哌啶 | 1－(1,2－diphenylethyl) piperidine | DPP, Diphenidine | 36794－ 52－2 | |
| N－乙基－1－(3－甲 氧苯基)环己胺 | N－ethyl－1－(3－methoxyphenyl) cyclohexanamine | 3－MeO－PCE | 1364933－ 80－1 | |
| 4－[1－(3－甲氧苯 基)环己基]吗啉 | 4－[1－(3－methoxyphenyl) cyclohexyl]morpholine | 3－MeO－PCMo | 138873－ 80－0 | |

| 化 合 物 | 英 文 名 | 缩　写 | CAS | 化学结构 |
|---|---|---|---|---|
| 去氯-N-乙基氯胺酮,2-(乙氨基)-2-苯基环己-1-酮 | 2-(ethylamino)-2-phenyl-cyclohexanone | 2-oxo-PCE | 4551-92-2 | |
| 2-(3-甲氧基苯基)-2-乙氨基环己酮 | 2-(3-methoxyphenyl)-2-(ethylamino)cyclohexanone | MXE,methoxetamine | 1239943-76-0 | |
| 氯胺酮 | 2-(2-chlorophenyl)-2-methylaminocyclothexanone | K,ketamine | 6740-88-1 | |
| 乙基去甲氯胺酮 | 2-(2-chlorophenyl)-2-(ethylaMino)cyclohexan-1-one | NENK | 1354634-10-8 | |
| 氟胺酮 | 2-(2-fiuorophenyl)-2-(methylamino)cyclohexan-1-one | 2-FDCK,fluoroketamine | 111982-50-4 | |
| 2-苯基-2-甲氨基环己酮 | 2-phenyl-2-(methylamino).cyclohexanone | DCK,deschioroketamine | 4631-27-0 | |
| 1-N-哌啶基环己基腈 | 1-piperidinocyclohexanecarbonitrile | 1-PCC | 3867-15-0 | |
| 1-(1-苯基环己基)胺 | 1-phenylcyclohexan-1-amine | PCA | 2201-24-3 | |

| 化 合 物 | 英 文 名 | 缩 写 | CAS | 化学结构 |
|---|---|---|---|---|
| 1 -(1 -苯基环己基)吗啉 | 1 -(1 - phenylcyclohexyl) morpholine | PCMo | 2201 - 40 - 3 | |
| 正丙基 - 1 -苯基环己胺 | N - propyl - 1 - phenylcyclohexylamine | PCPr | 1934 - 55 - 0 | |
| N -(2 -乙氧乙基)- 1 -苯基环己基胺 | N - ( 2 - ethoxyethyl ) - 1 - phenylcyclohexan - 1 - amine | PCEEA | 1798021 - 89 - 2 | |
| N -(3 -甲氧基丙基)- 1 -苯基环己基胺 | N - ( 3 - methoxypropyl ) - 1 - phenylcyclohexan - 1 - amine | PCMPA | 1934 - 63 - 0 | |
| 1 -[ 1 -(噻吩 - 2 -基)环己基]吡咯烷 | 1 -[ 1 - ( thiophen - 2 - yl ) cyclohexyl ] pyrrolidine | TCPy | 22912 - 13 - 6 | |

# 第 一 节　苯 环 利 定

苯环利定是一种芳基环己胺类解离性麻醉剂,有粉末、晶体、液体和片剂多种形式。1956 年由化学家 Victor Maddox 首次合成。1959 年,苯环利定成为一种全身麻醉剂,以"sernyl"的名称销售。1967 年,苯环利定不再应用于临床,只用作动物镇静剂。苯环利定成瘾性与毒性较强,而且吸食后暴力倾向明显高于大麻等滥用药物。因其相对容易合成,生产成本低廉,逐渐在美国加利福尼亚州成为流行的街头毒品,在许多非法药物中也作为添加剂存在[3]。

## 一、体内过程

### 1. 吸收与代谢

苯环利定滥用方式有很多种：口服（药丸）、鼻吸（白色粉末）、静脉或皮下注射、吸烟（喷洒在薄荷或烟草），多与其他物质同时滥用[4]。

苯环利定是一种弱的叔胺碱，血浆蛋白结合率约为 65%，口服生物利用度约为72%[2]。静脉注射和吸入起效最快（0.5～5 min），口服起效慢（15～60 min）。苯环利定的分布容积（5.3～7.5 L/kg）较大，也容易被脂肪组织吸收，在脂肪组织中可检测时间长达 4 周（血浆中已检测不到）。而且，由于在脑和脂肪中的贮存作用，在血浆/血清中的药物被清除后药效还可持续很长时间，长期使用可能会持续数周或数月。由于亲脂性和可质子化的氮，苯环利定还可经肠肝循环被重吸收[4]。消除半衰期为 7～57 h（平均 17 h），呈现双峰分布[4]。

苯环利定主要在肝脏代谢，有多种 CYP450 酶参与，其中 CYP3A、CYP2B 和CYP2C 家族占主导。在人肝微粒体和肝细胞的研究中已鉴定出 7 个 I 相氧化代谢物（图 8-1）[4]。主要由环己烷环的羟基化产生顺式 M1 和反式 M2，哌啶环 4 位上的羟基化产生 M3，反应性亚胺离子代谢物 M4，苯环的羟基化产生 M5，M6 由环己烷和哌啶环的羟基化产生，M7 为开链酸[4]。

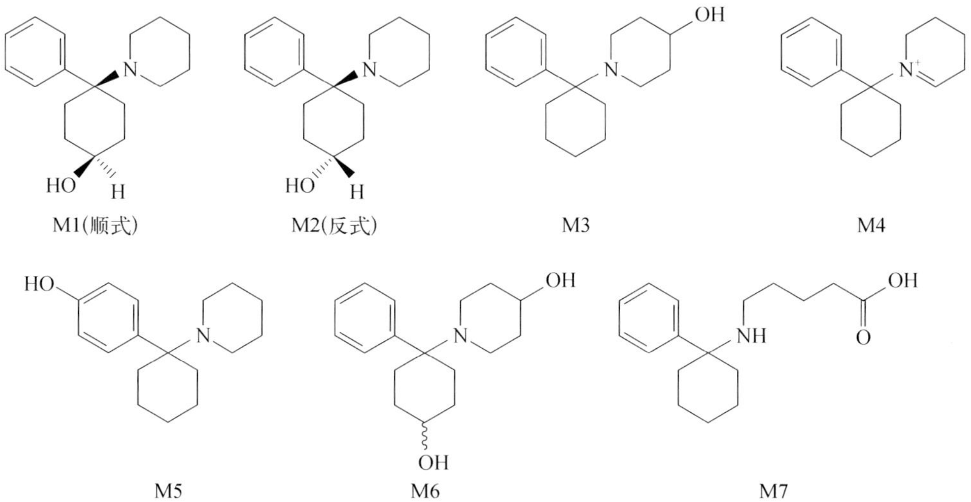

图 8-1　人肝微粒体和肝细胞的研究中鉴定出的
7 个 I 相氧化代谢物

静脉注射苯环利定 1 mg 后，主要通过尿液（72.8%±4.0%）、粪便（4.7%±0.9%）和汗液排泄[2]。只有 10% 的苯环利定以原形经尿液排泄[4]。尿液酸化可明显加快苯环利定的排泄[5]。

2. 体内分布

血液中检出苯环利定的 138 个案例中,混合药物中毒致死的 52 例血液苯环利定的浓度为 1~598 ng/mL,最低浓度的病例血液中伴有可卡因 0.05 μg/mL、美沙酮 0.71 μg/mL 和阿米替林 0.12 μg/mL;最高浓度的病例血液中伴有乙醇和吗啡 0.15 μg/mL。

苯环利定存在死后再分布,死后心血/外周血中苯环利定浓度比例为 1.8(范围 1.0~3.3)。17 例中毒致死者各脏器的苯环利定浓度见表 8-2。

表 8-2 中毒致死者各脏器的苯环利定浓度

单位: μg/g 或 μg/mL

| | 血 液 | 脑组织 | 肝组织 | 尿 液 | 胃内容物 |
|---|---|---|---|---|---|
| 平均值 | 4.8 | 7.3 | 23 | 35 | 155 |
| 范围 | 0.3~25 | 0.1~32 | 0.9~170 | 0.4~120 | 0~840 |

## 二、样品前处理

生物检材中苯环利定及其代谢物可采用 GC-MS 或 LC-MS/MS 分析,采用 GC-MS 时可通过 BSTFA 衍生化提高分析灵敏度。

(一) 血液、尿液

1. 液液提取法

取血液或尿液 2 mL,用氢氧化钠调节 pH 为 11,加乙醚 4 mL,混旋离心,提取。将有机层挥干,残余物中加入 100 μL BSTFA 衍生化,90℃加热 20 min,冷却后取 2 μL 进 GC-MS 分析。

2. 固相萃取法

参考方法一: 尿样 5 mL,加 1 mol/L 乙酸 200 μL,混匀后,用盐酸或氢氧化钾稀溶液调节 pH 为 4.8~5.5;或 0.1~0.5 mL 血液,加 2 mL 0.1 mol/L 磷酸缓冲液(pH 6)。固相萃取小柱分别用甲醇 3 mL、去离子水 3 mL、1.0 mol/L 乙酸 1 mL 活化后,将样品加载到小柱上,用 0.1 mol/L 磷酸缓冲液 3 mL 和 1.0 mol/L 乙酸 1 mL 清洗,真空干燥小柱,再次用己烷 3 mL 和甲醇 2 mL 清洗。然后用 2 mL 含 2%氯水的甲醇洗脱,洗脱液在 30℃氮气流下吹干。残渣用 100 μL 乙酸乙酯溶解后供分析。

参考方法二: 血样 1 mL,加 10 μL 内标(PCP-d₅)溶液,pH 4.5 的乙酸钠缓冲液 3.0 mL 涡旋混合,1 650×g 离心 20 min,取上清液上 Polychrom Clin Ⅱ 固相萃取柱,pH 9 的碳酸钾缓冲液 1 mL 和去离子水 1 mL 洗涤,干燥 15 min,用 2.0 mL 含

2%氯水的乙酸乙酯洗脱,40℃蒸发至干,用乙酸乙酯 75 μL 溶解残留物[6]。

参考方法三:全血样品 1 mL,用去离子水 4 mL 稀释,50 μL 内标(1 μg/mL PCP - d₅)溶液,涡旋 30 s,静置 1 min,4 000 r/min 离心 30 min,使用 Oasis® MCX(3 mL; 60 mg) 进行固相萃取,柱用甲醇 2 mL 和水 2 mL 活化,上样后,用水 2 mL、盐酸 2 mL、5%甲醇水溶液 2 mL 冲洗,干燥 1 min,乙腈:甲醇(70:30,V/V)2 mL 收集酸和中性化合物,乙酸乙酯:氨水(95:5,V/V)2 mL 收集碱性化合物。溶剂蒸发后,残留物用 200 μL 甲醇重新溶解,涡旋,蒸干并用 50 μL BSTFA+TMCS(99:1)在 60~70℃下衍生 30 min,取 1 μL 溶液注入 GC - MS 系统[7]。

3. 蛋白沉淀法

血液 200 μL 中加入内标溶液 10 μL 和乙腈 600 μL。将混合物涡旋混合并离心,上清液在氮气流下干燥,用甲醇 100 μL 复溶进样[8]。

(二) 唾液

1. 固相萃取法

参考方法一:唾液 1 mL,加入内标溶液和磷酸缓冲液(pH 6)1 mL 混匀后上柱。上柱前,Clin Ⅱ混合柱分别加入甲醇 2 mL 和 0.1 mol/L 磷酸缓冲液(pH 6)2 mL 活化。上柱后依次用蒸馏水 1 mL、1 mol/L 乙酸缓冲液(pH 4)1 mL、甲醇 1 mL 和乙酸乙酯 1 mL 清洗,干燥后加入 2 mL 乙酸乙酯:氨水(98:2,V/V)洗脱,洗脱液在氮气流下挥干,再加入 100 μL 流动相溶解[9]。

参考方法二:唾液 90 μL,加入 10 μL 内标溶液,超声 6 min,6 000 r/min 离心 5 min,取上清液。OMIX C₁₈微萃取头先用超纯水:乙腈溶液(1:1,V/V)冲洗两次,再用超纯水:甲醇溶液(9:1,V:V)冲洗三次。上样后,用 100 μL 超纯水洗涤,100 μL 含 10 mmol/L 甲酸的甲醇洗脱分析物[10]。

2. 蛋白沉淀法

将唾液样品 3 000×g 离心 10 min,取 150 μL 上清液,加 40 μL 内标溶液,100 μL 乙腈以沉淀蛋白质,涡旋振荡,加入 200 μL 甲醇,10 000×g 离心 10 min,取 150 μL 上清液进样[11]。

(三) 头发

取头发样品,分别用去离子水、丙酮振荡洗涤三次。晾干后剪成 1~2 mm 的小段。准确称取剪细的头发 20 mg,加 0.5 mL 甲醇,冷冻研磨后超声提取 10 min,12 000×g 离心 3 min,取上清液过膜后供检。

(四) 胎粪

称取 0.25 g±0.01 g 胎粪置于 2 mL 离心管中,加入 1.3 mL 的 0.1 mol/L 磷酸钠

缓冲液(pH 6)、0.5 mm 的不锈钢珠,以及 25 μL 内标溶液,用 Omni Bead Ruptor 24 匀浆 1 min,然后在 0℃以 14 000 r/min 离心 15 min。使用 Phenomenex Strata XL‑C (60 mg/3 mL)进行固相萃取。柱先用 1 mL 甲醇、1 mL 0.1 mol/L 磷酸钠缓冲液 (pH 6)活化,上样后用 1 mL 0.1 mol/L 乙酸、1 mL 的水:甲醇(75:25,V/V)洗涤, 干燥 8 min。用 1 mL 乙酸乙酯:甲醇:氨水(68:30:2,V/V/V)洗脱。35℃氮气 流中干燥 15~20 min,残留物用 1.5 mL 水:甲醇(85:15,V/V)溶解[12]。

### 三、分析方法

1. 免疫分析法

尿液中苯环利定可采用简便、快速的免疫法测定。3,4‑亚甲基二氧吡咯酮、 曲马多、文拉法辛[13]、拉莫三嗪、布洛芬、右美沙芬、苯海拉明、氯胺酮、美他唑、甲 硫哒嗪和甲硝唑可能产生假阳性结果[14]。免疫法测定结果呈阳性者必须进一步 确认。

苯环利定酶免疫分析原理是葡萄糖‑6‑磷酸脱氢酶标记的药物与尿液中游离 药物竞争固定数量的抗体结合位点,若尿液中不存在游离药物,特异性抗体与酶标 记的药物结合,则会导致葡萄糖‑6‑磷酸的酶促脱氢增加,将烟酰胺腺嘌呤二核苷 酸(nicotinamide adenine dinucleotide, NAD)辅助因子还原为还原型烟酰胺腺嘌呤 二核苷酸(reduced nicotinamide adenine dinucleotide, NADH)。该反应在尿液中的 药物浓度和酶活性之间建立了直接关系,通过测量 340 nm 处的吸光度变化确定酶 活性[15]。

2. GC‑MS

(1)分析参考条件一

色谱条件:HP Ultra‑2 色谱柱,初温 120℃(1 min),程序升温40℃/min,终温 190℃(6 min);进样口温度 240℃,接口温度 260℃。

质谱条件:SIM 模式,见表 8‑3。尿液检出限为 0.47 ng/mL。

表 8‑3　苯环利定及其体内主要代谢物和内标的常用选择离子

| 化　合　物 | 选择离子(m/z) |
| --- | --- |
| PCP | 186,200, 243 |
| TMS‑PCHP | 172, 254, 288, 331 |
| TMS‑PPC | 200,254, 331 |
| $TMS_2$‑PPC‑diol | 288, 419 |
| PCP‑$d_5$ | 205 |
| TMS‑PCHP‑$d_5$ | 293 |
| TMS‑PPC‑$d_5$ | 205 |

（2）分析参考条件二

色谱条件：15 m RTX50 毛细管柱（50%苯基-50%甲基聚硅氧烷），进样口温度 260℃。初温 140℃持续 1 min，以 15℃/min 的速度升至 295℃，保持 3.6 min，传输线温度为 280℃。

质谱条件：SIM 模式，苯环利定碎片离子 $m/z$ 为 200、242 和 243，PCP-$d_5$ $m/z$ 为 205、247 和 248[6]。

3. LC-MS

（1）分析参考条件一

色谱条件：Supelcosil HS $C_{18}$ 柱（15 cm×2.1 mm，4.6 μm），流动相为甲醇：5 μmol/L 氨水（90:10，$V/V$），流速 0.5 mL/min。

质谱条件：ESI+。毛细管电压：2.5 kV。锥电压：21 V。雾化温度：220℃。干燥气流速：250 L/h；雾化气流速：15 L/h。

苯环利定的离子对为 $m/z$ 244>159，244>91；内标 PCP-$d_5$ 为 $m/z$ 249>164[15]。

（2）分析参考条件二

色谱条件：Agilent Infinity Poroshell 120 Phenyl-Hexyl（50 mm×30 mm，4 μm），流动相含 0.1%乙酸的 10 mmol/L 乙酸铵水溶液-甲醇，流速 650 μL/min，进样量 2 μL。

质谱条件：MRM 模式，极性切换方法，离子喷雾电压正负模式分别为 1 800 V 和-1 800 V。源温度：600℃。碰撞气：9 psi。气帘气：30 psi。离子源 1：55 psi。离子源 2：65 psi。

## 四、结果评价

血液中苯环利定在-20℃保存 1 年无明显变化，3 年后苯环利定浓度平均下降 18%。在室温下保存 5 年后血样浓度下降了 69%[16]。

尿液是苯环利定滥用分析的主要检材，根据美国物质滥用和精神健康服务管理局（Substance Abuse and Mental Health Services Administration，SAMHSA）的规定，尿液中苯环利定的阈值为 25 ng/mL。

头发中苯环利定浓度与黑色素含量呈明显正相关性，在评估头发中的苯环利定浓度时应考虑到头发的黑色素浓度。根据 SAMHSA 的规定，头发中苯环利定的阈值为 300 pg/mg[17]。

# 第二节 3-MeO-PCP 与 4-MeO-PCP

1965 年，Maddox 报道了 4-MeO-PCP 的合成。2008 年，4-MeO-PCP 作为

第一种在线提供的解离性化学品开始销售[18]。4－MeO－PCP 的推出是解离性化学品非法市场的分水岭,标志着传统的私下交易向新型互联网媒介贸易的转变,首次出售没有确定的医学或科学用途的解离性化学品[1]。

3－MeO－PCP 是 4－MeO－PCP 的位置异构体,1979 年,Geneste,首次描述了 3－MeO－PCP 的制备[1]。2011 年 4 月,3－MeO－PCP 作为研究化学品出现在互联网非法药物市场[18],也具有麻醉、镇痛和致幻作用。

3－MeO－PCP 和 4－MeO－PCP 在非法市场比较流行,尤其是 3－MeO－PCP。两者都以粉剂或片剂形式销售。2013 年 7 月~2015 年 3 月,瑞典的 1 243 例疑似新精神活性物质中毒病例中,有 4.7%(59 例)的 3－MeO－PCP 和/或 4－MeO－PCP 测试呈阳性。在这些案例中,0.6%(8 例)同时存在两种异构体。两种物质检测呈阳性的使用者年龄为 14~55 岁(平均值: 27.7,中位数: 26),男性占 86%[19]。2011 年和 2012 年,EMCDDA 分别将 4－MeO－PCP 和 3－MeO－PCP 确定为新精神活性物质[20]。

## 一、体内过程

### 1. 吸收与代谢

两种物质的滥用方式有鼻腔吸入、口服、舌下含服、肌内和静脉注射、直肠给药[21],口服摄入最常见[19]。据报道,3－MeO－PCP 的作用持续时间约为 4.5 h,在口服摄入 30 min 内发作,并在约 2 h 达到峰值。基于多个非致命性中毒的血液样品数据估计,3－MeO－PCP 的消除半衰期为 11 h[18]。

3－MeO－PCP 的代谢途径包括羟基化、羧基化和 $O$－去甲基化(图 8－2)。Michely 等[20]在大鼠尿液中检测到 3－MeO－PCP 的 30 种 I 相代谢物和 7 种 II 相代谢物,而且发现 CYP2B6 参与 3－MeO－PCP 的脂肪族羟基化,CYP2C19 和 CYP2D6 参与 $O$－去甲基化。在人类尿液样品中检测到 3 种 3－MeO－PCP 代谢物:可能是顺式和反式－1－[1－(3－甲氧苯基)－4－羟基环己基]－哌啶(cis/trans－3－MeO－PPC)、1－[1－(3－甲氧基苯基)环己基]－4－羟基哌啶(3－MeO－PCHP),表明在哌啶和环己基环上有羟基化反应[22]。值得关注的是,3－MeO－PCP 的代谢物之一 3－HO－PCP,也是一种新精神活性物质[2]。

### 2. 体内分布

3－MeO－PCP 可能存在死后再分布,Ameline 等[23]报道了死者心血(743 ng/mL)和外周血(498 ng/mL)浓度比为 1.5,心脏血液受影响更大[23]。

## 二、样品处理

### 1. 体液

固相萃取法:全血样品 1 mL,加入 100 μL 内标(PCP－$d_5$)溶液和 4 mL 的 0.1 mol/L 磷酸盐缓冲液(pH 6),涡旋混合并以 3 500 r/min 离心 10 min。3 mL 甲

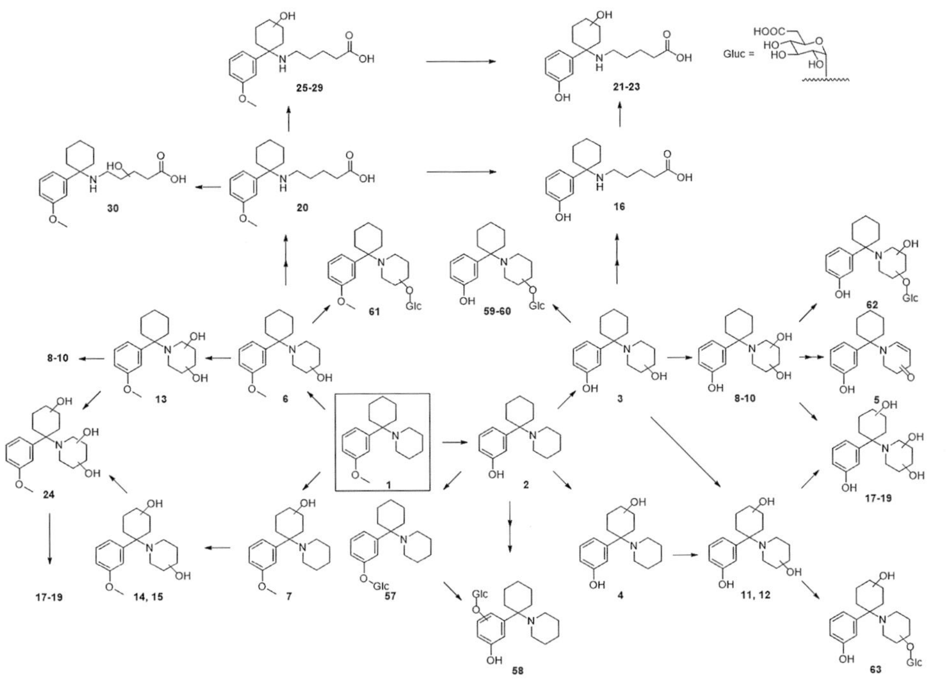

图 8 - 2　3 - MeO - PCP 的代谢途径

不确定的羟基化位置由非特异性键标记,母体化合物用方框标记,两个箭头表示包含多代谢步骤

醇、3 mL 去离子水和 1 mL 0.1 mol/L 磷酸盐缓冲液(pH 6)活化固相萃取柱(CSDAU206,200 mg/6 mL)。上样后,将固相萃取柱依次用 3 mL 去离子水、2 mL 0.1 mol/L 乙酸和 3 mL 甲醇洗涤。将固相萃取柱在真空下干燥 10 min,用 3 mL 二氯甲烷:异丙醇:氨水(78:20:2,V/V/V)洗脱,50℃蒸发至干,50 μL 乙酸乙酯溶解残留物,进行GC - MS 分析[24]。

蛋白沉淀法:血液 0.5 g,加入 25 μL 内标(4.0 μg/mL EDDP - d₃)溶液,1 mL 含 0.075%甲酸的乙腈:乙醇(90:10,V//V),混合 10 min,5℃下 5 000 r/min 离心 10 min,取 100 μL 上清液转移至进样小瓶以备 LC - MS 分析[18]。

液液提取法:生物体液 1 mL,2 ng 内标(MDMA - d₅)溶液,1 mL 硼酸盐缓冲剂(pH 9.5),萃取剂用 5 mL 乙醚:二氯甲烷:正己烷:异戊醇的混合物(50:30:20:0.5,V/V/V/V)。离心并蒸发至干,用 50 μL 甲酸铵缓冲液(pH 3)溶解残留物以备 LC - MS 分析[25]。

2. 头发

参考方法一:二氯甲烷清洗后,称取 20 mg 头发样品,加入 1 mL 硼酸缓冲液(pH 9.5)和内标(MDMA - d₅)溶液,50℃下孵育过夜,之后处理方法如上述液液提取法[25]。

参考方法二：取 25 mg 头发，依次用 2 mL 二氯甲烷、甲醇洗涤（涡旋混合 3 min），除去洗涤液，室温下通氮气流将头发干燥，然后将头发剪成 1~2 mm，加入 3 μL 内标溶液和 1.5 mL 甲醇，55℃ 孵育 15 h（不用搅拌），收集有机相，进行 UHPLC‑MS/MS 分析[26]。

## 三、分析方法（3‑MeO‑PCP）

### 1. GC‑MS

色谱条件：Agilent HP‑5MS 色谱柱（30 m×0.250 mm，0.250 μm），总运行时间 11 min，初始温度为 150℃ 保持 1 min，以 15℃/min 的速度升至 290℃，保持 0.67 min，之后运行温度为 50℃。

质谱条件：SIM 模式，3‑MeO‑PCP 碎片离子 $m/z$ 230、272 和 273，保留时间 7.95 min，PCP‑d$_5$ 碎片离子 $m/z$ 205 和 248，保留时间 6.57 min。

全血中 3‑MeO‑PCP 的检出限为 1 ng/mL，定量限为 10 ng/mL[24]。

### 2. LC‑MS

（1）分析参考条件一

色谱条件：Waters HSS C$_{18}$ 色谱柱（150 mm×2.1 mm，1.8 μm）。流动相：A 为 pH 3 的甲酸铵缓冲液，B 为含 0.1% 甲酸的乙腈。流速：0.4 mL/min。梯度洗脱程序：87% A 到 5% A。总运行时间：7 min。进样量：10 μL。

质谱条件：ESI+，MRM 模式。毛细管电压：1.5 kV。源温度：149℃。脱溶剂氮气 600℃。流速：1 000 L/h。3‑MeO‑PCP 离子对 $m/z$ 274.0>120.9（CV：10 V；CE：28 eV），274.0>188.9（CV：10 V；CE：35 eV）。MDMA‑d$_5$ 离子对 $m/z$ 198.9>164.9（CV：22 V；CE：14 eV）[25]。

（2）分析参考条件二

色谱条件：BEH 色谱柱（100 mm，1.7 μm）。流动相：5 mmol/L 甲酸铵缓冲液（pH 3）‑甲醇。流速：0.3 mL/min。

质谱条件：ESI+，MRM 模式。3‑MeO‑PCP 离子对 $m/z$ 274>121，274>86[27]。

（3）分析参考条件三

色谱条件：Zorbax Eclipse Plus C$_{18}$ 色谱柱（2.1 mm×50 mm，1.8 μm）。柱温：60℃。流速：0.5 mL/min。流动相：A 为含 0.05% 甲酸的 10 mmol/L 甲酸铵，B 为 0.05% 甲酸的甲醇。梯度洗脱程序：3 min，5%~70% B，95% B 持续 0.5 min，95% A 平衡 0.5 min。总运行时间：4 min。进样量：2 μL。

质谱条件：ESI+。3‑MeO‑PCP 离子对 $m/z$ 274>86，274>121，274>189 和 EDDP‑d$_3$ 离子对 $m/z$ 282>235。3‑MeO‑PCP 的保留时间 1.89 min，EDDP‑d$_5$ 为 1.97 min。

血液中 3‑MeO‑PCP 的定量限为 0.01 μg/g[18]。

## 四、4‑MeO‑PCP 与 3‑MeO‑PCP 的区分

1. GC‑MS

3‑MeO‑PCP 和 4‑MeO‑PCP 两种异构体可以基于保留时间进行分离。两种异构体的区分见图 8‑3 和图 8‑4。

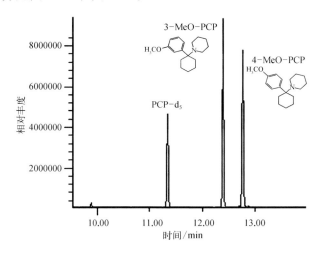

图 8‑3　在 GC‑MS 上分离 3‑MeO‑PCP 和 4‑MeO‑PCP

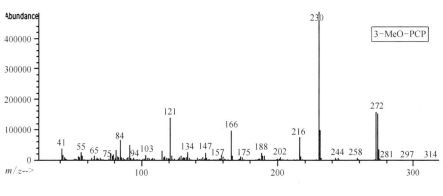

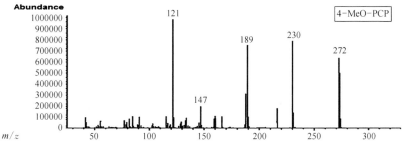

图 8‑4　3‑MeO‑PCP 和 4‑MeO‑PCP 的质谱图

## 2. LC‐QTOF‐MS

3‐MeO‐PCP 和 4‐MeO‐PCP 是位置异构体,使用 LGC Cosmosil $2.5\pi$ NAP 100 mm×2.0 mm 色谱柱进行分离。流动相:A 为含 0.05% 甲酸的 10 mmol/L 甲酸铵,B 为含 0.05% 甲酸的甲醇,等度洗脱(55% A/45% B)。流速:0.4 mL/min[18]。3‐MeO‐PCP 和 4‐MeO‐PCP 异构体的保留时间分别为 6.2 min 和 6.5 min。

## 五、结果评价

迄今为止,对于 3‐MeO‐PCP 尚无明确的中毒和致死浓度,主要因为该物质通常与其他娱乐性物质联用[18,25],如中枢神经系统抑制剂美沙酮和奥沙西泮可能增强其精神活性。

表 8‐4 总结的 15 个 3‐MeO‐PCP 中毒典型案例,非致死性中毒者血液浓度范围为 49~350 ng/mL,致死性中毒者血液浓度范围为 50~3 200 ng/mL。据文献报道,非致死性中毒 4‐MeO‐PCP 的血清浓度通常低于 200 ng/mL[2, 19, 21]。

表 8‐4  典型案例

| 案例 | 案 情 摘 要 | 毒 物 分 析 结 果 | 文献 |
|---|---|---|---|
| 1 | 某 29 岁男性,有非法药物使用史,在床上被发现无反应,旁边有一袋白色粉末,袋子上标记有"fumaric acid 5 G"。到达医院后 9 min 被宣布死亡。尸检采集生物样品。最初的血液酶联反应吸附测定筛查显示苯环利定阳性 | 血液 3‐MeO‐PCP 139±41 ng/mL,苯海拉明(4.1±0.7)μg/mL,苯丙胺< 0.10 μg/mL | [28] |
| 2 | 2 名男性(A 37 岁,B 40 岁)在一次聚会上摄入了粉末状药物和乙醇,15 min 后开始迷失方向,出现幻觉、痉挛,后被送往医院,入院后采集血液和尿液样品 | A 血清 3‐MeO‐PCP 49 ng/mL,甲基苯丙胺 121 ng/mL;B 血清 3‐MeO‐ PCP 66 ng/mL,血液乙醇 1.02 mg/mL | [22] |
| 3 | 某 29 岁男性,在海滩小屋附近的猪圈中被发现,有吸毒史,赤裸,无反应。身旁发现抗焦虑药空瓶。他是一名大学生,最近刚从戒毒所出院。尸检采集血液 | 血液乙醇 0.47 mg/mL,3‐MeO‐PCP 3.2 μg/mL,安非拉酮 1.8 μg/mL;地洛西泮、帽柱木碱、帕罗西汀 | [24] |
| 4 | 某 58 岁男性,被发现躺在房屋地板上没有反应。他有严重的健康问题及鸦片、甲基苯丙胺滥用史。尸检采集血液 | 血液 3‐MeO‐PCP 0.63 μg/mL,甲基苯丙胺 0.11 μg/mL | [24] |
| 5 | 某 27 岁男性,在车上昏迷,送医后清醒,记不清来院前的任何事件,自述是一个绿色血液的外星人,否认非法吸毒,有自杀意念、杀人意念。患有精神分裂症,有利培酮和曲马多治疗史 | 尿液检出 3‐MeO‐PCP | [13] |
| 6 | 2 名年轻人(A 19 岁,B 21 岁),因昏迷被送往医院,呼吸性酸中毒,瞳孔散大和体温过低,到达急诊后采集血液和尿液样品。清醒后称摄入了大量乙醇和未知药丸 | A 血液乙醇 2.0 mg/mL,3‐MeO‐PCP 350.0 ng/mL,尿液 3‐MeO‐PCP 6 109.2 ng/mL;B 血液乙醇 1.7 mg/ mL,3‐MeO‐PCP 180.1 ng/mL,尿液 3‐MeO‐PCP 3 003.6 ng/mL | [29] |

| 案例 | 案 情 摘 要 | 毒 物 分 析 结 果 | 文献 |
|---|---|---|---|
| 7 | 某 19 岁男性,有抑郁症病史,因心动过速、高血压、心动过速和紧张症入院,后出现发热、乳酸性酸中毒、精神运动性激越和幻觉,病情恶化。重症监护 22 h 后,康复出院。在他住院期间不同时间点共采集了四个血液样品 | 血液 3 - MeO - PCP:入院时 0.14 μg/g,入院 2.5 h 0.08 μg/g,入院 5 h 0.06 μg/g,入院 17 h 0.04 μg/g | [18] |
| 8 | 7 例 3 - MeO - PCP 中毒死亡,6 男 1 女,20~32 岁,患有精神病和/或持续吸毒,尸检采集股静脉血 | 股静脉血 3 - MeO - PCP 浓度范围为 0.05~0.38 μg/g | [18] |
| 9 | 某 27 岁男性,MXE 和 3 - MeO - PCP 中毒,有注意缺陷多动障碍、双相障碍和高血压病史,因心动过速、共济失调和垂直性眼球震颤入院,入院后 0 h、2 h 和 3 h 采集血液。治疗 8 h 后恢复正常 | 入院 0 h、2 h、3 h 血液 MXE 浓度分别为 279 ng/mL、205 ng/mL、180 ng/mL,3 - MeO - PCP 分别为 167 ng/mL、131 ng/mL、90 ng/mL | [30] |
| 10 | 某 17 岁男性,有非法药物使用史(苯二氮卓类、阿片类、大麻和苯丙胺类),他在互联网上购买了一袋 3 - MeO - PCP,口服 200 mg,出现了高血压(158/131 mmHg,1 mmHg=0.133 kPa)、心动过速(100 bpm)和神经系统症状(意识障碍、眼球震颤、躁动)被送入医院,经治疗康复出院 | 血液 3 - MeO - PCP 71.1 ng/mL,尿液 3 - MeO - PCP 706.9 ng/mL | [21] |
| 11 | 某 39 岁女性,被她的伴侣勒死。她有非法药物使用史(海洛因、大麻、可卡因、γ-羟基丁酸) | 血液乙醇 1.37 mg/mL,地西泮 157 ng/mL,去甲地西泮 204 ng/mL,可卡因 25 ng/mL,苯甲酰爱康宁 544 ng/mL,3 - MeO - PCP 63 ng/mL;胆汁 3 - MeO - PCP 64 ng/mL;尿液 3 - MeO - PCP 94 ng/mL;3 段 2 cm 头发中浓度分别为 731 pg/mg、893 pg/mg、846 pg/mg,表明该药物已长期滥用。伴侣血液中地西泮 2 120 ng/mL,去甲地西泮 2 540 ng/mL,奥沙西泮 830 ng/mL,美沙酮 290 ng/mL,EDDP 54 ng/mL,四氢大麻酚 8.1 ng/mL,11 - OH - THC 2.8 ng/mL,THC - COOH 190 ng/mL,未检测到 3 - MeO - PCP | [25] |
| 12 | 某 30 多岁男性,被路人发现死在湖边,有苯丙胺和四氢大麻酚滥用史 | 血液 3 - MeO - PCP 152 ng/mL | [27] |
| 13 | 某 41 岁男性,被发现死在家中,身上有几处针刺痕迹,嘴里有大量干血。现场发现了几小袋粉末和晶体,还有几盒奥沙西泮、美沙酮和曲马多。尸检采集心血、股静脉血、尿液和头发(棕色,6 cm)样本 | 外周血 3 - MeO - PCP 498 ng/mL,心血 743 ng/mL,尿液 16.7 μg/mL,头发 15 600 pg/mg | [23] |
| 14 | 某 54 岁男性,被发现死于床上。他有精神分裂症、抑郁症、高血压和药物滥用史(酒精、大麻、甲基苯丙胺和苯环利定)。他的母亲说,他已经戒毒多年,但是从互联网上订购了一些白色粉末,她称之为"3 - MeO - PCP"。被发现 25 h 后进行尸检 | 外周血 4 - MeO - PCP 8.2 μg/mL,心血浓度 14 μg/mL,肝组织 120 mg/kg,玻璃体液 5.1 μg/mL,尿液 140 μg/mL,胃内容物 280 mg | [31] |
| 15 | 某 44 岁男性,赤裸死于家中露台,客厅有装白色粉末的塑料袋,标有"3 - MeO - PCP,不供人类食用" | 血液 3 - MeO - PCP 3 525 ng/mL | [32] |

根据现有文献中苯环利定生物样品的保存稳定性,3 - MeO - PCP 在血液中可冷藏保存稳定 1 年[28]。

目前还没有关于 3 - MeO - PCP 进入头发的药代动力学研究。因此不能根据滥用的剂量和频率来解释数据,对头发中的 3 - MeO - PCP 应谨慎评价[25]。

# 第三节  氯 胺 酮

氯胺酮,俗称"K 粉",最初由 Stevens 于 1962 年合成。1969 年,氯胺酮作为处方药以盐酸盐的形式(商品名:Ketalar)上市销售[3],是目前临床应用的唯一镇静性静脉全麻药,既可用于麻醉诱导,又可进行麻醉维持。然而,如果以亚麻醉剂量给药,它可能引起幻觉、漂浮感而没有实际的意识丧失,因此经常被用作娱乐性药物。《2015 年世界毒品报告》将氯胺酮归类为一种世界范围内的娱乐性药物,在 58 个国家有非法使用的报道。2003 年,公安部将氯胺酮列入毒品范畴,2004 年 7 月,国家食品药品监督管理局将氯胺酮及其盐或制剂列入第一类精神药品进行管理。

## 一、体内过程

### 1. 吸收与代谢

粉末状氯胺酮通常采用鼻吸、吸烟等方式使用,或添加到饮料中饮用,液态氯胺酮则被注射使用。氯胺酮经静脉注射、肌内注射、直肠给药、鼻吸和口服均可较快吸收。静脉注射可在 30 s 内起效。肌内注射与静脉注射起效时间相似,并且具有高达 90% 的生物利用度。最常见的形式是鼻吸,起效迅速,生物利用度约为 50%。口服起效要慢得多,在给药后约 30 min 可在血液中检测到,药峰浓度估计为相同剂量肌内注射所观察到的血浆浓度的 20%[33],口服给药由于肝脏首过代谢,生物利用度低,为 16%~29%[34]。直肠给药生物利用度为 25%[35]。

氯胺酮是高度脂溶性的,分配半衰期很短(约 10 min),血浆蛋白结合率为 10%~50%,可以迅速分配到血液灌注较高的区域,如大脑[33]。有研究表明,在大鼠尾静脉注射氯胺酮(20 mg/kg)后,氯胺酮和去甲氯胺酮都迅速在大脑蓄积,并在给药后 1 min 内达到峰值浓度[34]。

氯胺酮主要通过肝脏代谢,消除半衰期为 2~4 h。氯胺酮主要被 CYP2B6 代谢,大部分在 24 h 内从体内清除,但是活性代谢物的存在,可能会延长其作用[33]。氯胺酮主要通过 $N$ - 去甲基化代谢为去甲氯胺酮,该反应主要由 CYP2B6 和 CYP3A4 催化,CYP3A4 催化($S$)-氯胺酮去甲基化比($R$)-氯胺酮更迅速,CYP2B6 对两者的催化效率几乎相同,氯胺酮代谢的个体差异部分归因于 CYP450 酶表达的差异。去甲氯胺酮进一步代谢为羟基去甲氯胺酮(hydroxynorketamines，HNK)和脱氢去甲氯胺酮(dehydronorketamine，DHNK)。摄入氯胺酮后，可在人体中检测到 HNK 代谢物，其中(2R,6R;2S,6S)-HNK 和(2S,6R;2R,6S)-HNK 是血浆中主要的 HNK,(2R,6R;2S,6S)-HNK 的代谢主要由 CYP2A6 和 CYP2B6 催化进行,这些酶也负责(2S,4S;2R,4R)-HNK 与(2S,5S;2R,5R)-HNK 的形成。CYP3A4 和 CYP3A5 是可催化去甲氯胺酮转化为(2S,4R;2R,4S)-HNK 的主要酶,CYP2B6 主要负责催化去甲氯胺酮向(2S,5R;2R,5S)-HNK 的转化。另一个次级代谢物 DHNK,可以通过 CYP2B6 的作用直接由去甲氯胺酮形成,也可以通过非酶促脱水由 5-HNK 形成[34]。氯胺酮的主要代谢途径见图 8-5[34]。

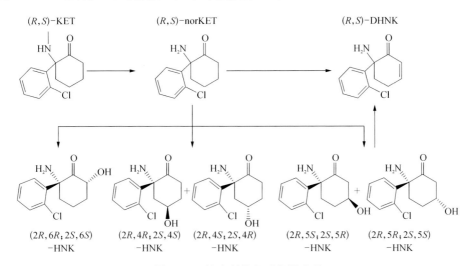

图 8-5　氯胺酮的主要代谢途径

　　除了主要代谢途径之外,氯胺酮还有其他代谢途径。这些途径之一是氯胺酮直接羟基化为 6-羟基氯胺酮(6-HK)。氯胺酮代谢为(2R,6R;2S,6S)-HK,主要由 CYP2A6 催化,(2R,6R;2S,6S)-HK 再由 CYP2B6 催化去甲基为相应的 HNK。(2S,6R;2R,6S)-HK 的去甲基化非常缓慢。据报道,除了 6-HK 外,还产生 4-HK 代谢物。通过 CYP2C9 或含黄素单加氧酶的作用使苯环羟基化形成羟苯基氯胺酮代谢物,CYP2C9 主要用于(R)-氯胺酮,含黄素单加氧酶主要用于(S)-氯胺酮。最后,还观察到了 HNK 的酚类异构体,这可能是去甲氯胺酮羟基化产生的[34]。氯胺酮的次要代谢途径见图 8-6。

　　2. 体内分布

　　某 46 岁女患者手术前静脉注射 100 mg 氯胺酮,40 min 后因外伤致死,死者各脏器中的氯胺酮含量见表 8-5。三例氯胺酮中毒致死者各脏器的氯胺酮浓度见表 8-6。

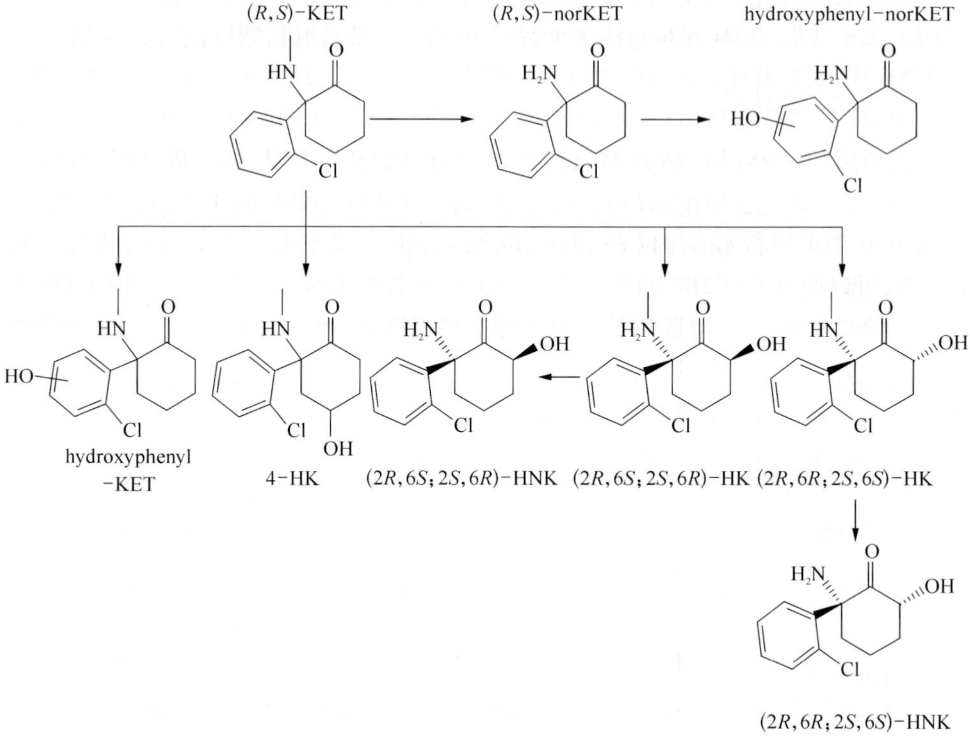

图 8-6　氯胺酮的次要代谢途径

### 表 8-5　氯胺酮的体内分布

单位: μg/g 或 μg/mL

| | 血　液 | 脑组织 | 肝组织 | 肾组织 |
|---|---|---|---|---|
| 浓度 | 3.0 | 4.0 | 0.8 | 0.6 |

### 表 8-6　中毒致死者各脏器的氯胺酮浓度

单位: μg/g 或 μg/mL

| 编号 | 剂量 | 血液 | 脑组织 | 肝组织 | 肾组织 | 尿液 | 胃内容物 |
|---|---|---|---|---|---|---|---|
| 1 | 900 | 7.0 | | 6.3 | 3.2 | | |
| 2 | | 1.8 * | 4.3 | 4.9 | 3.6 | 2.0 | |
| 3 | 1 000 | 27 | 3.2 | 6.6 | 3.4 | 8.5 | |
| 4 | 慢性投毒 | 3.8 | | | | 1.2 | 21 |

* 血中乙醇浓度为 1.7 mg/mL。

氯胺酮存在死后再分布,1995 年报道的两例死亡案例中,心血与股动脉血浓度比为 1.6(0.8~2.3),2004 年报道的两个案例中,心血与股静脉血浓度比为 2.7~3.8[36]。

## 二、样品处理

氯胺酮检验的体内检材主要为血液、尿液、头发和组织,其分析结果可相互补充。生物检材中氯胺酮及其代谢物去甲氯胺酮、脱氢去甲氯胺酮的前处理简便,无须衍生化即可进行 GC - MS 或 LC - MS/MS 分析。

1. 体液

液液提取法:血液或尿液 200 μL,加入 10 μL 内标(氯胺酮- $d_4$ 和去甲氯胺酮- $d_4$,1 μg/mL)溶液,250 μL 碳酸钠(1∶1 饱和溶液稀释液),混合 10 s,加入 4 mL 甲基叔丁基醚,在室温下连续摇动 15 min,3 200×$g$ 离心 5 min,上清液在 40℃ 的温和氮气流下挥干,用 100 μL 乙腈∶水(40∶60,$V/V$)溶解残留物以供 LC - MS/MS 分析[37]。

蛋白沉淀法:血液样品 200 μL,加入 10 μL 内标溶液(1 ng/μL),600 μL 乙腈,涡旋混合,13 000 r/min 离心 5 min,上清液在氮气流下干燥,100 μL 甲醇溶解残余物[8]。

固相萃取法:尿液 1 mL,加入 50 μL 内标溶液和 1 mL 0.1 mol/L 磷酸盐缓冲液(pH 6),4 000 r/min 离心 5 min,取上清液。ACCUBOND EVIDEX 固相萃取柱用 1 mL 甲醇和 1 mL 0.1 mol/L 磷酸盐缓冲液(pH 6)的混合物进行活化,上样后,依次用 5 mL 超纯水、2 mL 0.01 mol/L 盐酸和 2 mL 甲醇淋洗,2 mL 乙酸乙酯∶甲醇∶氨水(75∶25∶2,$V/V/V$)洗脱,洗脱液在 50℃氮气流下蒸发至干,并用 125 μL 起始流动相[0.1%甲酸水∶甲醇(90∶10,$V/V$)]溶解残留物,13 000 r/min 离心 5 min,将 100 μL 上清液转移到进样小瓶供 LC - MS/MS 分析。对于血液样本,加入 1 mL 乙腈 4 000 r/min 离心 15 min,然后按照与尿液样品相同的方案,固相萃取处理上清液[38]。

填充注射微萃取法:吸附剂使用前用 5×0.25 mL 甲醇活化,4×0.25 mL 水平衡。尿液 0.25 mL,用 0.25 mL 去离子水稀释,加入 10 μL 内标溶液(1 μg/mL),轻轻混合 30 s,尿液吸附后,以约 10 μL/s 的流速通过设备 8 次,吸附剂用 0.25 mL 5.25%乙酸和 0.1 mL 5%甲醇水清洗,最后,用 0.1 mL 含 6%氨水的甲醇洗脱分析物。血浆 0.25 mL,用 7 mL 磷酸盐缓冲液稀释,加入 10 μL 内标溶液(1 μg/mL),混合 30 s,血浆吸附后,以约 10 μL/s 的流速通过设备 26 次,吸附剂用 0.1 mL 0.1%乙酸和 10%甲醇水清洗,最后,用 0.1 mL 含 3%氨水的甲醇洗脱分析物。室温下,将洗脱液在温和氮气流下挥干,50 μL 甲醇溶解残余物。进样量 2 μL,以不分流模式进行 GC - MS/MS 分析,无须衍生化[39]。

分散液液微萃取法:尿液 5.0 mL 放入带有圆锥形底部的 15.0 mL 玻璃试管

中,加 5% 氢氧化钠、1 mol/L 盐酸和碳酸钠−碳酸氢钠缓冲液将 pH 调节至 10,用注射器将含有萃取溶剂(四氯乙烯 30 μL)的分散溶剂(乙醇 0.5 mL)迅速注入样品溶液中,将混合物静置几分钟,4 000 r/min 离心,使萃取相的分散液滴沉降在锥形试管的底部。使用 10.0 μL 微型注射器收集 1.0 μL 的沉积物萃取相,并注入 GC−MS 系统中[40]。

2. 头发

超声提取法:约 3 cm 的头发样品,依次用丙酮、0.1% 十二烷基硫酸钠、去离子水、丙酮清洗,风干,将头发样品剪成 1~2 mm,称取约 5 mg,加入 0.5 mL 提取溶液(含内标),室温下超声处理 2 h。提取溶液是甲醇:乙腈:2 mmol/L 甲酸铵含 8% 乙腈,比例为 25:25:50(V/V/V)。19 000×g 离心 30 s,收集上清液,在 60℃ 氮气流下干燥,残留物在 50 μL 3% 的乙腈水溶液(含 0.1% 甲酸)中溶解,19 000×g 离心 30 s,收集上清液进样[17]。

固相提取法:头发用 5 mL 二氯甲烷洗涤两次,每次 5 min,干燥后,取 40 mg 头发样品加入内标氯胺酮−d₄(200 ng),1 mL 氢氧化钠(1 mol/L),95℃ 下消化 10 min。用 1 mL 0.1 mol/L 盐酸酸化碱性提取液,加入 2 mL 正己烷:乙酸乙酯(9:1,V/V),涡旋,4 400×g 离心 5 min。该提取进行两次。将剩余的水相用 3.33 mol/L 磷酸调节 pH 至 5.5。OASIS MCX 固相萃取柱(60 mg)先用甲醇和去离子水活化,上样后,用水:乙酸(98:2,V/V)和甲醇:水:乙酸(18:80:2,V/V/V)洗涤,最后用二氯甲烷:异丙醇:氨水(85:15:2,V/V/V)洗脱分析物。吹干后,将 PFPA:乙酸乙酯(10:6,V/V)加入所得提取物中,置于 70℃ 下 30 min,将获得的溶液蒸发至干,用 100 μL 的正己烷复溶,进行 GC−MS 分析[41]。

3. 脑组织

液液提取法:冷冻的大鼠脑组织四分之一(约 0.5 g)置于含 1.4 mm 陶瓷球的 2 mL 基质裂解管中,加入 500 μL 磷酸盐缓冲液(pH 7.4)和 100 μL 内标溶液,将样品在振荡器中以 6.0 的速度处理 30 s。加入 10 μL 三氯乙酸(20%)沉淀蛋白质,剧烈混合,然后在 4℃ 下以 8 000×g 离心 10 min,上清液转移至 2 mL 离心管中,加入 40 μL 氢氧化钠(1 mol/L)中和后,用 1 mL 氯仿萃取三次。每次萃取,将混合物摇动 5 min,1 000×g 离心 1 min,用注射器抽取 975 μL 下层有机层,合并三次有机层,60℃ 氮气流下挥干,残留物重新溶于 200 μL 氯仿以供 GC−MS 分析[42]。

4. 骨组织

骨骼依次用磷酸盐缓冲液(0.1 mol/L,pH 6)、甲醇和丙酮清洗,在空气中风干 48 h,研磨,取 0.5 g 放入衬有聚四氟乙烯的提取容器中,加入 5 mL 丙酮:己烷(1:1,V/V)作为提取溶剂,使用微波消解仪在 80℃ 下提取 30 min。将样品冷却 20 min,转移有机层,剩余样品用 5 mL 提取溶剂洗涤,合并两次有机层,在 70℃ 的温和气流下挥干,1 mL 流动相(0.1 mol/L,pH 6)溶解残余物。添加内标(200 ng

氯胺酮-$d_4$,200 ng 去甲氯胺酮-$d_4$),100 μL 冰醋酸和 3 mL 乙腈：甲醇(1：1, $V/V$),在-20℃下保存 12 h 以沉淀蛋白质和脂质。4 000 r/min 离心 10 min,收集上清液,在温和空气流(70℃)下蒸发至 1 mL,用流动相(0.1 mol/L, pH 6)稀释至 4 mL,加入 100 μL 冰醋酸酸化。使用 Clean Screen XCEL1 48 Well Plates(130 mg)进行固相萃取。固相柱先用 3 mL 甲醇、3 mL 蒸馏水和 3 mL 磷酸盐缓冲液活化,上样后,用 3 mL 磷酸盐缓冲液和 3 mL 0.1 mol/L 乙酸清洗,将固相柱在 400 mmHg 下干燥 5 min,用 3 mL 甲醇冲洗,再干燥 10 min,用 4 mL 乙酸乙酯：异丙醇：氨水(80：17：3,$V/V/V$)洗脱,在空气流(70℃)下蒸发至干,100 μL 乙酸乙酯中复溶,用于 GC-MS 分析[43]。

5. 干血斑

使用 Bond Elut 采样卡制备干血斑,在室温下干燥至少 2 h,然后使用手动打孔器从每个斑点的样品区域中心取出直径为 3 mm 的干血斑,将三个干血斑放入装有 900 μL 甲醇：0.1%甲酸的试管中,1 h 后,将试管 4 000 r/min 离心 5 min,上清液在室温氮气流下蒸发至干,再溶解于 100 μL 0.1%甲酸水中供分析[44]。

## 三、分析方法

1. GC-MS

(1) 分析参考条件一

色谱条件：5%苯甲基硅氧烷毛细管柱(30 m×0.25 mm,0.25 μm)。进样量：1 μL。载气为恒压氦气,进样口和四极杆温度分别为 230℃和 150℃。升温程序：60℃(1 min),30℃/min 升至 116℃,5℃/min 升至 150℃,20℃/min 升至 300℃,保持 1 min。

(2) 分析参考条件二

色谱条件：VF-5 色谱柱(30 m×0.25 mm,0.25 μm)。升温程序：80℃(1 min),20℃/min 升至 280℃保持 9 min。载气：氦气。流速：1.0 mL/min。不分流进样,进样口温度 280℃。

质谱条件：EI 源,70 eV。在 $m/z$ 50~550 范围内扫描。捕集阱和传输线温度分别为 150℃和 230℃。氯胺酮保留时间为 9.072 min[40]。

(3) 分析参考条件三

色谱条件：HP-5MS 熔融-硅毛细管柱(30 m×0.25 mm,0.25 μm)。升温程序：100℃(0.5 min),25℃/min 至 280℃(7.2 min)并保持 7 min,总运行时间 14.7 min。进样口和离子源的温度为 250℃和 280℃。载气：氦气。流速：0.8 mL/min。

质谱条件：质谱仪灯丝电流 35 μA,MRM 模式,电离能为 70 eV。碰撞气体用 2.5 mL/min 氦气。GC-MS/MS 参数见表 8-7[39]。

血浆和尿液中氯胺酮检出限为 5 ng/mL[39]。

表 8-7　GC-MS/MS 参数

| 化 合 物 | 保留时间(min) | 离子对(m/z) | CE(eV) |
|---|---|---|---|
| 氯胺酮 | 6.92 | 179.7>150.8 | 10 |
|  |  | 179.7>115.9 | 15 |
| 氯胺酮-$d_4$ | 6.92 | 183.7>155.0 | 5 |
| 去甲氯胺酮 | 6.78 | 165.7>131.0 | 10 |
|  |  | 165.7>148.7 | 10 |
| 去甲氯胺酮-$d_4$ | 6.78 | 169.8>135.2 | 10 |

（4）分析参考条件四

色谱条件：ZB-Drug-1 色谱柱（30 m×0.25 mm,0.25 μm），进样口温度 250℃，进样量 2 μL。升温程序：初温 60℃ 保持 3 min,130℃/min 升至 170℃，2℃/min 升至 205℃,60℃/min 升至 300℃,保持 3 min,总运行时间为 26 min。

质谱条件：EI 源,SIM 模式。氯胺酮碎片离子为 m/z 180、182、209,去甲氯胺酮 m/z 166、168、195,脱氢去甲氯胺酮 m/z 153、138、221。去甲氯胺酮-$d_4$ m/z 170、172、199,氯胺酮-$d_4$ m/z 184、213、156。定量离子分别是 m/z 180、166、153。去甲氯胺酮-$d_4$ 用作脱氢去甲氯胺酮的内标。

氯胺酮和去甲氯胺酮的检出限为 10 ng/mL,脱氢去甲氯胺酮为 25 ng/mL[43]。

2. LC-MS

（1）分析参考条件一

色谱条件：Agilent Zorbax Eclipse Plus $C_{18}$ 色谱柱（2.1 mm×50 mm,1.8 μm）。流动相：A 为含 3% 乙腈的 0.1% 甲酸水,B 为含 0.1% 甲酸的乙腈。室温下流速 0.3 mL/min。梯度洗脱程序：0.00~1.00 min,0% B,1.00~1.30 min,0~13% B,1.30~4.00 min,13%~15.5% B,4.05~9.00 min, 90% B,9.01~12.00 min,0% B。

质谱条件：ESI+,MRM 模式。干燥气体（氮气 10 L/min,325℃）,毛细电压 4 000 V。质谱条件见表 8-8。头发中氯胺酮和去甲氯胺酮的检出限分别为 20 pg/mg 和 100 pg/mg[17]。

表 8-8　LC-MS/MS 氯胺酮和去甲氯胺酮的质谱条件

| 化 合 物 | 前体离子(m/z) | 碎片能量(V) | CE(eV) | 碎片离子(m/z) |
|---|---|---|---|---|
| 氯胺酮 | 238.1 | 100 | 21 | 125.0* |
|  |  | 100 | 65 | 115.0 |
| 氯胺酮-$d_4$ | 242.1 | 90 | 29 | 129.0* |
|  |  | 90 | 13 | 224.1 |

| 化 合 物 | 前体离子($m/z$) | 碎片能量(V) | CE(eV) | 碎片离子($m/z$) |
|---|---|---|---|---|
| 去甲氯胺酮 | 224.1 | 90 | 29 | 125.0 * |
| | | 90 | 9 | 207.0 |
| 去甲氯胺酮-$d_4$ | 228.1 | 90 | 29 | 129.0 * |
| | | 90 | 9 | 211.0 |

\*：定量离子。

（2）分析参考条件二

色谱条件：CHIRALPAK AS‑3R 色谱柱（100 mm×4.6 mm, 3 μm）。流动相：1 mmol/L 碳酸氢铵：乙腈（54∶46, V/V）。室温下流速 1.0 mL/min，进样后 2~4.8 min，将液相色谱洗脱液导入质谱仪。

质谱条件：具有涡轮离子喷雾器（turbo ion spray, TIS）接口的质谱仪，ESI+，SRM 模式，TIS 源温度：650℃。TIS 电压：4 500 V。气帘气：26 psi。雾化气体：50 psi。TIS 气体：80 psi。碰撞气体：8。DP：51 V。入口电压：10 V。出口电压：22 V。氯胺酮 CE 为 39 V，去甲氯胺酮和内标为 35 V，驻留时间 200 ms。氯胺酮、去甲氯胺酮和 $^2H_4$‑去甲氯胺酮（内标）的离子对分别为 $m/z$ 238>125, $m/z$ 224>125 和 $m/z$ 228>129。（S）‑氯胺酮、（R）‑氯胺酮、（S）‑去甲氯胺酮和（R）‑去甲氯胺酮的保留时间分别为 3.3 min、3.7 min、2.9 min 和 3.3 min[45]。

## 四、结果评价

1. 阳性结果的判断阈值

生物检材中氯胺酮及其代谢物的分析通常包括筛选和确认两个步骤。氯胺酮主要流行于亚洲地区，国际上尚无公认的阈值。上市的酶联免疫筛选阈值为 1 000 ng/mL。

Leung[17]基于对来自中国香港 977 个氯胺酮滥用者的头发样本的分析，发现氯胺酮阈值为 400 pg/mg 时，在此阈值下，90.5% 的样品可检出代谢物去甲氯胺酮（图 8‑7）。

2. 血液、尿液、唾液和毛发的应用特点

血液、尿液、唾液和毛发等生物检材检测时限不同，因此，在法医毒物学上可发挥各自特殊的优势作用。氯胺酮进入体内后代谢迅速，血液和唾液中检测时限很短，通过口服给药仅能在 2 h 内检出氯胺酮原形。血液中氯胺酮的治疗浓度为 0.04~3 μg/mL，中毒浓度为 7 μg/mL 以上，但与其他药物共存发生协同作用时，中毒风险明显增大，如某中毒死亡案件中，血液中氯胺酮浓度为 1.8 μg/mL，乙

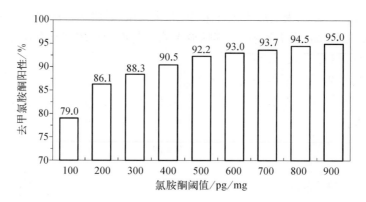

图 8-7　不同氯胺酮阈值下检测到的去甲氯胺酮阳性样品的百分比

醇浓度为 0.66 mg/mL。在给药后 24 h 无法检出尿液中的氯胺酮,仅可检测到代谢物(表 8-9)[46]。尿液中氯胺酮及其代谢物去甲氯胺酮和脱氢去甲氯胺酮的浓度比例与留尿时间相关,通常脱氢去甲氯胺酮的浓度最高,氯胺酮浓度最低。

表 8-9　肌内注射 10 mg 后尿液中氯胺酮及其代谢物浓度

单位: ng/mL

| 受试者 | | 氯胺酮 | 去甲氯胺酮 | 脱氢去甲氯胺酮 |
|---|---|---|---|---|
| S1 | 1 h | 131.0 | 43.0 | 79.1 |
| | 2 h | 53.2 | 74.1 | 227.3 |
| | 4 h | 12.9 | 21.0 | 86.4 |
| | 24 h | ND | ND | 22.8 |
| S2 | 1 h | 70.8 | 19.7 | 22.8 |
| | 2 h | 18.2 | 20.7 | 33.5 |
| | 4 h | 5.4 | 12.5 | 60.4 |
| | 24 h | ND | ND | 30.2 |
| S3 | 1 h | 28.0 | 15.4 | 78.9 |
| | 2 h | 13.4 | 36.8 | 270.7 |
| | 4 h | 8.9 | 31.2 | 278.9 |
| | 24 h | ND | ND | 23.6 |

注: ND 为未检出。

　　氯胺酮所具有的致幻和麻醉作用可明显损害人的行为能力。14 例交通事故中,血液氯胺酮浓度为 170~850 ng/mL,去甲氯胺酮浓度为 190~1 400 ng/mL[47]。
　　在交通事故中,唾液中氯胺酮浓度高于阈值时,其行为能力明显受到损害。但应注意采样时间,如果吸食后不久即采样,那么口服、鼻吸等方式可造成唾液污染。一般应在停用 1~2 h 后采集唾液,其唾液中浓度与血液中浓度具有相关性。

毛发分析可提供长程的用药信息。氯胺酮滥用者头发中可同时检出氯胺酮及其代谢物,它们的亲脂性决定了进入毛发的速度,氯胺酮最快,而脱氢去甲氯胺酮最慢。另外,进入毛发的量随毛发中黑色素含量的增加而增加,动物实验结果见图 8-8。

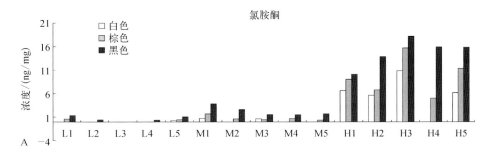

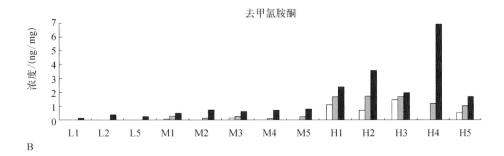

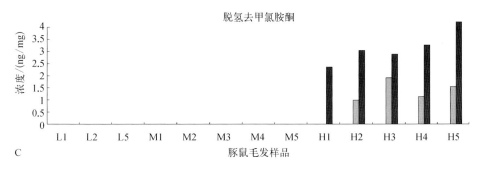

图 8-8　豚鼠毛发中氯胺酮的分色比较

吸毒人群黑色头发中氯胺酮与去甲氯胺酮含量的比值均值为 9.28(范围 1.14~38.89)[48]。氯胺酮滥用者的滥用频率与头发中氯胺酮浓度存在一定的相关性(表 8-10)[49]。

表 8‐10　头发中氯胺酮浓度与滥用频率的关系

| 滥用频率(次/周) | 氯胺酮(ng/mg) | 滥用频率 |
| --- | --- | --- |
| 1(n=9) | 1.1~42.7(平均值9.9) | 低 |
| 2/3(n=19) | 13.5~111.1(平均值37.4) | 中 |
| 每天(n=6) | >45.1(平均值121.3) | 高 |

　　胎毛分析可反映孕妇在怀孕后期是否吸毒。一名新生儿出现肌张力减退、机能障碍等症状,取胎毛进行毒物分析,2 cm 胎毛中可检出氯胺酮和去甲氯胺酮成分,浓度分别为 141 pg/mg 和 63 pg/mg。

　　3. 骨组织应用特点

　　骨骼类型是影响氯胺酮、去甲氯胺酮水平的主要因素,九种骨骼类型中只有腰椎和胸椎检测到了脱氢去甲氯胺酮,死后体位也是影响因素之一[43]。大鼠骨骼分析结果见图 8‐9 和图 8‐10。

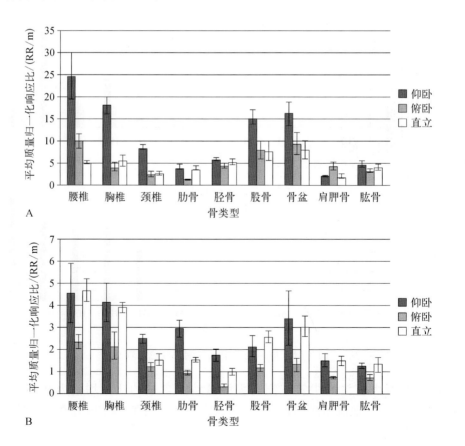

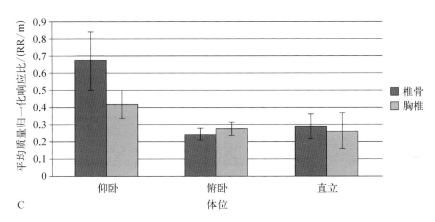

图8-9　阴凉处,大鼠不同部位骨骼中氯胺酮(A)、去甲氯胺酮(B)和脱氢去甲氯胺酮(C)的平均质量归一化响应比(RR/m)

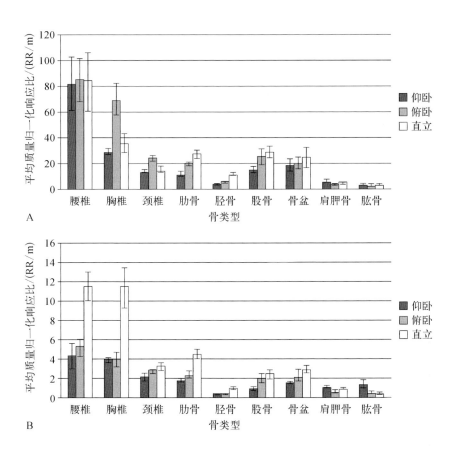

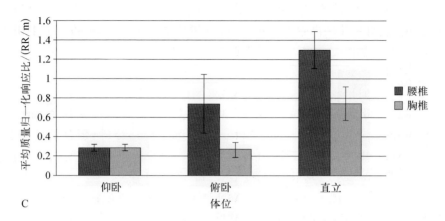

C

图 8 - 10  阳光直射下,按体位掩埋的大鼠不同部位骨骼中氯胺酮(A)、去甲氯胺酮(B)和脱氢去甲氯胺酮(C)的平均质量归一化响应比(RR/m)

# 第四节  2 -(3 -甲氧基苯基- 2 -乙氨基环己酮)

2 -(3 -甲氧基苯基- 2 -乙氨基环己酮)(methoxetamine, MXE)是在氯胺酮结构上衍生形成的新型策划药。在氯胺酮类似物中,MXE 的使用最广泛,其效力比氯胺酮高三倍[50]。2010 年,MXE 首次在被称为"legal highs"的娱乐产品中被发现。现在,MXE 已经成为一种新的毒品,其兼具氯胺酮和苯环利定的麻醉、致幻作用,同时乙基侧链更增强了其作用效应。MXE 在互联网非法市场的销售名称包括"Legal Ketamine""Special M""Mexxy""MXE""K Max""M - Ket""MA""Legant Ketamine""Minx""Jipper""Roflcoptr""METH - O""MXE - Powder"[51-53]。MXE 通常以粉末出售,也有片剂、胶囊或液体形式。在缉获的样品中,MXE 大多以白色、无味、结晶性粉末,或灰白色、米色、黄色粉末形式出现。迄今为止,关于滥用 MXE 导致不良后果(包括死亡)的报道越来越多,因此 MXE 在中国、日本、俄罗斯、英国、土耳其、韩国和某些欧盟成员国已被列管[52]。

## 一、体内过程

### 1. 吸收与代谢

MXE 的给药途径包括口服、舌下含服、鼻吸、直肠给药、静脉注射或肌内注射。据报道,滥用剂量范围为 10~200 mg,鼻吸为 20~60 mg,口服为 40~60 mg,肌内注射为 15~30 mg。给药后通常在 10~90 min 后起效,并且可能持续 1~7 h,具体时间取决于给药途径,鼻吸 2.5~4 h,口服 3~5 h,肌内注射 2~3 h[52,54]。

　　人肝微粒体孵育研究表明,MXE 代谢途径包括 $N$-去乙基、$O$-去甲基、羟基化、还原和脱氢,该研究使用高效液相色谱-高分辨质谱鉴定了 MXE 的 5 个 I 相代谢物和 2 个 II 相代谢物: $N$-去乙基-MXE[$N$-desethyl-(nor)methoxetamine]、$O$-去甲基-MXE($O$-desmethyl-methoxetamine)、羟基-nor-MXE(hydroxy-normethoxeta-mine)、$O$-去甲基-nor-MXE($O$-desmethyl-normethoxetamine)、二氢-nor-MXE(dihydronormethoxetamine)和 $O$-去甲基-MXE-葡萄糖苷酸($O$-desmethylmethoxetamine-glucuronide)、$O$-去甲基-nor-MXE-葡萄糖苷酸($O$-desmethyl-normethoxetamine-glucuronide)[54,55]。用人肝 CYP450 酶进行的药代动力学研究表明,$N$-去乙基化由 CYP2B6 和 CYP3A4 催化,$O$-去甲基化通过 CYP2B6 和 CYP2C19 催化,羟基化由 CYP2B6 催化。$N$-去乙基-MXE 可能是最重要的代谢物[56]。MXE 的主要代谢途径见图 8-11[54]。

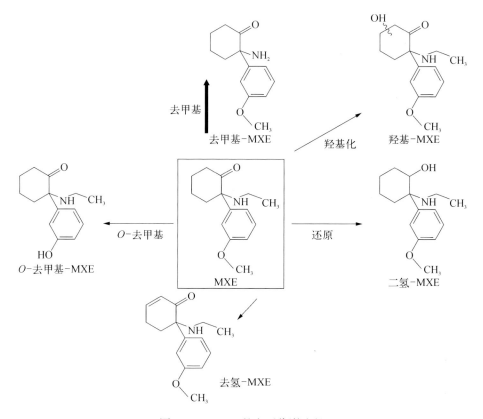

图 8-11　MXE 的主要代谢途径

　　大鼠单次皮下注射 40 mg/kg MXE 后 24 h 内收集的尿液经 LC-MS/MS 分析显示,MXE 约 75% 以原形从尿液排出,还有 15% $O$-去甲基-MXE,4% nor-MXE,

3% 二氢-$O$-去甲基-MXE,其他代谢物占少数,未检测到二氢-nor-MXE。大鼠尿液中 MXE 代谢物的定量结果见图 8-12[57]。

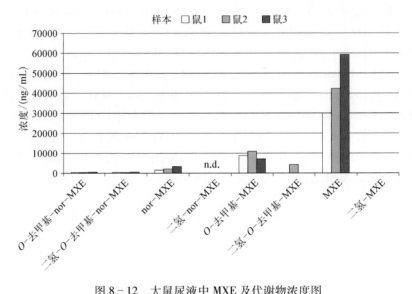

图 8-12  大鼠尿液中 MXE 及代谢物浓度图

n.d.表示未检测到

### 2. 体内分布

大鼠皮下注射 10 mg/kg MXE 后血清和脑组织中浓度-时间曲线见图 8-13。在整个观察时间中,MXE 脑与血清比例为 2.06~2.93,表明 MXE 容易穿过血脑屏障,在脑组织中累积[57]。

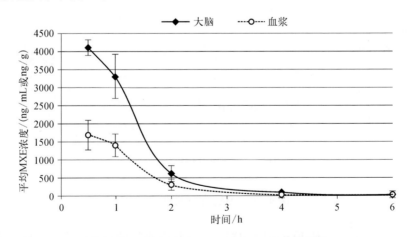

图 8-13  在 0.5 h、1 h、2 h、4 h、6 h 观察到的
大鼠血清和脑组织中的 MXE 平均浓度

## 二、样品处理

### 1. 血液

固相萃取法:血液 1 mL 中加入 5 mL 0.1 mol/L 磷酸缓冲液(pH 6),涡旋离心,取上清液上柱。Clean Screen DAU 206 固相萃取预先活化,上柱后依次用 1 mL 蒸馏水、1 mL 1.0 mol/L 乙酸清洗,干燥后用 3 mL 二氯甲烷:异丙醇:氨水(78:20:2,$V/V/V$)洗脱,洗脱液在氮气流下挥干,加入 200 μL 流动相溶解残余物,供 LC - MS/MS 分析[58]。

### 2. 尿液

尿液用空白尿液稀释 100 倍,涡旋,取 200 μL,加入 10 μL 内标(苯丙胺-$d_5$,20 μg/mL)溶液混匀即可[51]。

### 3. 组织

盐析辅助液液萃取法:脑组织、肺组织和肝组织 100 mg,加入 10 μL 内标(nor-MXE-$d_3$,1 μg/mL)溶液,小珠子,200 μL 10 mmol/L 氨水,100 μL 乙腈,均质机中研磨 5~25 min,加 300 μL 乙腈,涡旋,20 mg 氯化钠,100 mg 硫酸钠,剧烈混合 1 min,18 700×$g$ 离心 5 min,收集 200 μL 上清液,蒸发至干,用 0.1%甲酸水:甲醇(8:2,$V/V$)溶解残余物,进行 LC - MS/MS 分析[59]。

### 4. 头发

将头发放入 10 mL 水中清洗 2 min,10 mL 二氯甲烷清洗 2 min 2 次。干燥后剪碎,称取 50 mg,加入 25 μL 内标(东莨菪碱-$d_3$)溶液,3 mL 磷酸二氢钾缓冲液(0.1 mol/L, pH 5),摇动水浴中孵育过夜,3 000 r/min 离心 5 min。上清液中加入 1 mL 0.25 mol/L 氢氧化钠,5 mL 二氯甲烷:乙醚(70:30,$V/V$),混合 15 min,3 000 r/min 离心 5 min,除去上层水相,将有机相在氮气流下挥干,70 μL 2 mmol/L 甲酸缓冲液(pH 3):乙腈(90:10,$V/V$)溶解残余物[60]。

### 5. 干血斑

干血斑用 0.5 mL 的 0.025 mol/L 盐酸浸泡并涡旋,放置 24 h 后再次涡旋。取 200 μL,加入 10 μL 内标(苯丙胺-$d_5$,20 μg/mL)溶液,涡旋,加入 200 μL 0.5 mol/L 碳酸盐缓冲液(pH 11),1 mL 正丁基氯,混合 30 s,15 000 r/min 离心 5 min,将有机层(800 μL)转移到干净的小瓶中,加 100 μL 0.025 mol/L 盐酸,40~45℃ 蒸发 10~15 min,水相残留物涡旋供 LC - MS/MS 分析[51]。

## 三、分析方法

### 1. GC - MS

色谱条件:HP - 5MS 柱(30 m×0.25 mm,0.5 μm),初温 80℃(4 min),升温速度以 20℃/min 升至 280℃(5 min),再以 40℃/min 升至 290℃(15 min)。进样口温度 225℃。

质谱条件：EI 源。MXE 的特征碎片离子为 $m/z$ 247、219、190[58]，离子 $m/z$ 190 用于定量。

血清中定量限为 5 ng/mL[61]。

2. LC - MS

（1）分析参考条件一

色谱条件：Silvertone C$_{18}$ 柱（50 mm×2.0 mm，5 μm）。流动相：A 为含 0.1% 甲酸的乙腈，B 为 0.1% 的甲酸水溶液。梯度洗脱程序：0~0.5 min，5% B；0.5~4 min，90% B；5~5 min，90% B；5~5.1 min，5% B；5.1~6 min，5% B。

质谱条件：ESI+，MRM 模式。MXE 的特征碎片离子对为 $m/z$ 248.1 > 203.2，248.1>121.2。

血液中 MXE 的检出限为 0.5 ng/mL[58]。

（2）分析参考条件二

色谱条件：Kinetex C$_{18}$（100 mm×4.6 mm，2.6 μm）。柱温：25℃。流动相：A 为 0.1% 甲酸的乙腈，B 为 0.1% 甲酸的水溶液。流速：0.5 mL/min。进样量：10 μL。梯度洗脱程序：初始 10%A，0~7 min 升至 90%A，8 min 回到 10%A，保持 5 min，总运行时间 13 min。

质谱条件：MRM 模式。MXE 离子对 $m/z$ 248.2>203.1，248.2>175.1，248.2> 121.1，248.2>91.1；苯丙胺- d$_5$ 离子对 $m/z$ 141.1>124.1，141.1>93.0。质谱参数：毛细管电压 3 500 V，气流（氮气）10 L/min，气体温度 325℃，鞘气流量 11 L/min，鞘气温度 325℃，雾化器压力 40 psi，驻留时间 200 ms。MXE 碎裂电压 101 V，苯丙胺- d$_5$ 为 72 V。MXE 和苯丙胺- d$_5$ 跃迁的 CE 分别为 8 V、16 V、28 V、480 V 和 12 V。MXE 保留时间为 5.6 min[51]。

（3）分析参考条件三

色谱条件：Zorbax Eclipse Plus C$_{18}$ 色谱柱（50 mm×2.1 mm，5 μm）。流动相：A 为 0.1% 甲酸水，B 为含 0.1% 甲酸的甲醇。梯度洗脱程序：0~4 min 从 90%A 到 60%A，4~5 min 从 60%A 到 0%A，5~5.5 min 保持 0% A，5.5~5.7 min 回到 90%A 并平衡至 10 min。

质谱条件：ESI+，MRM 模式。电离电压：5 500 V。源温度：500℃。气体流量-帘气：15 psi。GS1 和 GS2 为 50 psi。

组织中 MXE 及代谢物的定量限为 2.5~5 ng/g[59]。

（4）分析参考条件四

色谱条件：Atlantis T$_3$ 色谱柱（150 mm×2.1 mm，3 μm）。流动相：A 为 2 mmol/L 甲酸铵（pH 3），B 为乙腈：A（90：10，$V/V$）。流速：200 μL/min。梯度洗脱程序：10% B 保持 1 min，9 min 内增加到 40% B 并保持 5 min，6 min 内增加到 95% B，维持 4 min，初始条件在 30 s 内达到，并在下次进样前保持 7.5 min。总运行时间：32 min。

质谱条件：源温度：600℃。喷雾电压：5 500 V，气帘气、GS1 和 GS2 分别为 20 psi、30 psi 和 40 psi。使用 MRM 模式：MXE 离子对 $m/z$ 248>203 和 48>121，内标东莨菪碱- d₃ 离子对 $m/z$ 307>159。MXE 和内标的保留时间分别为 6.78 min 和 8.46 min。

头发中 MXE 的定量限为 0.5 pg/mg[60]。

## 四、结果评价

MXE 代谢较快，给药 6 h 后几乎无法在血清中检测到[57]。

在室温下保存的血液和血浆中的 MXE 在 21 天内保持稳定，而在尿液中可保存 3 个月[54]。

由于 MXE 的药理毒理还不清楚，而且经常表现为多种滥用物质混合使用，故对该物质浓度与中毒、死亡关系等结果解释尚有困难，已报道的 MXE 中毒案例见表 8-11，表中总结的案例中，非致命性 MXE 中毒血液浓度为 10~450 ng/mL，死亡案例中 MXE 血液浓度为 30~8 600 ng/mL。

**表 8-11　MXE 中毒案例报道**

| 案例 | 案　情　摘　要 | 毒物分析结果 | 文献 |
|---|---|---|---|
| 1 | 某 42 岁男性，发现时倒在马路上，昏迷状，鼻孔处有白色粉末。经抢救 2 h 后苏醒，自述曾喝 3 瓶啤酒，鼻吸 0.5 g MXE。入院时抽取血液进行毒物分析 | 血清 MXE 120 ng/mL | [61] |
| 2 | 某 29 岁男性，发现其精神紧张、眼球震颤、视幻觉、瞳孔散大。入院时抽取血液进行毒物分析 | 血清 MXE 90 ng/mL | [61] |
| 3 | 某 28 岁男性，被发现倒在夜总会卫生间内，在急救车上表现激动、烦躁，鼻孔处有白色粉末。入院时抽取血液进行毒物分析 | 血清 MXE 200 ng/mL | [56] |
| 4 | 某 19 岁男性，鼻吸标示"K 粉"的粉末后出现严重的共济失调、眼球震颤、意识部分丧失等。入院时抽取血液进行毒物分析。3~4 天后神经毒性逐渐消除 | 血清 MXE 240 ng/mL | [62] |
| 5 | 17 岁青年（A）和 18 岁青年（B），鼻吸 MXE 40 min 后出现共济失调、走路不稳、口齿不清、部分意识丧失等。入院时抽取血液进行毒物分析 | A 血清 MXE 450 ng/mL；B 血清 MXE 160 ng/mL | [62] |
| 6 | 某 26 岁男性，有物质滥用史，被发现在家中死亡，无自杀倾向。尸检取外周血进行毒物分析 | 血液 MXE 8.6 μg/mL；文拉法辛 0.3 μg/mL；去甲文拉法辛 0.4 μg/mL；四氢大麻酚 0.001 μg/mL；AM-694 0.000 09 μg/mL，AM-2201 0.000 3 μg/mL，JWH-018 0.000 05 μg/mL | [63] |

| 案例 | 案 情 摘 要 | 毒 物 分 析 结 果 | 文献 |
|---|---|---|---|
| 7 | 某男性,驾车在高速检查站时被发现行为异常,眼睛发红,言语不清,行动迟缓,抽取血液进行毒物分析 | 血液 MXE 10 ng/mL;氯硝西泮 300 ng/mL;7 - 氨基氯硝西泮 34 ng/mL;四氢大麻酚 6 ng/mL;苯海拉明 47 ng/mL;MDMA 83 ng/mL;MDA<10 ng/mL | [58] |
| 8 | 某 21 岁男性,曾有过酗酒、毒品(大麻、"K 粉")滥用史,在卧室内昏倒,呼吸急促被送医,入院前已恢复意识。自述吸入在铝箔片上加热的 50 mg MXE 粉末 2 min,摄入前有饮酒,10 min 内,出现严重疲倦、黑洞感。入院采集血液、尿液和头发 | 血清 MXE 30 ng/mL;尿液 MXE 408 ng/mL;头发 MXE 135 pg/mg、145 pg/mg(2 束 2.5 cm) | [60] |
| 9 | 某 29 岁男性,发现在其公寓死亡,有酗酒和精神药物滥用史。公寓中发现了大量标有"legal highs"的产品(28 种不同的包装,有白色和米色粉末、棕色物质、纸片)。尸检采集的血液和尿液 | 尿液 MXE 85 μg/mL;血液 MXE 5.8 μg/mL | [51] |
| 10 | 8 例与 MXE 有关的死亡案件,7 男 1 女,17~43 岁,其中 7 例同时使用了其他药物 | 血液 MXE 0.03~0.89 μg/mL | [64] |
| 11 | 某 33 岁女性,驾驶车辆发生车祸,警察指出,她无法将车辆停放,反应迟钝,无法交谈,肌肉僵硬,低气温下有明显出汗,同车人称他们之前摄入了 MXE | 血液 MXE 151 ng/mL | [65] |
| 12 | 某 27 岁男性,MXE 和 3 - MeO - PCP 中毒,有注意缺陷多动障碍、双相障碍和高血压病史,因心动过速、共济失调和垂直性眼球震颤入院,治疗 8 h 后恢复正常。入院后 0 h、2 h、3 h 采集血液 | 入院 0 h、2 h、3 h 血液 MXE 浓度分别为 279 ng/mL、205 ng/mL、180 ng/mL;入院 0 h、2 h、3 h 血液 3 - MeO - PCP 分别为 167 ng/mL、131 ng/mL、90 ng/mL | [30] |

# 第五节　去氯-*N*-乙基氯胺酮

去氯-*N*-乙基氯胺酮(2 - oxo - PCE)是氯胺酮的脱氯-*N*-乙基衍生物,其临床效果与氯胺酮相似。2016 年 8 月被首次检测到并报告给 EMCDDA[2]。我国香港在 2017 年 10 月至 11 月发生了 56 例去氯-*N*-乙基氯胺酮相关的急性中毒事件,大多数患者是已知的氯胺酮滥用者。实验室分析证实,56 例尿液中均存在去氯-*N*-乙基氯胺酮,其中 55%同时发现了其他滥用药物。单独摄入去氯-*N*-乙基氯胺酮的患者中有 84%出现意识障碍,抽搐发生率为 16%(氯胺酮 0.9%),高血压发生率为 80%(氯胺酮 40%),这表明去氯-*N*-乙基氯胺酮可能有更严重的神经和心血管毒性。另外,去氯-*N*-乙基氯胺酮有时作为传统氯胺酮销售,但其效力比氯胺酮高,因此,以常规氯胺酮的剂量摄入可能会产生更严重的不良反应[66]。

## 一、体内过程

### 1. 吸收与代谢

去氯-$N$-乙基氯胺酮常见的滥用方式是以粉剂吸入。去氯-$N$-乙基氯胺酮可能的三种代谢方式：$N$-脱烷基化，环己环上酮还原成羟基，$N$-脱烷基化和酮还原成羟基。去氯-$N$-乙基氯胺酮的代谢物是否也可能导致泌尿系统损伤尚待研究[66]。

### 2. 体内分布

某 52 岁男性被发现死在卧室里，有抑郁病史。股静脉血中检出文拉法辛 200 ng/mL，$O$-去甲基文拉法辛 50 ng/mL，$N$-去甲基文拉法辛 40 ng/mL，去氯氯胺酮 7 ng/mL，去氯-$N$-乙基氯胺酮的浓度见表 8-12。去氯-$N$-乙基氯胺酮存在死后再分布，心血与股静脉血比值为 5.7，肝脏与股静脉血比值为 16.3[68]。

表 8-12　去氯-$N$-乙基氯胺酮的体内分布

| | 肝组织（ng/g） | 尿液（ng/mL） | 胆汁（ng/mL） | 胃内容物（ng/mL） | 心血（ng/mL） | 体液（ng/mL） | 股静脉血（ng/mL） |
|---|---|---|---|---|---|---|---|
| 浓度 | 6 137 | 3 468 | 3 290 | 3 086 | 2 159 | 1 564 | 375 |

## 二、样品处理

### 1. 血液

血液 20 μL，加入 570 μL 甲醇，10 μL 内标（0.1 μg/L 氯胺酮-$d_4$）溶液，13 000 r/min 离心 5 min，转移 300 μL 上层有机相至玻璃瓶中，加入 10 μL 2-丙醇/盐酸，蒸发至干，残留物溶于 500 μL 4 mmol/L 甲酸铵：甲醇（pH 3.5；25：1，$V/V$）。稀释系数为 50。

### 2. 肝组织

肝组织 1 g，加入 9 mL 4 mmol/L 甲酸铵，在 Ultra Turrax® Tube Disperser 研磨 3 min，4 000 r/min 离心 5 min，取 100 μL 上清液加入 10 μL 内标（0.1 ng/mL 氯胺酮-$d_4$）溶液，用 4 mmol/L 甲酸铵缓冲液定容至 1 mL。

### 3. 尿液、胃内容物、胆汁

尿液、胃内容物、胆汁用 4 mmol/L 甲酸铵缓冲液稀释后进行分析，尿液稀释 100 倍，胃内容物和胆汁稀释 500 倍[68]。

## 三、分析方法

### 1. GC-MS

色谱条件：Agilent J&W HP-5 ms 超高惰性 GC 色谱柱（30 m×0.25 mm，

0.25 μm）。氮气作为载气，流速 1.163 mL/min，初温（60℃）以 8℃/min 升至 320℃，保持 10 min，总运行时间为 44 min，GC 进样器温度 280℃，不分流模式，进样量为 1 μL。

质谱条件：电离能 70 eV，扫描范围 $m/z$ 50~800。去氯-$N$-乙基氯胺酮质谱特征离子 $m/z$ 为 160、189、146[66]。

2. LC-MS

色谱条件：Phenomenex Kinetex $C_{18}$ 色谱柱（100 mm × 3 mm，2.6 μm），柱温 25℃。流动相：A 为 4 mmol/L 甲酸铵水溶液，B 为含 4 mmol/L 甲酸铵的甲醇。梯度洗脱程序：5% B 保持 1 min，在 15 min 内增加到 100% B 并保持 10 min，在 4 min 内返回到 5% B 保持 10 min。流速：0.2 mL/min。进样量：20 μL。

质谱条件：ESI+，MRM 模式。电压 5 000 V，涡轮离子喷雾加热器温度 500℃，雾化气 40 psi，涡轮加热气 60 psi，气帘气 25 psi，碰撞气体 CAD 中等，氮气作载气。去氯-$N$-乙基氯胺酮和 DCK 的 MRM 离子对 $m/z$ 分别为 218>173、218>91 和 204>173、204>91。

血液中去氯-$N$-乙基氯胺酮的检出限为 3 ng/mL，定量限为 5 ng/mL[68]。

# 第六节　去氯氯胺酮

去氯氯胺酮（DXE）是一种氯胺酮类似物，最初由 Calvin L. Stevens 描述并在 1966 年获得专利。2015 年 3 月，去氯氯胺酮首次被英国报告给 EMCDDA，随后西班牙也缉获了以"氯胺酮"名义销售的去氯氯胺酮。目前为止，关于去氯氯胺酮的代谢，生物分布及作用机理的信息还很少[69]。

## 一、体内过程

去氯氯胺酮的给药途径为吸入、舌下含服、口服、肌内注射、直肠给药和汽化。$N$-去甲基化、羟基化、还原和脱氢是可能的代谢途径，Hájková[69]在大鼠尿液中发现的Ⅰ相代谢物有去甲去氯氯胺酮、脱氢去氯氯胺酮、脱氢去甲去氯氯胺酮、二氢去氯氯胺酮、二氢去甲去氯氯胺酮及羟化物，Ⅱ相代谢物有 $O$-和 $N$-葡萄糖醛酸的共轭物。

## 二、样品处理

1. 血液

蛋白沉淀法：含 0.1% 甲酸的乙腈 800 μL-20℃下冷却 10 min，加 200 μL 血

清,匀浆机混合 5 min,在 25℃ 以 18 700×g 离心 5 min,收集 800 μL 上清液并蒸发至干,320 μL 甲醇：水(2∶8,V/V)复溶,将 1 μL 上清液注入 LC‐MS[69]。

2. 尿液

蛋白沉淀法：尿液 200 μL,加入 800 μL 甲醇：水：甲酸(20.0∶79.9∶0.1,V/V/V),涡旋,5℃ 以下 13 700×g 离心 15 min,将 1 μL 上清液注入 LC‐MS[69]。

3. 脑组织

盐析辅助液液萃取法：脑组织 100 mg,加入 200 μL 10 mmol/L 碳酸氢铵和 100 μL 乙腈,匀浆机混合 5 min,-20℃ 下冷却 10 min 后,加 300 μL 乙腈,混合 5 min,加入 20 mg 氯化钠和 100 mg 硫酸钠,混合 5 min,在 25℃ 以 18 700×g 离心 5 min,将 250 μL 上清液蒸发至干,250 μL 10 mmol/L 乙酸铵：甲醇(9∶1,V/V)复溶,将 1 μL 上清液注入 LC‐MS[69]。

### 三、分析方法

1. GC‐MS

色谱条件：HP‐5MS UI 毛细管柱(30 m×0.25 mm,0.25 μm)。柱温从 50℃(0.5 min)升至 200℃,速度 30℃/min,然后以 10℃/min 升至 300℃(5 min)。进样口温度：250℃。进样量：1 μL。载气：氦气。流速：1 mL/min。

质谱条件：EI 源,70 eV,全扫描模式($m/z$ 40~600)[70]。

2. LC‐MS

色谱条件：Zorbax RRHD Eclipse Plus C$_{18}$色谱柱(2.1 mm×50 mm,1.8 μm)。柱温 35℃,流速 300 μL/min。流动相：A 为 10 mmol/L 乙酸铵水溶液,B 为 10 mmol/L 乙酸铵(甲醇：水,99∶1,V/V)溶液。梯度洗脱程序：在 0.5 min 内 90%A~70%A;4.5 min 内 70%A~65%A;0.5 min 内 65%A~0%A,保持 0.5 min;在0.8 min 内恢复到 90%A;平衡 2.2 min。

质谱条件：ESI+,MRM 模式。载气：氮气。毛细管电压：2 000 V。干燥气：230℃。流速：13 L/min。鞘气：390℃。流速：12 L/min。雾化气：25 psi[69]。

## 第七节　氟　胺　酮

氟胺酮(2‐FDCK)最早于 1978 年被设计和合成作为临床麻醉剂,以减少氯胺酮引起的致幻反应。2016 年,氟胺酮开始出现在非法市场上,有时作为氯胺酮销售。氟胺酮相关的中毒或死亡案件被报道,引起了法医部门和监管部门的关注。2021 年 5 月,我国正式将氟胺酮列管。

## 一、体内过程

氟胺酮的血浆蛋白结合率小于氯胺酮,略大于 DCK;其肝脏清除率小于氯胺酮,大于 MXE[71]。

$N$-去甲基化、羟基化和脱氨是氟胺酮可能的代谢途径。将氟胺酮与人肝微粒体孵育 40 min 后的样品进行 UPLC - Q - Exactive 高分辨质谱分析,鉴定出的代谢物见表 8 - 13[71]。

表 8 - 13　2 - FDCK 的主要代谢物

| | $m/z(10^{-6})$ | 分子式 | 保留时间(min) | 碎片离子(m/z) |
|---|---|---|---|---|
| 氟胺酮 | 222.128 8(1.35) | $C_{13}H_{16}FNO$ | 3.66 | 204.118 5;191.086 7;163.091 8;109.045 2 |
| $N$-去甲基化 | 208.113 2(2.40) | $C_{12}H_{14}FNO$ | 3.55 | 191.086 7;190.102 5;163.091 8;109.045 2 |
| HO -环己酮 | 238.123 4(0.84) | $C_{13}H_{16}FNO_2$ | 2.76 | 220.115 1;179.086 7;109.046 3 |
| 脱氨基 | 191.086 6(2.62) | $C_{12}H_{11}FO$ | 3.54 | 163.091 8;109.045 2 |

表 8 - 14 列出了 5 个毒驾案例的全血样品和一例头发样品的氟胺酮定量结果,全血浓度范围为 0.005~0.48 μg/mL,浓度跨度非常大[71]。

表 8 - 14　交通事故案件中 2 - FDCK 结果[71]

| 血液(μg/mL) | | | | | 头发(ng/mg) | | |
|---|---|---|---|---|---|---|---|
| 1 | 2 | 3 | 4 | 5 | 0~2 cm | 2~4 cm | 4~6 cm |
| 0.48 | 0.005 | 0.20 | 0.030 | 0.22 | 0.007 | 0.031 | 0.034 |

## 二、样品处理

### 1. 体液

血液 0.100 g,加含 20 μL 内标(氯胺酮- d4)的 700 μL 乙腈,涡旋,1 000×g 离心 10 min,取上清液,加入 50 μL 含 10%甲酸的乙腈,35℃氮气流下挥干,100 μL 乙腈:甲醇:甲酸(12.5:12.5:0.05,V/V/V)溶解残余物[71]。

### 2. 头发

头发 10 mg,异丙醇洗涤一次,水洗涤两次,室温下干燥,在 500 μL 的萃取剂中用钢珠粉碎,萃取剂为甲醇:乙腈:甲酸铵水溶液(2 mmol/L, pH 5.3)(25:25:50,V/V/V)和内标(氯胺酮- d4),过夜提取后 3 500×g 离心 5 min,将上清液用水1:1 稀释,过滤,然后进行 LC - MS 分析[71]。

## 三、分析方法

LC－MS

（1）分析参考条件一

色谱条件：UPLC C$_{18}$色谱柱（2.1 mm×100 mm，1.7 μm）。流速：0.6 mL/min。流动相：A 为 0.05%甲酸水溶液，B 为含 0.05%甲酸的乙腈。梯度洗脱程序：0 min 0.10% B；0~2 min 5% B；2~6 min，30% B；6~8.5 min，31% B；8.5~11.5 min，100% B；11.5~12 min，100% B；12.0~12.1 min，0.1% B；12.1~13.50 min，0.1% B。总运行时间：13.5 min。进样量：5 μL。

质谱条件：ESI+，MRM 模式。氟胺酮的离子对为 *m/z* 222>109（CE 24 eV）和 222>163（CE 16 eV）。锥电压：26 V。内标（氯胺酮－d$_4$）离子对为 *m/z* 242>129（CE 31 eV）。锥电压：28 V。

血液中氟胺酮的定量限为 0.005 μg/mL[71]。

（2）分析参考条件二

色谱条件：Acquity UPLC HSS C$_{18}$色谱柱（150 mm×2.1 mm，1.8 μm）。流速：0.4 mL/min。流动相：A 为 5 mmol/L 甲酸铵（pH 3），B 为 0.1%甲酸的乙腈。梯度洗脱程序：0~0.2 min，8% B；0.2~3 min，10% B；3~6 min，16% B；6~14.5 min，42% B；100% B 冲洗至 17.25 min，重新平衡为 8% B 总运行时间：19.75 min。

质谱条件：源温度 150℃，去溶剂化温度 600℃，锥孔气体流量 150 L/h，去溶剂化气 1 000 L/h（氮气），碰撞气 0.2 mL/min（氩气）。

头发中氟胺酮的定量限为 0.001 ng/mg[71]。

# 第八节　3-羟基-苯环利定

3-羟基-苯环利定（3－OH－PCP）是苯环利定的羟基衍生物，于 1982 年首次合成，2009 年起开始被当作娱乐性药物使用[72]。2018 年，丹麦警方缉获的粉末被确定为 3－OH－PCP。3－OH－PCP 是比苯环利定更有效的一种解离剂[71]。

## 一、体内过程

3－OH－PCP 与人肝细胞体外培养后，使用高分辨质谱鉴定出了四种代谢物（表 8－15）[71]。

表 8－15 3－OH－PCP 及其主要代谢物

| | 可能途径 | 前体离子 (m/z) | 分子式 | 保留时间 (min) | 碎片离子 | 碎片分子式 | 结 构 式 |
|---|---|---|---|---|---|---|---|
| 3－OH－PCP | | 260.201 0 | $C_{17}H_{25}NO$ | 6.8 | 175.111 7 | $C_{12}H_{15}O$ | |
| | | | | | 107.049 2 | $C_7H_7O$ | |
| | | | | | 86.096 3 | $C_5H_{12}N$ | |

Ⅰ相代谢物

| | 可能途径 | 前体离子 (m/z) | 分子式 | 保留时间 (min) | 碎片离子 | 碎片分子式 | 结 构 式 |
|---|---|---|---|---|---|---|---|
| M1 | 哌啶环单羟基化 | 276.195 6 | $C_{17}H_{25}NO_2$ | 5.8 | 175.111 2 | $C_{12}H_{15}O$ | |
| | | | | | 107.049 1 | $C_7H_7O$ | |
| | | | | | 102.090 9 | $C_5H_{12}NO$ | |
| M2 | $N$－脱烷基和 $\omega$－羧化 | 292.190 3 | $C_{17}H_{25}NO_3$ | 6.4 | 175.111 7 | $C_{12}H_{15}O$ | |
| | | | | | 118.086 1 | $C_5H_{12}NO_2$ | |
| | | | | | 107.049 2 | $C_7H_7O$ | |
| | | | | | 101.059 1 | $C_5H_9O_9$ | |
| | | | | | 100.111 9 | $C_6H_{14}N$ | |

Ⅱ相代谢物

| | 可能途径 | 前体离子 (m/z) | 分子式 | 保留时间 (min) | 碎片离子 | 碎片分子式 | 结 构 式 |
|---|---|---|---|---|---|---|---|
| M3 | $O$－葡萄糖苷酸结合 | 436.232 9 | $C_{23}H_{33}NO_7$ | 4.8 | 175.111 4 | $C_{12}H_{15}O$ | |
| | | | | | 107.049 2 | $C_7H_7O$ | |
| | | | | | 86.096 2 | $C_5H_{12}N$ | |
| M4 | $O$－硫酸盐结合 | 340.157 5 | $C_{17}H_{25}NO_4S$ | 6.0 | 255.068 2 | $C_{12}H_{15}O_4S$ | |
| | | | | | 187.005 5 | $C_7H_7O_4S$ | |
| | | | | | 86.096 3 | $C_5H_{12}N$ | |

Davidsen[71]对三个涉 3 - OH - PCP 的案件进行分析,3 - OH - PCP 的定量见表 8 - 16[71]。

**表 8 - 16 三个案件中 3 - OH - PCP 结果**

| 案例 | 案例分类 | 样 品 | 浓度(μg/mL 或 μg/g) |
|---|---|---|---|
| 1 | 袭击案 | 血液 | 0.013 |
| 2 | 袭击案 | 尿液 | 7.8 |
| 3 | 尸检 | 血液、脑组织 | 0.095,0.16 |

## 二、样品处理

*体液*

蛋白沉淀法:血浆 800 μL,室温下以 1 000×*g* 离心 30 min,取 60 μL 加入 200 μL 冷乙腈沉淀蛋白,4℃下 2 000×*g* 离心 10 min,将 50 μL 上清液用 25%甲醇水溶液按 1∶1 稀释,存储在-20℃下直至分析[71]。

## 三、分析方法

LC - HRMS

(1)分析参考条件一

色谱条件:Waters Atlantis T₃ HPLC 色谱柱。柱温:40℃。流动相:0.1%乙酸和含 0.1%乙酸的乙腈。

质谱条件:Thermo Q Exactive 质谱,全扫描模式,质量分辨率为 70 000,范围为 50~750 amu。第二次扫描使用全离子裂解进行,高能碰撞解离设置为 15、35 和 50,质量分辨率为 35 000,扫描范围为 80~500 amu[72]。

(2)分析参考条件二

色谱条件:Acquity HSS C₁₈色谱柱(150 mm×2.1 mm,1.8 μm)。柱温:50℃。流速:0.4 mL/min。流动相:A 为 5 mmol/L 甲酸铵水溶液(pH 3),B 为含 0.1%甲酸的乙腈。梯度洗脱程序:0~0.5 min,13% B;0.5~10 min,50% B;10~10.75~12.25 min,95% B;12.75~15 min,13% B。进样量:3 μL。

质谱条件:Xevo G2 - S QTOF 高分辨质谱,采集方式 MSE,低碰撞能量 4 eV,高碰撞能量 10~40 eV。母体化合物 3 - OH - PCP 在 *m/z* 260.201 0 出现,碎片离子为苯环己基片段离子 *m/z* 175.111 7,甲基苯酚碎片离子 *m/z* 107.049 2 和哌啶碎片离子 *m/z* 86.096 3(图 8 - 14)[71]。

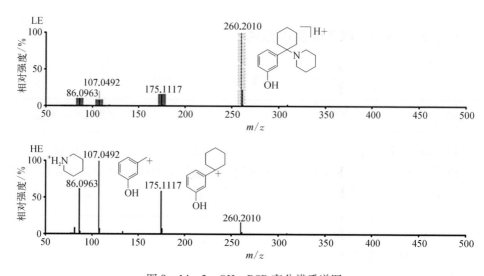

图 8-14　3-OH-PCP 高分辨质谱图

前体离子 *m/z* 用深色条纹显示,碎片离子用浅色条纹显示

# 第九节　其他苯环利定类似物

新精神活性物质市场上还存在许多其他的 β 酮芳基环己胺解离剂(图 8-15)[1,2],但这些化合物的研究数据有限。

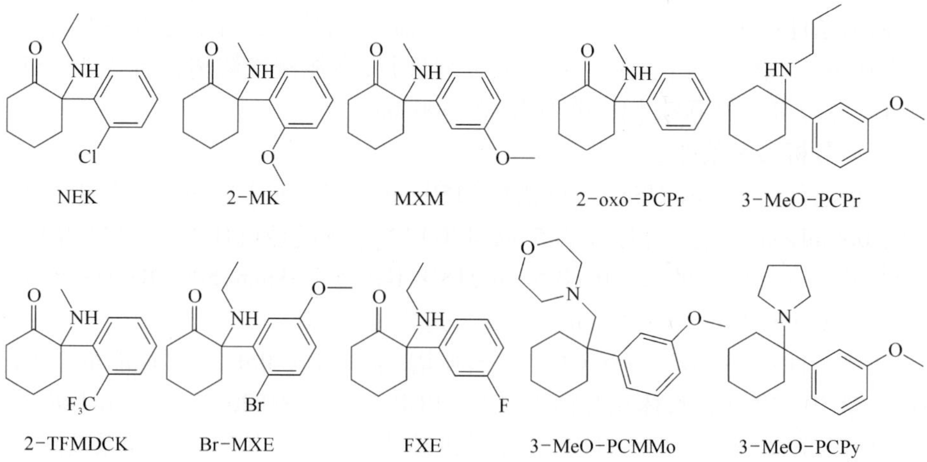

NEK　　2-MK　　MXM　　2-oxo-PCPr　　3-MeO-PCPr

2-TFMDCK　　Br-MXE　　FXE　　3-MeO-PCMMo　　3-MeO-PCPy

图 8-15　互联网销售的其他 β 酮芳基环己胺化合物

## 一、3 – MeO – PCMo 及类似物

3 – MeO – PCMo 于 2015 年首次作为研究化学品出现在互联网上,其母体化合物 PCMo 是苯环利定的类似物,合成于 1954 年[78]。3 – MeO – PCMo 于同年 8 月首次被报告给 EMCDDA,其类似物 3 – MeO – PCMMo 也在 2016 年被报告[2]。

1. 分析方法

(1) GC – MS

色谱条件:Agilent J&W VF – 5MS GC 色谱柱(30 m×0.25 mm,0.25 μm)。初温 80℃ 保持 1 min,然后以 20℃/min 的速度升至 280℃ 并保持 9.0 min。总运行时间:20 min。进样器温度:275℃,分流模式(1∶50)。

质谱条件:扫描范围 $m/z$ 41 ~ 500。传输线、歧管和离子阱温度分别设置为 310℃、80℃ 和 220℃,载气为氦气,流速 1 mL/min。化学电离参数(0.4 s/scan):化学电离存储级 $m/z$ 19.0,射出振幅 $m/z$ 15.0,背景质量 $m/z$ 55,最大电离时间 2 000 μs,最大反应时间 40 ms,目标 TIC 为 5000。

2 – MeO – PCMo、3 – MeO – PCMo 和 4 – MeO – PCMo 可在 GC 色谱柱上分离,保留时间为 10.04 min、10.30 min 和 10.52 min[78]。

(2) LC – MS

色谱条件:UHPLC 色谱柱。柱温:40℃。流动相:A 为 1%甲酸水溶液,B 为含 1%甲酸的乙腈。梯度洗脱程序:3.5 min 内 5% ~ 70% B,在 1 min 内增加到 95% B,保持 0.5 min,然后在 0.5 min 内返回到 5% B。运行时间:5.5 min。流速:0.6 mL/min。

质谱条件:ESI+。扫描范围 $m/z$ 100 ~ 1 000。Agilent 6540 QTOF – MS 参数:气体温度 325℃,干燥气体 10 L/min,鞘气温度 400℃。内部参考离子 $m/z$ 121.050 87 和 $m/z$ 922.009 79。3 – MeO – PCMo 及类似物的 UHPLC – QTOF – MS 数据见图 8 – 16[78]。

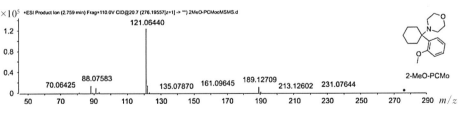

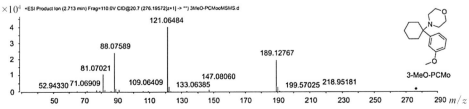

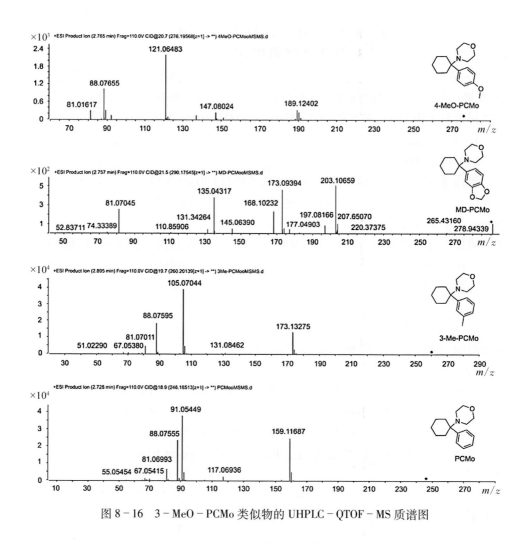

图 8-16　3-MeO-PCMo 类似物的 UHPLC-QTOF-MS 质谱图

## 二、N-乙基去甲氯胺酮

$N$-乙基去甲氯胺酮($N$-ethylnorketamine，NEK)的结构在 1962 年，Stevens 发表的专利中就有描述。2010 年 5 月 20 日，波兰化学家宣布合成了 NEK，到 2012 年互联网上关于其精神活性的讨论越来越多[2]。2012 年 9 月，NEK 被首次被报告给 EMCDDA[79]。2014 年 1 月，从一家欧洲化学品供应商处获得的白色粉末经 GC-MS 和 NMR 验证为 NEK[1]。2016 年，在缉获的包裹中检出了 NEK[79]。放射性配体结合试验表明(表 8-17)，NEK 对 NMDAR 的亲和力较低，而其类似物 2-MeO-NEK 和 4-MeO-NEK 与 NMDAR 的亲和力比氯胺酮和 MXE 更高[80]。2-MeO-NEK、4-MeO-NEK 的结构见图 8-17。

表 8 - 17　计算得出的 KET、MXE、NEK、2 - MeO - NEK 和
　　　　　4 - MeO - NEK 的 IC$_{50}$ 和 $K_i$

单位：μmol/L

| 化 合 物 | IC$_{50}$ | $K_i$ |
|---|---|---|
| KET | 0.93 | 0.78 |
| MXE | 5.10 | 4.30 |
| NENK | 7.43 | 6.27 |
| 2 - MeO - NEK | 0.48 | 0.40 |
| 4 - MeO - NEK | 0.12 | 0.10 |

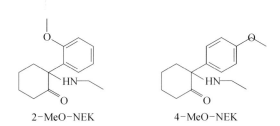

图 8 - 17　2 - MeO - NEK、4 - MeO - NEK 的结构

## 三、2 -甲氧基- 2 -去氯氯胺酮

1962 年, Stevens 在专利中描述了 2 -甲氧基- 2 -去氯氯胺酮(2 - MK)的合成[81]。与 NEK 相似, 2010 年 5 月 20 日, 波兰化学家宣布合成了 2 - MK。2012 年, 线上非法市场开始提供 2 - MK, 使用者称 2 - MK 效力很低, 而且个体之间的效果差异很大。2012 年 8 月, 2 - MK 被首次被报告给 EMCDDA[2]。2014 年 1 月, 从欧洲一家化学品供应商处获得的米色结晶经 GC - MS 和 NMR 证明是 2 - MK[1]。

## 四、methoxmetamine(MXM, MMXE)

2014 年, MXM 作为研究化学品出现在互联网上。2015 年, 在缉获的样品中检出了 MXM。图 8 - 18 为 MXM 的 EI 质谱图[82]。

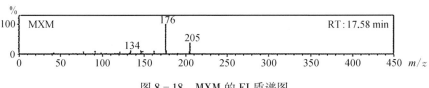

图 8 - 18　MXM 的 EI 质谱图

## 五、3-MeO-PCPy 和 3-MeO-PCPr

2011 年 9 月,互联网非法市场开始提供 3-MeO-PCPy 和 3-MeO-PCPr,之后许多使用者称两种化合物均具有活性,口服 5~10 mg(盐酸盐)即可引起人体兴奋和解离作用[1],但其并未达到 3-MeO-PCP 一样的流行程度[2]。

3-MeO-PCPy 与 NMDAR、去甲肾上腺素转运体、5-羟色胺转运体都具有明显亲和力,但对多巴胺转运体缺乏亲和力。3-MeO-PCPr 对 NMDAR 的 PCP 位点显示出明显的亲和力,与去甲肾上腺素转运体、5-羟色胺转运体、多巴胺转运体、sigma-1、sigma-2、K 阿片受体也有适度的亲和力。3-MeO-PCPr 可能的活性代谢物 3-OH-PCPr 也具有很高的 PCP 位点亲和力[2]。

与 3-MeO-PCP 一样,3-MeO-PCPy 也经历了复杂的生物转化,包括杂环和环己基环上的多个脂肪族羟基化、开环后的羧基化、单芳环羟基化、$O$-去甲基化和葡萄糖苷酸化。Michely 等[20]在大鼠尿液中检测到 3-MeO-PCPy 的 26 种 Ⅰ 相代谢物和 8 种 Ⅱ 相代谢物(图 8-19),还发现 CYP2B6 参与 3-MeO-PCPy 脂肪族羟基化,CYP2C9 和 CYP2D6 参与 $O$-去甲基化[20]。

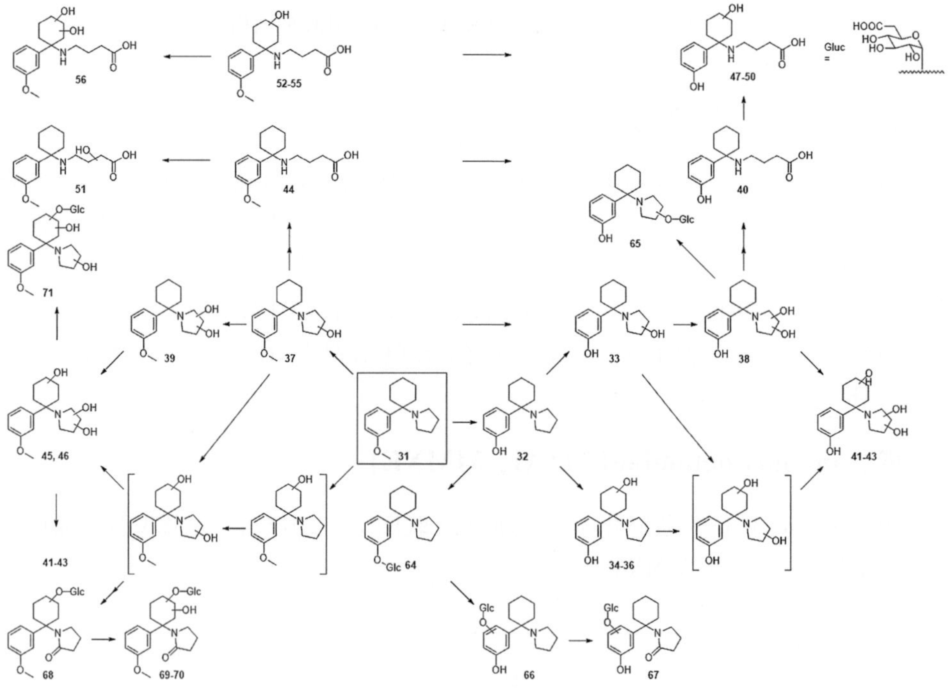

图 8-19　3-MeO-PCPy 的代谢途径

不确定的羟基化位置由非特异性键标记,母体化合物用方框标记,两个箭头表示包含多代谢步骤,方括号中的结构是假定的中间代谢物

与 3‐MeO‐PCP 相比,在 3‐MeO‐PCPy 代谢物中没有检测到环己基环上单羟基化产生的代谢物。内酰胺形成是观察到的 3‐MeO‐PCPy 代谢特征,而 3‐MeO‐PCP 没有[2]。

## 六、其他苯环利定类似物

已通过生物学测试但尚未出现在新精神活性物质市场上的苯环利定类似物代表见图 8‐20,这些化合物均与 NMDAR 有一定亲和力。其中一些是人体有效的解离剂,3‐Me‐PCPy 和 3,4‐MD‐PCPy 鼻吸 5 mg(盐酸盐),3‐Me‐PCE、3,4‐MD‐PCE 和 3,4‐MD‐PCPr 鼻吸 5~10 mg(盐酸盐)即可起到解离作用[2]。

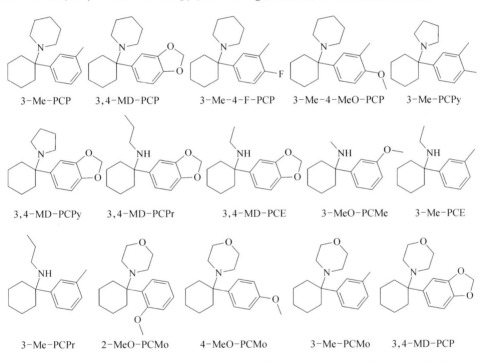

图 8‐20 已通过生物学测试但尚未出现在新精神活性物质市场上的苯环利定类似物

### 参 考 文 献

第八章参考文献

# 第九章 哌嗪类新精神活性物质

　　哌嗪类(piperazines)物质是一类哌嗪衍生物,其基本化学结构是1,4位有2个氮原子的六元杂环,即是在哌嗪化学结构上衍生的新型致幻剂。这些物质尚未被评估或批准用于医疗用途。现有的科学证据表明,哌嗪类物质的药理作用基本上类似于苯丙胺。哌嗪类物质在2000年初开始作为"摇头丸"的替代品在欧美国家被广泛滥用[1],我国已列管了6种哌嗪类新精神活性物质[2],为苄基哌嗪(BZP)、1,4-二苄基哌嗪(DBZP)、1-(3-三氟甲基苯基)哌嗪(TFMPP)、1-(3-氯苯基)哌嗪(mCPP)和1-(3,4-二亚甲基双氧苯基)哌嗪(MDBP)。

## 第一节　概　　述

　　哌嗪类物质因能产生欣快感、活力和社交欲望而在聚会中被滥用,被称为"party pills",在互联网上以"A2""legal E""legal X""pep pills""funk pills""red eye fog"等名字售卖。至2012年,BZP等哌嗪类物质已被许多欧洲国家、美国、澳大利亚、日本、瑞典、南非和新西兰禁止。

　　BZP是最早被滥用的哌嗪类物质。20世纪40年代,BZP由Burroughs、Wellcome & Co的研究者合成,最初是作为抗寄生虫药来研究,以后又对该物质是否可作为抗抑郁药进行了研究。自20世纪90年代中期以来,有报道BZP被用作娱乐性兴奋剂,新西兰地区滥用最为广泛。当时,学生、夜班工人和卡车司机等纷纷使用BZP来保持兴奋。由于它具有厌食特性,BZP在年轻女性中被滥用为食欲抑制剂。BZP也曾在赛马、田径等竞技场上被用来提高运动技能。BZP之后有一个苯基或苄基取代的哌嗪开始在世界范围内流行,2004年后欧洲市场上出现mCPP,2004~2007年滥用盛行的是MDMA掺杂mCPP,2010年哌嗪类居于网购策划药的首位。

　　由于该类物质更新换代快,目前流行的具有相同骨架的可分为苄基哌嗪结构、苯基哌嗪结构、二亚甲基结构和溴二甲氧基结构等哌嗪类物质,主要的哌嗪类物质见表9-1。

表 9-1 主要哌嗪类物质

| 化 合 物 | 英 文 名 | 母核结构 | R1 | R2 | R3 | R4 |
|---|---|---|---|---|---|---|
| **苄基哌嗪结构** | | | | | | |
| 苄基哌嗪 | benzylpiperazine (BZP) | | H | H | H | H |
| 1,4-二苄基哌嗪 | 1,4-dibenzylpiperazine (DBZP) | | benzyl | H | H | H |
| **苯基哌嗪结构** | | | R1 | R2 | R3 | R4 |
| 1-(4-氟苯基)哌嗪 | 1-(4-fluorophenyl) piperazine (pFPP) | | H | H | H | F |
| 1-(3-三氟甲基苯基)哌嗪 | 1-(3-trifluoromethyl) piperazine (TFMPP) | | H | H | CF₃ | H |
| 1-(2-甲苯基)哌嗪 | 1-(2-methylphenyl) piperazine (oMePP) | | H | CH₃ | H | H |
| 1-(3-甲苯基)哌嗪 | 1-(3-methylphenyl) piperazine (mMePP) | | H | H | CH₃ | H |
| 1-(4-甲苯基)哌嗪 | 1-(4-methylphenyl) piperazine (pMePP) | | H | H | H | CH₃ |
| 1-(2-氯苯基)哌嗪 | 1-(2-chlorophenyl) piperazine (oCPP) | | H | Cl | H | H |
| 1-(3-氯苯基)哌嗪 | 1-(3-chlorophenyl) piperazine (mCPP) | | H | H | Cl | H |
| 1-(4-氯苯基)哌嗪 | 1-(4-chlorophenyl) piperazine (pCPP) | | H | H | H | Cl |
| 1-(2-甲氧苯基)哌嗪 | 1-(2-methoxyphenyl) piperazine (oMeOPP) | | H | OCH₃ | / | / |
| 1-(4-甲氧苯基)哌嗪 | 1-(4-methoxyphenyl) piperazine (pMeOPP) | | H | H | H | OCH₃ |

续 表

| 化 合 物 | 英 文 名 | 母核结构 | 取代基团 |
|---|---|---|---|
| 二亚甲基结构 | | | |
| 1-(3,4-二亚甲基双氧苯基)哌嗪 | 1-(3,4-methylenedioxybenzyl) piperazine (MDBP) | | |
| 溴二甲氧基结构 | | | |
| 6溴-2,3-二甲氧苯基哌嗪 | 6-bromo-2,3-dimethoxybenzylpiperazine (6-Br-2,3-DMBP) | | |
| 5-溴-2,3-二甲氧苯基哌嗪 | 5-bromo-2,3-dimethoxybenzylpiperazine (5-Br-2,3-DMBP) | | |
| 2-溴-4,5-二甲氧苯基哌嗪 | 2-bromo-4,5-dimethoxybenzylpiperazine (2-Br-4,5-DMBP) | | |

续 表

| 化 合 物 | 英 文 名 | 母 核 结 构 | 取 代 基 团 |
|---|---|---|---|
| 5-溴-2,4-二甲氧苯基哌嗪 | 5-bromo-2,4-dimethoxybenzylpiperazine (5-Br-2,4-DMBP) | | |
| 4-溴-3,5-二甲氧苯基哌嗪 | 4-bromo-3,5-dimethoxybenzyl lpiperazine (4-Br-3,5-DMBP) | | |
| 4-溴-2,6-二甲氧苯基哌嗪 | 4-bromo-2,6-dimethoxybenzylpiperazine (4-Br-2,6-DMBP) | | |
| 4-溴-2,5-二甲氧苯基哌嗪 | 4-bromo-2,5-dimethoxybenzyl lpiperazine (4-Br-2,5-DMBP,2C-B-BZP) | | |

哌嗪类物质通常以片剂或胶囊的形式口服,也有烟吸、鼻吸方式,还有极少人采用注射给药的方式。口服后对中枢神经系统的影响大约在 2 h 后发生,通常持续 4~8 h。哌嗪类物质与苯丙胺类兴奋剂相似[3],刺激多巴胺、去甲肾上腺素和 5-羟色胺的释放,并抑制这些单胺类神经递质的重摄取,对人体中枢神经系统具有和缓的兴奋作用和部分致幻作用,具有与苯丙胺相似的依赖性,存在滥用的潜能。基于母环结构上取代基的不同,哌嗪类物质对多巴胺、去甲肾上腺素和 5-羟色胺的释放和神经传递选择性上存在差异。

BZP 作为一种中枢神经系统的兴奋剂,引起 5-羟色胺再摄取抑制、5-$HT_1$ 受体的激动作用,以及多巴胺和去甲肾上腺素的释放和它们的突触再摄取抑制[3]。BZP 联合 TFMPP 具有与 MDMA 相同的精神活性作用[4]。TFMPP、mCPP 与 5-$HT_{1A}$-D 和 5-$HT_{2A}$-C 受体结合最强,并通过 5-羟色胺转运体诱导单胺释放[5]。TFMPP 选择性结合 5-$HT_1$ 和 5-$HT_2$,mCPP 通过 5-羟色胺转运体强烈抑制单胺的再摄取,也有研究表明,mCPP 和 MeOPP 共同作用可增强抑制单胺再摄取。在大鼠脑内,mCPP 强烈刺激 5-羟色胺、多巴胺和去甲肾上腺素的释放。mCPP 作为 5-$HT_{2C}$受体激动剂有食欲抑制作用。此外,MeOPP 具有较高的释放单胺活性。

吸食可卡因成瘾的猴子能够主动服用 BZP,并可观察到服用 BZP 产生的典型苯丙胺样兴奋反应。BZP 在猴子身上产生的明显苯丙胺样药效显著表明 BZP 会在人类身上产生类似苯丙胺的作用。BZP 对人可产生兴奋作用,能产生欣快感和心血管变化,包括心跳加快和血压升高,这些作用比苯丙胺强约 20 倍[6]。而对于苯丙胺成瘾者,BZP 的兴奋作用比苯丙胺更强约 10 倍。由此可见,BZP 滥用对公众健康的危害更甚。

哌嗪类物质毒性较强,即使参照类似物 MDMA 的通常剂量,也可能产生严重的毒性。BZP 一般为片剂或胶囊,含量为 70~1 000 mg。还有一些样品中,BZP 与 TFMPP 是按 2:1 的比例混合。成人摄入 50~100 mg 不会造成严重的毒性[7]。但当剂量超过 250 mg 时,可引起中度毒性,出现如焦虑、激动、高血压、心动过速、心悸、胃肠不适和头痛等症状,也会伴有癫痫、震颤、幻觉、发热、胸痛和磨牙等症状。当剂量增加到 500 mg 时,特别是与 TFMPP 联合使用,会导致明显的药物-药物协同作用,中毒程度加剧,这些中毒症状更加明显,甚至危及生命。现已证明,哌嗪类物质对心脏细胞有明显毒性作用,测试的 BZP、TFMPP、MeOPP 和 MDBP 四种物质中,TFMPP 的细胞毒性最强。

大剂量哌嗪类物质引起的不良反应有幻觉意识混乱、妄想焦虑、失眠、震颤,多汗、头痛、头晕、心悸、恶心、呼吸急促等。急性毒性反应包括惊厥、低钠血症、QT 间期延长综合征和 5-羟色胺综合征等,也可出现癫痫持续状态、高热、横纹肌溶解及肾功能衰竭等其他症状。与其他滥用物质混用时毒性增强。Koba[5] 总结了哌嗪类物质滥用对健康的危害,见表 9-2。

表 9-2　哌嗪类物质滥用对健康的危害

| 滥 用 的 副 作 用 | |
| --- | --- |
| 精神障碍 | 躁动、焦虑、困惑、失眠、崩溃感、疲劳、困倦、情绪低落、紧张、焦虑、偏执、抑郁、欣快/烦躁、情绪波动、恐慌、幻觉、幻听、逃避社会交往、解离性症状 |
| 心血管 | 心动过速、收缩压和舒张压升高、心悸、循环衰竭、心肌梗死、胸痛、QT 间期延长综合征 |
| 神经系统 | 头痛、头晕、偏头痛、瞳孔散大、视力模糊、抽搐、颤抖、身体晃动、癫痫发作、癫痫重复性发作、对光线和噪声的敏感性增加、注意力不集中 |
| 代谢 | 低钠血症、代谢性酸中毒、呼吸性酸中毒、血浆催乳素、皮质醇和促肾上腺皮质激素升高 |
| 胃肠道 | 腹部疼痛、恶心、呕吐、无食欲、脱水 |
| 肾 | 尿潴留、肾功能衰竭、急性肾损伤 |
| 肺 | 换气过度 |
| 肌肉 | 横纹肌溶解、肌肉收缩 |
| 皮肤 | 泛红、瘙痒 |
| 其他 | 口干症、体温过高、多汗、发冷、牙齿和下巴等问题引起的磨牙 |
| 严重并发症 | 血管内凝血、多器官衰竭、5-羟色胺综合征、肝毒性、自杀倾向、自身免疫病、恶性肿瘤、中毒死亡 |

哌嗪类物质的临床毒性症状与大脑中浓度密切相关。对大多数新精神活性物质来讲,大脑中估计浓度大于血清浓度,但不同新精神活性物质之间的差异可能高达几个数量级。哌嗪类物质之间同样存在差异[5],BZP 的血清浓度范围和大脑中估计浓度相当,而 TFMPP 和 mCPP 则相差较大(表 9-3)。

表 9-3　哌嗪类物质的血清浓度和大脑中估计浓度

单位：μmol/L

| 化 合 物 | 血清浓度 | 大脑中估计浓度 |
| --- | --- | --- |
| BZP | 0.2~36 | 0.2~36 |
| TFMPP | 0.3~1.2 | 22~89 |
| mCPP | 0.1~1.6 | 1.7~85 |

哌嗪类物质常被滥用者与其他精神活性物质(乙醇、"摇头丸"、大麻、苯丙胺和"笑气"等)一起使用,其原因可能基于：苯丙胺可以增加 BZP 的刺激作用；由于 BZP 等有清醒作用,不容易喝醉；同时服用 BZP 可抵消其他精神活性物质的负面影响。需要特别指出的是,哌嗪类物质与 MDMA 或其他苯丙胺类衍生物共同使用时毒性更大,可引起特异性肾损伤[7]。

在聚会上使用 BZP 胶囊的 61 例中毒者[7],轻度到中度的中毒症状包括焦虑、恶心、呕吐、心悸、肌张力障碍和尿潴留等,有些不良反应在服食后可持续 24 h 以上。15 例严重中毒者持续出现抽搐、严重的呼吸障碍和代谢性酸中毒,其中 2 例中毒死亡。在这 2 个死亡案件中,均服用了一定量的 BZP 和 MDMA。一例 23 岁男性,服用后,在 15 h 内饮水超过 10 L,最后水中毒引起低钠血症致脑水肿死亡;另一个死亡案例中,一名年轻男性除了被检出 BZP,还检出 MDMA、MDA 和四氢大麻酚。

# 第二节 体 内 过 程

哌嗪类物质主要是片剂或胶囊,也有将粉末静脉注射或混合在饮料中使用。使用者通常一次服用 2~3 粒药片或胶囊,甚至有中毒病例服用 8 粒胶囊[1]。该类物质在胃肠道内被迅速吸收,主要经肝脏代谢[8]。TFMPP 和 MeOPP 比 BZP 和 MDBP 的代谢更为广泛,其代谢过程受 CYP2D6、CYP1A2、CYP3A4、CYP2C19 和 CYP2C9 的影响。体外肝毒性实验表明,BZP、TFMPP、MeOPP 和 MDBP 对大鼠肝细胞和非人肝(HepaRG 和 HepG2)细胞具有显著毒性,可上调肝细胞中与胆固醇合成相关的主要肝酶,导致神经磷脂贮积病和脂肪变性。

有关毛发中哌嗪类物质的数据甚少。Lendoiro[9] 监测的 9 例使用曲唑酮治疗的患者,头发中曲唑酮浓度为 2 085.3 ~ 4 000 pg/mg,其代谢物 mCPP 浓度为 341.7~4 000 pg/mg。苄基哌嗪结构的哌嗪类代谢方式,如 BZP 主要是苯环上的羟化;甲二氧基结构(如 MDBP)主要为去甲基化代谢。苯基哌嗪结构比苄基哌嗪结构代谢更完全,主要为苯环上的改变,如 mCPP 和 TFMPP 的羟化、MeOPP 的去甲基化。哌嗪环上主要为去烷基化和哌嗪环降解成乙二胺和苯胺类化合物,可进一步发生 II 相代谢。例如,BZP 的主要代谢途径[10]包括芳香环羟基化和哌嗪基降解,其代谢物主要有 4 - OH - BZP(4′- hydroxyl benzylpiperazine)[11]、3 - OH - BZP(3′- hydroxyl benzylpiperazine)、4 - OH - 3 - MeO - BZP(4′- hydroxy - 3′- methoxy - BZP)、哌嗪、苄胺和 N-苄二胺(图 9 - 1)。前两者常以葡萄糖醛酸和/或硫酸盐偶联物的形式从尿液中排出。另一项体外代谢研究发现,CYP2D6、CYP1A2 和 CYP34A 可代谢 BZP。

服用 BZP 后,尿液中除了 BZP,主要为羟基化的 BZP(4 - OH - BZP 和 3 - OH - BZP)和痕量的 II 相代谢物(N - BZP 硫酸酯和 O - BZP 硫酸酯)。志愿者单次口服 100 mg BZP 的药峰浓度为 295 ng/mL(达峰时间 1 h),消除半衰期为 4.3 h[12]。服用 200 mg BZP 的药动学数据见表 9 - 4[13, 14]。BZP 在口服 30 h 后仍可以被检出;其中,4 - OH - BZP、3 - OH - BZP 和 O -硫 BZP、N -硫 BZP 等 II 相代谢物在 24 h 尿液中仍可检出。

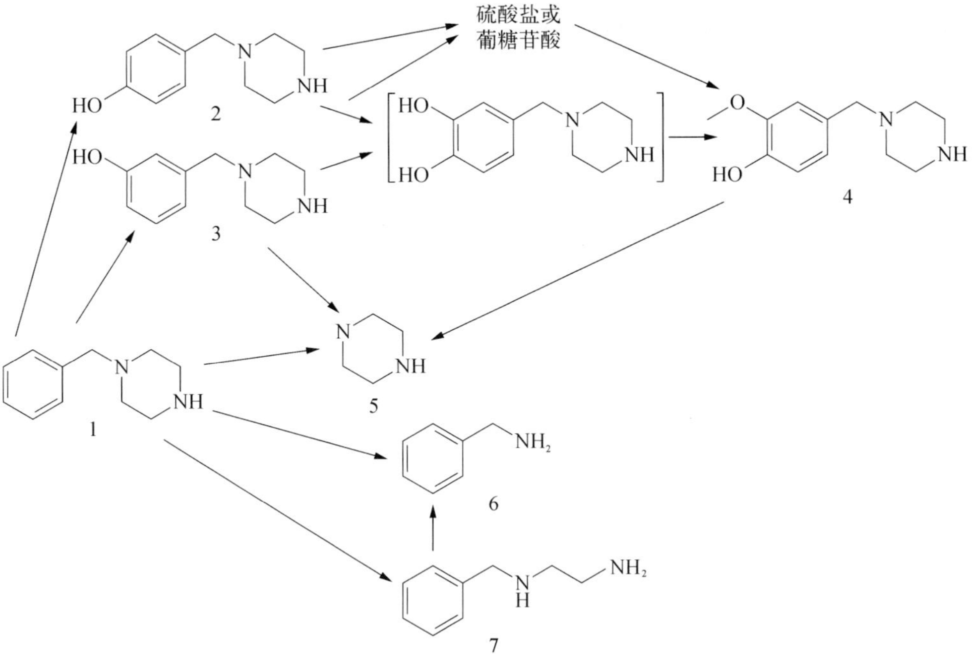

图 9-1　BZP 的体内代谢过程

1. BZP；2. 4-OH-BZP；3. 3-OH-BZP；4. 4-OH-3-MeO-BZP；5. 哌嗪；6. 苄胺；7. N-苄二胺

**表 9-4　BZP 的药动学数据**

| | BZP | 4-OH-BZP | 3-OH-BZP |
|---|---|---|---|
| 药峰浓度(ng/mL) | 262(±19) | 7(±1) | 13(±1) |
| 达峰时间(min) | 75 | 60 | 75 |
| 曲线下面积 | 212 000(±16 000) | 1 940(±58) | 6 600(±1 200) |
| 消除半衰期(h) | 5.5(±0.5) | | |
| 清除率(L/h) | 99(±63) | | |

mCPP 通过羟基化作用代谢为对羟基-mCPP；通过脱烷基化可作为其他哌嗪类药物的代谢物，如曲唑酮、奈法唑酮、依托哌酮、恩吡哌唑、美吡哌唑。mCPP 药物代谢的个体差异很大：绝对生物利用度为 12%~84%，消除半衰期为 2.6~6.1 h。

TFMPP 口服后 60~90 min 达到血浆峰值，能透过血脑屏障。健康成人口服 TFMPP 60 mg/kg 后，90 min 达峰值(24.10 μg/L)。TFMPP 由 CYP450 酶通过羟基化和 N-脱烷基化代谢，主要代谢物是 4-OH-TFMPP 或者 p-OH-TFMPP，其中大部分为葡萄糖醛酸共价形式，而 TFMPP 原形占比极少。

BZP 主要的代谢反应是通过羟基化(mCPP、TFMPP)或邻甲基去甲基化(MeOPP),此外还包含酚代谢物的部分葡萄糖醛酸化或硫酸化、儿茶酚的甲基化和苯胺衍生物部分的乙酰化。

由于存在相同的母环结构,不同哌嗪类物质可能存在相同的代谢物。例如,BZP 与 MDBP,MDBP 在体内的主要代谢过程见图 9 - 2,4 - OH - 3 - MeO - BZP 为其代谢物之一。而 4 - OH - 3 - MeO - BZP 同样为 BZP 的代谢物之一。由 4 - OH - 3 - MeO - BZP 无法推断其是滥用 BZP 还是 MDBP,因此,需要原体及其多个代谢物同时分析以进行区分。

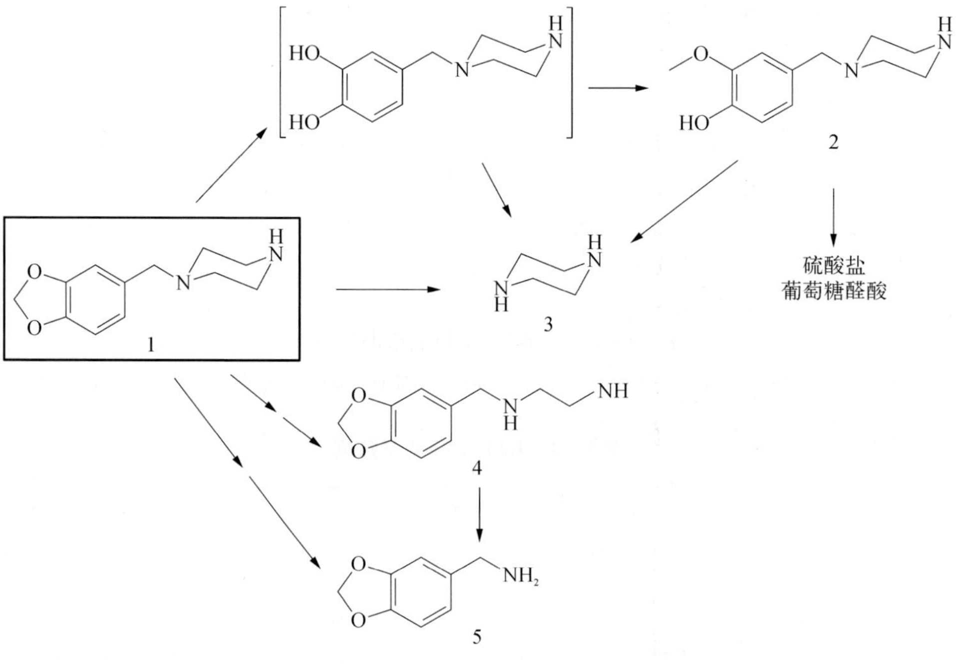

图 9 - 2   MDBP 的体内代谢过程

1. MDBP;2. 4 - OH - 3 - MeO - BZP;3. 哌嗪;4. *N* - (3,4 - methylenedioxybenzyl) ethylenediamine;
5. 3,4 - methylenedioxybenzylamine

此外,由于哌嗪母环为许多精神活性物质的基本结构,所以,在实际鉴定中还应注意区分是哌嗪类物质滥用还是某些临床药物使用[15]。例如,mCPP 可由临床药物曲唑酮、奈法唑酮、依托哌酮、恩吡哌唑和美吡哌唑等代谢生成;MDBP 是临床药物非哌西特的代谢物,但由于非哌西特存在肝毒性等副作用,目前已停止临床使用;MeOPP 为临床药物乌拉地尔的代谢物之一;TFMPP 为镇痛药安曲非宁的代谢物之一。

# 第三节 样品处理与分析方法

生物检材中哌嗪类物质可采用液液提取、固相萃取等方法提取、纯化、浓缩,然后经 GC - MS 或 LC - MS 分析。

## 一、样品处理

哌嗪类物质的样品处理可参照碱性药物方法,供 LC - MS 方法分析时采用直接蛋白沉淀法也可满足需要。

1. 体液

参考方法一:准确移取血液 0.5 mL,加入 pH 9 的缓冲液 0.3 mL。振荡 1 min 后将样品加入固相支撑液液萃取柱中,自然下沉,待样品全部均匀分散在填料上后,静置 5.0 min。用 5.0 mL 氨化乙酸乙酯洗脱,控制其流速在 1.0 mL/min 左右。洗脱液在 40℃下用氮气吹干,用 10% 乙腈水定容至 1.0 mL,经 0.22 μm 有机膜过滤,滤液供 UPLC - MS/MS 分析[16]。

参考方法二:取血液 1 mL,加 200 μL 35%硫酸锌溶液沉淀蛋白后,调至 pH 11 以上,用 5 mL 氯仿:异丙醇(4:1,V/V)提取 2 次,每次振荡 5 min,离心 10 min,提取有机溶剂,在氮气流下浓缩至干,用 100 μL 甲醇定容,供 GC - MS 分析[17]。

参考方法三:1 mL 血液加入内标溶液后加入 2 mL 磷酸缓冲液(pH 6),混旋,离心,上柱。Gilson GX - 274 Aspec 固相萃取柱预先用甲醇和磷酸缓冲液(pH 6)活化,上柱后,依次用 1 mL 蒸馏水、1 mL 乙酸和 1 mL 甲醇清洗,干燥后用 1.5 mL 二氯甲烷:异丙醇:25%氨水(80:20:2,V/V/V)洗脱,洗脱液于 30℃氮气流下挥干,残余物中加入 100 μL 流动相复溶供 LC - MS/MS 分析[18]。

参考方法四:将血液 0.1 mL 加至含 0.3 mL 内标溶液试管中,混匀后,加入 3 mL 乙腈,加盖混旋,超声 10 min,再置于振荡器上混匀 20 min,然后 6 000 r/min 离心 10 min,转移上层溶液,氮气流下吹干,加入 100 μL 甲醇:流动相 A(1:1)混合溶液溶解残余物,转移入进样小瓶,供 UPLC - QTOF - MS 分析[19]。

参考方法五:250 μL 尿液中加入 10 μL 内标溶液和 500 μL 0.1 mol/L 氢氧化钠溶液,混旋 5 min 后加入 1 mL 乙酸乙酯。样品混旋 10 min,离心 10 min。转移有机相至加有 20 μL 含 0.25%盐酸的甲醇小瓶中,在室温氮气流下蒸干。残余物用 50 μL 的流动相复溶,供 LC - MS/MS 分析[20]。

2. 头发

参考方法一:头发经去污处理后剪成<1 mm 的头发段。称取 20 mg 头发,加

入 1 mL 1 mol/L 的氢氧化钠溶液,50℃水解 40 min。用盐酸调 pH 至中性,加入 5 mL 0.1 mol/L 磷酸二氢钾,再加入内标溶液,混匀后上柱。Oasis MCX 柱(3 mL,60 mg)预先用 2 mL 甲醇和 2 mL 蒸馏水活化,上柱后依次用蒸馏水、0.1 mol/L 盐酸和二氯甲烷:甲醇(70:30,$V/V$)各 2 mL 清洗,干燥后加入含 2%氨水的二氯甲烷:异丙醇(80:20,$V/V$)洗脱,洗脱液在 45℃氮气流下吹干,残余物中加入 65 μL MSTFA(含 5% TMS),于 80℃衍生化 30 min[21]。

参考方法二:① 脱污染,头发样品用 2 mL 二氯甲烷洗涤 3 次,于 40℃加热器中完全干燥。收集最后一次洗涤液,用 LC‑MS/MS 确认清除外部污染。② 提取,称取 30 mg 头发于球磨机中研磨后,加入 25 μL 内标溶液,2 mL 含 0.1%盐酸的甲醇液,60℃水解 1 h。水解液离心后取上清液,于 35℃氮气流下蒸干。残留物中加入 2 mL 含 2%甲酸的水溶液复溶,以获得固相萃取的最佳 pH。③ 净化,Strata X‑C 柱先用 2 mL 甲醇和 2 mL 水活化,样品上柱后用 2 mL 含 2%甲酸的水溶液和 2 mL 甲醇:水:甲酸(47.5:47.5:5,$V/V/V$)清洗,真空下干燥小柱 10 min,用 2 mL 二氯甲烷:正丙醇:氨水(47.5:47.5:5,$V/V/V$)洗脱待测物。洗脱液中加入 5 μL 酸性甲醇(0.1%盐酸),于 35℃氮气流下吹干。残余物用 75 μL 流动相复溶后供 LC‑MS/MS 分析。

值得注意的是,哌嗪类物质比合成卡西酮类物质更为稳定。Johnson[22] 考察 BZP 和 TFMPP 在全血、血清和尿液中的稳定性,分别于密封玻璃容器中在-20℃、4℃和22℃条件下保存 14 天,结果发现所有样品均保持稳定。但是,仍不建议在室温下储存[9]。

## 二、分析方法

哌嗪类物质的分析方法主要有毛细管电泳法和色谱-质谱法等。毛细管电泳法分离效率较高,在手性分离测定哌嗪类物质方面具有优势,但在重现性和准确性方面较色谱法不足。目前采用较多的仍是 GC‑MS 和 LC‑MS。

1. GC‑MS

(1)分析参考条件一

色谱条件:HP‑5MS 色谱柱(30 m×0.25 mm,0.25 μm)。程序升温:初温 90℃(0.5 min),以 20℃/min 升温至 200℃,再以 15℃/min 升温至 280℃,然后以 20℃/min 升温至 320℃(3.67 min)。氦气流速:1.0 mL/min。进样口温度:280℃。

质谱条件:EI 源,70 eV。源温度:320℃。其他质谱信息见表 9‑5。由表可见,经衍生化后可显著提高 GC‑MS 的灵敏度[23]。

(2)分析参考条件二

色谱条件:Rtx‑200 色谱柱(30 m×0.25 mm,0.25 μm)。程序升温:初温 100℃(1 min),以 7.5℃/min 升温至 180℃(2 min),再以 10℃/min 升温至 200℃,

保持 60 min。进样口温度：250℃。传输线温度：280℃。

**表 9-5　哌嗪类物质的质谱数据**

| | 化 合 物 | 保留时间(min) | 特征碎片离子(m/z) | 检出限(µg/mL) |
|---|---|---|---|---|
| 非衍生化 | BZP | 4.454 | 91，56，134，176 | 100.00 |
| | TFMPP | 4.647 | 188，56，95，172，145，230 | 93.50 |
| | mCPP | 6.045 | 154，56，75，11，138，196 | 71.50 |
| | MeOPP | 6.143 | 150，56，92，120，135，192 | 73.00 |
| | MDBP | 6.866 | 135，56，85，178，164，220 | 116.00 |
| 硅烷化 | BZP-TMS | 5.733 | 102，59，116，157，233，248 | 0.70 |
| | TFMPP-TMS | 5.905 | 302，59，73，101，128，173 | 0.75 |
| | mCPP-TMS | 7.283 | 128，59，73，101，226，268 | 0.80 |
| | MeOPP-TMS | 7.370 | 264，59，73，101，135，162 | 0.80 |
| | MDBP-TMS | 8.039 | 135，59，73，102，157，292 | 1.00 |
| 酰化 | BZP-HFB | 6.147 | 91，56，146，175，281，372 | 0.50 |
| | TFMPP-HFB | 6.156 | 200，56，69，145，173，426 | 0.60 |
| | mCPP-HFB | 7.446 | 392，56，69，139，166，195 | 0.60 |
| | MeOPP-HFB | 7.525 | 388，56，69，135，191 | 0.80 |
| | MDBP-HFB | 8.364 | 135，56，77，281，416 | 0.90 |

质谱条件：EI 源，70 eV。源温度：230℃。其他质谱信息见表 9-6[24]。

**表 9-6　溴二甲氧基结构哌嗪类物质的 EI 质谱数据**

| 化 合 物 | 特征碎片离子(m/z) | 衍 生 化 物 | 特征碎片离子(m/z) |
|---|---|---|---|
| 6-Br-2,3-DMBP | 229，214，272，314 | 6-Br-2,3-DMBP-PFP | 216，231，381，460 |
| 5-Br-2,3-DMBP | 229，272，214，314 | 5-Br-2,3-DMBP-PFP | 230，216，245，460 |
| 2-Br-4,5-DMBP | 229，85，272，314 | 2-Br-4,5-DMBP-PFP | 231，151，381，460 |
| 5-Br-2,4-DMBP | 229，85，258，314 | 5-Br-2,4-DMBP-PFP | 231，199，119，460 |
| 4-Br-3,5-DMBP | 229，272，85，314 | 4-Br-3,5-DMBP-PFP | 231，151，119，460 |
| 4-Br-2,6-DMBP | 229，85，272，314 | 4-Br-2,6-DMBP-PFP | 231，245，313，460 |
| 4-Br-2,5-DMBP | 229，85，272，314 | 4-Br-2,5-DMBP-PFP | 231，201，245，460 |

（3）分析参考条件三

色谱条件：DB-5MS 柱(30 m×0.25 mm，0.25 µm)。升温程序：初温 100℃ 保持 2 min，以 30℃/min 升温至 280℃，保持 17.5 min。载气：氦气。流量：15 mL/min。进样口温度：250℃。传输线温度：250℃。

质谱条件：EI 源，70 eV。源温度：200℃。倍增电压：1 102 V。发射电流：100 μA。全扫描采集：$m/z$ 40~450。TFMPP 和 mCPP 的特征碎片离子分别为 $m/z$ 188、230、172 和 $m/z$ 154、196、56[17]。

2. LC－MS

（1）分析参考条件一

色谱条件：Synergi Polar RP 柱（150 mm×2 mm，4 μm）。流动相：A 为 1 mmol/L 甲酸铵/0.1%甲酸的水溶液，B 为含 0.1%甲酸的甲醇溶液。梯度洗脱程序：初始 10% B；0~10 min，10%~100% B；10~13 min，100% B；13~15 min，100%~10% B。流速：0.25 mL/min。

质谱条件：ESI+。离子喷雾电压：5 250 V。离子源温度：400℃。其他质谱信息见表 9－7[18]。

本法血液中方法检出限低于 5 ng/mL。

表 9－7 溴二甲氧基结构哌嗪类物质的质谱信息

| 化 合 物 | 前体离子($m/z$) | 碎片离子($m/z$) | 碰撞能量(eV) | 保留时间(min) |
|---|---|---|---|---|
| BZP | 177.0 | 91.1 | 35 | 2.91 |
| | | 65.1 | 50 | |
| MeOPP | 193.0 | 150.1 | 20 | 5.36 |
| | | 119.0 | 35 | |
| mCPP | 197.0 | 154.1 | 50 | 6.69 |
| | | 118.1 | 35 | |
| MDBP | 221.0 | 135.1 | 20 | 3.33 |
| | | 76.9 | 50 | |
| TFMPP | 231.0 | 188.2 | 35 | 6.99 |
| | | 118.1 | 50 | |
| MDMA－d$_5$(内标) | 199.0 | 165.1 | 20 | 5.68 |

（2）分析参考条件二

色谱条件：Acquity UPLCRBEH Phenyl 柱（21 mm×150 mm，1.7 μm）。柱温：30℃。流动相：A 为纯水与 0.1%甲酸混合溶液，B 为乙腈。梯度洗脱程序：0 min，5% B；0~8 min，5%~40% B；8~8.01 min，40%~5% B。流速：0.5 mL/min。

质谱条件：ESI+。雾化气压力：30 psi。毛细管电压：正极 4 000 V，负极 3 500 V。单元加速器电压：3 V。其他质谱信息见表 9－8[25]。

表 9 - 8　哌嗪类物质的质谱信息

| 化 合 物 | 保留时间(min) | 前体离子(m/z) | 碎片离子(m/z) | 碰撞电压(eV) | 碰撞能量(eV) |
|---|---|---|---|---|---|
| BZP | 1.41 | 177.1 | 91.1 | 90 | 25 |
| | | | 65.1 | | 25 |
| MDBZP | 1.68 | 221.0 | 134.9 | 90 | 15 |
| | | | 77.1 | | 45 |
| MBZP | 1.99 | 191.1 | 91.1 | 105 | 25 |
| | | | 65.1 | | 55 |
| MeOPP | 3.51 | 193.1 | 149.1 | 90 | 18 |
| | | | 118.9 | | 25 |
| pFPP | 4.09 | 181.0 | 137.9 | 105 | 20 |
| | | | 75.1 | | 65 |
| 2C - B - BZP | 4.43 | 315.0 | 229.1 | 95 | 13 |
| | | | 77.2 | | 70 |
| mCPP | 5.75 | 197.0 | 153.9 | 90 | 20 |
| | | | 118 | | 40 |
| TFMPP | 6.64 | 231.0 | 187.9 | 90 | 25 |
| | | | 117.9 | | 50 |

（3）分析参考条件三

色谱条件：Synergi Polar - RP 柱（100 mm×2.0 mm，2.5 μm）。柱温：50℃。流动相：A 为含 0.1%甲酸的 10 mmol/L 甲酸铵水溶液，B 为含 0.1%甲酸的甲醇。梯度洗脱程序：0~5 min，1%~7.5% B；5~12.5 min，7.5%~50% B；12.5~14.5 min，50%~90% B；14.5~16.5 min，90% B；16.5~17 min，90%~1% B；17~20 min，1% B。流速：0.4 mL/min。

质谱条件：ESI+，MRM 模式。喷雾电压：5 000 V。源温度：400℃[20]。

（4）分析参考条件四

色谱条件：Atlantis T₃ 柱（2.1 mm×50 mm，3 μm）。柱温：35℃。流动相：A 为含 0.1%甲酸（pH 3）的 2 mmol/L 甲酸铵溶液，B 为乙腈。流速：0.3 mL/min。梯度洗脱程序：0~3 min，0% B；3~5 min，0~20% B；5~6.8 min，20% B；6.8~7.3 min，20%~25% B；7.3~8.8 min，25% B；8.8~9.3 min，25%~30% B；9.3~9.4 min，0% B。

质谱条件：ESI+，MRM 模式。毛细管电压：1.0 kV。源温度：150℃。脱溶剂氮气温度：400℃。mCPP 的特征离子对为 m/z 197.3>154.2、197.3>118.9，TFMPP 的特征离子对为 m/z 231.3>188.2、231.3>118.9。

本方法毛发中 mCPP 和 TFMPP 的检出限为 5 pg/mg[9]。

（5）分析参考条件五

色谱条件：HSS C$_{18}$ 柱（150 mm × 2.1 mm，1.8 μm）。柱温：50℃。流速：0.4 mL/min。流动相：A 为 5 mmol/L 甲酸铵溶液（pH 3），B 为含 0.1% 甲酸的乙腈。梯度洗脱程序：0~0.5 min，13% B；0.5~10 min，13%~50% B；10~10.75 min，50%~95% B；10.75~12.25 min，95% B；12.25~12.50 min，95%~13% B；12.50~15.00 min，13% B。

质谱条件：ESI+，全扫描模式。毛细管电压：0.80 kV。样品锥电压：20 V。源温度：120℃。去溶剂温度：500℃。锥孔气流速：50 L/h。去溶剂气流速：800 L/h。质谱采集范围：*m/z* 50~1 000。碰撞电压：6 eV。碰撞跃迁：10~40 eV。哌嗪类物质的质谱信息及检出限见表 9-9[19]。

表 9-9　哌嗪类物质的质谱信息及检出限

| 化 合 物 | 保留时间（min） | 单同位素分子离子 [M+H]$^{+}$ | 碎片离子 1（m/z） | 碎片离子 2（m/z） | 检出限（μg/mL） | 质量偏差（10$^{-6}$） |
|---|---|---|---|---|---|---|
| BZP | 1.42 | 177.139 1 | 91.059 0 | 85.082 1 | 0.007 | 2.3 |
| DBZP | 5.21 | 267.186 1 | 91.060 8 | 137.104 8 | 0.005 | 1.9 |
| mCPP | 4.00 | 197.084 5 | 154.052 9 | 140.029 5 | 0.007 | 6.1 |
| pCPP | 4.03 | 197.084 5 | 154.053 6 | 140.030 7 | 0.007 | 6.1 |
| pFPP | 2.59 | 181.114 1 | 138.081 8 | 124.058 2 | 0.01 | 1.1 |
| TFMPP | 5.15 | 231.110 9 | 188.075 3 | 168.065 1 | 0.01 | 2.2 |

# 第四节　结果评价

哌嗪类物质的毒性、毒理及代谢研究较少，但中毒案例相比其他新精神活性物质来说，比较多。

## 一、中毒及致死浓度

据报道，中毒、存活的滥用者血液中的 BZP 浓度为 0.02~1.2 μg/mL（均值 0.29 μg/mL，*n*=9）[12]。血浆浓度为 0~0.50 μg/mL 的患者普遍有焦虑、心悸和呕吐。血浆浓度在 0.5 μg/mL 以上则常见躁动、焦虑和精神错乱等症状。目前中毒致死个案报道资料见表 9-10[26]。

表 9-10 哌嗪类物质相关中毒案例

| 案例 | 简 要 案 情 | 毒 物 分 析 结 果 |
|---|---|---|
| 1 | 某 23 岁女性,中毒症状包括心律失常、高血压、意识部分丧失,后死于脑水肿 | 血液检出 BZP 和 MDMA |
| 2 | 某 20 岁男性,口服 4 片标记有"rapture"药片,出现精神障碍、听觉和视觉致幻 | 血液检出 BZP |
| 3 | 某年轻男性,中毒死亡 | 血液检出 BZP 1 700 ng/mL,检出甲基苯丙胺 |
| 4 | 2 例死亡案件 | 血液 1 BZP 500 ng/mL,血液 2 BZP 1 000 ng/mL;检出 TFMPP |
| 5 | 2 名年轻男性,药物作用下外伤死亡 | 血液 TFMPP 0 ~ 150 ng/mL;尿液 TFMPP 900 ~ 1 000 ng/mL,检出高浓度的 BZP |
| 6 | 3 名 18 至 19 岁男性,口服 4 片"ecstasy",出现恶心、解离症状、激动、心律失常等症状 | 血清 BZP 260~270 ng/mL,TFMPP 30~60 ng/mL |
| 7 | 某 23 岁女性,口服 3 粒"party-pills",出现激动、视幻觉和心动过速 | 血浆 mCPP 320 ng/mL,乙醇 0.7 mg/mL,苯丙胺 40 ng/mL,苯甲酰爱康宁 47 ng/mL;尿液 mCPP 2 300 ng/mL |
| 8 | 2 例中毒急救患者 | 尿液 TFMPP 17 000~26 000 ng/mL,同时检出高浓度的 BZP |
| 9 | 某 23 岁女性,出现阵发性痉挛、心动过速、高热、呼吸急促等症状 | 血浆 BZP 200 ng/mL |
| 10 | 某 22 岁男性,口服 4 粒"party-pills"。出现肌肉强直、激动、心动过速和昏迷等症状 | 血浆 BZP 2 230 ng/mL,MDMA 1 050 ng/mL |
| 11 | 某 26 岁男性,多种毒品滥用引起急性中毒死亡 | 血液 BZP>250 ng/mL,TFMPP 93 ng/mL,MDA 36 ng/mL,MDMA 115 ng/mL,MDPV 11 ng/mL,5-MeO-DiPT>250 ng/mL |
| 12 | 5 例疑似服用 BZP 的患者 | 血浆 BZP 浓度分别为 < 82.7 ng/mL、54.2 ng/mL、83.0 ng/mL、136.0 ng/mL 和 163.4 ng/mL |
| 13 | 96 名因娱乐性服用 BZP 而中毒抢救的患者 | 血浆 BZP 0~6.29 μg/mL |

## 二、体内分布

哌嗪类物质的体内分布研究较少。据报道,某 20 岁男性,有哮喘和吸毒史,某日早上口服半粒白色药片(每粒 45.8 mg mCPP),中午时哮喘严重,其母给他服用两粒醋酸泼尼松,因病情严重于 18:25 送至医院抢救,至 21:10 死亡。尸检后经毒物分析,mCPP 的体内分布见表 9-11[26]。可见尿液、玻璃体液是较好的体内检材。

表 9‑11 mCPP 的体内分布

单位: ng/mL 或 ng/g

| 化合物 | 肝脏血液 | 尿液 | 胆汁 | 肝组织 | 玻璃体液 |
| --- | --- | --- | --- | --- | --- |
| mCPP | <0.1 | 15.0 | 5.1 | 0.3 | 4.7 |

另一案例[12],某 21 岁男性在其住所被发现死亡,在现场发现了 20 多个色彩鲜艳的药丸,这些药丸的外观类似于"摇头丸"。死者没有吸毒史、酗酒史,经尸检,未见任何损伤或严重的疾病损伤,尸检采集体液和组织检材。现场发现的药丸中仅一粒中检出少量 MA,其余药丸中均检出 BZP 和 TFMPP。股动脉血经分析检出 BZP、TFMPP、MDMA、甲基苯丙胺及微量的 MDA、苯丙胺。BZP、TFMPP 的体内分布结果见表 9‑12。

表 9‑12 BZP、TFMPP 的体内分布

| 化合物 | 股动脉血 | 玻璃体液 | 尿 液 | 肝组织 | 胆 汁 | 胃内容物 |
| --- | --- | --- | --- | --- | --- | --- |
| BZP | 21.4 μg/mL | 25.2 μg/mL | 990 μg/mL | 120 μg/g | 200 μg/mL | 80 mg/78.1 g |
| TFMPP | 3.3 μg/mL | 1.7 μg/mL | 90 μg/mL | 84 μg/g | 61 μg/mL | 37 mg/78.1 g |

## 三、案例评析

**案例一**:一名 19 岁女性,患有精神分裂症,有吸毒史,在当地公园被巡逻警察发现神志不清,警察认为她喝醉了,于是把她带到观察室醒酒。15:30 左右,警察注意到她的腿不正常抖动,遂叫救护车,17:35 送至医院急诊。此时她表现出全身强直阵挛活动、心动过速、高热、呼吸过速、反应迟缓、口鼻明显出血、出汗。患者最初 7 天没有运动反应,然后慢慢观察到轻微神经系统的改善与疼痛刺激的运动反应。患者持续发热、心动过速和间歇性肌强直等持续 10 天以上,血压不稳定。共住院 30 天,其中 11 天在重症监护室。5 个月后,她接受了心理测试,与 4 年前的测试结果相比,发现在记忆、反应等方面明显受到损害。在患者被警察发现 10 h,采集了血液,其中检出 BZP 成分,浓度为 0.2 μg/mL[27]。

**案例二**:一名 22 岁男性在聚会上服用了 3~4 片含有 1‑BZP 的药片。2 h 后昏倒,送医院抢救,此时患者体温 41.4℃,并伴有心动过速、肌强直,在重症监护室治疗 19 天,共住院 25 天。出院时,仍有持续的轻度脑损伤后遗症。入院 3 h 抽取血液,经分析,其中检出 BZP 和 MDMA 成分,浓度分别为 2.23 μg/mL 和 1.05 μg/mL。入院 9 h 再次抽取血液,BZP 浓度降至 0.1 μg/mL,MDMA 仅可检出[27]。

**案例三**:一名 26 岁男性,深夜驾车与另一辆车相撞后死亡,警方调查发现,其

可能使用标有"wicked high"等物质。尸检后,血液中 BZP、TFMPP、氯胺酮和乙醇浓度分别为 0.71 μg/mL、0.05 μg/mL、0.96 μg/mL 和 0.77 mg/mL;尿液中 BZP、TFMPP 和乙醇浓度分别为 15.73 μg/mL、1.04 μg/mL 和 1.28 mg/mL,同时检出可卡因、氯胺酮等[28]。

　　**案例四:** 一名 17 岁男性,从屋顶坠落身亡,在他身上发现了大量含有 BZP 和 TFMPP 的药片。尸检后,血液中 BZP、TFMPP 和乙醇浓度分别为1.39 μg/mL、0.15 μg/mL 和 1.40 mg/mL;尿液中 BZP、TFMPP 和乙醇浓度分别为 8.72 μg/mL、0.92 μg/mL 和 2.48 mg/mL;未检出其他毒药物成分[29]。新精神活性物质范围宽广,现场发现的可疑物品,如本案中随身携带的药片,都可帮助快速锁定检测目标物。

**参 考 文 献**

第九章参考文献

# 10 第十章 氨基茚满类新精神活性物质

新精神活性物质主要沿用了现有毒品的主体化学结构,对其进行结构修饰,保留其麻醉、兴奋等作用,或完全创造新的化学结构。氨基茚满类物质主要在欧美滥用,在我国未见报道,但基于其危害性,我国于 2015 年 10 月 1 日起将 2 -氨基茚满(2 - AI)、5,6 -亚甲二氧基- 2 -氨基茚满(MDAI)列入《非药用类麻醉药品和精神药品管制品种增补目录》。

本章将介绍 2 -氨基茚母核的氨基茚满类物质[1]的有关药理学和毒理学研究,并对已有的分析方法及阳性案例作一综述。

## 第一节　概　　述

氨基茚满类物质是目前种类数目最少的一类新精神活性物质,除了我国已列入管制目录的 2 - AI、MDAI,目前研究较多的还包括 5,6 -亚甲二氧基- N -甲基- 2 -氨基茚满(MDMAI)、5 -碘- 2 -氨基茚满(5 - IAI)、5 -甲氧基- 6 -甲基- 2 -氨基茚满(MMAI)等[2](图 10 - 1)。

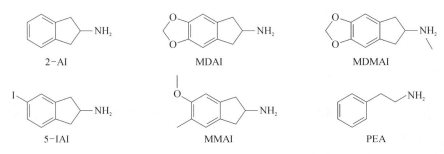

2 - AI　　　　　　　　MDAI　　　　　　　　MDMAI

5 - IAI　　　　　　　　MMAI　　　　　　　　PEA

图 10 - 1　目前研究较多的氨基茚满类物质

氨基茚满类物质的母核 2 -氨基茚是许多有药理活性物质的核心结构,由图 10 - 1 可见,2 - AI 是闭环结构,在构象上为苯丙胺的刚性类似物[3],其他氨基茚满类物质均是在 2 - AI 的结构上修饰衍生,如在芳香环上用各种官能团取代,或添加亚甲基二氧桥,以及 $N$-烷基化。氨基茚满类物质与儿茶酚胺、苯乙胺和苯丙胺等的生物活性类似,均具有中枢神经系统的兴奋作用[2]。

## 一、药理作用

氨基茚满类物质是一类对 5-羟色胺释放和再吸收具有强选择性的中枢神经兴奋物质。目前为止,许多氨基茚满类物质在各种动物和体外模型中的药理作用有广泛的研究,研究集中在比较氨基茚满类物质与苯丙胺类物质及相关药物的作用,以阐明其药理作用,特别是关于多巴胺和 5-羟色胺通路上。但还没有相关人类的研究数据。

2-AI 的作用机制主要选择性抑制去甲肾上腺素转运体和在突触中释放去甲肾上腺素与多巴胺,但不影响多巴胺转运体和 5-羟色胺转运体。

1990 年,Nichols 首次合成 MDAI[4],发现其与 MDMA 有许多相似的药理活性,但没有 5-羟色胺能神经元神经毒性。使用药物辨别模型考察 MDAI 辨别效应和剂量之间的关系发现,虽然 MDAI 不能替代 LSD 训练大鼠(腹腔注射),但以 $(R/S)$-MDMA 作为训练药物,可以产生类似 MDMA 的鉴别刺激[MDAI $ED_{50}$(95% CI) 0.58 mg/kg],MDAI 的辨别效应约为 $(S)$-MDMA 的一半。进一步研究,由于 MDMA 对 5-羟色胺能神经元有明显毒性,因此 MDAI 可以作为一种非神经毒性的 MDMA 替代品。同时研究 MDAI 的同分异构体 4,5-亚甲二氧基-2-氨基茚异构物(4,5-MDAI),发现其在大鼠体内没有表现出类似 MDMA 的特性,缺乏相应的鉴别刺激效应。药物辨别研究也发现,MDAI 没有 $(S)$-苯丙胺的辨别性刺激效应,它与 $(S)$-苯丙胺类物质在药理活性上不同[5]。

另一药物鉴别研究显示,使用 MDMA 样物质 $(S)$-MBDB 为训练药物[腹腔注射,训练剂量为 1.75 mg/kg(7.18 μmol/kg)],观察到 $(R/S)$-MDMA 及其单对映体、$(R/S)$-MDA 及其单对映体和 MDAI 的完全取代作用。MDMAI 可完全取代 $(S)$-MBDB($ED_{50}$ 3.01 μmol/kg),MDAI 的 $ED_{50}$(2.04 μmol/kg)略低于 MDMAI,表明其作用略高于 MDMAI[6]。

Malmusi[7] 进一步研究证实,MDAI 与 MDMA 具有相似的药理作用,可在大鼠中产生 MDMA 样刺激效应。但与 MDMA 相反,MDAI 在小鼠中表现出自主活动的弱活性。而 MDMAI 至 30 mg/kg 时仍无明显活性,另外,尽管它的效应不如 MDAI,但它同样能够产生 MDMA 样刺激效应。MDAI 和 MDMAI 对大鼠的 5-羟色胺能神经损伤作用有限。

1991 年,Nichols 首次合成 5-IAI,化学结构中的碘官能团表明 5-IAI 在抑制单胺摄取方面可能与 MDMA 和其他甲基苯丙胺衍生物具有相似的药效学特征。根据药物鉴别研究,5-IAI 在大鼠体内具有行为活性,基于 2.19 μmol/kg 的 $(R/S)$-MDMA 时,$ED_{50}$ 为 0.65 mg/kg;基于 2.67 μmol/kg 的 $(S)$-MBDB 时,$ED_{50}$ 为 0.79 mg/kg,并可完全取代 $(R/S)$-MDMA 和 $(S)$-MBDB[2]。同样,5-IAI 对大鼠的 5-羟色胺能神经损伤作用有限。

MMAI 可完全取代（$R/S$）- MDMA 和（$S$）- MBDB 训练的大鼠 [ $ED_{50}$ 0.81 mg/kg, 3.77 μmol/kg（$R/S$）- MDMA；$ED_{50}$ 0.56 mg/kg, 2.63 μmol/kg（$S$）- MBDB]，但实验发现，MDAI 无法取代 LSD[2]。以 MMAI 训练大鼠的行为活性研究，2.64 μmol/kg MMAI 时，$ED_{50}$ 为 0.56 mg/kg；3.03 μmol/kg（$R/S$）- MDMA 时，$ED_{50}$ 为 0.70 mg/kg；1.44 μmol/kg（$S$）- MBDB 时，$ED_{50}$ 为 0.36 mg/kg。

## 二、滥用状况

关于氨基茚满类物质滥用的文献报道有限。2006 年，2 - AI 在欧洲出现，并通过早期预警系统正式通报。2010 年，MDAI 被发现，2011 年，5 - IAI 被发现。尽管在 2010 年英国媒体预测 MDAI 可能会迅速取代新型卡西酮类物质，但随后并未出现 MDAI 等氨基茚满类物质的广泛滥用。事实上，大多数购买者都是猎奇或者试图研究其精神活性者。

2010 年 7 月，对英国伦敦南部两家同性恋俱乐部的会员（$n = 308$，平均年龄 30 岁，82% 男性）进行调查，6% 承认长期使用 MDAI[8]。在爱尔兰居民的一项自报新精神活性物质使用者（$n = 329$，平均年龄 25 岁，67% 男性）调查中，1.6% 的人使用过标有"2 - AI"的粉末或产品，2.7% 的人使用过 MDAI，1% 的人使用过"5 - IAI"[2]。有一点要特别提出，很多使用者以为自己正在使用 MDAI 或 5 - IAI，但并不完全清楚其中的成分。一些标注含有 MDAI 或 5 - IAI 等的样品中实际含有 4 - 甲基甲卡西酮、3,4 - 亚甲二氧基甲卡西酮、苄基哌嗪、1 -（3 - 三氟甲基苯基）哌嗪等其他管制物质[2]。

## 三、体内过程

关于氨基茚满类物质在实验室动物或人体内的药代动力学研究匮乏。

### 1. 代谢

Manier[9] 利用高分辨质谱对 2 - AI 在体内的代谢过程进行研究，分别采用了人肝微粒体孵育、人肝 S9 孵育和大鼠给药后尿液分析。2 - AI 体内转化少，大部分以原体排泄。主要的代谢途径是在氨基的 $\beta$ - 位羟基化形成两个非对映异构体，另一途径为氨基的乙酰化（图 10 - 2）。

Zidkova[10] 给大鼠皮下注射 20 mg MDAI 后，收集 24 h 内尿液，采用 HPLC - ESI - HRMS 和 GC - MS 进行分析，发现 MDAI 在体内经氧化后主要代谢途径为去甲基化、$O$ - 甲基化和 $N$ - 乙酰化（图 10 - 3），确认了主要代谢物及其相应的 Ⅱ 相代谢物（表 10 - 1）[10]。收集的尿液中以 MDAI 原形为主，说明 MDAI 使用后主要以原形排出体外。

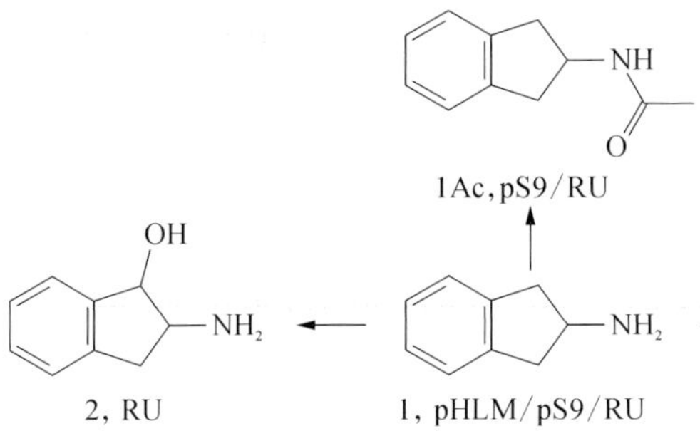

图 10－2　2－AI 的主要代谢途径

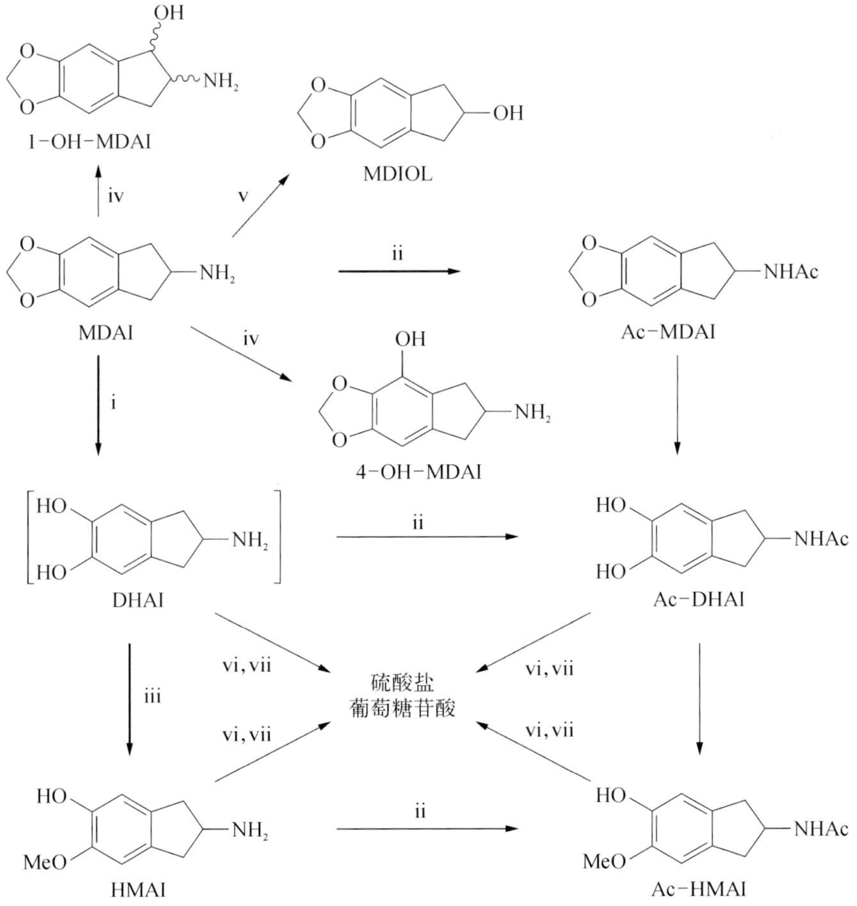

图 10－3　MADI 的主要代谢途径

表 10-1  MDAI 的主要代谢物质谱信息

| 化 合 物 | 前体离子<br>（m/z） | 分子式 | 碎片离子<br>（m/z） | 分 子 式 |
|---|---|---|---|---|
| MDAI | 178.086 0 | $C_{10}H_{11}NO_2$ | 131.049 0 | $C_9H_7O^+$ |
| | | | 161.059 4 | $C_{10}H_9O_2^+$ |
| Ac - MDAI | 220.096 5 | $C_{12}H_{13}NO_3$ | 131.049 0 | $C_9H_7O^+$ |
| | | | 161.059 5 | $C_{10}H_9O_2^+$ |
| | | | 178.086 0 | $C_{10}H_{12}NO_2^+$ |
| HMAI | 180.101 6 | $C_{10}H_{13}NO_2$ | 131.049 0 | $C_9H_7O^+$ |
| | | | 163.075 1 | $C_{10}H_{11}O_2^+$ |
| Ac - HMAI | 222.112 2 | $C_{12}H_{15}NO_3$ | 131.049 1 | $C_9H_7O^+$ |
| | | | 163.075 2 | $C_{10}H_{11}O_2^+$ |
| | | | 180.101 7 | $C_{10}H_{14}NO_2^+$ |
| Ac - DHAI | 208.096 8 | $C_{11}H_{13}NO_3$ | 131.049 2 | $C_9H_7O^+$ |
| | | | 149.059 8 | $C_9H_9Ot2$ |
| | | | 166.086 3 | $C_9H_{12}NOt2$ |
| 1 - OH - MDAI | 194.080 8 | $C_{12}H_{13}NO_3$ | 118.065 2 | $C_8H_8N^+$ |
| | | | 135.043 4 | $C_8H_7Ot2$ |
| | | | 146.059 8 | $C_9H_8NO^+$ |
| | | | 176.070 3 | $C_{10}H_{10}NO_2^+$ |
| 4 - OH - MDAI | 194.081 0 | $C_{10}H_{11}NO_3$ | 103.054 5 | $C_8H_7^+$ |
| | | | 131.049 1 | $C_9H_7^+$ |
| | | | 149.059 7 | $C_9H_9O_2^+$ |
| | | | 170.973 0 | $C_{10}H_9O_3^+$ |

2. 毒性

目前尚缺乏关于氨基茚满类物质的 $LD_{50}$、致突变性、致畸性等急性和慢性数据。Palenicek[11]研究氨基茚满类物质的急性毒性。40 mg/kg 的 MDAI 相比 20 mg/kg，可提高运动活性 50%。但 40 mg/kg 应是最高剂量，动物很快开始换气过度，并表现 5-羟色胺综合征的症状（如剧烈出汗、大量流涎、癫痫发作等）。在给药 15 min 内，100% 大鼠死亡。而在 Nichols[4]的毒性研究中，皮下注射给药组的 $LD_{50}$ 为 28.3 mg/kg，静脉注射给药组的 $LD_{50}$ 为 35 mg/kg，口服给药组的 $LD_{50}$ 为 40 mg/kg，该剂量下均存活。Gatch[12]采用 100 mg/kg MDAI，结果与 Palenicek[11]相似，所有小鼠均死亡。动物实验清楚表明，氨基茚满类物质可显著升高体温，并伴随大量汗出，当人们在酒吧、舞厅等环境中使用这类物质时，由于环境温度会因为人群聚集而升高,很容易出现 5 -羟色胺综合征毒性风险。目前,已有一些使用氨基茚满类物质的严重中毒和死亡的报道,中毒表现主要为典型的 5 -羟色胺综合征。

报道的氨基茚满类物质滥用的常见剂量为 100~200 mg[2]。2 - AI 常通过口服或鼻腔摄入,经常伴有鼻孔疼痛或灼烧感。使用者在使用 2 - AI 后有的称效果非常轻微,有的称兴奋效果与 MDMA 一样强,主要表现为欣快、清醒和疼痛缓解等。

氨基茚满类物质滥用可导致精神错乱、失眠、抑郁、焦虑和心动过速等。使用过量可导致 5 -羟色胺综合征,表现为高热、心动过速、多器官衰竭(包括肾功能衰竭或肝功能衰竭)、横纹肌溶解、弥散性血管内凝血、急性呼吸窘迫综合征、瓣膜性心脏病、原发性肺动脉高压等。一个与使用氨基茚满类物质相关的急性中毒患者,服用了 5 g 自认为是 MDAI 的物质,造成多器官功能衰竭,包括肝肾功能衰竭、横纹肌溶解和弥散性血管内凝血,但随后并未对服用的物质进行分析,以确认其中成分及含量。该患者经抢救后转入精神病医院,3 个月后出院[2]。

尽管目前氨基茚满类物质滥用较少,但仍然需要对这些物质进行不断监测和研究,以便更好地了解它们的药理、毒性、滥用趋势及它们可能造成的危害。

# 第二节　样品处理与分析方法

氨基茚满类物质的分析同样面临着诸多挑战。目前已有的研究中,体外样品可借助光谱学筛查,高分辨质谱、气质联用仪、核磁共振等技术进行准确定性。体内毒物分析更受制于参考物质匮乏、代谢物未知等,在获得参考物质后,目前,LC - MS 为主要的分析手段,并且,许多方法是多种类新精神活性物质的筛选分析。

## 一、样品处理

### 1. 血液

参考方法一:1 mL 血液中加入 1 μg 普拉西泮内标和 0.5 mL $Na_2CO_3$(1 mol/L)后,加入 5 mL 乙醚:二氯甲烷:正己烷:正戊醇(50:30:20:0.5,$V/V/V/V$)的混合溶剂,混旋 15 min,离心后,有机层蒸发至干,100 μL 流动相溶解残余物,进样 LC - MS/MS[13]。

参考方法二:2 mL 血液中加入 10 μL 氘化内标(最终浓度为 50 ng/mL),加入 2.0 mL 甲醇沉淀蛋白,混旋,6 000 r/min 离心 10 min,转移上清液,将上清液转移至含有 1 mL 水、1 mL 0.2 mol/L 氢氧化钠(含 10 mg/mL 氯化钠)溶液的试管中。加入 20 μL 己基甲酸氯,手动振摇 30 s。加入 700 μL 的氯仿:甲醇(1:2.5,$V/V$)混合溶液,混匀,4 400 r/min 离心 4 min,转移底部有机相,取 1 μL 进 GC - MS[14]。

参考方法三:0.2 mL 血液中加入 10 μL 内标溶液(1 ng/μL),加入 0.6 mL 乙腈沉淀蛋白,混旋、离心,上清液氮气流下吹干,加入 100 μL 甲醇溶解残余物,取 7 μL 进 LC - MS/MS[15]。

2. 尿液

参考方法:2 mL 尿液中加入 10 μL 氘代内标(最终浓度为 50 ng/mL),加入 200 μL 0.2 mol/L 氢氧化钠(含 20 mg/mL 氯化钠)溶液和 500 μL 的甲醇。加入 20 μL 己基甲酸氯,手动振摇 30 s。加入 350 μL 的氯仿:甲醇(1:2.5,$V/V$)混合溶液,混匀,4 400 r/min 离心 4 min,转移底部有机相,取 1 μL 进 GC - MS[14]。

## 二、分析方法

1. LC - MS

(1) 分析参考条件一

液相条件:Kinetex $C_{18}$ 柱(50 mm×3.00 mm,2.6 μm)。流动相:A 为 10 mmol/L 甲酸铵溶液,B 为乙腈:0.1%甲酸的甲醇(50:50,$V/V$)。流速:0.4 mL/min。梯度洗脱程序:0~1 min,98%A;1~10 min,0% A;10~13 min,0% A;13~13.1 min,98%A;13.1~15.5 min,98%A。柱温:30℃。进样量:10 μL。

质谱条件:ESI+。GS1:40 psi;GS2:60 psi。气帘气:30 psi。源温度:500℃。离子喷雾电压:5 500 V。采用 MRM 模式,2 - AI 的离子对为 $m/z$ 133.9>116.9 和 133.9>115.1,内标普拉西泮的离子对为 $m/z$ 325.3>271.1。

本方法检出限为 0.5 ng/mL[13]。

(2) 分析参考条件二

液相条件:Kinetex $C_{18}$ column(100 mm×2.1 mm,2.6 μm)。流动相:A 为含 0.1%甲酸的 5 mmol/L 甲酸铵溶液,B 为 0.1%甲酸的甲醇溶液。流速:0.35 mL/min。梯度洗脱程序:11 min,0~90% B;平衡 3 min。柱温:40℃。进样量:10 μL。

质谱条件:ESI+。源温度:350℃。毛细管电压:4 000 V。雾化气:氮气。流速:12 L/min。碰撞气:40 psi。电子倍增电压:1 000 V。喷嘴电压:2 000 V。采用 MRM 模式,MDAI 的离子对为 $m/z$ 178>161, 178>131, 178>103;NM2AI 的离子对为 $m/z$ 148>117, 148>115, 148>91。

本方法 MDAI 和 NM2AI 的检出限分别为 2 ng/mL 和 0.2 ng/mL[16]。

(3) 分析参考条件三

液相条件:Zorbax Eclipse Plus $C_{18}$(50 mm×2.1 mm,1.8 μm)。流动相:A 为 5 mmol/L 甲酸溶液,B 为乙腈。梯度洗脱程序:初始 1% B;0~6 min,1%~30% B;6~8 min,30%~50% B;8~12 min,50%~100% B,平衡 3 min。前 8 min 流速为 0.4 mL/min;2 min 内流速升至 0.6 mL/min。

质谱条件：ESI+。源温度：325℃。毛细管电压：4 000 V。喷雾气：氮气。流速：10 L/min。雾化气：20 psi。采用 MRM 模式，包括氨基茚满类物质的新精神活性物质质谱碎片离子见表 10 - 2[15]。

本方法的检出限为 0.05~0.3 ng/mL。

表 10 - 2　包括氨基茚满类物质的新精神活性物质筛选分析的质谱信息

| 目　标　物 | 离子对(m/z) | 保留时间(min) | 目　标　物 | 离子对(m/z) | 保留时间(min) |
|---|---|---|---|---|---|
| 25D - NBOMe | 316>121, 91 | 7.19 | 3,4-亚甲二氧基乙卡西酮 | 222>174,204 | 2.90 |
| 25H - NBOMe | 302>121, 91 | 6.35 | | | |
| 2 - AI | 134>117, 115 | 2.05 | JWH - 007 | 356>155, 127 | 10.83 |
| 2C - E | 210>193, 178 | 5.23 | JWH - 016 | 342>155, 127 | 10.61 |
| 2C - N | 227>210, 151 | 3.45 | JWH - 018 | 342>155, 127 | 10.71 |
| 2 - FMC | 182>164, 149 | 2.03 | JWH - 019 | 356>155, 127 | 11.01 |
| 3,4 - DMMC | 192>174, 159 | 4.21 | JWH - 073 | 328>155, 127 | 10.51 |
| 3 - MeO - PCP | 274>86, 121 | 5.89 | JWH - 081 | 372>185, 157 | 10.82 |
| 3 - MMC | 178>160, 145 | 3.35 | JWH - 098 | 386>185, 157 | 10.93 |
| 4 - FA | 154>109, 137 | 2.90 | JWH - 122 | 356>169, 141 | 10.96 |
| 4 - FMC | 182>164, 149 | 2.60 | JWH - 147 | 382>155, 127 | 12.19 |
| 4 - MeO - PCP | 274>189, 121 | 5.93 | JWH - 200 | 385>155, 114 | 7.44 |
| 4 - MEC | 192>174, 144 | 3.60 | JWH - 203 | 340>125, 238 | 10.66 |
| 4 - OH - DiPT | 261>160, 114 | 3.84 | JWH - 210 | 370>183, 155 | 12.10 |
| 5F - APINACA | 384>135, 93 | 10.78 | JWH - 210 - d₉ | 379>183, 155 | 12.08 |
| 5 - IAI | 260>116, 243 | 4.31 | JWH - 250 | 336>121, 91 | 10.42 |
| 5 - MeO - DiPT | 275>114, 174 | 4.88 | JWH - 251 | 320>105, 144 | 10.63 |
| AB - FUBINACA | 369>324, 109 | 8.46 | JWH - 302 | 336>121, 214 | 10.49 |
| ADB - PINACA | 345>215, 300 | 9.35 | JWH - 307 | 386>155, 127 | 10.94 |
| AM - 2201 | 360>155, 127 | 10.25 | JWH - 398 | 376>189, 161 | 11.08 |
| AM - 2233 | 459>98, 112 | 6.84 | 氯胺酮 | 238>125, 179 | 3.60 |
| AM - 694 | 436>190, 272 | 10.76 | m - CPP | 197>154, 118 | 4.17 |
| 苯丙胺 | 136>91, 119 | 2.61 | MDA | 180>163, 105 | 2.83 |
| MABP | 178>160, 131 | 2.88 | MDAI | 178>103, 161 | 2.48 |
| bk - MBDB | 222>174,204 | 3.21 | MDEA | 208>163, 105 | 3.40 |
| BZP | 177>91, 65 | 1.55 | MDMA | 194>105, 163 | 3.11 |
| CB - 13 | 369>155, 127 | 12.52 | MDPV | 276>126, 135 | 4.57 |
| 4 - MDMC | 178>105, 133 | 2.42 | 4 - MMC | 178>145, 160 | 3.32 |
| 乙卡西酮 | 178>160, 132 | 2.81 | 4 - MMC - d₃ | 181>148, 163 | 3.31 |

续　表

| 目　标　物 | 离子对（m/z） | 保留时间（min） | 目　标　物 | 离子对（m/z） | 保留时间（min） |
|---|---|---|---|---|---|
| 甲基苯丙胺 | 150>91，119 | 2.89 | 1-苯基-2-甲氨基-1-戊酮 | 192>174，132 | 3.80 |
| 甲卡西酮 | 164>146，131 | 2.10 | pentylone | 236>188，218 | 4.08 |
| 4-甲氧基甲卡西酮 | 194>176，161 | 2.95 | RCS-4 | 322>135，77 | 10.34 |
| MXE | 248>203，121 | 4.11 | RCS-8 | 376>121，91 | 11.02 |
| 3,4-亚甲基二氧基甲卡西酮 | 208>160，132 | 2.54 | WIN 55,212-2 | 427>55，127 | 9.44 |
| 去甲氯胺酮 | 224>125,207 | 3.42 | | | |

**2. GC-MS**

色谱条件：J&W5% phenyl-methylsilicone 毛细管柱（30 m×0.25 mm，0.25 μm）。初温 130℃，保持 2 min，15℃/min 程序升温至 270℃，然后以 50℃/min 升温至 310℃，保持 4 min。载气：氦气。流速：1 mL/min。

质谱条件：EI 源，70 eV；全扫描模式。进样口温度：270℃。离子扫描范围 m/z 50~390。

本方法尿液和血液的检出限分别为 1 ng/mL 和 5 ng/mL[14]。

**3. 表面增强拉曼散射法**

表面增强拉曼散射法（surface enhanced Raman scattering，SERS）具有高效、灵敏、无损检测等特点，能实现对分析物分子的极低浓度检测，被广泛应用于痕量分析领域。经过优化后，SERS 可分析液体中的氨基茚满类物质。

紫外-可见分光光度仪、拉曼光谱仪：光谱采集过程中使用空气制冷的氦氖激光器，激光波长为 633 nm，功率输出为 3 mW。

SERS 活性基底的制备：90 mg 硝酸银溶解于 500 mL 水中并煮沸。在剧烈搅拌下，加入 10 mL 1% 的柠檬酸钠溶液，将溶液/溶胶煮沸 1 h，当透明的溶液变成淡绿色乳胶时，即形成纳米颗粒的银溶胶。

优化后 MDAI 的特征峰及检出限见表 10-3，方法检出限为 $5.4×10^{-5}$ mol/L[17]。

表 10-3　MDAI 的特征峰及检出限

| 峰位置（cm⁻¹） | 归　　属 | 检出限估值（mol/L） |
|---|---|---|
| 456 | 无 | $3.30×10^{-5}$ |
| 565 | 无 | $3.19×10^{-5}$ |
| 715 | 苯基取代 | $3.80×10^{-5}$ |

续　表

| 峰位置($cm^{-1}$) | 归　　属 | 检出限估值($mol/L$) |
|---|---|---|
| 1 190 | C—N 伸缩或者二样戊环键振动 | $1.42×10^{-4}$ |
| 1 353 | 无 | $4.53×10^{-5}$ |
| 1 459 | 1,2,4,5-四元取代苯基振动 | $5.31×10^{-5}$ |
| 1 609 | C＝C 芳环伸缩 | $3.75×10^{-5}$ |

# 第三节　结　果　评　价

目前,氨基茚满类物质尚缺乏药效学、药代动力学和毒性等数据,因此,在相关案件的结果评价时面临着许多挑战。

## 一、中毒与死亡案例

氨基茚满类物质常与其他滥用物质混合使用。在英国报道的中毒死亡案例中[18],一例血液中检出 MDAI,浓度为 26.3 μg/mL,同时检出 APB(0.34 μg/mL)、BZP(0.19 μg/mL)、MDMA(0.100 μg/mL)和咖啡因(19.2 μg/mL)成分。另一例案件中,同时检出 MDAI 和 2-MAPB,但浓度低于 50 ng/mL。Mercieca[14]报道一例阳性血液样品中同时检出 NM2AI 和 bk-MBDP。

## 二、体内分布

氨基茚满类物质的体内分布数据甚少,但基本上与结构类似的 MDMA 在体内的变化相似。

一名 27 岁男子 18:50 被发现躺在床上,呼吸停止。他的妻子立即进行心脏复苏,救护车到后开始除颤注射肾上腺素等,40 min 后恢复心跳。入院后进行第二次复苏,40 min 后血液循环恢复正常。血气分析显示严重的呼吸性酸中毒合并代谢性酸中毒。次日 2:47(即被发现躺在床上约 8 h 后)死亡。死后 29 h 尸检显示脑水肿、吸入性肺炎伴肺水肿,提取体液、组织等生物检材。经毒物分析,其中均检出 MDAI 和 2-MAPB,体内分布见图 10-4 和图 10-5[19]。

MDAI 和 2-MAPB 在胃内容物中浓度最高,其次是肝组织和肺组织。高浓度的胃内容物说明 MDAI 和 2-MAPB 为口服摄入。心血中浓度高于外周血液浓度,尤其是 2-MAPB,这种浓度差异可能是体内再分布引起。脂肪组织中的浓度最低,这是由于苯丙胺类衍生物均为亲水性较强的化合物。

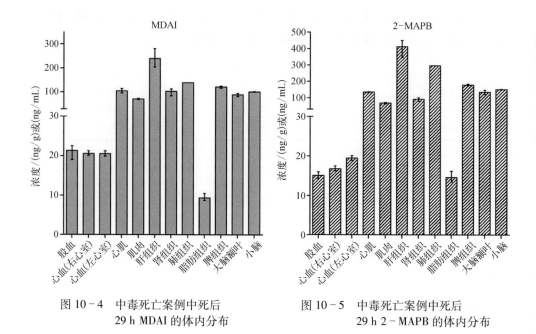

图 10-4　中毒死亡案例中死后　　　图 10-5　中毒死亡案例中死后
　　　　29 h MDAI 的体内分布　　　　　　　　29 h 2-MAPB 的体内分布

分析死者入院抢救、留取的唯一一份尿液,其中 MDAI 为 1.8 μg/mL,
2-MAPB 为 2.1 μg/mL[19]。

## 三、案例评析

**案例一**:2011 年 4 月,一名 17 岁女性死亡,经调查,她大约在 18:30 到达男友
家,他们一起吃饭、喝酒。男友口服了些 MDAI,然后去洗澡。等男友出来时,发现
她更活泼,认为她也服用了一些 MDAI。接着,发现她静下来好像是困了,然后发热、
出汗,晕倒在沙发上。21:36 救护车到时,发现她已经没有呼吸,心脏停跳,后宣布死
亡。在现场发现了少量大麻烟油和白色粉末,死者男友供述网购这些物品。白色粉
末经鉴定,含有 MDAI 成分[20]。尸检后采集外周血,经毒物分析,血液中检出 MDAI,
浓度为 26.3 μg/mL;同时检出乙醇,浓度为 0.14 mg/mL;未检出其他毒药物成分。

**案例二**:一名 28 岁的男性被发现死在家中,他坐在地板上,头靠在椅子上。
经调查,死者有吸毒史,最近在家接受抗生素治疗。在他身边发现了白色粉末和浅
棕色粉末,还有一张卡片和一根自制的吸管,可能是用来吸食这些粉末的。现场还
发现了一些临床药物,如劳拉西泮、普拉西泮、佐匹克隆、阿莫西林和比索洛尔。体
表尸体检查可见鼻出血,但没有身体损伤。采集股动脉血和尿液,并对两包粉末进
行毒物分析。经分析,白色粉末中检出 5-EAPB,质量分数为 87%;浅棕色粉末中
检出 MDAI,质量分数为 68%。血液和尿液的分析结果见表 10-4。5-EAPB 属于
香豆酮类苯乙胺类新精神活性物质,5-APB 为 5-EAPB 的代谢物。但对于 5-

MAPB,未见有文献说明5－EAPB 在体内可代谢为5－MAPB,而现场查获的粉末中亦未发现5－MAPB,因此还无法解释5－MAPB 来源[18]。

表 10－4　血液、尿液中分析结果

单位：μg/mL

| 目 标 物 | 血 液 | 尿 液 |
|---|---|---|
| MDAI | 2.09 | 69.4 |
| 5－EAPB | 6.45 | 14.8 |
| 5－MAPB | 0.089 | 1.00 |
| 5－APB | 0.546 | 4.88 |

综上所述,目前有关氨基茚满类物质的法医毒物学数据甚少,需要更多的研究才能对结果进行科学准确的评价。

**参 考 文 献**

第十章参考文献

# ［下　篇］

# 第十一章　高分辨质谱技术在新精神活性物质研究中的应用

高分辨质谱仪是利用其超高的分辨能力对化合物的结构实现精准鉴定。分辨率是质谱仪最重要的指标。相对于一般的质谱技术,高分辨质谱技术在分析样品时能够产生高分辨率、高准度的数据,提供化合物的元素组成、同位素丰度、碎片离子信息等,这对于鉴识未知化合物的结构至关重要。因此,随着高分辨质谱技术的不断发展和完善,其独特的优势已被法医毒物学家广泛地应用于未知化合物的结构鉴定,尤其是在新精神活性物质的筛选分析中。新精神活性物质又被称作"策划药"或"实验室毒品",是不法分子为逃避打击而对管制毒品进行化学结构修饰得到的毒品类似物,其具有毒性强、品种多、变异快等特点,已成为公安、司法领域分析工作者面临的一大难题。而高分辨质谱技术凭借其超高的质量分辨率和精确分子量的功能,以及强大的数据库检索功能,在打击新精神活性物质违法犯罪等领域发挥了重要作用,为法医研究人员提供了一款强有力的工具进行未知物质筛查和多种法医样品的监测,以便更好地鉴识毒品、毒品类似物、毒品代谢物,或之前未曾检测到或表征过的未知新精神活性物质。

## 第一节　概　　述

19 世纪末,Goldstein 在低压放电实验中观察到正电荷粒子,随后 Wein 发现正电荷粒子束在磁场中发生偏转,这些实验结果为质谱的诞生提供了准备条件。1913 年,英国物理学家 Thomson 在研究气体射线时发明了抛物线装置,该装置后经英国科学家 Aston 的改进完善,于 1919 年制成第一台质谱仪。最初,Aston 利用质谱仪发现了多种元素的同位素,并第一次证明原子质量亏损,为此获得了 1922 年的诺贝尔化学。后来,质谱仪经过不断地创新、改进和完善,现在已经发展出无机质谱、有机质谱、生物质谱和同位素质谱,不仅可以用来分析测定化合物的质荷比,而且还可以应用于化合物结构鉴定[1]、化学反应机制研究[2]、复杂生物样本成像[3]、临床医疗诊断[4]、合成材料表征[5]、食品安全检测[6]、法医毒物鉴定[7,8]等多个不同的领域。

质谱作为一种测量离子质荷比(带电粒子的质量与所带电荷之比,$m/z$)的分析工具,其基本原理是利用合适的方法将分析物转化为带电粒子进入质量分析器,根据质荷比的不同将其分开,从质谱图上得到相关质荷比及离子相对丰度,最终实现对化合物的定性与定量分析(图 11-1)[9]。质谱仪可根据其分辨率大致分为低分辨率质谱仪和高分辨率质谱仪,通常将目标 $m/z$ 分辨率[半峰全宽(full width at half maximum,FWHM)]≥10 000 的质谱定义为"高分辨质谱",也有将高分辨质谱定义为(双峰法)10%峰谷处分辨率≥10 000,但没有定义质量精度。随后欧盟在最新的《食品和饲料中农药残留分析质量控制及方法验证程序》(*Analytical Quality Control and Method Validation Procedures for Pesticide Residues Analysis in Food and Feed*)中,明确要求高分辨质谱仪要满足质量精度≤5 ppm(ppm 代表百万分之一)。我国在《质谱方法通则》(GB T 6041—2020)中,未明确定义高分辨质谱标准,但要求母离子质量精度≤5 ppm。目前我国《畜禽血液和尿液中 150 种兽药及其他化合物鉴别和确认液相色谱-高分辨串联质谱法》(农业农村部公告第 197 号-9-2019)中,鉴别法要求前体离子质量精度≤5 ppm。高分辨质谱一般包括飞行时间质谱(TOF-MS)、静电场轨道阱(orbitrap)质谱、双聚焦磁质谱和傅里叶变换离子回旋共振(FTICR-MS)质谱。其中 TOF-MS 的检测速度最快,随着多次/圈离子反射技术的引入,TOF-MS 的最高分辨率已经突破 600 000(FWHM)。静电场轨道阱质谱是一种全新的质量分析器,最高分辨率可达 1000 000(FWHM),比 FTICR-MS 稍逊一些,但无须复杂的冷却装置。FTICR-MS 的质量测量精度最高,分辨率可达数百万甚至更高,价格昂贵,同时 FTICR-MS 需要在液氦低温环境中运行,液氦价格高昂,操作维护成本高。双聚焦磁质谱的同位素定量能力最准,正向双聚焦磁质谱最高分辨率可以达到 40 000(FWHM),反向双聚焦磁质谱最高分辨率可达到 100 000(FWHM)。不同的高分辨率质谱仪的质量数误差略有不同,一般来说 FTICR-MS 的质量数误差最小,其次是静电场轨道离子阱质谱,TOF-MS 的误差相对前两者而言较高。但由于 TOF-MS 在全扫描模式下分析效率非常高且价格相对便宜,因此在未知化合物分析中得到广泛应用。

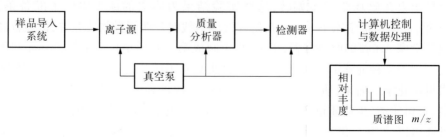

图 11-1　质谱原理示意图

　　如今,高分辨质谱已经成为世界各地分析实验室的主要技术手段和最强大、最通用的技术之一。与低分辨质谱仪受分辨率低、扫描速率慢、需明确目标化合物等问题的限制相比,高分辨质谱仪主要依靠精确质量数(可精确到小数点后 4 位,质量精度在 $5×10^{-6}$ 以内)进行定性识别,成为近年来高通量快速检测的主流技术[10]。高分辨质谱技术参数设定简单,可提供真实的同位素峰型分布,其精确质量数可给出元素组成,从而提供待测化合物结构信息,因为分子式一定的化合物其精确分子量是唯一的。同时,高分辨质谱仪能够更彻底排除基质干扰,将质量数非常接近的基质干扰物和待测物分开,进行痕量分析,大大降低对色谱分离的要求,适用于色谱条件优化困难的样品分析。此外,高分辨质谱仪超高的分辨率保证了复杂样品分析所需的高质量精度,即使检测无数个化合物也不会损失灵敏度,并且不需要对照品来优化仪器参数。理论上,高分辨质谱仪分析的化合物在数量及分子量上都没有限制,并且拥有很高的灵敏度。通过全扫描进行非定向和未知化合物的筛选,增加待测物数量时,无须再次处理和进样,重新分析已有的全扫描数据即可实现。还可进行多级扫描,进行谱图库检索或者与标准物质进行比对来确证待测物。目前,高通量快速检测中应用较多的高分辨质谱技术主要包括静电场轨道阱质谱和 TOF - MS,两者可在单次分析中同时进行定性和定量分析,是未知化合物高通量检测中极具潜力的技术手段。

　　在推断未知化合物结构方面,高分辨质谱有其独特的优势所在,可实现质量精确到毫质量单位($mD_a$)或其以下,再加上对杂原子数目的限制,质谱仪器附属的计算机系统可给出分子离子的元素组成式,并且同时可给出质谱图中重要的碎片离子的元素组成式。在获得了未知物的分子式后,可以查询网络数据库,如 mzCloud(www.mzCloud.org)、NIST(https://webbook.nist.gov/chemistry/)等,可初步推断出化合物的可能结构,再结合多级质谱图和特征碎片离子信息,最终确定未知物的结构信息。但很多时候未知物是一种新出现的物质,不在现有的数据库内,无法确定其准确结构。因此,基于高分辨质谱对未知物分析的策略一般可以遵循以下原则:目标物分析(target analysis)、可疑物分析(suspect analysis)、非目标物分析(non-target analysis)[11]。当所分析的化合物是已知的,并且有相应的标准对照品时,可采用目标物分析方法。当所分析的化合物是已知的,但没有相应的标准物质作对照而无法进行定性分析或者所分析的化合物(特别是代谢转化产物)是未知的,但这些物质可以进行预测,如利用计算机软件进行产物预测或者通过数据库、文献资料等对所要分析的化合物进行预测时,可采用可疑化合物分析方法,这种策略被称为后目标物分析(post-target analysis)。当所分析的化合物是完全未知的,而且也无法进行预测时,只能通过全扫描的方法进行化合物的筛选和分析,则需要采用非目标物分析方法,高分辨质谱对化合物分析流程见图 11 - 2。非目标物分析和目标物分析策略具有互补性,利用非目标物分析的筛选结果可以扩展和精炼目标物分析所研究的对象。

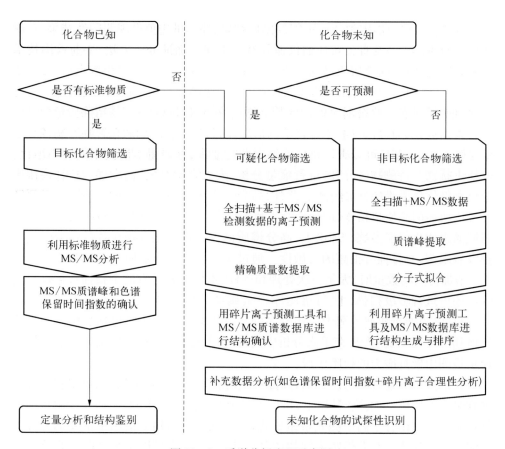

图 11-2 质谱分析流程示意图

目前,现有的高分辨质谱仪可以实现人为设置一定的参数后,通过自带的分析软件,自动完成分析目标物的精确相对分子质量、元素组成、化学式和质量精度误差的初步计算等,给出可能的几个结构,但实现谱图自动解析的前提是人为对分子离子峰的正确判断和选择。特别是对完全未知样品或体内滥用物质分析时,由于基质复杂、分析目标不确定等特性,在一次高分辨质谱分析中,所获得的单张质谱图不仅包含目标物的准分子离子峰($[M+H]^+$、$[M+Na]^+$、$[M+K]^+$、$[M+NH_4]^+$等)、碎片离子峰、同位素峰、倍数峰和倍差峰等,还混有基质、溶剂,甚至分析仪器(如样品流经的管路体系)中各类物质的杂质峰。因此,如何选取合适的质谱峰作为分析的基峰,需要研究人员的专业知识和经验积累,这也是利用高分辨质谱分析完全未知化合物所要掌握的技能之一。

随着新精神活性物质的持续泛滥,未知化合物鉴别成为当前国际法医毒物学领域研究面临的一项挑战。为解决这一挑战,各类分析技术层出不穷。其中快速检测技术与高分辨质谱联用是一类以初筛为目的的分析技术。这项技术的主要特点和目的在于尽可能多地获得可能的阳性结果,并尽量避免出现假阴性结果,实现预警性的快速检测及有针对性的快速筛查。不同于确证分析方法,快速检测技术与高分辨质谱联用往往有检测周期短、易实现现场检测、具有筛查性等特点,这使其往往扮演了新精神活性物质打击处理的现场助手或者是破解未知新精神活性物质的"侦探"角色。高分辨质谱凭借其灵敏度高、特异性强、分析速度快等优势,已成为实验室分析方法中的"金标准"。不仅可以满足待测物质呈现种类繁多及含量甚微的要求,而且可以满足现场快速检测的要求,这使得质谱技术向着小型化、现场快速、更高分辨率、可移动、实时原位、环境友好等多个方向发展。这种快速检测的小型化质谱改变了传统的质谱分析流程,无须将检材送至分析实验室,无须经过复杂的样品前处理和色谱分离,即可实现对样品的现场、即时、快速分析检测,极大缓解因案件积压、减少不能及时将信息反馈给公安机关或医疗机构,致使错过最佳抓捕或救助时间带来的影响。

近年来,随着多种多样原位电离技术的不断发展[12],小型便携式质谱仪不仅体积小,质量轻,功率低,便于携带,而且可移动至样品所在处,在常压敞开式条件下,有望实现对新精神活性物质的现场、实时的快速分析,在口岸、机场、车站、医院、超市等具有现场需求的场景中直接发挥作用,也已成为近年来高通量毒品快速筛查和未知新精神活性物质检测的研究热点。基于高分辨质谱的快速检测技术可以同时实现复杂基质中可疑未知物的筛选分析和结构解析,其对未知物进行结构解析的能力,又使其成为了新精神活性物质快速检测技术中不可或缺的一环。因此,基于原位电离的小型便携式高分辨质谱仪的现场快速检测技术,有望扩大其在食品安全、环境监测、真伪鉴别、生化分析、化学战剂、医学诊断和法医侦测等领域的应用,并且将成为后续原位电离技术结合小型便携式高分辨质谱仪发展研究的主要方向。

新精神活性物质的不断出现,加上标准物质的缺乏和合成困难,使得监测成百上千个不断更新的新精神活性物质与其代谢物时,在某种程度上成为不可能完成的任务。但液相色谱与高分辨质谱联用因其具有精确的质量测定、全谱段数据采集的优势,成为筛选大量新精神活性物质最有效的方法之一。通过检索实时更新的新精神活性物质数据库,利用液相色谱与高分辨质谱能够顺利检测出不断变化的新精神活性物质。同时,新精神活性物质数据库的维护和更新至关重要,这些数据可以从调查走访、案件破获、法庭科学实验室、早期预警系统及文献中获得。数据库应具有预测某些化合物可能被滥用的能力(如食品、香烟、奶茶、巧克力、口服液、网购的可疑粉末等)。此外,数据库中涉及代谢物的信息对实际研究至关重要,它将有助于分析在尿液、血液、头发和生活污水样品中可能存在的前体分子。

目前,新精神活性物质的检测很大一部分属于完全未知化合物鉴定,即结构未知、名称未知、性质未知、体内代谢和分布未知,没有文献资料和数据库信息等,很难根据标签名称或相关线索确定其所含活性成分,更何况新精神活性物质在生物体内发生代谢转化,其原形浓度甚至更低以致无法检出。而且大多数新精神活性物质的毒性作用机制、体内生物转化和生物标志物尚不清楚,相关中毒数据极为有限,难以评价中毒死亡原因或者行为能力影响程度。因此,构建以高分辨质谱为主要技术平台的未知物鉴定技术体系,探寻具有科学属性、丰富信息和高证据价值的生物基质,提升对新精神活性物质的发现、识别和确认能力,研究新精神活性物质的毒性作用机制,阐明新精神活性物质在体内生物标志物,积累相关数据信息,提升对新精神活性物质毒性评价的能力,是法医毒物学领域亟待解决的关键问题,也是基于高分辨质谱发展新技术、新方法研究的一项重要挑战。

# 第二节　气相色谱-高分辨质谱技术的应用

气相色谱-质谱联用仪是分析仪器中较早实现联用技术的仪器,自 1957 年 Holmes 和 Morrell 首次实现气相色谱和质谱联用[13]以后,这一技术得到长足的发展,并且在所有联用技术中气相色谱和质谱联用是发展最完善、应用最广泛的。目前从事有机物化合物分析的实验室几乎都把 GC－MS 分析作为主要的定性确认手段之一,主要原因是 GC－MS 不仅能够提供色谱保留时间,而且还能提供丰富的质谱信息(包含分子离子峰的准确质量、碎片离子峰强度、同位素峰、选择离子的子离子等)用于待测物的定性确认[14]。

GC－MS 按照质谱仪的分辨率,可以分为高分辨(通常分辨率高于 5 000)、中分辨(通常分辨率为 1 000~5 000)和低分辨(通常分辨率低于 1 000)GC－MS。GC－HRMS 技术结合了气相色谱出色的分离能力和基于分子准确质量、碎片离子丰度比的优势,具有分离效能好、灵敏度高、定性准确和分析速度快等优点,适合热稳定性好,容易气化物质的检测。但对于极性强、挥发性低、热稳定性差的物质则需要进行衍生化后再分析,虽然衍生化过程费时费力,但可以改善分析目标物的挥发性、峰形、分离度,还能提高检测的灵敏度。目前,有几种高分辨率质谱仪(磁质谱、QTOF－MS、TOF－MS、轨道阱质谱)可以与气相色谱系统有效耦合[15]。最常用的是磁质谱,可提供超过 60 000 的高分辨率和五个数量级的动态范围。磁质谱能够在全扫描质量分析或选择离子监测(SIM)两种模式下工作。通常,在定量分析中,SIM 是首选,以达到超痕量检测限(飞克级别及以下)。TOF－MS 拥有 10 000~50 000 的质量分辨率,可实现每秒记录多达 500 张谱图,非常适合与气相色谱偶联并最大限度地提高分离效率。此外,TOF－MS 在全扫描模式下获取的准确质谱数据可以为未知化合物鉴定和结构解析提供强大的支持。而且 TOF－MS 的灵敏度与在 SIM 模式下运行的低分辨率四极杆质谱仪相当,即使在低浓度下也可以记录准确的全扫描信息,但其主要缺点是 TOF‑MS 的动态范围窄,可能会在分析包含不同浓度的各种目标物时出现遗漏。通常在使用高分辨质谱仪的串联模式时,TOF‑MS 作为串联配置中的第二个质量分析器,可以记录准确碎片离子信息,实现对未知物进行筛选。同时,四极杆飞行时间质谱降低了待测物的最低检测限,可满足司法实践中使用的分析方法的较低立法限制和要求。随着质谱技术的快速发展,GC‑Q‑Orbitrap 质谱仪受到越来越多的关注,该质谱仪具有高分辨率(120 000)、高质量精度($0.1×10^{-6}$ ~ $1×10^{-6}$)、质量范围宽、动态范围广、检测限低的优点,可提供大范围的定性,特别适合痕量化合物的定量分析,并且克服了其他高分辨质谱如 FTICR‑MS、TOF‑MS 的尺寸大、维护与操作复杂的缺点。无论针对目标物分析还是未知物分析,GC‑Q‑Orbitrap 均可提供前所未有的高灵敏度、高通量分析性能,并针对最终样品分析工作流程提供高置信度的定性、定量结果。

GC‑HRMS 的分离能力强,数据采集率高,能够记录准确的全扫描质谱,几乎是未知物鉴定、结构阐明或目标筛选挥发性和半挥发性有机化合物的首选,在标准条件下(EI 源,70 eV 电子束轰击)得到待测物的谱图数据,通过 Wiley Registry、NIST、SciFinder、PubChem、SWGDRUG、Cayman、ChemSpider 和 Web of Science 等数据库进行检索,得到匹配度(相似度)最高的多个质谱图有关数据(化合物的名称、分子量、分子式、可能的结构、匹配度等),供被检索的质谱图作定性参考。但要注意,检索后给出的匹配度(相似度)最高的化合物并不一定就是要检索的化合物,还要根据被检索质谱图中的基峰、分子离子峰及其已知的某些信息(如是否含某些特殊元素:F、Cl、Br、I、S、N 等,该物质的稳定性、气味等)作出判断,最后确定被检索的化合物结构。该方法已用于法医毒物鉴定[16],如阐明新型合成大麻素类物质的结构[17,18]或识别海洛因制造工艺[19]等。但是在这一过程中,化合物鉴定的最后一步仍然需要购买假定的化学物质,并在相同的分析条件下匹配质谱和色谱保留时间。然而,在商业上并不总是可以买到参考标准物质,在找到完全匹配的标准物质之前可能需要分析几种标准物质(如存在同分异构体的情况下),这可能是一个非常艰难的过程。因此,在购买化学标准的成本和化合物鉴定的速度之间取得适当的平衡是非常重要的。已知,Wiley Registry 数据库(第 12 版)质谱和 NIST 14 数据库包含了超过 97.7 万个电子电离(EI)质谱,代表了大约 81.7 万种化合物,PubChem 化合物数据库包含近 2 亿种化合物,ChemSpider 化合物数据库包含 3 700 万种化学结构,这在很大程度上给研究人员进行快速筛选和鉴定带来便利。

新精神活性物质具有结构变化多、更新速度快等特点,是现阶段毒物鉴定领域的关注重点和难点。因为新精神活性物质缺乏标准对照品,难以通过其与标准对照品在色谱和质谱同一性判别而对其定性分析。而 GC‑HRMS 技术具备对未知化合物的高通量筛查和结构解析等能力,是解决新精神活性物质的发现、分析和确证的有力工具。目前,对固体检材(粉末、植物状样品、大块颗粒等)中新精神活性物质的筛查与确证,通常采用将样本研磨均匀,加入适量甲醇超声溶解,涡旋振荡,离心取上清液以备用;对液体检材,取适量加入甲醇溶解稀释以备进样。色谱分离系统通常采用毛细管色谱柱(HP-5MS、DB-5MS、DB-17MS 等),程序升温模式,分流进样,进样量一般为 1 μL,溶剂延迟一般为 3 min,氦气作为载气。采用 EI 源,电离电压 70 eV,离子源温度为 230℃,接口温度为 250℃,四极杆温度为 150℃,全扫描方式,扫描范围一般为 $m/z$ 40~550。钱振华等[20]采用 GC-MS/MS 技术,根据物质组分的色谱保留时间和质谱特征碎片信息,实现了 8 种合成大麻素类物质的分离鉴定,在信噪比大于 3 的情况下,这些物质的检测限可达 20 μg/mL。最终将该分析方法应用于 3 份查获的实际案例样品(2 份为白色粉末,1 份为黄绿色植物碎叶)进行检测,根据色谱保留时间和特征碎片离子,鉴定出 2 份白色粉末分别含有 JWH-018 和 AM-2201,1 份黄绿色植物碎叶中含有 AM-2201 和 JWH-25。余林海等[21]通过优化柱温、升温速度及载气流速等条件,结合色谱保留时间和特征碎片离子等信息,实现了 3 种合成卡西酮类物质 4-MEC、bk-MDMA、MDPV 和 3 种合成大麻素 JWH-018、JWH-250、AM-2201 的分析鉴定。此外,对体内样品中新精神活性物质及其代谢物的分析鉴定,也将有助于加强在临床和法医毒物学实验室中对新精神活性物质的检测。Mercieca 等[22]对尿液和血液样品进行超声波辅助分散液液微萃取,在使用最少有毒溶剂的情况下,取得优异的萃取效率,然后进行硅酰化和 GC-MS 分析。基于衍生化的 GC-MS 技术的发展解决了仪器可用性有限实验室的检测需求,极大提高了法庭科学实验室对合成大麻素类物质的快速定性与定量分析。对于大部分新精神活性物质,其可能是未知的、新出现的,对其结构的鉴定,通过查阅相关文献资料或依靠单一分析技术是不能确定的,需要结合多种分析手段,如 GC-HRMS、LC-HRMS、IR、NMR 等。Breindahl 等[23]对一个查获的胶囊粉末进行分析检测,利用 GC-MS 进行分析,色谱中出现两个较为显著的峰,其中一个色谱峰通过 NIST 和 SWGDRUG 数据库确认为合成芬太尼的前体物质(ANPP),ANPP 的存在表明,另一个色谱峰极有可能是芬太尼类似物。然后结合多种分析技术,QTOF-MS、MALDI-Orbitrap-MS、NMR 和 IR 进行检测,结果表明,另一个物质为丙烯基芬太尼。最后采用液相色谱-三重四极杆质谱技术对其进行定量分析,结果表明,胶囊粉末中丙烯基芬太尼的含量为 88.3%。钱振华等[24]在对从非法实验室查获的检材进行分析时,发现了 6 种合成大麻素成分,分别采用 UHPLC-QTOF-MS、GC-MS、傅里叶变换红外光谱和 NMR 等技术首次解析了 6 种合成大麻素类物质的结构,包含 3 种吲达唑 7N 位异构体合成大麻素、2 种 2-氨基-3-甲基丁酸乙酯型合成大麻素和 1 种 9H-咔唑取代合成大麻素。通过对这 6 种合成大麻素类物质的分析与表征,为法医毒物学实验室在案件工作中识别这些化合物或其他具有类似结构的新精神活性物质提供了更加完善和重要的数据支持。最近,Pasin 等[25]也是对查获的黄白色粉末利用 GC - MS、NMR 和 UPLC - QTOF - MS 进行分析检测,发现了一种具有吲哚-3-乙酰胺核心支架的新型合成大麻素 N -环己基-2-(1-戊基-1H-吲哚-3 基)乙酰胺(CH - PIACA),这一新精神活性物质的报道,预示着在不久将会出现更多以吲哚-3-乙酰胺为骨架的类似物。因此,在对新精神活性物质进行快速筛查与鉴定时,一种分析技术已经不能满足不断更新的化合物,需要结合多种分析技术,最终才能确定新精神活性物质的结构,这也在一定程度上对法医实验室和研究人员提出了更高要求。

GC - HRMS 不仅可以实现待测物的筛选定性分析,而且在定量分析方面也有一定的优势。基于高分辨的精确质量数可以对定量离子进行过滤,显著降低了检测方法的信噪比,在达到最低检测限的基础上,GC - HRMS 与低分辨 SIM 模式下定量分析相媲美,可以满足司法实践需求。此外,高分辨质谱与二维气相色谱技术的耦合具有较好的应用前景,通过引入第二分离维度来提高分离效率,并且与高分辨质谱结合将改善复杂基质中未知化合物的筛选与鉴定。

# 第三节　液相色谱-高分辨质谱技术的应用

LC - MS 技术是将分离性能优异的液相色谱与高选择性、高灵敏度及能够提供相对分子质量与结构信息的质谱结合起来,分离检测极性强、难挥发、分子量大与热不稳定的混合有机化合物体系。除此之外,与 GC - MS 相比较,LC - MS 具有以下几个优势:① 液相色谱柱为窄径柱,并且耐受高压,可显著缩短分析时间,提高分离效果;② 分析范围广,几乎可以检测所有的化合物,特别是分析热不稳定化合物;③ 即使被分析混合物在液相色谱上没有完全分离开,但通过质谱的特征离子质量色谱图也能给出它们各自的色谱图来进行定性定量;④ 在 SIM 或 MRM 模式下进行分析,可显著提高质谱的检测灵敏度。这些优点使得 LC - MS 在药物分析、法医毒物分析、食品分析和环境分析等多个领域得到广泛的应用[26,27]。

LC - MS 和 LC - MS/MS 联用技术具有特异性强、灵敏度高、准确度高、重现性好、动态范围宽等特点,但只能实现对已知化合物的定性分析,在采用 MRM 模式对化合物进行定量分析时,需要标准对照品来优化仪器参数,而且不能实现对未知化合物的筛选与结构推断。特别是进行全扫描分析,其灵敏度受检测化合物数量限制,当筛选的化合物越多时,对灵敏度的影响也越大。为解决这些问题提供技术支持,LC - HRMS 应运而生。LC - HRMS 能够采集高质量准确度、高质量分辨率的全扫描数据,单位时间扫描的化合物没有数量限制,而且具有较高的选择性和灵敏度,通过精确质量数和同位素峰形进行数据库检索比对,可以方便、快速地对目标化合物和未知化合物实现筛查,当要进一步确定目标化合物的分子结构等信息时,则要求使用的质谱仪质量精度小于 5 ppm,样品检测的色谱保留时间与标准物质的色谱保留时间误差小于 2.5%[28]。目前,与液相色谱联用的高分辨质谱仪类型主要有 TOF-MS、LTQ-MS、Orbitrap-MS 及 QTOF-MS 等。其中,LC-TOF-MS 对待测化合物进行定性定量检测,每秒可获得 100 张谱图,分辨率一般能达到 10 000(FWHM)以上,超高分辨的飞行时间质谱仪的分辨率能达到 60 000(FWHM)。LC-TOF-MS 以微秒级的快速扫描速度、高离子传输率、高灵敏度、高分辨率,以及理论上质量检测范围无上限等诸多优点,充分保证了一次扫描可同时筛查几百种甚至上千种化合物功能的实现,使之成为最有应用前景的液质联用技术之一。此外,LC-TOF-MS 可与四极杆、离子阱质量分析仪联用,其中离子阱-飞行时间质谱借助离子阱的多级质谱技术,主要应用于未知物分子的结构解析,但在高通量的检测中应用往往受到限制。而 LC-QTOF-MS 以四极杆作为质量过滤器,以飞行时间作为质量检测器,结合两者的优势,使得具有高灵敏度的二级质谱功能,能够实现对前体离子、碎片离子的精确测量,在高通量快速检测领域应用广泛。相比于液相色谱联用的 TOF-MS,轨道阱质谱在分辨率、质量准确度、灵敏度、线性范围和稳定性方面均具领先优势,最高分辨率可达 450 000(FWHM),但其扫描速度较 TOF-MS 的扫描速度要慢一些。轨道阱质谱主要包括线性离子阱-静电场轨道阱组合质谱和四极杆-静电场轨道阱组合质谱。线性离子阱-轨道阱组合质谱将线性离子阱可以产生多级质谱的能力与静电场轨道阱质谱全扫描模式的高分辨率、高准确度的优势相结合,相比 QTOF-MS 具有更高灵敏的全扫描检测能力、更高的质量精度和更宽的线性检测范围。四极杆-轨道阱组合质谱通过结合四极杆的高选择性离子过滤技术,可几乎同时获得全扫描质谱谱图和高分辨精确质量数的二级质谱图,为高通量检测提供了可能。当然,对于 LC-HRMS 的大部分仪器而言,其灵敏度依赖于质荷比的扫描范围和扫描速度,并与离子源中化合物的电离效率密切相关。

LC-HRMS 作为分析实验室一个重要的快速检测技术,不仅能够实现待测样品中目标化合物的快速鉴定,还能实现复杂基质中可疑未知物的筛选分析与结构鉴定。基于 LC-HRMS 具有对未知化合物进行结构解析的能力,又使其成为了新精神活性物质及其代谢物快速检测技术中不可或缺的一环。目前,LC-HRMS 对新精神活性物质的研究主要集中在体内外代谢物分析。研究新精神活性物质的代谢,明确新精神活性物质的体内外代谢途径并鉴定其代谢物,可以为毒(药)物的毒性研究、临床医药检测及相关刑事案件的侦破提供参考,同时对药物在体内的吸收、分布、排泄也有着重要意义等。体内代谢研究主要是给予动物或人(志愿者)一定剂量的原药后,收集一段时间内的尿液、血液、胆汁或动物的组织器官等生物样品,经处理后分析样品中的药物及其代谢物。体外代谢研究主要是利用肝微粒体、原代肝细胞、肝 S9 细胞等体外温孵法及基因重组 CYP450 酶系等方法进行体外代谢物及代谢酶型研究。体外代谢方法具有操作简便、容易大批量操作及代谢周期短等优势被广泛应用[29]。但体外代谢模型不能代表各酶型在体内肝脏的代谢程度,因此只有联合利用体内代谢模型和体外代谢模型,建立体外-体内、动物-人体的系统关联,才能将新精神活性物质的体内浓度、药效、毒性与新精神活性物质的体内代谢处置、动力学过程等紧密、完整地关联,阐明人体服用药物后的生物学和物理化学过程及作用机制。体内代谢研究一般选择健康的小鼠作为研究模型,给药后选择不同时段的不同生物检材(尿样、粪便、血样及胆汁等),经前处理后进样高分辨质谱分析检测。数据处理通常有以下几种策略:提取离子色谱、质量亏损过滤、同位素过滤、本底扣除、产物离子过滤和中性丢失过滤、质谱树状图过滤、碎片离子顺序采集和 MS$^{EJ}$技术等。对于使用 LC - HRMS 获得的质谱数据,采用提取离子色谱等以上不同数据处理技术[30],可用于复杂基质中代谢物的快速发现和结构鉴定。不同技术之间具有互补性,可以全面地发现常规和非常规的代谢物,并且进行高效的结构鉴定。

笔者团队[31]采用 LC - HRMS 的同时筛选血液和尿液中 179 个合成大麻素类物质和 80 个合成大麻素类物质的代谢物,并且血液和尿液样品中 80% 以上化合物的检出限为 5 ng/mL。该方法基于高效的质量分辨率和准确的数据库,具有快速、准确的优点,为法医毒物学实验室寻求识别和鉴定这些化合物提供有力的数据支撑和方法指导。Fabregatsafont 等[32]采用 UPLC - QTOF - MS 技术对一种色胺类新精神活性物质(5 -甲氧基- $N$ -甲基- $N$ -异丙基色胺)在小鼠体内的代谢物进行了研究,通过对小鼠血清和尿液的分析,提出了母体化合物和 $O$ -去甲基化代谢物为其尿液中的特征代谢标志物,该物质的发现将有助于医院和法医实验室监测与这种色胺有关的消费和使用情况,以此反推被检测人曾经使用 5 -甲氧基- $N$ -甲基- $N$ -异丙基色胺的证据。这也是 LC - HRMS 在应对新精神活性物质挑战时的又一独特优势。Steuer 等[33]结合液相色谱-四极杆飞行时间高分辨质谱对丁芬太尼的体外和体内 I 相和 II 相代谢物进行了研究,采用人肝微粒体和重组 CYP450 酶进行体外研究,体内代谢研究则选取一例丁芬太尼严重中毒患者的血液和尿液。研究结果表明,丁芬太尼的体外代谢途径有六种,其中以羟基化和 $N$ -脱烷基化为主要途径。体内代谢主要为丁酰胺侧链的羟基化,随后氧化为羧酸。丁芬太尼体内外代谢物的研究为临床和法医毒物学中应用靶向筛选程序选择代谢物时提供了参考。笔者[34]采用 LC - HRMS 研究了 4 - AcO - DMT 在人肝微粒体中的体外代谢,通过准确质量和碎片离子信息初步鉴定出 15 个代谢物,其代谢反应主要包含水解、羟基化、$N$ -去甲基化、氧化、葡萄糖醛酸化等,这些研究结果可作为 4 - AcO - DMT 在体内代谢的初步证据,并可用于生物样品中 4 - AcO - DMT 的监测[37]。笔者[35]利用大鼠肝微粒体和斑马鱼模型研究了 ADB - 4en - PINACA 的体内外代谢。

在斑马鱼模型研究中发现了 14 种代谢物,在大鼠肝微粒体模型研究中发现了 17 种代谢物,其主要代谢途径包括羟基化、$N$-脱烷基化、酰胺水解、叔丁基和脂肪链生成酮、$N$-双键氧化、酰胺水解联合脱氢、酰胺水解后羟化、脱氢脱烷基等,并将其中三个代谢物作为 ADB-4en-PINACA 的特征代谢标记物,这些发现表明,斑马鱼代谢模型可作为研究新精神活性物质代谢的一个有力工具。Öztürk 等[36] 利用 LC-HRMS 对一种新引入的茚达唑-3-羧酰胺型合成大麻素(CUMYL-4CN-BINACA)在人肝微粒体中的代谢进行了研究,实验发现了 18 种代谢物,包含有单羟基化、脱烷基化、氧化脱氰化生成醛、乙醇和羧酸、葡萄糖醛酸化反应的产物等,并将羟基 CUMYL-4CN-BINACA 和 CUMYL-4CN-BINACA N-丁酸作为 CUMYL-4CN-BINACA 摄入的特征标志物,在真实尿液样品中得到了验证,为法医调查 CUMYL-4CN-BINACA 的使用提供潜在鉴定依据。Montesano 等[37] 开发并验证了一种用于分析头发样品中新精神活性物质和代谢物的分析方法,该方法采用加压液萃取、固相萃取净化、高效液相色谱-高分辨质谱法,实现了头发中卡西酮、合成大麻素、苯乙胺、哌嗪和甲氧基乙胺及其代谢物的检测和定量分析,并且在搜索未知新精神活性物质时,可以回顾性地重新分析已获得的高分辨质谱数据。此外,LC-HRMS 对监狱环境中新精神活性物质的检测发挥重要作用,Vaccaro 等[38] 利用 MEDLINE(EBSCO)、Scopus(ELSEVIER)、PubMed(NCBI)和 Web of Science(Clarivate)数据库对监狱中涉及的非生物样品和生物样品进行研究,发现最常见的新精神活性物质是合成大麻素类物质。在非生物样品中最常见的合成大麻素类物质是 4F-MDMB-BINACA、MDMB-4en-PINACA 和 5F-ADB,这些毒品主要是通过存在于纸张或草药基质上,通过邮政服务进行走私赎卖。在生物样品(如尿液、血液、唾液和废水)中最常报道的合成大麻素类物质是 5F-MDMB-PICA、4F-MDMB-BINACA 和 MDMB-4en-PINACA。

同时,针对新精神活性物质的检测与研究,研究者们又开发出新的技术方法,利用 LC-HRMS 对尿液和生活污水样品进行"毒情地图"的研究分析[39]。尿液和生活污水分析可以提供某一地区不记名的、全面的、客观的使用新精神活性物质的数据资料[40]。尿液和污水流行病学方法研究的原理是,人类所摄入物质的废弃物几乎都通过尿液或粪便排泄,这些废弃物以原始状态或代谢物形式排出,因此,选择适当的尿排泄产物(生物标志物)和生活污水中的目标物,其浓度数据可用于估计人群中合法服用或非法滥用的药物总量[41]。目前,意大利和西班牙的警方与研究者合作,利用液相色谱-轨道阱高分辨质谱技术在不同的置信水平上从意大利某地区的污水系统中筛选出 13 种新精神活性物质,该筛选方法已成功应用于欧洲最大的污水监测中心,以用来筛选新精神活性物质,为新精神活性物质的研究提供了一种创新、易于应用的方法[42]。虽然,LC-HRMS 在分析尿液或污水中新精神活性物质存在一些挑战,如未知化合物结构确认、同分异构体干扰、特征代谢标志物未知、不同质谱仪获取数据之间的差异无法直接使用等,但是,LC-HRMS仍然是尿液和污水中大量新精神活性物质的检测与识别的最佳选择。

目前,基于LC-HRMS用于检测不断更新的新精神活性物质,其主要原则一般不需要标准物质,通过一级质谱的准确质量数和多级质谱的碎片及其丰度比、色谱保留时间等信息,在现有的数据库中进行检索,检索的成功率由数据库中的数据量决定,数据可以从调查走访、案件破获、法庭科学实验室、早期预警系统及文献中获得等,建立一个多元网络数据库,将明显缩短识别新出现化合物的时间。此外,数据库中通过增加关于代谢物的数据、核磁共振数据、红外或拉曼光谱数据,建立复合数据库,这将成为法庭科学实验室识别新精神活性物质的有力工具[43,44]。未来需要各领域开展更多的研究来提供大量信息,其中分析化学学科起着关键作用,尤其是新仪器、新方法的开发,不同学科、不同专业的科研人员之间需要密切合作,实现数据共享与交流,这不仅包括分析化学家之间的合作,还包括法医毒物学家、卫生专业人员、警察、部队、各国政府及类似EMCDDA和UNODC等国际组织之间的合作。

# 第四节  敞开式离子化质谱技术的应用

近年来,人们对减少分析时间和样品制备步骤的新技术越来越感兴趣。其中,敞开式离子化质谱技术得到越来越多的关注与应用。敞开式离子化质谱技术是指在大气压条件下,无须色谱分离过程,样品制备简单,可直接、快速地实现样品的直接、原位电离分析。继Cooks小组发展了解吸电喷雾电离(desorption electrospray ionization,DESI)技术[45]和Cody小组发展了实时直接分析(direct analysis in real time,DART)技术[46],此后几年之内,各种新型、多功能敞开式离子化质谱技术,如介质阻挡放电离子化(dielectric barrier discharge ionization,DBDI)、萃取电喷雾离子化(extractive electrospray ionization,EESI)、空气动力辅助离子化(air flow-assisted ionization,AFAI)、电喷雾激光解吸离子化(electrospray laser desorption ionization,ELDI)、大气压固体分析探针(atmospheric pressure solid analysis probe,ASAP)及解吸大气压化学离子化(desorption atmospheric pressure chemical ionization,DAPCI)等相继被研发[47]。虽然这些离子源结构各不相同,离子化机制也多种多样,擅长的分析对象也有所不同,但它们具备以下共同特征:在大气压条件下对分析样品实现离子化,对待分析样品的种类、尺寸、大小及所处环境没有严格要求[48]。更具有意义的是,离子源的敞开式结构较易实现对物体表面的直接离子化及质谱分析,并且敞开式离子源往往侵害性小,可以对人体皮肤表面的化合物及手术中患者的器官组织进行快速分析和质谱成像分析。因其无须复杂样品前处理,大大节约了样品分析的时间,通常在几秒内可实现一个样品的分析检测,充分体现了质谱分析速度快的优势,为高通量分析提供了前提条件。

质谱自问世以来,其因灵敏度高、稳定性好、专属性强等优势而备受关注,也因此成为实验室分析方法中的"金标准"[49]。质谱技术的这些优势也引起了快速检测分析研究者的注意,一方面待测物质呈现种类繁多及含量甚微等特点,另一方面质谱技术的优势满足了快速检测的"刚需",使得这种需求不断推动质谱技术向着小型化、高效快速、更高分辨率、可移动、实时原位的多种方向发展。小型化质谱是质谱小型化和专门化的必然趋势。传统的质谱分析流程是将检材运送至分析实验室,经过复杂的样品前处理和色谱分离后进行定性和定量分析。此外,整个分析过程试剂消耗量大,分析周期长,质谱仪体积大、质量重,不能满足禁毒形势对快速检测的要求。小型便携式质谱仪具有体积小、质量轻、功率低、方便携带的优点,可移动至样品所在处,有望实现对新精神活性物质现场、实时的快速分析,在口岸、机场、车站、医院、超市等具有现场需求的场景中有着广泛的应用前景[50]。

高分辨质谱技术主要依靠其精确质量数进行定性鉴别和结构推断,已成为近年来高通量毒品快速筛查和未知新精神活性物质检测的研究热点。与敞开式离子化质谱技术相结合,大大降低了对色谱分离的要求,减少了漏检风险,同时其易于积累大数据的优点,使其在被用于筛选分析方面更具优势,此外,基于敞开式离子化技术的高分辨质谱具备对未知物的高通量筛查和结构解析等能力,是推动新精神活性物质的发现、分析和确证的有力工具。

新精神活性物质是近年来毒品鉴定的一个新挑战,其更多由人为设计产生,品种多,更新速度快,国际组织及相关国家在监管方面明显跟不上节奏,使得新精神活性物质滥用情况时有发生,无论是治安案件、刑事案件还是走私行政案件,都面临新精神活性物质检测、鉴定的压力。

目前,法医毒物学实验室对常见毒药物的分析流程包含以下几个步骤:样品采集、样品制备、样品筛选、验证分析、数据分析及结果报告。但新精神活性物质化学种类繁多,结构变异快,无标准对照品,无文献资料或数据库支持,并且针对某一种或一类新精神活性物质开发的分析方法不具备广泛的适用性,而且一旦新精神活性物质有标准品被纳入数据库或文献中,则很大可能不会再被使用。

为解决这一难题,基于敞开式离子化质谱的一些更快、更灵敏的新技术、新方法被应用于新精神活性物质的快速识别、监测和管制。

2013 年~2023 年,DART 已经成为一种快速、简单、可靠的法庭科学分析技术。DART-MS 利用辉光放电等离子体通过彭宁电离或离子分子反应与大气或掺杂气体形成的试剂离子产生分析离子,法庭科学实验室系统中可以说是敞开式离子化技术中存在性最强的[51]。DART 离子源中使用的高能等离子体可以帮助挥发和热脱附大块样品中的分析物,Sisco 等[52]将 DART-TOF-MS 结合热解吸技术应用于芬太尼类似物和其他感兴趣的阿片类物质,即使在复杂基质(纹残留物、污垢和增塑剂等)中也能快速检测出来目标物。Gwak 等[53]将 DART 离子源与 QTOF-MS 相结合,在最少的样品制备条件下,快速筛选了 35 种新精神活性物质并且同时获取全扫描和产物离子扫描质谱。DART 离子源和 ESI 离子源之间的产物离子扫描光谱没有显著差异,因此获得的这些质谱数据可以使用 ESI-QTOF 生成的谱库进行检索匹配。此外,Nie 等[54]结合 DART-MS 和 LC-QTOF-MS 建立了测定 11 种新精神活性物质(4 种卡西酮类、1 种苯乙胺类和 6 种合成大麻素类)的检测方法,其中 DART-MS 方法可在 0.5 min 内实现快速筛选和半定量检测,LC-QTOF-MS 可在 4.5 min 内将这些新精神活性物质分离并进行定量分析。另外一种在法庭科学较常用的敞开式离子化技术是纸喷雾离子化(paper spray ionization, PSI)[55],该技术是将固体或液体样品加载在纤维素和半纤维组成的纸基质表面,然后采用高压电驱动使溶剂将复杂样品中的化合物溶解、迁移和电离,进而在纸的尖端部位发生电喷雾,最终通过质谱进行实时在线检测。由于该电离技术具有快速、低廉、高效、设置和操作极其简单等特点,已被用于血样、尿样、食品、生物组织等样品中化合物的分析检测。Kennedy 等[56]采用纸喷雾串联质谱法和高分辨率质谱法对尿液样品中芬太尼类和其他新精神活性物质进行鉴定。实验中将尿液样品直接沉积在之前装载了内部标准的纸喷雾墨盒上,干燥,并在没有其他样品处理的情况下进行分析,采用串联质谱法(MS/MS)获得定量结果,采用高分辨质谱精确质量对单个药物进行鉴别,采用数据依赖的 MS/MS 进行确证,在 pg/mL 水平下可以直接识别和确认尿液中的芬太尼类和其他常见滥用药物,该方法的建立可减少与生物体液有关的接触和运输风险。Kennedy 等[57]将 PSI 与高分辨质谱和全扫描数据依赖的 $MS^2$(full scan-dd$MS^2$)相结合,无须大量的前处理或色谱分离,利用准确质量数和碎片离子信息,即可实现高通量筛选草药基质中的合成大麻素类物质及其他药物。此外,Wang 等[58]也将低温等离子体探针质谱法(LTP-MS)应用于唾液中 11 种新精神活性物质的快速和高度特异性检测,采用热辅助解吸以提高信号强度,进行串联质谱分析以排除假阳性信号,并在感兴趣的 $m/z$ 处降低噪声。Usui 等[59]将探针电喷雾电离技术与 MS/MS 相结合,在 0.5 min 内可实现了人体组织样本中新精神活性物质 MT-45 的快速检测,由于针头和样品盘都是一次性的,大大降低了交叉污染的潜在风险。Bianchi 等[60]采用填充吸附剂微萃取-解吸电喷雾电离-高分辨质谱联用技术,建立了一种可靠、无创的检测唾液中新精神活性物质的方法,并将该方法用于私人聚会中筛选唾液样品中是否存在精神活性物质,在所分析的 40 个样品中,在一个样品中发现了甲氧麻黄酮。

利用 DESI 技术的快速分析能力,尤其是对多电荷大分子分析的独有离子化优势,在最新的研究中,跨领域多学科的研究应用正逐渐揭开 DESI 技术新的应用潜力。例如,在斯坦福大学主导的数项研究中[61,62],使用 DESI 技术无差别分析各类生物样本,并通过梯度增强树集合的机器学习算法,从海量的分析数据结果中选择 50~70 个指纹离子信息,以形成包括脂质、蛋白等在内的特征信息群,为新精神活性物质接触推断进行了一些前沿性探索。此外,DESI 技术无损、实时的分析优势,也有望成为动态毒理学研究中的新工具。例如,加拿大约克大学通过系列研究,尝试了使用 DESI 动态监测分析斑马鱼体内环境毒物特征标志物的方法[63,64],为我们展示了 DESI 技术在新精神活性物质模式动物模型分析方面的潜力。中国检验检疫科学研究院尚宇瀚团队采集了 46 种芬太尼类化合物在 DBDI 下的二级质谱数据并研究其裂解规律与质谱特征,并基于该方法对粉末样品中芬太尼含量进行分析,定量限为 1ng/mg[65]。英国国家物理实验室等开发了一项 ASAP 与微型质谱组合的现场检测设备,能够在现场搭建 ASAP 所需的气体环境,快速识别新精神活性物质[66]。美国联邦调查局国家学院使用 ASAP-MS 对香料等清关物品中所含的合成大麻素进行分析,有效鉴定出 JWH-18、JWH-19、JWH-73、JWH-81、JWH-210、JWH-250、AM-694、AM-2201、5F-UR-144 等在内的 10 种合成大麻素和 MDPV[67]。西班牙海梅一世大学将医用棉签作为探针,同时兼顾样品采集与分析物引入,该方法能有效识别手指上的卡西酮和合成大麻素,并且在被检测者洗手之后仍可以检测出物质残留[68]。这些基于快速检测的敞开式离子化质谱技术,促进了质谱从实验室走进现实生活,进行现场原位的快速分析检测,已经广泛应用于毒品快检、食品安全、新药研发、生物医药、医疗诊断、环境保护等领域。

虽然,敞开式离子化质谱技术适合高通量筛选和现场法医应用,但其依然受电离效率、分析重现性及周围环境因素的影响。例如,在 DART-MS 中,灵敏度取决于分析物的挥发性、碱度/酸度、流体动力学离子转移效应及电离区域内的温度梯度等。在 DESI-MS 中,它取决于诸如离子逸度、离子源几何形状和喷雾参数等变量,这些变量会影响离子飞溅机制的动力学,从而导致液滴大小、电荷和分析物溶解程度的变化。DART 的特异性由使用的放电气体类型和漂移气体温度决定,DESI 的特异性由溶剂溶液和表面结合分析物决定,PSI 的特异性与纸基质的性质、化合物性质、洗脱溶剂的极性及电压等有关。PSI 中纸张衬底的亲水性会影响极性分析物的解吸,这取决于纸张分析物的相互作用强度(氢键和范德华力)。另外,低极性分析物与纤维素纸的相互作用更少,有利于它们的洗脱,同时提高分析物的电离。对纸张表面进行化学改性有助于提高 PSI 效率,增加分析物的灵敏度[69]。不断更新的新精神活性物质及其种类的多样性,在一定程度上对新技术和新方法的开发提出了更高要求。物理化学性质,如亲脂性和形成的阳离子或阴离子前体离子,确定了一组化合物与给定的方法兼容。一般而言,基于 ESI 的技术对极性分析物更有效,而基于化学电离的技术对低极性化合物的结果更好[70]。例如,极性物质如卡西酮,在苯乙胺结构侧链上含有额外的极性 β 酮基,更适合基于电喷雾的敞开式离子化技术,而不是基于等离子体的敞开式离子化技术。

使用敞开式离子化质谱技术对新精神活性物质进行定量分析已经取得一些进展,主要是与样品前处理程序及高分辨质谱和串联质谱相结合,以提高选择性和灵敏度。然而,基质效应和精度不足增加了分析性能的可变性,限制了定量能力。使用内标可以减少基质效应和信号波动的影响,但是,根据样本的性质,添加内标可能成为一个重大挑战。LTP‐MS 和 DESI‐MS 也被用于定量分析唾液中的卡西酮和甲卡西酮,但需要注意的是,一些合成大麻素类物质或乙酰基葡萄糖醛酸苷代谢物,在离子源部位发生热降解和光降解,导致原形浓度过高,影响定量结果[71]。目前色谱-质谱联用技术在新精神活性物质定性鉴定,尤其是定量分析中占有主导地位。但随着新精神活性物质出现的数量和种类不断增加,样品形态层出不穷(如片剂、膏状、纸型剂、液体、巧克力、小树枝、烟油等),针对新精神活性物质的快速筛查与鉴定方法越来越受到重视,敞开式离子化质谱技术逐渐得到更广泛的应用,其在新精神活性物质分析中的适用性已经在大量的研究中得到了证明,显示了良好的灵敏度、选择性、准确性和精密度,适合于快速筛选和半定量分析。

目前为止,敞开式离子化质谱技术应用于新精神活性物质的分析鉴定整体上还受限于:① 电离效率,比传统的 ESI 和基质辅助激光解吸电离( matrix-assisted laser desorption ionization , MALDI) 离子化效率要差;② 离子抑制,由于样品中存在其他干扰成分,基质效应干扰比较显著;③ 选择性差,由于缺乏样品制备和色谱分离,会显著降低目标离子的区分度;④ 无法区分同分异构体;⑤ 重现性较低,主要受采样位点、角度、样本性质和周围环境的影响;⑥ 定量分析的准确性,可能需要引入内标化合物。虽然这些问题阻碍了敞开式离子化质谱技术的发展与应用,但不可否认,其依然是一种很有前途的技术,可以减少分析时间,这对于不断更新或衍生出来的新物质快速检测至关重要,可以取代非选择性的颜色测试和免疫分析,以及耗时的样品制备和色谱分离。为了解决现有难点,敞开式离子化质谱技术在新精神活性物质快速检测领域仍需改进,包含对已出现的新精神活性物质建立高分辨质谱数据库(一级前体离子、多级碎片离子信息及丰度比),归纳总结同一类或相近结构物质的二级质谱碎裂机制,通过对比构建的质谱数据库信息,推断未知化合物的种类、可能结构及可能含有的官能团或骨架结构。同时,优化数据分析软件,实现对不同仪器获得的数据进行统一分析的可能,进而在数据库的支持下实现未知物的自动识别。也可通过改进已有的敞开式离子源或设计新装置,提高稳定性和离子化效率,从而得到更可靠的定量信息和更灵敏的定性能力。优化与便携式或小型质谱匹配的敞开式离子源,针对新精神活性物质分析开发出商品化的便携质谱系统,结合建立的新精神活性物质质谱数据库,实现在侦查现场对新精神活性物质样品进行快速、实时检测。

**参 考 文 献**

第十一章参考文献

# 第十二章 质谱成像技术在新精神活性物质研究中的应用

新精神活性物质品种多,并且大多数体内代谢、体内组织分布、毒性作用机制和生物标志物尚不清楚,新兴质谱成像(mass spectrometry imaging,MSI)技术为新精神活性物质鉴识、毒性作用机制的研究、体内代谢和生物标志物的阐明提供了新的思路和方法。

## 第一节 概 述

### 一、质谱成像技术

质谱成像技术是将成像处理软件与质谱的离子扫描技术相结合的一种成像技术,通过离子束或激光照射样品切片使其表面的分子离子化,经检测器获得质谱信号,再由成像软件将获得的数据转化成像素点并重构出目标化合物在组织表面的空间分布图像。与传统的成像方法相比较,该技术不需要染色、标记或其他复杂的样品前处理,可针对样品表面进行多点检测、多维获取数据,同时提供样品表面的多种分子或小分子代谢物的空间分布信息和空间立体结构信息。质谱成像技术的飞速发展,得益于离子化技术和新型质量分析器的发展和应用,质谱成像技术在检测灵敏度及成像分辨率方面均得到了很大的提升。

目前常用的质谱成像技术有 MALDI 技术、DESI 技术、二次离子质谱(secondary ion mass spectrometry,SIMS)技术等。质谱成像技术常用的质量分析器包括 TOF-MS、FTICR-MS、QTOF-MS 等。表 12-1 比较了 MALDI、DESI 和 SIMS 离子化技术。

### 二、质谱成像操作流程

质谱成像的基本操作流程包括样品制备、离子化、质谱分析和图像重构四个基本过程。质谱成像的样品制备是复杂且重要的,是实验成功的关键步骤,主要包括样品采集与储存、组织切片、组织预处理等。对于需要基质处理的质谱成像技术,则需要选择合适的基质。

表 12 - 1　MALDI、DESI 和 SIMS 的比较

| 离子化技术 | 条件 | 样品前处理 | 适用范围 | 缺点 | 成像分辨率 |
|---|---|---|---|---|---|
| MALDI | 真空条件,需选择合适的基质 | 组织样品采集与储存,制备组织切片和固定,选择合适的基质和基质的沉淀 | 适合分析蛋白质等生物大分子,也可以分析脂类等小分子,对杂质耐受大 | 易产生基质效应,样品前处理过程至关重要 | ≥5 μm |
| DESI | 常压敞开式操作,无须基质 | 除组织切片和固定样品外,几乎不需要任何样品制备 | 敞开式离子化技术;适合脂类和小分子化合物 | 空间分辨率较低;难电离蛋白质大分子和非极性化合物 | ≥40 μm |
| SIMS | 真空条件,无须基质 | 一般制备组织切片和固定后仅需干燥;MetA - SIMS 须在样品表面沉积一层金属;ME - SIMS 通常用电喷雾技术沉积一层基质* | 适合脂类、小分子代谢物 | 分析小分子化合物时灵敏度低,不适用于样品面积较大的检材 | <100 nm |

\* MetA - SIMS:金属辅助二次离子质谱(metalassisted-secondary ion mass spectrometry);ME - SIMS:基质增强二次离子质谱(matrix-enhance-secondary ion mass spectrometry)。

### 1. 样品采集与储存

获得新鲜样品(脑、肾、肺、心、毛发等组织和植物)后,为了保持样品的形态、分析物的空间分布及减少降解,需要将样品立即冷冻。因为组织的不同部位会以不同的速度冻结,快速冷冻可能导致样品破裂。一般为避免样品变形和降解,将组织用铝箔松散地包裹起来,使其漂浮在冷冻液(如液氮、乙醇、异丙醇或异戊烷)上方,并保持-40℃或-80℃。但长时间在-80℃下贮藏会影响冷冻组织样品的完整性,尤其是含水量多的植物会因水分升华导致缩水。一般将植物组织切片置于玻璃片上真空干燥后,放于带几个小孔(约 2 mm)的 50 mL 离心管中,贮存在真空袋中隔绝空气和水分。笔者所在实验室对新鲜仙人掌植株采取液氮冷冻后,-80℃低温保存的方式。

### 2. 组织切片

组织切片是质谱成像分析的关键技术。冷冻组织切片易于保持组织原有形态、操作简便,是首选的切片方法。通常在低温恒温器中切割,厚度为 5~15 μm 的组织切片是分析相对分子质量 3 000~20 000 的大分子首选。冷冻过程中通常选择的包埋介质是最佳切割温度聚合物(optimal cutting temperature polymer, OCT),但应注意避免 OCT 污染组织切片进而导致离子抑制。现在多采用冰或聚合树脂、羧甲基纤维素、明胶等代替 OCT 作为包埋介质[1]。毛发样品处理无须冷冻,如采用 20~80 μm 凹槽的不锈钢金属板设备加上自行设计的切割装置[2, 3]。植物组织与

动物组织相比,细胞内有细胞壁和大液泡,最佳切片厚度为 $10\sim20~\mu m$。切片温度一般选择$-20\,^\circ\!C\sim-16\,^\circ\!C$,温度过低容易造成植物组织破裂。对于不同植物和同一植物的不同器官,其含水量和质地差异较大,通常采用干冰冷冻的钢板冷冻植物组织或在液氮中冷冻用铝箔松散包裹的植物组织。Wu 等[4]选取植物根部的中间部分,使用低温冷冻切片机切片,用镊子轻轻夹起组织切片转移到 MALDI 靶板上。笔者所在实验室在处理新鲜仙人掌植株时,选择用明胶包埋,切片厚度为 $40~\mu m$,切片温度为$-20\,^\circ\!C$。植物的干组织(如茎、死亡的植物)可以在室温下用显微薄片切片机或震动切片机切片,如 Imai 等[5]在室温下使用滑动切片机对木材的心材和边材进行显微组织切片,制备约 $30~\mu m$ 厚的切片。此外,用于切片的一次性刀片的表面通常有一层非常薄的润滑油膜,在切片前通常用甲醇和丙酮清洗刀片,以避免切片污染。

3. 组织预处理

将组织切片固定在支撑板上,在沉积基质之前进行冲洗,可以提高所获取图像的质量。若分析动物组织切片中的蛋白质,一般使用乙醇溶液洗涤以去除组织表面脂质和盐,若组织切片中脂质含量高,建议用有机溶剂(如氯仿或二甲苯)洗涤进行脱脂,不会使分析物发生移位[6, 7]。

4. 基质的选择及应用

基质的种类多种多样,不同的基质对分析物的解吸效果不同。常见的需要基质的质谱成像技术有 MALDI、MetA - SIMS 和 ME - SIMS。为了获得高质量的质谱数据和分析物的空间信息,选择合适的基质和优化分析参数是关键。基质的选择主要根据分析物的理化性质和实验的质量范围。MALDI 的常用基质包括芥子酸(sinapic acid,SA)、$\alpha$-氰基-羟基苯丙烯酸(CHCA)、2,5-二羟基苯甲酸(DHB)、反-2-[3-(4-叔丁基苯基)-2-甲基-2-亚丙烯基]丙二腈(DCTB)。其中,SA 常用于高分子量蛋白质检测,CHCA 是小分子化合物的首选基质。基质浓度主要影响晶体覆盖率和质谱信号的质量。

MetA - SIMS 的常用金属离子有 $Ag^+$、$Au^+$,如 $Au^+$ 附着的多肽比未与 $Au^+$ 结合的多肽有更高的二次离子发射,随着 $Au^+$ 的表面积增加,多肽的离子信号呈指数增长,ME - SIMS 的常用基质有 CHCA、DHB 等,以确保晶体尺寸不会影响分辨率。

高质量的图像依赖于基质喷涂方法及其结晶,MALDI、SIMS 成像技术需要基质的沉积。常用的基质涂覆方法包括干滴法、喷雾法和升华法。干滴法容易使基质在待测物上分布不均匀,造成目标物的扩散,重复性低,在质谱成像中较少使用。手动喷枪喷雾法容易受到人为因素的影响使基质喷涂不均匀,自动喷枪喷雾法则弥补了该缺陷,应用越来越广泛。通常基质覆盖于切片表面,要求组织切片上的蛋白质无扩散或位移、基质与蛋白质形成良好的结晶、晶体的尺寸小于质谱成像的分辨率。升华法通过升华作用使基质均匀地沉积在样品板上,避免了基质中的过量溶剂使分析物发生空间位置迁移现象。DHB、CHCA 和 1,5 -二甲基萘(DAN)通常采用升华法沉积。还可以通过在组织表面喷涂基质溶液的方法来沉积基质。通过比较电喷雾、喷枪和喷墨等不同的基质沉积方法,发现喷墨沉积的组织样品的图像质量和重复性更好[8]。此外,还有无溶剂的方法,该方法适用于大多数分子,但分析较大的分子时灵敏度下降。

尽管质谱成像技术在蛋白质组学、药物代谢、新药研发及生物医学等领域已经有所应用[9-14],但作为一种新兴的技术,质谱成像技术在法医毒物学领域的应用特别是新精神活性物质鉴别仍处在探索阶段。

# 第二节　MALDI 技术的应用

MALDI - MSI 是目前研究最成熟和应用最广泛的质谱成像技术,MALDI 技术的基本原理是将分析物与对激光波长范围具有吸收并能提供质子的基质混合并形成共结晶,在真空条件下用激光束轰击晶体时,基质吸收激光能量并传递给分析物,从而使分析物解吸电离的一种软电离技术。Caprioli 等[15]于 1997 年首次将该技术应用于生物大分子,成功表征了生物组织切片中蛋白质和多肽分子的空间分布信息。基质的种类和应用对 MALDI - MSI 分析至关重要,会影响灵敏度、空间分辨率和选择性。近年来,与 MALDI 相似的成像技术相继出现,如纳米结构启动质谱成像技术,无须基质即可获得较高的灵敏度和空间分辨率($150~\mu m$);大气压-基质辅助激光解吸电离(atmospheric pressure-matrix-assisted laser desorption ionization, AP - MALDI)技术使用红外激光在大气压条件下即可对小分子化合物进行成像[16]。MADLI - MSI 技术具有较高的空间分辨率和灵敏度,已经成功应用于新精神活性物质在单根毛发纵(横)向切面、吸墨纸、天然植物中空间分布信息的研究。

1. 合成大麻素类

毛发用于滥用药物检测在法医毒物学领域具有独特的优势,毛发分段分析提供了滥用药物使用状态和使用信息。质谱成像技术可直观展示滥用药物在毛发横向或纵向上的空间分布情况,并且样品前处理简单,为吸毒史的快速认定提供了新的分析方法。目前,质谱成像技术已被用于监测滥用药物在毛发样品中的分布。

Kernalléguen[17]采用 MALDI - MS$^n$ 分析三种合成大麻素类同分异构体,即 JWH - 007、JWH - 019 和 JWH - 122,采集三种物质的 MS$^2$ 和 MS$^3$ 谱图,对浸泡毛发进行鉴定和成像,并应用于 JWH - 122 阳性头发的成像分析。浸泡毛发的制备过程是将空白毛发在质量浓度为 $10~\mu g/mL$ JWH - 007、JWH - 019 和 JWH - 122 的混合溶液中浸泡 12 h。阳性毛发依次用水清洗一次、二氯甲烷清洗两次。采用文献报道[3,18]的装置(图 12-1)制备毛发的纵切面。毛发样品用双面碳胶带固定于氧化铟锡玻片上,用 TM-Sprayer™基质喷雾仪喷涂 CHCA 基质。

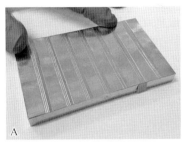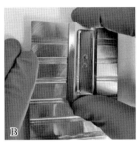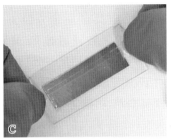

图 12-1　毛发纵切面的制备过程

采用 MALDI-QIT-TOF 和 MALDI-7090™ TOF-TOF 技术分析。MALDI-QIT-TOF 配有氮分子激光器(337 nm,20 Hz, 3 ns 脉宽)。MALDI-7090™ TOF-TOF 配有超快固态 UV 激光器波长(355 nm, 2 000 Hz, 7.5 ns 脉宽),具有 2 000 Hz 采集速度,可获得 10 000 的质量分辨率。MALDI-QIT-TOF 质量范围 50～500 Da。使用 CHCA 基质的两个离子[M+H]⁺(m/z 190.049 4)和[2M+H]⁺(m/z 379.092 4)进行外部质量校准。成像时采集数据的光栅尺寸为 80～100 μm。MALDI-7090™ TOF-TOF 质量范围 60～500 Da,脉冲重复频率 500 Hz。成像时激光束斑直径和光栅尺寸分别为 100 μm 和 80 μm。

JWH-007、JWH-019 和 JWH-122 分子离子峰[M+H]⁺均为 m/z 356.2。JWH-122 二级质谱碎片离子为 m/z 169.1 和 214.1。JWH-007、JWH-019 的二级质谱碎片离子均为 m/z 155.1 和 228.2。二级质谱图可以将 JWH-122 和 JWH-007、JWH-019 区分开,但不能区分 JWH-007 和 JWH-019。对 m/z 228.2 进行三级质谱的裂解,JWH-007 只有一个 m/z 158.1 的三级质谱碎片离子,而 JWH-019 有四个三级质谱碎片离子即 m/z 116.1、130.1、144.1 和 158.1。对浸泡头发进行成像分析,MS²质谱图中存在 JWH-122 的特征碎片离子 m/z 169.1 和 214.1,同时存在 JWH-007 和 JWH-019 均有的碎片离子 m/z 228.2 和 155.1。浸泡毛发的成像结果显示,毛发中合成大麻素类物质并非均匀分布。可能原因是毛发孔隙的不同及某些毛发表皮受到损伤,从而导致目标物进入毛发的水平不一。同样的毛发切面 MS³质谱(m/z 356.2>228.1)图中存在 JWH-019 的特征碎片离子 m/z 144.1 和共同碎片离子 m/z 158.1,提示 JWH-007 可能存在。而且对毛发中这两个三级质谱碎片离子 m/z 144.1 和 158.1 进行了成像。结果显示,144/158 的离子比例为4.1,表明浸泡头发中 JWH-019 和 JWH-007 同时存在,若仅有 JWH-019,144/158 的离子比例为 1.1。

Kernalléguen[17]还采集了真实头发,样品来自一位偶尔使用 JWH-122 的吸毒者。采用 MALDI - MS$^n$ 技术,对 7 根真实头发质谱成像,JWH - 122 的质谱碎片离子 $m/z$ 169.1 在发梢处显示更高的强度,采用 LC - MS/MS 对真实毛发样品每 1 cm 进行分段分析,近发根处毛发中 JWH - 122 的质量分数为 69 pg/mg,近发梢处毛发中 JWH - 122 的质量分数为 103 pg/mg,MALDI - MS$^n$ 成像结果与 LC - MS/MS 分段分析结果一致。可推断 MALDI - MS$^n$ 成像技术对于 JWH - 122 的检出限低于 69 pg/mg。MALDI - MSI 展示了 JWH - 122 在单根头发上的不均匀分布,与偶尔服用 JWH - 122 的事实相符。7 根头发中 JWH - 122 的主要质谱碎片离子 $m/z$ 169.1 分布不同,可能原因如下:① 不同头发所处的生长状态可能不同,仅处于生长期的头发(全部头发的 80%),目标物从血液进入头发;② 切割过程造成的影响,不同头发的直径范围比较宽,为 20~120 μm,并且同一头发的直径从发根到发梢也不同,可能会有两倍的差异,当头发放在切割装置上时,由于头发直径不均匀,造成切割的头发也不均匀,导致不同根头发分布不一致;③ 从切割装置转移到双面碳胶带上时,头发可能会卷曲或移动,导致激光束轰击没有切面的毛发表面。第 4 根与其他根头发的成像不同,JWH - 122 集中在其他根头发(第 1 至第 3 根,第 5 至第 7 根)的 1.5~3 cm,而第 4 根头发则可能是吸食 JWH - 122 不久后就停止生长。选取 7 根头发中的第 4 根、第 6 根、第 7 根进行 MS$^3$ 质谱($m/z$ 356.2>214.1)分析,碎片离子 $m/z$ 169.1、214.1、144.1 在同一根头发中的分布相同,MS$^3$ 质谱碎片离子 $m/z$ 144.1($m/z$ 356.2>214.1>144.1)的存在进一步证实 JWH - 122 服用史。对毛发进行质谱成像分析,可更直观、更精确地反映药物滥用史,通过对单根头发的纵向和横向切面中毒品进行成像,为分辨检出目标物是内源性摄入还是外源性污染提供新的技术手段。

Lin 等[20]采用 MALDI - MSI 鉴定和成像毛发中四种合成大麻素类物质。目标物为 APICA、5F - AB - PICA、ADB - PINACA 和 5F - ADBICA。APICA、5F - AB - PICA、ADB - PINACA、5F - ADBICA 的 [M+H]$^+$ 分别为 $m/z$ 365.259 6、348.208 2、345.228 7 和 362.223 9。APICA 的碎片离子为 $m/z$ 214.122 6 和 188.143 3,5F - AB - PICA 的碎片离子为 $m/z$ 331.181 1、303.186 3 和 232.112 0。ADB - PINACA 的碎片离子为 $m/z$ 328.201 4、300.206 4 和 215.117 7。5F - ADBICA 的碎片离子为 $m/z$ 345.196 7、317.201 9 和 232.111 8。

Lin 等[20]比较了喷枪喷雾法和升华法两种基质沉积方法,结果表明,采用升华法将 CHCA 基质喷涂在毛发样本上,基质喷涂得更均匀且基质结晶颗粒更小,由此得到的成像分辨率更高且目标物几乎没有扩散。同时发现,CHCA 基质的纯度会影响升华效果,原因是 CHCA 中的杂质会降低基质结晶形成的速度,进而使升华时间延长。结果表明,CHCA 的纯度须大于 99%,同时还考察了升华时间和温度的影响,比较了 120℃、150℃、180℃、220℃,发现 150℃的升华温度下检测灵敏度最佳。升华时间对沉积效果和灵敏度没有显著影响。

将一根毛发放在玻片上,用玻片轻轻地刮平毛发表面,从毛发近端到远端刮三次,将毛发用双面导电胶带固定在 ITO 导电玻璃上。使用的基质为 CHCA,采用基质升华涂布装置 iMLayer,基质膜厚 2 μm,升华时间 20 min,温度 150℃。采用 MALDI-FT ICR-MS 对吸毒者的毛干纵切面进行成像,在 2 cm 头发段中观察到不同强度的 APICA 和 5F-ADBICA 念珠状排列的斑点,代表 APICA 和 5F-ADBICA 在毛发中的含量不同。检测灵敏度可达每 2 cm 头发检出 0.1 ng 合成大麻素类物质。

2. 苯乙胺类

苯乙胺类新精神活性物质具有致幻作用,类似于 LSD,常制成邮票大小、有各种图案的吸墨纸,吸墨纸上的致幻剂分布不均匀,存在过量使用的风险。质谱成像技术可以快速表征毒品在吸墨纸上的整体分布。

Lützen 等[21]通过三种成像技术和 LC-MS 对常用吸墨纸的制造工艺进行了阐述。首先采用微 X 射线荧光技术对含有致幻苯乙胺类衍生物 2C-C-NBOMe 和 2C-I-NBOMe 吸墨纸上的元素即碘和氯进行成像,2C-I-NBOMe 含有碘元素,2C-C-NBOMe 含有氯元素。采集光斑的尺寸为 25 μm,每个光斑数据采集时间为 5 ms,连续进行 6 个循环的分析。该技术快速、简单且不需要任何形式的样品制备。成像结果如图 12-2 所示,碘和氯在吸墨纸上均呈现不均匀分布,并且均有热点区域。

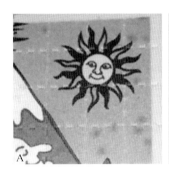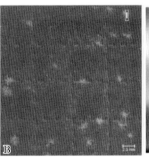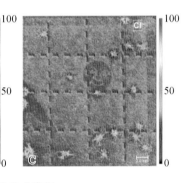

图 12-2　吸墨纸照片及微 X 射线荧光成像图

A. 含有 2C-C-NBOMe 和 2C-I-NBOMe 的吸墨纸照片;B. 微 X 射线荧光技术对吸墨纸上碘的成像;C. 微 X 射线荧光技术对吸墨纸上氯的成像

然后采用 MALDI-MSI 技术对吸墨纸上的 2C-I-NBOMe 和 2C-C-NBOMe 进行成像,采用喷枪喷涂基质 DHB(0.1 mol/L;0.1% 三氟乙酸),质量分辨率为 10 000,质量准确度高于 5×10⁻⁶,光斑尺寸和间距均为 50 μm。成像结果见图 12-3,MALDI-MSI 同微 X 射线荧光成像显示的热点分布一致。不同于微 X 射线荧光技术的是,MALDI-MSI 呈现了吸墨纸上的黑色墨水区域的图案(图 12-2A)即太阳和山峰的两条线,原因是 MALDI 激光束对此有更强的吸收。

2C-I-NBOMe 2C-C-NBOMe

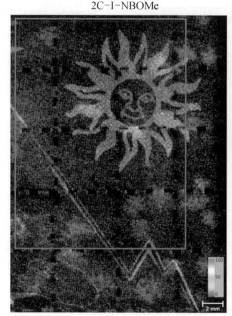
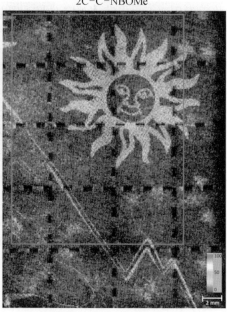

图12-3　MALDI-MSI技术呈现目标物加合离子峰[M+K]$^+$的分布

2C-I-NBOMe(*m/z* 466.030);2C-C-NBOMe(*m/z* 374.094)

　　随后采用激光烧蚀-电感耦合等离子体光学发射光谱法(LA-ICP-OES)对吸墨纸的一个热点区域进行深度剖面成像分析,成像结果与微X射线荧光和MALDI结果相关(图12-4)。同时也没有呈现吸墨纸的图案。对图12-4B色矩形区域连续六次消融,由此得到吸墨纸上化合物的三维分布信息,如图12-4C所示,在第六次烧蚀后,2C-C-NBOMe的氯热点几乎完全消失,这说明吸墨纸的制备是通过喷雾或类似装置正面进行喷涂所成,与浸渍干燥相比,易造成纸张表面的不均匀分布。

　　最后LC-MS进一步证实了成像分布结果,在邮票上分别取五个热点区域、五个常规区域用以提取分析,定量结果显示,热点区域的2C-C-NBOMe和2C-I-NBOMe均值明显高于常规区域(*t*检验,*n*=10,*P*>0.05),结果表明,吸墨纸上的致幻剂分布不均,意味着使用者存在过量使用的风险。采用质谱成像技术可以快速表征毒品在吸墨纸上的整体分布,而采用传统的分析技术,则需要复杂的样品前处理过程,不能完整地呈现毒品在吸墨纸上的分布情况。

　　3. 麦司卡林

　　已有研究报道采用MALDI-MSI成像大麻素类化合物在大麻叶表面的分布[22]。笔者实验室人员采用MALDI-MSI对新鲜仙人掌植株和仙人掌花瓣中的

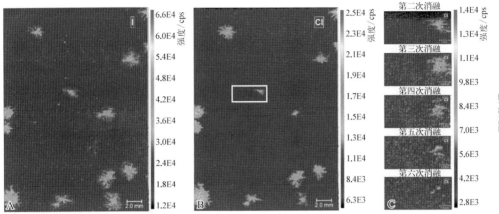

图 12-4 采用 LA-ICP-OES 对吸墨纸的一个热点区域成像分析

A 和 B 分别是 LA-ICP-OES 技术对吸墨纸碘和氯的成像分布;C 为 B 中小矩形区域六次消融后氯信号的深度剖面成像图

麦司卡林进行成像。比较了包埋介质(石蜡、OTC、明胶)、喷涂基质(DHB、CHCA、DCTB 等)、切片厚度和切片温度,最终实验结果表明,明胶包埋效果最好,切片厚度为 40 μm,切片温度为 -20℃,用于仙人掌组织切片的包埋。喷涂基质为 DCTB。仙人掌花瓣比较薄,无法通过包埋切片,需要通过平压的方式。将花瓣分成萼片、花瓣展平后,夹在两层无尘纸之间,然后平压。结果发现,麦司卡林集中在植株的冠部、表皮组织、靠近花托的花柄区域、萼片的顶端区域(图 12-7,图 12-8)。在此基础上,通过人为添加实验,比较了麦司卡林在添加样品和天然植物中的分布差异,并解析了天然分布的原因[23]。

4. 氯胺酮

笔者所在研究室运用 MALDI-FTICR-MSI 技术[24],对长期吸毒者单根毛发中的氯胺酮分布进行原位分析,获得了氯胺酮在头发上的纵向分布。首先用 0.1% 十二烷基硫酸钠、去离子水、丙酮各 5 mL 分别清洗头发两次。单根头发放在玻片上,用手术刀轻轻地刮头发,用橡胶吸耳球清洁表面后,用双面胶将毛干固定于 MALDI 的靶板上,使用自制的基质点样装置(图 12-7)在毛发表面喷涂 CHCA 基质溶液,Wang 等[25,26]也参考此自制基质点样装置进行了质谱成像研究。基质喷涂过程中,基质的溶剂也非常重要,本研究比较了 CHCA 基质溶剂(乙腈:水:甲酸,50:50:0.1,$V/V/V$;乙腈:丙酮:甲酸,50:50:0.1,$V/V/V$),发现前者会造成氯胺酮在毛干上的扩散,并且后者形成的晶体小于 250 μm。MALDI-FTICR-MS 激光束直径为 100 μm,光斑直径设为 500 μm,成像分辨率为 500 μm。

光学成像　　　　　质谱成像　　　光学+质谱成像
　　　　　　　　　　*m/z*　　　　　　　*m/z*

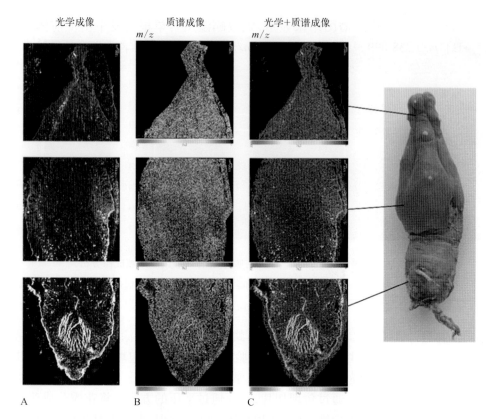

A　　　　　　　　　B　　　　　　　　　C

图 12-5　仙人掌植株的光学图像和麦司卡林质谱成像图（*m/z* 234.109 52，[M+Na]⁺）

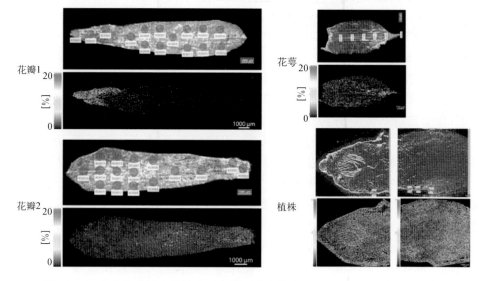

图 12-6　仙人掌花瓣和植株麦司卡林质谱成像图（*m/z* 234.109 52，[M+Na]⁺）

MALDI－FTICR 质谱图结果显示,氯胺酮滥用者单根头发中出现前体离子
[M+H]⁺ $m/z$ 238.099 3 和一个碎片离子 $m/z$ 179.062 2。吸毒者头发中的氯胺酮呈
念珠状排列的斑点,强度不同的念珠状斑点代表氯胺酮在头发中含量不同(图 12－
8)。四根头发中有一根几乎检测不到氯胺酮,氯胺酮在毛根部位的含量显著高于
发梢部位。同时采用 LC－MS/MS 分析该份真实头发,0～3 cm 和 3～6 cm 头发段
中氯胺酮的含量分别为 17.1 ng/mg 和 7.7 ng/mg,与成像结果一致。

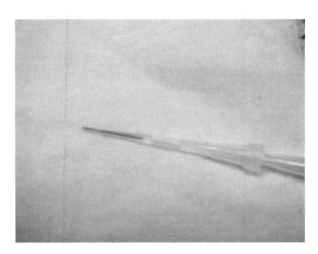

图 12－7　实验室自制基质点样装置

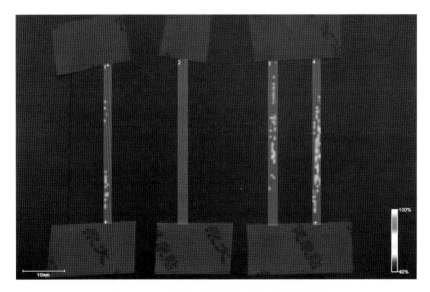

图 12－8　阳性头发中氯胺酮的质谱成像图

### 5. 展望

MALDI－MSI 技术在新精神活性物质如合成大麻素类物质、苯乙胺类物质的鉴定方面已经取得了一定的进展,随着 MALDI－MSI 成像分辨率的不断改进,灵敏度的进一步提高,该技术可为新精神活性物质的成瘾机制研究、毛发和指纹中新精神活性物质的空间分布研究、毒品原植株的空间分布研究提供全新的分析手段和理论指导。

# 第三节　其他离子化技术的应用

## 一、DESI 技术

DESI 技术是在常压敞开的环境下,溶剂在雾化气带动下通过雾化毛细管经高压放电形成喷雾,以一定角度吹扫样品表面,将部分被分析物分子溶解,并形成次级带电液滴束以合适角度喷入质谱入口而进行检测和分析[27]。最早是由 Cooks 等于 2004 年提出的一种原位、快速高通量、无须基质的软电离分析技术[27]。该技术无须在真空条件下进行,无须在样品表面沉积基质,因此对样品的损伤相对较低,在高价值检材微损检测领域应用较广泛。使用电喷雾发射器可以直接从冷冻组织切片样品中提取分子,而且具有组织染色相容性。收集到的组织样品快速冷冻后,储存在干燥环境中,可直接用于 DESI 质谱成像分析。DESI 的空间分辨率较差,一般为 100~200 mm,低于 MALDI 和 SIMS 技术,但在溶剂组成和流速等条件优化后,空间分辨率可达 40 mm 左右[28]。此外,DESI 在图像采集前,需要对许多参数(如喷雾角度、样品距离)进行优化。

质谱成像在指纹中的外源性毒品及吸毒者指纹中的毒品和其代谢物的分析中具有重要意义,指纹上的外源性化合物可将嫌疑人与其身份信息联系起来,比如涉毒信息。潜指纹中新精神活性物质的检测有望成为用于辅助和增强对嫌疑人或受害者个人身份信息识别的有力工具,从而提供重要的法医证据或追踪线索,判断一个人是否接触过新精神活性物质。Skriba 等[29]通过纳米结构辅助激光解吸电离成像(nanostructure-assisted laser desorption-ionization, NALDI)－MSI、MAIDI－MSI 和 DESI－MSI 对潜指纹中的非法药物进行成像,执法人员可以使用质谱成像方法分析药物或药物污染物(脂肪酸或化妆品),在逮捕时使用指纹扫描来确认吸毒者是否接触过可疑药物,可有助于减少实验室的工作。

## 二、SIMS 技术

SIMS 是一种表面分析技术,该技术无须基质,可直接对样品表面进行分析。

SIMS 是在高真空环境下,利用高能初级离子束(如 $Ar^+$)轰击样品表面,使得样品表面被分析的分子或原子被释放出来并离子化,产生的次级离子再进入质量分析器,进而被检测分析。SIMS 是最早开发的离子化技术,传统的初级离子束主要是单原子离子束(如 $Ar^+$、$Ga^+$、$Bi^+$),初级离子束又发展为团簇离子束(如 $Bi_3^+$、$Au_3^+$、$C_{60}^+$),进一步发展为气体团簇离子束[如 $Ar_{4\,000}^+$ 或者 $(CO_2)_{6\,000}^+$]。初级离子束种类的改变主要是用来提高二次离子,特别是高质量数分子离子的离子化效率;束斑直径的优化主要可提高空间分辨率。液态金属离子枪也是为了提高成像分析时的空间分辨率。与其他质谱成像技术相比,SIMS 拥有目前质谱成像中具有最高空间分辨率的成像技术,纳米 SIMS 使横向空间分辨率为 50~100 nm,而纵向深度剖析分辨率能达到约 5 nm[30]。由于其初级离子束能量较高,易产生碎片离子,所测质量范围较小,当分析物的分子量超过 2 kDa 时,灵敏度显著降低,因此适用于有机小分子物质和样品表面元素的质谱成像分析。TOF - SIMS 可清晰地显示指纹的三级特征。多用于检测指纹中的外源性毒品,因此 SIMS 技术可为潜指纹中新精神活性物质精细化分布提供新的方法。

Flinders 团队采用 MetA - SIMS 分别获得了毛发纵切面、横截面中目标物的分布信息。Flineders 等[18]采用 MetA - SIMS 获得美沙酮、可卡因、苯甲酰爱康宁在毛发纵切面的分布信息(图 12 - 9),Flineders 等[19]制备了毛发的横截面,方法为毛发样品经去污后,单根毛发两端用小磁铁固定,然后将毛发竖直放置于含 10% 明胶溶液的塑料管中,将塑料管置于液氮中快速冷冻 30 s,将被包裹的头发从塑料管中取出,切成 1 cm 的块状,将 1 cm 的块状滴一滴水粘在冷冻切片机中,在-20℃下切割出 12 mm 厚的横切面,切片溶在 ITO 导电玻璃上。采用 MetA - SIMS 首次获得了毛发横截面中可卡因和可卡乙碱的空间分布,与其他毛发分析技术相比,使用 MetA - SIMS 可以更精细地观察毛发组织切片中毒药物的分布信息。相信在指纹和毛发中新精神活性物质的精细特征的空间分布的获取上,SIMS 技术将有更多的应用。

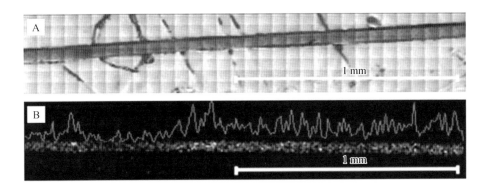

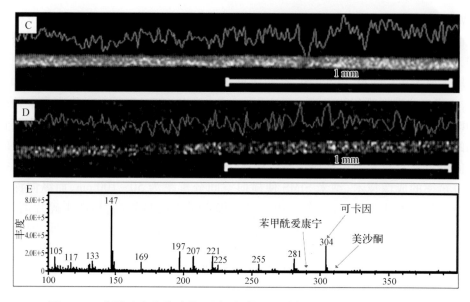

图 12-9　阳性毛发中美沙酮、可卡因、苯甲酰爱康宁在毛发纵切面的分布

A. 总离子电流；B. *m/z* 290 处苯甲酰爱康宁的分布；C. *m/z* 304 处可卡因的分布；D. *m/z* 310 处美沙酮；E. 来自吸毒者毛发的平均正离子谱图（尺度 1 mm）

## 三、其他技术

近年来，离子化技术得到了迅速发展，其他可用于质谱成像的离子化技术包括激光消融电喷雾电离（laser ablation electrospray ionization，LAESI）、DART 离子化、纳米结构启动质谱（nanostructure initiator mass spectrometry，NIMS）、空气动力辅助离子化（air flow assisted ionization，AFAI）。AFAI 技术的基本原理是高流速空气流萃取可以有效捕获带电液滴促进去溶剂化和离子的形成，防止离子在形成过程中碎片化，基于以上特点提高了远距离成像的灵敏度和稳定性，扩展了待测样品的应用空间。气体在放电场的作用下产生低温等离子体（low temperature plasma，LTP），低温等离子体喷射到样品表面，使分析物解吸并离子化[19]，其特点是低温、无损、软电离，通常用于贵重物品（如艺术品上的油墨）的成像分析。LAESI 是将激光与 ESI 源相结合，分析物先被 290 nm 的激光消融解吸后，再由 ESI 利用甲醇：水溶液（1∶1，*V/V*）电喷雾进行离子化，该方法不需要任何样品前处理，其质量检测范围涵盖了大、小分子，要求分析体系含有一定量的水分。

质谱成像技术正迅速成为一种用于组织切片或整体动物体内生物样品分子成像的不可或缺的工具。该技术不需要任何标记或对照剂就可以对未知的分子进行空间定位。目前，质谱成像技术广泛应用于生物医学研究领域，但在法医毒物学中的研究还比较少。因其在毛发、脂类、代谢组学等研究中具有独特的优势，使得质谱成像技术在法医毒物学领域具有广阔的应用前景。

随着科学技术的不断进步,为适应法医毒物学领域的快速发展,质谱成像技术仍有待改进和发展。例如,进一步提高质谱成像仪器的空间分辨率和质量分辨率;扩大质谱成像中质量分析范围,提高检测灵敏度,实现同时定性和定量分析大、小分子;开发数据处理软件,自动对质谱图像进行分析,避免烦琐的数据处理和人工分析造成的误差;开发活体质谱成像技术,可实时观察毒物在生物体内的分布和代谢过程等。

**参 考 文 献**

第十二章参考文献

# 第十三章　代谢组学技术在新精神活性物质研究中的应用

代谢组学(metabonomics)是继基因组学、转录组学和蛋白质组学之后迅速兴起的系统生物学的一个新的分支。与其他组学进行生物大分子水平的研究不同，其关注的是生物、系统或细胞中所有相对分子质量小于 1 000 的小分子代谢物的变化，并立足于从小分子代谢物的整体水平揭示生命过程的动态变化和调控规律。如果说基因组学和蛋白组学告诉我们可能会发生什么，而代谢组学则告诉我们已经发生什么[1]。作为系统生物学的一门重要学科，代谢组学在疾病诊断、药物安全评估、药理毒理研究、营养科学方面已经广泛应用。

代谢组学能够捕捉外部刺激对内源性代谢物的影响，分析参与维持生长和正常功能所需所有小分子。通过比较正常状态和扰动状态，可以突出作为刺激直接结果的代谢物水平差异，随后将其映射到特定的代谢途径，从而更好地理解这种刺激效应[2]。代谢组学的作用主要在于代谢物的整体测定或观察由于药物毒性或特定疾病引起的生物标志物的增加或减少，通过筛选生物标志物，并将其归属到相应的代谢途径，判断扰动因素对内源性代谢途径的影响，从而对扰动机制进行探索。目前，代谢组学技术已应用于新精神活性物质的毒性作用和成瘾机制研究[3,4]。

## 第一节　概　　述

代谢组学概念由英国 Nicholson 等[5]于 1999 年正式提出，即对生物系统因病理、生理刺激或者基因改变所产生的多参数动态应答进行的定量测定，可通过考察生物体系受刺激或扰动前后代谢物图谱及其动态变化来研究生物体系的代谢网络。根据研究对象和目的的不同，Fiehn[6]将生物体系的代谢物分析分为以下四个层次。

（1）代谢物靶标分析(metabolite target analysis)　针对某种特定代谢物进行分析，必要时可采用专门的样品净化方法，去除大部分杂质干扰，这一层次主要用作筛选目的或对灵敏度有特殊要求的分析。

（2）代谢轮廓分析（metabolic profiling analysis）　对某一类结构、性质相关的化学物（如脂质、类异戊二烯、糖类），或某一代谢途径的特定代谢物进行定量分析，这一层次常用于描述药物研发中化学品的降解过程。

（3）代谢组学分析　对某一生物或细胞所有小分子量代谢物进行的定性和定量分析，需要有理想的样品制备和分析技术，分析方法具有足够的灵敏度、选择性、不受基质干扰，通用性高。由于代谢组学数据复杂，需要合适的工具进行处理、存储、标准化和评价来表述生物体系的系统响应。真正的代谢组学还必须包括未知代谢物鉴定策略及分析结果与生化网络模型的比较。

（4）代谢物指纹分析（metabolic fingerprinting analysis）　整体定性分析样品，比较图谱的差异进行快速鉴别和分类，而不分析或测量具体组分。这一层次与真正的代谢组学是有所区别的，代谢物指纹分析有时有足够的分辨率可区分不同组别的个体信号。

严格来说，只有第三层次才是真正意义上的代谢组学研究。代谢组学作为研究化合物代谢水平的一门组学，与基因组学、蛋白质组学和转录组学共同构成系统生物学，这些组学之间的结合能够从基因、RNA、蛋白质、代谢等多个层面全面阐释生命活动。尽管基因组学和蛋白组学也可以直接或间接反映毒物的毒性作用，但代谢组学在法医毒物学研究方面具有更大潜力[7,8]：① 分析毒物损伤后机体终极代谢物变化，与毒性作用靶器官和作用机制密切相关；② 大量代谢物的结构和功能已知且代谢物种类较少，更易捕捉到毒理学方面有意义的信息；③ 可以通过血液或尿液监测到特征变化，取材具有更小侵犯性，并可对作用时间和过程进行分析；④ 由于代谢物在各生物体系内类似，因而代谢组学研究技术更为通用，目前毒物分析所用仪器大多能应用于代谢组学，研究更为方便。

代谢组学流程一般包括样品的采集和制备、数据采集、数据预处理、多变量分析、标记物识别和代谢路径分析等步骤（图 13-1）。实验样品包括生物体液（如尿液、血浆、血清、唾液等）、组织细胞提取物和细胞培养液等，其中体液分析研究最为常见。血浆、血清、尿液等生物样本的采集在整个实验中应保持一致，确保所使用的抗凝剂类型、收集容器、凝血时间、稳定剂或储存温度等因素不会在分析中导致假象[9]。样品制备的方法根据研究目的的不同而不同。靶向性代谢组学主要定量特定的代谢物，需要做较为复杂的预处理，如常用的固相微萃取、固相萃取、亲和色谱等。相对于靶向性代谢组学，非靶向性代谢组学的样品前处理方法比较简单。它依据的是"相似相溶原则"，脱蛋白后代谢物用水或有机溶剂分别提取。样品制备的方法也根据选用的分析仪器的不同而不同。

在样品制备完成后，样品中所有代谢物需要通过合适的方法进行测定。与原有的各种组学技术只分析特定类型的化合物不同，代谢组学所分析的对象的物理化学参数（大小、数量、极性等）差异很大，单一的分离分析手段难以对其进行无偏

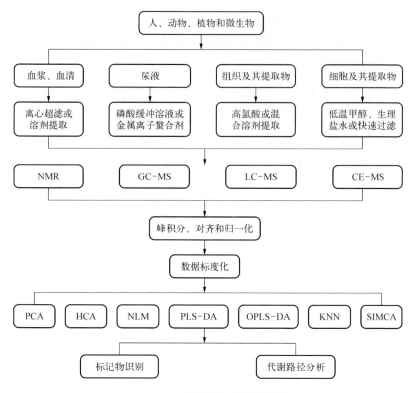

图 13-1　代谢组学的实验流程

PCA：主成分分析（principal components analysis）；HCA：簇类分析（hierarchical cluster analysis）；NLM：非线性影射（nonlinear mapping）；PLS-DA：偏最小二乘判别分析（partial least squares-discriminant analysis）；OPLS-DA：正交偏最小二乘判别分析（orthogonal partial least squares-discriminant analysis）；KNN：K-最近邻法（K-nearest neighbor）；SIMCA：簇类独立软模式法（soft independent modeling of class analogy）

向的全面分析。色谱、质谱、核磁共振、红外光谱、库仑分析、紫外吸收等分离分析手段及其组合都出现在代谢组学的研究中。其中,核磁共振和色谱-质谱联用技术是最主要的分析工具。核磁共振可快速、非破坏、无偏向地对生物体液等复杂混合物进行检测,研究化学交换、扩散及内部运动等动力学过程,可提供化合物的结构信息。但核磁共振在代谢组学的应用也有其局限性,如价格昂贵、检测敏感度较低、检测动态范围有限、样品需求量大,不适合测定生物体系中大量低丰度的代谢物,并且代谢物图谱反卷积处理烦琐耗时[10]。近年来,色谱-质谱联用技术越来越多地应用于代谢物组学分析,质谱适于生物小分子的分析,特别是 GC-MS、LC-MS 和 CE-MS 等色谱-质谱联用技术既能对样品进行定性分析又能定量分析,但也存在基质干扰及非极性物质难电离等缺点。大多数代谢物极性大、不挥发,利用 GC-MS 分析时化合物需要衍生化。LC-MS 的发展弥补了这一缺陷,具有高灵敏度和宽广的动态范围,适用于大量低丰度代谢物的分析测定,但其检测到的大量离子难以鉴别。NMR、GC-MS 和 LC-MS 的优缺点总结见表 13-1。CE-MS 非常适合极性-离子化分子(如氨基酸)的分析,通常用于靶标代谢组学研究中,由于其稳健性、通量、重现性较差,在整体分析中的应用仍然非常有限。

表 13-1　不同仪器用于代谢组学研究的优缺点

|  | GC-MS | LC-MS | NMR |
|---|---|---|---|
| 优点 | 较高的分辨率和灵敏度,有比较标准的数据库,易于定性 | 灵敏度较高,较宽动态范围,无须衍生化。适合高沸点、大分子和热稳定性差的化合物的分离分析 | 样品前处理方法简便、快速、非破坏性,当应用于非靶向代谢组学时,可以识别未知代谢物[25,26] |
| 缺点 | 需衍生化,预处理烦琐 | 标准谱库信息不全,不易定性,LC-MS 对化合物有偏向性 | 检测动态范围有限、灵敏度低 |

　　处理后的样品经过仪器的检测,会得到相当大的数据量,后期的数据处理比较烦琐。数据处理包括数据预处理、模式识别、差异代谢物筛选与定性、通路分析。数据预处理的目的是将原始图谱转变为易于分析的数据矩阵,主要包括基线校正、解卷积、峰面积计算和 RT 校准、归一化[11],可采用仪器的数据处理软件或者公用软件包,如 MetAlign、MZmine、AnalyzerPro 等。相对于仪器的数据处理软件,公用软件包需要转换格式,而且大多数外部软件不提供谱库比对。然而仪器的数据处理软件使用校准功能进行峰对齐时,需要更高的人工干预。由于生物学差异和代谢谱图的复杂性,代谢物的微小变化容易被忽略。为保留复杂谱图中的有用信息,自动数据降维和模式识别常被用作数据的降维和模式的直观化。用于代谢组学研究数据分析的手段主要为模式识别方法,包括两类:① 非监督学习方法,主要为 PCA、HCA、NLM 等;② 监督学习方法,主要为 PLS-DA、OPLS-DA、KNN、SIMCA 等。偏最小二乘法可视为 PCA 的回归延伸,是有监督的模式识别中应用最多的一种,可对未知样品分组预测。再经正交信号校正处理,有助于优化分型,提高随后的多变量模式识别分析和模型预测能力。在特征代谢物筛选方面,支持向量机、人工神经网络、随机森林等方法也被应用于代谢组学研究,但相对较少。

　　一般来说,第一步需要采用无监督多变量数据分析技术(如 PCA)来可视化数据中的分组趋势和异常值,但是主成分分析不提供类信息,所以为了筛选差异代谢物,通常还会进行有监督的多变量分析(如 PLS-DA 或 OPLS-DA)。下一步依据载荷图得出的 $VIP$ 值及由 $t$ 检验得出的 $P$ 值进行差异代谢物的筛选,多将 $VIP>1$ 和 $P<0.05$ 的代谢物识别为差异代谢物。通过保留指数和谱库比对对差异代谢物进行初步确认,若想进行进一步确证,需要与标准物质的谱图进行比对。识别代谢物之后,可以进一步对代谢通路进行分析,可依据日本京都基因与基因组百科全书

（Kyoto encyclopedia of genes and genomes，KEGG）数据库或者人类代谢组数据库（human metabolome database，HMDB）对其进行解释[12,13]。

# 第二节　代谢组学在合成大麻素类<br>物质研究中的应用

合成大麻素类物质是指人工合成的内源性大麻素 $CB_1$ 和 $CB_2$ 受体的激动剂，能够与大麻素受体结合，产生比天然大麻更强的效力，吸食这类新型毒品可以引起药物依赖性和精神分裂症的发生。2006 年以来，合成大麻素类物质的滥用现象不断发生，各种新型合成大麻素类物质层出不穷。由于合成大麻素类物质在毒品市场流行的快速性和短暂性，结合进入体内后未知和广泛的代谢，摄毒认定需要考虑大量不断变化的分析目标物，给毒物鉴定工作提出挑战。截至 2017 年，EMCDDA 预警系统共收到约 170 个合成大麻素类物质的报告，这个数字还在不断增加。目前，合成大麻素类物质已成为全球滥用最多的毒品之一。

## 一、MAM‑2201

大麻素受体激动剂对中枢神经系统的毒性作用机制已逐渐明确。合成大麻素类物质通过激活大麻素受体可能诱导细胞凋亡或自噬，证明其细胞毒性。此外，$CB_1$ 受体激动剂可以通过线粒体 $CB_1$ 受体调节神经元能量代谢。$CB_1$ 受体主要表达于大脑，分布于前额叶皮质、基底神经节和海马，并与 $CB_1$ 受体激动剂诱导的精神活性作用相关。尽管这些发现可能解释了在人体内观察到的合成大麻素类物质引起的急性毒性和异常行为，但合成大麻素类物质对体内能量代谢的影响还缺乏研究。MAM‑2201 在 5 mg/kg 剂量下引起呼吸迟缓和运动功能减退，而在 15 mg/kg 剂量下观察到更多的旋转和癫痫样行为等异常症状，提示 MAM‑2201 诱导神经功能紊乱。Zaitsu 等[3] 基于串联质谱的代谢组学技术，研究了给予不同剂量 MAM‑2201 的大鼠大脑（海马除外）代谢组的变化，尤其关注代谢组学改变与异常行为之间的关系。

### 1. 样品制备

将冷冻的大脑样品冰浴 10 min，然后向样品中添加冷却的甲醇（4 mL），并使用带有金属锥（之前用干冰冷却）的压碎装置在 2 500 r/min 下均质 20 s。在 4℃下以 15 000 r/min 离心均质样品 10 min，将 300 μL 上清液转移到另一管中。向该溶液中加入 300 μL 蒸馏水、100 μL 内标溶液（2‑异丙基苹果酸，0.2 mg/mL）和 700 μL 三氯甲烷：甲醇混合溶液（1∶1，$V/V$），涡旋 5 min，在 4℃下以 15 000 r/min 离心

3 min 后,将 1 000 μL 上层转移到另一管中。向该溶液中加入 400 μL 水,涡旋 5 min。在 4℃ 下以 15 000 r/min 离心 10 min 后,将 400 μL 上层移到另一管中。该样品由离心浓缩器浓缩 1 h,然后冷冻干燥过夜。将盐酸甲氧胺吡啶溶液(100 μL,20 mg/mL)添加到残留物中,并在 30℃ 下孵化 90 min 以进行甲氧基化。最后,将 MSTFA(50 μL)加入溶液中,在 37℃ 下进一步孵化 30 min 以进行三甲基硅烷化。

2. 仪器分析条件

GC-MS/MS,DB-5 毛细管柱(30 m×0.25 mm,1.0 μm),柱温起始 100℃ 保持 4 min,然后以 10℃/min 升高至 320℃,保持 9 min。接口温度和载气(氦气)流速分别设定为 280℃ 和 1.1 mL/min。离子源温度为 200℃,电子能量为 70 eV,离子倍增增益为 1.4 kV。选择反应监测模式用于代谢物的相对定量。根据市售 GC-MS 代谢物数据库设置选定的反应监测离子对;使用全扫描模式分析每组代表性样品质谱信息,采用代谢组质谱库鉴定代谢物。全扫描模式,扫描范围 $m/z$ 85~500。在不分流模式下自动注进样 1 μL。

3. 数据处理与多元统计分析

代谢物鉴定和峰面积计算通过内置 GCMSSolution 软件和 GC-MS 代谢物数据库进行。每个代谢物峰面积通过 2-异丙基苹果酸(内标物)的峰面积和大脑样品的重量进行归一化。使用 SIMCA-P+软件对归一化数据集进行了自动缩放和 PLS-DA 分析预测。潜在重要代谢物的统计差异通过 Steel Dwass 检验进行评估(显著性水平 0.05)。

4. 分析结果

多变量分析 GC-MS/MS 获得的代谢组学数据之前进行单位方差标准化。大脑代谢组 PLS-DA 得分和载荷图显示,MAM-2201 给药组和对照组是可以区分的。氨基酸、三羧酸循环中间产物和神经递质等代谢物是 MAM-2201 给药引起变化的潜在代谢物。Steel Dwass 检验结果显示,在鉴定出的 72 种代谢物中,MAM-2201 给药组和对照组间 12 种代谢物的相对水平存在显著差异,并且变化表现出剂量依赖性。

服用 MAM-2201 后,作为三羧酸循环中间产物的苹果酸和琥珀酸减少,表明 MAM-2201 可以扰乱大脑的能量代谢,但这种能量代谢紊乱是否归因于 CB 受体激活的直接影响仍属未知。合成大麻素 ACPA(arachidonoyl cyclopropamide)和 GW405833 分别是 $CB_1$ 和 $CB_2$ 的特异性配体,抑制细胞内能量代谢和 α-酮戊二酸(α-KG)脱氢酶活性,导致细胞内 α-KG 水平的增加。他们认为,能量代谢的抑制与自发性和细胞死亡密切相关[14]。此外,Bénard 等[15]证明,线粒体 $CB_1$ 受体调节小鼠海马的神经元能量代谢。该研究中,MAM-2201 降低了大脑中的苹果酸和琥珀酸水平,表明 α-KG 脱氢酶活性受到抑制。MAM-2201 导致的能量代谢紊乱引起的异常行为或急性毒性作用。此外,与对照组相比,MAM-2201 15 mg/kg 给药组的谷氨酸水平显著降低。谷氨酸被认为是大脑中主要的兴奋性神经递质,是 NMDA、AMPA 和代谢性受体的特异性配体。类似四氢大麻酚这样的 CB$_1$ 受体激动剂可以抑制谷氨酸和 γ-氨基丁酸(GABA)从突触前末端释放到突触间隙。Pistis 等[16]还证明,四氢大麻酚通过体内微透析增加了大鼠前额叶皮层细胞外谷氨酸水平,降低了细胞外 GABA。GABA 主要通过中枢神经系统中谷氨酸脱羧酶作用生物合成。然而,在本研究中,给药组和对照组的大脑 GABA 水平均未发生变化。由于本实验没有监测局部大脑或细胞外水平,而是监测整个大脑,包括细胞内和细胞外的谷氨酸和 GABA 水平,因此 MAM-2201 引起的大脑谷氨酸水平下降可能不能简单地归因为谷氨酸释放到突触间隙受到抑制。MAM-2201 可能会增强大脑中谷氨酸到 GABA 的生物转化。然而,为深入研究这一假设,仍需进一步的实验,如蛋白质表达分析。

## 二、5F-APINAC

Markin 等[17]使用斑马鱼靶向代谢组学评估短期和长期暴露于不同剂量的 5F-APINAC 对与神经传递相关的代谢物的影响。

1. 样品处理

将斑马鱼幼体转移到 1.5 mL 微管中,去除水相,加入 10 μL 13 mmol/L 偏硫酸氢钠水溶液以防止代谢物氧化。然后,加入 10 μL 内标溶液(10 μg/mL 2-羟基烟酸溶液),并将样品涡旋 10 s,加入 450 μL 冷甲醇,涡旋 20 s,在冰浴中对混合物进行超声处理 15 min,并在 4℃下 16 900×g 离心 5 min,将 200 μL 上清液转移到新的微管中,并蒸发至干燥。残留物用 50 μL 含 0.02%抗坏血酸的水:甲醇(1:1,V/V)混合溶液复溶,2 μL 注入 UPLC-MS/MS。

2. 超高效液相色谱-质谱法

液相色谱-三重四极串联质谱仪。Discovery HS F5-3 PFP 柱(150 mm×2.1 mm,3 μm)。柱箱温度 45℃,使用梯度洗脱(流动相:A 为 0.1%甲酸水溶液,B 为 0.1%甲酸乙腈溶液)。在正电离 MRM 模式进行代谢物测定。毛细管电压: 1.5 kV。源温度:150℃。蒸发气体:氮气。气体温度:300℃。气体流量:3 L/min。代谢物的定量使用内标进行。

3. 统计分析

每个样品进行六次连续进样以确定代谢物。实验在相同条件下用不同的动物重复了三次。对每组的三个重复数据进行排序和平均。数据集未显示极端值。极值定义为浓度高于 75 百分位数+3 个四分位距(interquartile range,IQR)。使用 Shapiro-Wilk 检验数据的正态性,大多数数据是正态分布,对数据进行对数变换。采用单因素方差分析检验比较各组居中趋势,然后进行 Tukey 事后检验。$P<0.05$ 被认为有显著差异。使用 STATISTICA 软件进行统计分析。

4. 分析结果

该研究利用神经递质和相关化合物的靶向代谢组学分析来评估短期和长期接触不同剂量的 5F－APINAC 对神经递质系统和胚胎形态的影响。急性和慢性 5F－APINAC 暴露以剂量依赖性方式显著改变了与 GABA/谷氨酸、多巴胺能/肾上腺素能、胆碱能神经支配系统和犬尿氨酸途径相关的代谢物。长期服用最高剂量药物组出现毒性反应,同时伴有致畸性和持续的代谢组学改变。

5F－APINAC 最高剂量暴露组中,GABA 浓度最低。GABA 是一种抑制性神经递质,参与调节焦虑和运动、视觉控制功能。已知 GABA 受体受内源性大麻素系统调节。大麻素可以抑制包括 GABA 在内的几种神经递质的释放,并抑制 GABA 能神经支配系统。据推测,合成大麻素通过抑制 GABA 摄取来抑制运动活性[18]。5F－APINAC 最高剂量暴露组中 GABA 水平降低可能表明 5F－APINAC 通过这种神经递质作用于中枢神经系统,从而增加焦虑水平。谷氨酰胺浓度也发生了变化,在急性暴露实验中,较高剂量暴露组的谷氨酰胺浓度较低。在慢性暴露实验中,较高剂量的接触会导致谷氨酰胺浓度升高。谷氨酰胺是神经递质谷氨酸和 GABA 的前体。急性暴露期间谷氨酰胺水平低可能表明其转化率增加,而长期暴露后谷氨酰胺水平增加可能表明长期暴露在某种程度上降低了转化率。

此外,5F－APINAC 暴露导致色氨酸和色胺水平的显著变化。5－羟色胺能系统是调节多种神经生理过程的关键,尤其是情绪、感知、愤怒、攻击、注意力和焦虑等。内源性大麻素系统通过 5－羟色胺能系统参与情绪和抑郁的调节。四氢大麻酚和合成大麻素 WIN 55212－2 通过对大鼠不同脑区色氨酸羟化酶活性的影响抑制 5－羟色氨酸和 5－羟色胺的合成[19]。长期接触 5F－APINAC 后,色氨酸浓度升高可能是因为色氨酸羟化酶受到抑制。如今,色胺被称为一组"痕量胺",在结构和代谢上与经典单胺类相关,并对痕量胺相关受体 1(trace amine associated receptor 1, TAAR1)具有激动作用。痕量胺在调节突触间隙中单胺类的数量方面发挥作用,尤其是刺激 TAAR1,从而导致神经递质释放并阻止其再摄取。目前缺乏关于接触拟大麻素后色胺水平或其合成的可靠信息。也有研究报告称,色胺很容易被大脑单胺氧化酶代谢,消除半衰期很短[20],这可能是由于大脑中单胺类作用的增加而过度消耗这种痕量胺,这也可能是 5F－APINAC 急性暴露后色胺水平降低,而长期暴露于 5F－APINAC 后水平极低甚至降到几乎无法检测到的浓度的原因。

5F－APINAC 急性暴露后多巴胺水平较高,5F－APINAC 最高剂量长期暴露后多巴胺含量较低。多巴胺是主要的神经递质之一,在奖赏行为中起着重要作用,许多成瘾性滥用物质会增加多巴胺的释放或阻止其重新摄取到神经元中。多巴胺受体受内源性大麻素系统的调节,四氢大麻酚急性暴露与多巴胺能细胞放电增加、多巴胺合成和释放增加有关[21]。此外,四氢大麻酚和 WIN 55212－2 急性暴露显示大鼠大脑不同区域的多巴胺/去甲肾上腺素合成增加[19]。急性暴露后多巴胺水平升高,表明 5F－APINAC 可能通过多巴胺能系统对中枢神经系统产生影响。

哺乳动物滥用 5F－APINAC 的毒性还需要进一步研究,推荐与功能性中枢神经系统反应结合来证实对代谢的影响并外推到神经生理学改变。5F－APINAC 毒性作用机制及滥用监测也需要深入研究。

也有毒物鉴定工作者转向基于高分辨率质谱的非靶向综合筛选策略,该策略适用于复杂的分析场景,不直接关注目标物的化学结构,对潜在的合成大麻素类物质摄入可作出快速响应。Bijlsma 等[22]采用了一种创新的非目标代谢组学方法来快速监测合成大麻素类物质的摄入,由于草药通常被用作化学成分的基底,"香料"产品中天然草药成分是策略重点。收集暴露前后健康志愿者唾液样品进行高分辨率质谱分析,鉴定出东莨菪碱和 2－羟乙基十二胺两个标志物,其比例可用以区分草药吸食者和非草药吸食者。Olesti 等[23]创建了一种机器学习算法,通过量化大鼠体内的单胺类神经递质和类固醇激素,预测新精神活性物质与经典毒品(MDMA、甲基苯丙胺、可卡因、海洛因和四氢大麻酚)的相似性。研究给药后 1 h 和 4 h 不同脑区、血浆和尿液中靶向代谢组(单胺类神经递质和类固醇激素)的变化,建立的模型成功地预测了合成大麻素类物质(JWH－018)作为大麻素类药物、甲氧麻黄酮(合成卡西酮类)作为 MDMA 类精神刺激剂的药理学特性。

# 第三节　代谢组学在合成阿片类物质研究中的应用

合成阿片类物质涵盖了共同靶向阿片受体的一大类药物,主要用于镇痛和麻醉。早在 20 世纪 60 年代,新的合成阿片类物质就被开发出来用于临床。这种新型化学药物的设计初衷是药性更强,副作用更小,并针对特定的阿片受体有预期的临床结果。2009 年以来,已经确定了包括 34 种芬太尼衍生物在内的 49 种新的合成阿片类物质。美国疾病控制与预防中心报告显示,2015 年吸毒过量导致 52 404 例死亡,其中与合成阿片类物质有关的占 63%。2014~2015 年,摄入芬太尼等合成阿片类物质过量致死人数增幅最大,达到 74%[24]。2017 年,欧盟早期预警系统(EU early warning system)收到约 1 300 起合成阿片类新精神活性物质缉获报告。这些案件中的大多数(70%)缴获物为芬太尼衍生物,也有其他一些类型的合成阿片类物质(如 U－47700 和 U－51754)[25]。

## 一、芬太尼

芬太尼是治疗慢性疼痛的处方最多的阿片类药物之一,具有高度亲脂性,比传统阿片类药物更能有效地通过血脑屏障,效力远远高于吗啡。多项研究表明,阿片类药物的流行源于医生的处方不当[26]。

尿液通常是毒品检测的首选检材,因为它涉及无创采样、完善的程序和可采性。只要尿液中的物质还未完全消除,直接或有针对性地检测尿液中的芬太尼是有效的。然而,芬太尼通常以低剂量服用,这使得母体药物及其主要代谢物去芬太尼的检测具有挑战性。另外,尿液检测的主要局限性是由于代谢快(通常为24~48 h),监测窗口短。因此,尿液采样必须及时,并在观察期间重复多次采样,以检测芬太尼和/或其代谢物。此外,常见的靶标方法无法检测任何新的/意料之外的物质,如芬太尼类似物。由于靶标方法不能提供完整的代谢谱,因此需要经常更新以包括新目标物,并对分析方法进行重新验证。随着分析仪器和方法的发展,代谢组学可能是合成阿片类物质筛查的有效方法。

代谢组学旨在获得个人生理-病理状态的全面"指纹",以便发现与某些疾病或病理紊乱相关的异常代谢模式。目前,关于毒品成瘾的代谢组学研究较少,并且主要集中在传统毒品方面。基于代谢组学的间接分析方法已被开发出来用于检测不同的药物。研究发现,获取完整的代谢谱往往是以牺牲对特定药物代谢物和次要生物标志物的灵敏度为代价。在代谢组分析技术中,液相色谱与高分辨质谱具有灵敏度高、样品制备简单、小分子目标物覆盖范围广等优点。Amante 等[27]采用基于超高效液相色谱和亲水作用色谱结合四极杆飞行时间质谱技术的尿液代谢组学对芬太尼和其他阿片类药物滥用者进行区分。

1. 样品收集与处理

81 份尿液样品,包括 18 份对照组尿液样品和 63 份至少一种精神活性物质检测呈阳性的尿液样品。其中,18 份尿液样品检测呈芬太尼和其他物质阳性,6 份仅芬太尼阳性,12 份阿片类药物阳性,27 份其他药物(包括兴奋剂、大麻素、苯二氮卓类药物等)阳性。芬太尼阳性样本来自严重创伤后服用相对低剂量芬太尼的受试者,通常与氯胺酮、吗啡和/或苯二氮卓类药物合用。另一组受试者只服用吗啡和/或苯二氮卓类药物。

尿液样品解冻后于 13.3×$g$ 下离心 5 min,并将上清液用起始流动相 1:4 稀释,5 μL 直接注入仪器分析。

2. 色谱条件

(1)反相色谱条件 色谱柱:Kinetex $C_{18}$ 柱(100 mm×2.1 mm,1.7 μm)。柱温:45℃。流动相:A 为 5 mmol/L 甲酸水溶液,B 为 5 mmol/L 甲酸的乙腈溶液。梯度洗脱程序:初始 5% B;0.5~10 min,5%~95% B;10~10.5 min,95% B;12 min,5% B。流速:0.5 mL/min。

(2)亲水作用色谱条件 色谱柱:Kinetex HILIC 柱(100 mm×2.1 mm,1.7 μm)。前接 Security Guard ULTRA 预柱。柱温:45℃。流动相:A 为 10 mmol/L

甲酸铵和 5 mmol/L 甲酸水溶液，B 为乙腈。梯度洗脱程序：初始 95% B；1.5 ~ 2.5 min，95% ~ 75% B；2.5 ~ 2.7 min，75% B；2.7 ~ 6.7 min，75% B；6.7 ~ 9 min，5% B。流速：0.5 mL/min。

3. 高分辨质谱条件

QTOF，正离子电喷雾电离源，电压为 3 500 V。在牛胰岛素［M+6H］$^{6+}$ 电荷同位素簇（$m/z$ 296）上测量 FWHM ≥ 4.2×10$^4$。MS/MS 数据通过 SWATH$^{TM}$ 采集模式。碰撞池中的碰撞电压设置为 35 V，去簇电压设定为 65 V。还使用了碰撞能量扩散（collision energy spread，CES）以获得更丰富的 MS/MS 谱，设置为 ±15 V。MS 和 MS/MS 质量扫描范围分别为 $m/z$ 100 ~ 1 000 和 $m/z$ 50 ~ 1 000。

4. 统计分析

采用 MarkerView$^{TM}$ 软件处理 TOF - HRMS 原始数据文件。进行背景扣除后软件选择强度高于 100，宽度约为 6 s 的信号，随后，不同的色谱运行中保留时间对齐，保留时间容许偏差为 0.5，质量数误差为 5×10$^{-6}$。最后，检峰测数量的阈值设置为 7 000。体外样品结果峰表分别导入在 R Studio、Spectr，体内样品数据以 Excel 格式导出，然后导入 MATLAB 和 PLS_Toolbox。

5. 分析结果

无监督的 PCA 数据统计可基于尿液代谢物而不考虑母体药物或其直接代谢物，区分芬太尼阳性和阴性个体。即使在尿液中检测不到所给药物及其代谢物（如摄药 48 h 后），也能检测到芬太尼使用/滥用，尤其是服用低剂量的强效药物。为了进一步验证假设，采用有监督的单类建模 SIMCA 建立预测的分类验证模型，设置单个类别（如芬太尼阳性）的可接受边界以将其与其他种类样本分离。使用芬太尼阳性尿液样品为每个数据集（反相色谱和系水作用色谱）建立一个模型。

对于反相色谱数据集，结合 PC2 和 PC3，得到图 13 - 2 所示的得分图（累计方差 35%）。PC2 似乎受到了芬太尼对尿液代谢谱的影响（三角形）（图 13 - 2A）。从图上观察到有效载荷值，芬太尼阳性样品 PC2 得分较低，而同样的样品 PC3 得分分布广泛。后一种影响可能是与其他药物共同使用所造成的。通过选择 186 个判别力大于 1.5 的变量获得最佳分类性能。最低交互验证均方根误差（root mean square error of interactive validation，RMSECV）是从一个 4 PCs 模型中获得的，其中只有一个样本在交叉验证过程中未被识别为类别成员。该样本被排除在模型之外，因为其 T2 统计量高于可接受标准限（$\sqrt{2}$）。对于 57 个未服用芬太尼组样本，SIMCA 模型产生了 42 个正确拒绝的分类样本和 15 个假阳性。后者包括 6 个阴性对照，3 个合成阿片类物质阳性，6 个其他药物阳性，包括传统阿片类物质。由此可以得出结论，基于反相色谱数据集构建的 SIMCA 模型在交叉验证中产生了 96% 的敏感性和 74% 的特异性。

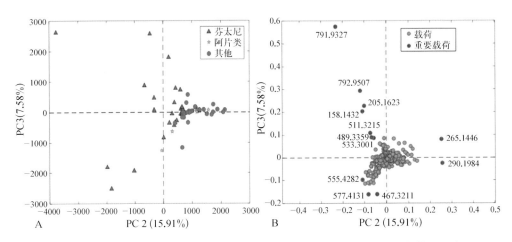

图 13-2　基于反相色谱数据集的 PCA 模型 PC2 和 PC3 得分(A)和载荷(B)图

对于系水作用色谱数据集,通过设置判别力阈值为 4.5 获得最佳分类性能。保留了 390 个变量。通过构建 SIMCA 模型获得 RMSECV,从而在所有样本的交叉验证中实现正确分类。然而,57 个对照组样本中 14 个样本错误地包含在类别边界内。其中 1 个样本为合成阿片类物质阳性,7 个样本属于其他药物阳性(包括 4 个传统阿片类物质阳性),6 个样本为阴性对照。交叉验证的敏感性和特异性得分分别为 100% 和 76%。值得注意的是,除芬太尼外,大多数阿片类药物阳性样本都被两种 SIMCA 模型正确剔除。

传统阿片类物质和合成阿片类物质都通过激活相同的 μ 阿片受体发挥作用。因此,它们对尿代谢组的影响可能有一些相似之处。该研究的 PCA 结果和 SIMCA 分类模型均表明芬太尼对排泄代谢组影响显著。无论选择哪种 PC 组合,芬太尼阳性组基本能与其他组包括阿片类阳性、其他药物阳性与阴性对照组分开。SIMCA 模型中错误包含的阿片类阳性样本数甚至低于 SIMCA 边界内接受的阴性对照数。

两种分类模型的性能非常相似,因为它们提供了可比较的错误预测百分比(反相色谱数据集为 26%,系水作用色谱数据集为 24%)和正确识别率(分别为 23/24 和 24/24)。然而,通过匹配从反相色谱和系水作用色谱数据集获得的 SIMCA 模型,只有 4 个样本被两个模型错误分类。两种分析的结合可以显著改善合格率。若两步法采用系水作用色谱分析基于反相色谱数据集的 SIMCA 模型检测为阳性的尿液样本,假阳性率可从 25% 降至 7%(4/57 个样本)。即使所有潜在的直接药物代谢物都不包括在内,也可以从服用芬太尼的受试者尿液代谢物中追寻踪迹。通过在更大的数据集上重新定义变量选择算法,有望进一步提高敏感性和特异性。

## 二、卡芬太尼

卡芬太尼于 1974 年合成,是一种致命剂量极低的强效合成阿片类物质,效力为芬太尼的 100 倍[28]。因此,卡芬太尼只被批准用于大型动物兽药。与自然产生的可待因和吗啡等阿片类物质相比,合成芬太尼类似物使用广泛存在的前体物质及工艺,更容易被制造出来,对非法制毒者就变得很有吸引力。已经有许多卡芬太尼被缴获的报道,2017 年报告缴获 300 多起,包括加拿大安大略省皮克林缴获 42 kg 的卡芬太尼[29]。

传统的化学分析方法如 GC‑MS/MS 或 LC‑MS/MS 目前常被用于缉获物和血液、尿液样品中卡芬太尼和其他阿片类物质鉴定。一般来说,色谱与质谱法的检测限已足以检测治疗水平的卡芬太尼及其主要代谢物去甲卡芬太尼。但是最近一篇报道分析了 355 名怀疑卡芬太尼中毒患者的血液,结果显示,88% 的血液样品浓度低于 1 ng/mL,中位浓度<0.1 ng/mL[30]。目前连快筛法的灵敏度都达不到卡芬太尼的检测要求。Dhummakupt 等[31]采用了系统生物学的方法充分描述低剂量卡芬太尼暴露的兔子生化反应以确定暴露情况。兔子暴露于极低水平的雾化卡芬太尼并连续出血 13 天。血浆进行非靶向代谢组学分析,采用方差分析统计与卡芬太尼暴露显著相关的代谢物。

1. 样品收集与处理

卡芬太尼暴露前后均使用无菌针进行耳缘静脉穿刺抽取兔子血液($n=6$),收集在 500 μL EDTA‑K2 管中。暴露前的对照组在暴露前 24 h 采集 250 μL 血液。暴露后 0 h、6 h、1 天、2 天、3 天、6 天、7 天、8 天、9 天和 13 天采集血液样本。将采血试管倒置 3 次,以确保抗凝剂(EDTA‑K2)分布均匀,并放置在冰上。然后在 4℃ 下 2 500×$g$ 离心 20 min,分离血浆。将血浆从试管中取出,并在分析前储存在 80℃ 下。

将 100 μL 解冻血浆与含有同位素标记内标(labelled internal standard,ISTD)的提取液 820 μL 混合。提取液由 800 份沉淀溶液(乙腈∶甲醇∶丙酮,8∶1∶1,$V/V/V$)和 20 份 ISTD 储备液组成。然后,涡旋,在 4℃ 静置 30 min,完成蛋白质沉淀。每个样品在 4℃ 下 20 000×$g$ 离心 10 min,以形成颗粒沉淀。将 750 μL 上清液转移到新的试管中,注意不要引起蛋白质颗粒扰动。将样品完全干燥,并在 80℃ 下储存,直至 LC‑MS 分析。

2. LC‑MS 分析条件

在 LC‑MS 分析前,用含 1 μg/mL $d_5$‑卡芬太尼的 0.1% 甲酸水溶液 100 μL 复溶样品,并快速涡旋。样品放置在冰箱中 10~15 min,以再次悬浮。最后,每个样品在 20 000×$g$ 下离心 10 min,然后转移到自动进样玻璃瓶中,取 2 μL 进 Orbitrap Q Exactive Plus 质谱仪分析。

色谱柱:ACE Excel 2 $C_{18}$‑PFP 柱(100 mm×2.1 mm)。流动相:A 为 0.1% 甲酸水溶液,B 为 100% 乙腈。梯度洗脱程序:初始 0% B;3~13 min,0%~80% B;13~16 min,80% B;16~20 min,80%~0% B;20~22.5 min,0% B。流速:0.35 mL/min。

Orbitrap MS1 扫描的分辨率为 70 000,扫描范围为 $m/z$ 70~1 000。自动增益控制目标设置为 3E6,最大注入时间为 100 ms。所有代谢组学数据均使用加热电喷雾电离源,正负电离模式下获得。离子源喷雾电压:± 3.7 kV。毛细管温度:325℃。鞘气(氮气):30 AU。辅助气体(氮气):10 AU。探头加热器:350℃。

3. 数据处理

原始质谱文件使用 MSConvert 转换为 mzXML 格式,并使用 MZmine 2.3 进行处理。每个数据文件都进行峰提取、去卷积和去同位素处理。峰对齐时质荷比允许偏差 $10×10^{-6}$,保留时间为 0.2 min,然后填补缺失的峰值。将生成的数据列表与内部数据库进行比较,以确定保留时间和质荷比相匹配。然后将峰值强度数据导入 Metaboanalyst 进行多元统计分析。使用四分位法过滤数据,用总和归一化、对数变换和自动缩放,进行 PCA、PLS - DA、热图聚类分析和单因素方法分析。KEGG 途径分析等数据处理采用 Compound Discoverer 进行。如果代谢物出现 2 倍及以上的变化,并且 $P<0.05$,则认为具有统计学意义。

4. 分析结果

对血浆样品进行非靶向代谢组学分析,确定了 5 258 个特征峰;正电离和负电离模式下分别有 3 152 和 2 106 个特征峰。通过准确质量数和保留时间,与内部数据库进行比较,鉴定了 98 个特征峰。两个电离模式下,通过 PCA 分析可以分离暴露前、暴露后、6 h 组与 1~13 天组。71% 特征峰是在正模式下获得,因此,对这些数据进一步定量分析。采用 log 2 倍和方差分析显著变化过滤,还剩下 500 多个代谢物。亚油酸代谢通路上代谢物在卡芬太尼暴露 24 h 后显著上调,并在 13 天内保持上调。花生四烯酸和谷胱甘肽代谢通路上代谢物在暴露后 6 h 和暴露后 24 h 下调,并在 13 天内保持下调。亚油酸代谢途径的一部分供应花生四烯酸,但亚油酸途径中上调的代谢物远离花生四烯酸,意味着花生四烯酸代谢途径被破坏。

# 第四节　代谢组学在氯胺酮研究中的应用

氯胺酮具有麻醉作用,同时因为它与苯环利啶有相似的化学结构,也具有较强的致幻作用。与其他麻醉剂相比,它对呼吸的抑制作用要小得多,并且可以用作镇静剂。然而,长期滥用氯胺酮会损害精神健康,破坏记忆系统,导致心脏、肾脏功能障碍和膀胱炎等。近些年氯胺酮在娱乐场所滥用日益增多,2003 年,公安部将其列入管制清单,2004 年 7 月,国家食品药品监督管理局将氯胺酮及其盐或制剂列入第一类精神药品进行管制。许多学者试图研究氯胺酮滥用或成瘾机制,他们发现了一些与氯胺酮滥用症相关的基因和蛋白质,NMDAR 在介导氯胺酮引起的应激性前额叶功能障碍中起着重要作用。然而,氯胺酮成瘾的代谢物变化和分子机制尚不清楚。

## 一、氯胺酮滥用机制研究

GC‐MS 可以在非常复杂的样品中灵敏地测定大量物质,已广泛应用于代谢物鉴定和定量分析。Zhang 等[4]利用血清代谢组学方法对氯胺酮滥用的相关代谢途径进行研究。

1. 样品收集与处理

取 100 μL 血清中加入 250 μL 乙腈,涡旋 1 min,然后以 10 000×$g$ 离心 10 min,取上清液 250 μL 在冷冻干燥器中冷冻干燥约 24 h。70℃衍生化 24 h:加入 50 μL 甲基羟胺盐酸盐(15 mg/mL 吡啶溶液),加入 50 μL MSTFA(以 1%TMCS 为催化剂),然后加入 150 μL $N$‐正庚烷后旋涡,结束反应。

2. 仪器和条件

GC‐MS,进样口温度 230℃;离子源温度 150℃;传输线温度 230℃;色谱柱为 HP‐5MS(30 m×0.25 μm, 0.25 mm),流速为 1 mL/min,载气为高纯度氦气(99.999%)。GC 柱温箱最初设置为 80℃,保持 5 min;然后温度逐渐升高到 280℃,速使为 10℃/min,然后保持在 280℃,总运行时间为 31.5 min。EI 源,电子能量为 70 eV,全扫描模式 $m/z$ 为 50~550,溶剂延迟 5 min,扫描速度 1 次/s,不分流模式,进样量 1 μL。

3. 数据处理和模式识别

氯胺酮给药组和对照组的血清样本按随机顺序进行分析。使用增强型 Chemstation 软件检测峰并用相同积分参数计算峰面积。峰值宽度为 0.2 s,初始阈值为 18.5。过滤信噪比低于 3 的峰。色谱峰经过 NIST 2008 库检索,匹配系数大于 80%。手动选择内源性代谢物来构建每个样本的血清代谢组,排除试剂和药物的其他代谢物。为了补偿样品浓度的差异,代谢物数据进行了标准化。归一化值作为变量导入 SIMCA‐P+软件,然后在多变量数据分析之前进行均值中心化和帕累托标准化。采用 PLS‐DA 对氯胺酮给药组和对照组的数据进行分析,获得得分图和加载图。数据通过两个主要成分(PC1 和 PC2)的得分图可视化,其中每个点代表样本的单个峰值。与组别区分相关的代谢物由相应的载荷图显示,其中每个点代表一种代谢物,用于在得分图上确定有助于样品分离的代谢物。PLS‐DA 模型的质量由三个参数(R2X、R2Y 和 Q2Y)描述,计算参数 R2 和 Q2 以检验拟合优度和模型有效性。使用 SPSS 软件进行统计分析,为了确定两组之间的差异,采用独立样本 $t$ 检验比较代谢物水平($P<0.05$)。

4. 分析结果

氯胺酮给药组(7 天、14 天、16 天)与对照组差异代谢物总结见表 13‐2。氯胺酮连续给药 7 天后,大鼠血清中磷酸盐、丙酸、核糖醇和 d‐果糖的水平增加,而丙氨酸、甘氨酸、丁酸、缬氨酸、l‐丝氨酸、l‐脯氨酸、甘露糖酸、十八酸和胆固醇的水平降低。磷酸盐、丙酸、核糖醇和 d‐果糖是能量代谢的中间物质。丙酸是糖酵解的重要产物,可代谢为丙酰辅酶 A,然后进入三羧酸循环(TCA 循环)。磷酸盐、丙酸、核糖醇和 d‐果糖水平增加,这表明使用氯胺酮早期引起糖酵解、无氧和有氧代谢途径紊乱,丙氨酸、甘氨酸、丁酸、缬氨酸、l‐丝氨酸、l‐脯氨酸水平的降低可能归因于蛋白质合成和降解功能障碍。

**表 13‐2　大鼠血清中代谢物变化总结**

| 序号 | 保留时间(min) | 代谢物 | 采样时间 | | |
|---|---|---|---|---|---|
| | | | 7 天 | 14 天 | 16 天 |
| 1 | 6.988 | 丙氨酸 | ↓ * | ↑ ** | — |
| 2 | 7.369 | 甘氨酸 | ↓ * | — | ↓ * |
| 3 | 7.818 | 丁酸 | ↓ * | ↑ * | ↑ * |
| 4 | 9.286 | 缬氨酸 | ↓ ** | ↑ * | — |
| 5 | 10.285 | 亮氨酸 | — | ↑ * | — |
| 6 | 10.454 | 磷酸 | ↑ * | ↑ * | ↑ * |
| 7 | 11.285 | 丙酸 | ↑ * | — | — |
| 8 | 11.714 | 丝氨酸 | ↓ * | ↑ ** | — |
| 9 | 12.121 | 苏氨酸 | — | ↑ * | — |
| 10 | 13.242 | 氨基丙二酸 | — | — | ↑ * |
| 11 | 13.892 | 脯氨酸 | ↓ ** | — | — |
| 12 | 15.929 | 核糖醇 | ↑ ** | — | — |
| 13 | 16.092 | 赖氨酸 | — | — | ↓ * |
| 14 | 17.417 | 丙三酸 | — | ↑ * | — |
| 15 | 17.761 | 葡糖酸 | — | — | ↑ ** |
| 16 | 18.087 | 果糖 | ↑ * | — | — |
| 17 | 18.894 | 甘露糖酸 | ↓ * | ↓ * | — |
| 18 | 19.456 | 棕榈酸 | — | ↑ * | ↑ * |
| 19 | 21.000 | 油酸 | — | ↑ ** | ↑ ** |
| 20 | 21.237 | 硬脂酸 | ↓ * | ↓ * | — |
| 21 | 22.316 | 花生四烯酸 | — | — | ↑ ** |
| 22 | 28.430 | 胆固醇 | ↓ * | — | ↓ * |

$*$:$P<0.05$。$**$:$P<0.01$。

氯胺酮停用 2 天后,丁酸、磷酸盐、氨基丙二酸、葡萄糖酸、十六酸、油酸和花生四烯酸的水平增加,而甘氨酸、赖氨酸和胆固醇降低。这些结果可能与戒断反应有关。当突然减少或停止服用氯胺酮时,可能会出现疲劳、心跳加快和抑郁症状。磷酸盐是合成 ATP 的成分之一,氯胺酮滥用大鼠第 7 天、第 14 天和第 16 天磷酸盐的增加可能导致 ATP 的变化。氯胺酮广泛用于全身麻醉诱导和维持已有 30 多年的历史。然而,早期关于其不良中枢作用的报道,尤其是患者的致幻和解离经历,极大地限制了其在儿科、老年和兽用麻醉中的应用。

Wen 等[32]采用基于 GC - MS 的脑代谢组学方法来评价氯胺酮对大鼠的影响。PCA 和 PLS - DA 等模式识别分析显示氯胺酮引起代谢扰动。与对照组相比,氯胺酮给药组(50 mg/kg, 14 天)大鼠脑内甘油、尿苷、胆固醇水平降低,尿素水平升高。Chen 等[33]研究了反复滥用氯胺酮对大鼠前额叶皮层、海马和纹状体的影响,发现前额叶皮层更有可能是氯胺酮长期作用的靶区,嘌呤和甘油磷脂代谢是氯胺酮神经毒性的主要通路。Wu 等[34]也发现,亚油酸代谢、丙氨酸代谢、乙醛酸和二羧酸代谢与氯胺酮引起的膀胱炎有密切关系。

## 二、氯胺酮成瘾机制研究

滥用药物成瘾是严重的公共健康问题,但由于成瘾机制的复杂性,对于其形成机制仍未十分明确。而代谢组学在滥用物质成瘾机制研究的成功应用,表明其在药物滥用导致的身体依赖形成和戒断效应的关键影响因素等方面,有望提供新的见解。

氯胺酮是一种非竞争性 NMDA 受体拮抗剂,与苯环利定受体结合,从而阻断 NMDA 受体通道。作为一种娱乐性药物使用,其镇静、记忆缺失和镇痛作用明显。条件性位置偏爱实验被广泛用于研究药物滥用和药物渴求的增强作用。通过评估每个隔室中花费的时间,以计算药物引起的位置偏爱。

核磁共振波谱是代谢组学研究中的常用技术,具有快速、非破坏性、高通量,较少的样品制备过程等优势。Guo 等[35]采用基于 $^1$H NMR 的代谢组学研究氯胺酮给药组和对照组的尿液代谢组异,尤其考察性别的影响。

1. 样品处理

取 400 $\mu$L 尿液样本,加入 200 $\mu$L 缓冲液(0.02 mol/L $Na_2HPO_4$ - $NaH_2PO_4$, pH 7.4),涡旋 30 s,4℃下在 12 000 r/min 离心 5 min。取 550 $\mu$L 上清液和 50 $\mu$L 氧化二氘($D_2O$)和 10 $\mu$L 0.1% 2,2,3,3 - 三甲基烷基丙酸硅混合 30 s,4℃下在 12 000 r/min 离心 5 min,上清液送 5 mm NMR 管,用于 NMR 分析。

2. $^1$H 核磁共振波谱

核磁共振波谱仪,一维核磁共振,抑制水峰,延迟 2 s。64 个自由感应衰减(free induction decays, FID),64K 数据,谱宽 8 kHz。

去除波谱中 $4.2×10^{-6}~6.5×10^{-6}$ 段以消除尿素和残余水共振,去除对应药物代谢物区域片段($\delta 1.7×10^{-6}~1.9×10^{-6}$, $\delta 2.5×10^{-6}~2.7×10^{-6}$, $\delta 7.5×10^{-6}~7.62×10^{-6}$),以最小化非内源性代谢物浓度变异。使用 SIMCA - P 软件进行 PCA 和

PLS‐DA 分析。二维得分图用于可视化样本分离,载荷图用以确定由于氯胺酮摄入改变波谱位置的波谱变量。根据文献和 HMDB 进行内源性代谢物的 $^1$H NMR 化学位移归属。

3. 统计分析

所有数据均表示为平均值和标准误差。条件性位置偏爱实验结果表达为每组大鼠在训练前后停留时间。单因素方差分析用于分析两组之间的差异。所有分析采用 SPSS 软件,$P<0.05$ 具有统计学意义。

4. 分析结果

给药阶段雄性大鼠和雌性大鼠的代谢几乎一致,随着给药天数的增加而逐渐改变。戒断阶段,雄性和雌性大鼠逐渐恢复到初始代谢状态,但雌性大鼠可能出现较大波动。此外,在成瘾雄性大鼠尿液中检测到丙酮酸浓度高于成瘾雌性大鼠,而3‐甲基腺嘌呤、肌酸、二甲基甘氨酸、可可碱低于给药阶段雌性大鼠。在戒断阶段成瘾雄性大鼠尿液中乙酰乙酸、肌酸、甘氨酸、次黄嘌呤和核糖醇浓度高于雌性大鼠,但3‐甲基腺嘌呤、二甲基甘氨酸、$D$‐苏氨酸和可可碱含量更低。激素的神经调节作用被认为可能导致性别差异的原因。雌激素能增强大脑中 NMDAR 功能,通过上调 NMDAR 亚型刺激雌性大鼠海马突触。雄激素也可能具有神经调节作用,可以调节下丘脑 NMDAR1 亚单位的表达和海马中 MK‐801(NMDA 受体拮抗剂)的结合。肌酸是雌性大鼠和雄性大鼠之间的差异代谢物之一。肌酸存在于全身多个组织中,最重要的是肌肉,起到能量缓冲的作用。通过非酶途径,肌酸每天稳定地以 2% 转化为肌酐,通过肾小球滤过排入尿液。肌肉中的肌酐以 1 g/20 kg肌肉质量的比例排出。雄性的肌肉质量通常比雌性要高,雄性尿液中的肌酸浓度较雌性高,所以雌性肌酸水平较高是由于内源性合成。

## 三、氯胺酮抗抑郁作用机制研究

重度抑郁症等精神疾病发病率很高,社会负担越来越重。除麻醉与致幻作用外,氯胺酮亦具有抗抑郁作用,它通过阻断 NMDAR 来靶向谷氨酸能系统,对下游信号级联产生深远影响。与选择性 5‐羟色胺再摄取抑制剂(selective serotonin reuptake inhibitor,SSRI)药物导致治疗反应延迟不同,氯胺酮可在数小时内改善抑郁症状,对难治性抑郁症患者尤其有效。通过啮齿动物行为测试,包括习得性无助(learned helplessness)、强迫游泳测试(forced swim test)、慢性轻度应激(chronic mild stress)和新奇抑制摄食(novelty suppressed feeding),发现氯胺酮具有抗抑郁作用。在分子水平上,氯胺酮激活雷帕霉素信号通路的哺乳动物靶点 $\alpha$‐氨基‐3‐羟基‐5‐甲基‐4‐异恶唑哌啶受体和脑源性神经营养因子合成,最终导致树突棘数量增加。

海马被选为研究重度抑郁症分子通路的相关脑区。通过磁共振成像分析观察到急性抑郁发作期间海马体积的减少,被认为与重度抑郁症的病理生物学有关。海马体积减少的原因可能包括神经元细胞凋亡、CA3 亚区的顶端树突修饰、齿状回神经减少和胶质细胞凋亡。抗抑郁治疗可以逆转这些影响,在缓解期海马体积减小似乎不太明显,甚至消失。重度抑郁症患者表现出记忆障碍,与海马密切相关,包括海马在内的多个脑区存在网络连接失调。

代谢组的变化可以反映药物治疗过程中改变的通路活动。Weckmann 等[36] 给 C57BL/6 小鼠单次注射氯胺酮,通过灵敏的代谢组学平台识别海马细胞路径的改变和候选生物标志物。

**1. 样品处理**

每个采样时间点的 5 个海马组织在 30 倍冰过的 80%甲醇中被均质化(2 min× 1 200 min$^{-1}$),4℃下 14 000×$g$ 离心 10 min,将上清液置在干冰上。残留物用冰过的 6 倍 80%甲醇孵育,与之前的上清液合并,代谢物提取物涡旋,4℃下 14 000×$g$ 离心 10 min,冻干,然后储存在 −80℃。用 20 μl LC-MS 级水重新悬浮样品,取 10 μL 进样。

**2. LC-MS/MS 条件**

LC-MS/MS,通过 MRM 模式分析 254 个内源性水溶性代谢物。Amide Xbridge HILIC 柱(100 mm ×4.6 mm),流速 350 μl/min。流动相:A 为含 20 mmol/L 氨水和 20 mmol/L 乙酸铵(pH 9.0)的水:乙腈(95:5,$V/V$)溶液,B 为乙腈。梯度洗脱程序:0~5 min,85%~42% B;5~16 min,42%~0% B;16~24 min,0% B;24~25 min,0%~85% B;以 85% B 重新平衡色谱柱 7 min。一些代谢物在正负模式下进行监测,共 285 个选择反应监测离子对。电喷雾电离:正离子模式电压为+4 900 V,负离子模式电压为−4 500 V,每个 MRM 离子对停留时间为 4 ms,总循环时间为 1.89 s,每个检测到的代谢物 9~12 个数据点。使用 MultiQuant v2.0 软件对 MRM 离子对的峰面积积分。

**3. 统计和数据分析**

确定显著改变的代谢物:代谢物强度进行中位数归一化和自动缩放以进行统计分析。使用 MetaboAnalyst 进行 PLS-DA 和高维数据分析,确定氯胺酮给药后 2 h、14 h、24 h 和 72 h 的代谢物水平变化。通过 R$^2$、Q2 和准确度评估 PLS-DA 模型的质量,$VIP$≥1.0,对 SAM,$q$≤0.1 和错误发现率≤0.1。

确定候选抗抑郁治疗标志物:采用 PLS-DA 模型计算 VIP(VIP≥1.0),SAM $q$≤0.1 和错误发现率≤0.1。通过 R$^2$、Q2 和准确度评估 PLS-DA 模型的质量。若 2 h、14 h、24 h 时,代谢 $VIP$≥1.0,并且至少 1 个采样点 $q$≤0.1,则可被视为候选生物标志物。

**4. 分析结果**

三羧酸循环、甘氨酸、丝氨酸和苏氨酸代谢、嘧啶代谢、磷酸戊糖途径和糖酵解/糖异生等途径的一些代谢物水平和比例发生了显著变化。线粒体异常,包括柠檬酸循环和糖酵解等能量代谢的改变,被认为与情感性疾病的病理生物学有关。氯胺酮给药后 2 h 柠檬酸循环中的代谢物水平和比例发生变化(富马酸、苹果酸、柠檬酸和异柠檬酸、$\alpha$-酮戊二酸/异柠檬酸水平增加;琥珀酸、乙酰辅酶 A 和琥珀酸辅酶 A、柠檬酸/乙酰辅酶 A 和琥珀酸/富马酸水平降低)。代谢物比例的变化可以反映酶活性或蛋白质表达的变化。丙酮酸脱氢酶、异柠檬酸脱氢酶和琥珀酸脱氢酶与柠檬酸循环相关,并受 $Ca^{2+}$ 的调节。氯胺酮阻断 NMDAR,导致进入细胞和线粒体的 $Ca^{2+}$ 流减少,这可能是这些酶失活及观察到的代谢物水平和比例变化的原因。异柠檬酸/$\alpha$-酮戊二酸和琥珀酸/富马酸水平的降低及琥珀酸脱氢酶亚基 A 蛋白水平的改变进一步支持了这一假设。能量当量 GTP 和 NADH 通过柠檬酸循环产生,ATP 通过连接的氧化磷酸化途径产生。GTP 则是在琥珀酸辅酶 A 转化为琥珀酸的过程中生成的。氯胺酮给药后琥珀酸水平显著升高,可能导致 GTP 水平升高。氯胺酮给药 2 h 后,GTP 显著上调;单次注射氯胺酮 14 h 后,NADH 和 ATP 水平趋于升高。氯胺酮给药 24 h 和对照组小鼠比较,GTP 和 ATP 水平显著降低。综上所述,虽然注射氯胺酮后最初产生较高水平的能量当量,但在 24 h 减少,并在 72 h 恢复到正常水平。

　　抗抑郁治疗可能与药物提高 ATP 水平有关。磷-31 磁共振波谱数据显示抑郁症患者大脑中新霉素磷酸转移酶水平(主要是 ATP)降低。单次注射氯胺酮后观察到的抗抑郁样作用是通过增加合成代谢率促进细胞生长和分化。合成代谢率升高可能是通过更高的能量需求介导的,这与氯胺酮给药 2 h 和 14 h 观察一致。氯胺酮给药后,糖酵解途径得到强化。氯胺酮注射 14 h 后,该途径的几乎所有代谢物(葡糖-6-磷酸、果糖-6-磷酸、果糖-1,6-二磷酸、二羟基丙酮磷酸和甘油醛-3-磷酸)均处于较低水平,但在 2 h 上调的 3-磷酸甘油酸和磷酸烯醇丙酮酸除外。这可能是柠檬酸循环的反馈机制引起的,通过激活或抑制糖酵解或通过糖酵解途径的代谢物比例变化(果糖-6-磷酸/葡糖-6-磷酸、果糖-1,6-磷酸/果糖-6-磷酸盐、甘油醛-3-磷酸/二羟基丙酮磷酸、3-磷酸甘油酸/甘油醛-3-磷酸盐、3-磷酸甘油酯/磷酸烯醇丙酮酸和丙酮酸/磷酸烯酮丙酮酸),对糖酵解产生影响,提示酶活性或蛋白质表达改变。

　　通过 FST 静止时间评估,发现低剂量氯胺酮急性治疗啮齿类动物,可以减少抑郁样行为,但服用高剂量氯胺酮 10 天会产生相反的效果[37]。小剂量的氯胺酮(6 mg/kg)也会引起前脉冲抑制缺陷,可通过抗精神病药物逆转。此外,长期注射亚麻醉剂量的氯胺酮可使健康人和啮齿动物出现正性、负性和认知性精神分裂症样症状。所以,氯胺酮处理有时也被用于精神分裂症的动物造模。

　　Lian 等[38]采用 GC-MS 代谢组学方法评价氯胺酮对小鼠海马的影响。然后采用多元统计分析和通路分析来识别和探索氯胺酮的潜在机制和生物功能。与对照组相比,发现了 14 个涉及氨基酸代谢、能量代谢和氧化应激代谢的差异代谢物。

在氯胺酮和氯胺酮与二羟基喹酮联合用药组之间,14 种代谢物中的 6 种仍然存在显著差异,包括甘氨酸、丙氨酸、谷氨酰胺、天冬氨酸、肌醇和抗坏血酸盐,而其他 8 种代谢物则没有发现差异,包括磷酸盐、4 -氨基丁酸、尿素、肌酸、$L$ -苹果酸、半乳糖醇、肌苷和氨基戊二酸,表明氯胺酮通过一种 AMPA 抑制依赖和一种不受 AMPA 抑制影响的机制发挥抗抑郁作用。这进一步深化了氯胺酮在海马体中治疗机制的了解。

随着国家打击毒品滥用力度的加大,未来新精神活性物质的研究将会是滥用物质研究中的热点。代谢组学不仅可用于研究新精神活性物质的作用和成瘾机制,生物标志物的确定也可为新精神活性物质滥用监测和作用机制研究指出方向。

### 参 考 文 献

第十三章参考文献

# 第十四章 体内外代谢模型在新精神活性物质研究中的应用

代谢物分析是法医毒物鉴识的重要组成部分,对确认摄入的原体物质、延长检出时限、提供摄毒信息有着极大应用价值,随着新精神活性物质的不断出现,基于体内外代谢模型研究新精神活性物质的体内生物转化成为研究热点之一。本章对人肝微粒体代谢模型、人肝细胞代谢模型、大鼠代谢模型、斑马鱼代谢模型在新精神活性物质的代谢物鉴定方面的应用进行介绍。

## 第一节 肝微粒体代谢模型的应用

体外代谢模型可以大大减少体内因素的干扰,直接观察药物与酶的相互作用过程,已经成为毒药物研究过程中良好的研究手段。肝脏是药物代谢的主要场所,因此以肝脏为基础的体外代谢体系即肝脏及其亚组成为了药物体外代谢研究的主要模型。对于那些体内代谢率低、毒性大或缺少灵敏的检测手段的药物来说,体外代谢研究可以排除内因素的干扰,为整体实验提供可靠的理论数据。肝微粒体代谢模型是实验室常见的研究药物代谢的体外模型之一,具有代谢快、易大量操作等优点,可广泛用于酶活性及体外代谢清除等方面的研究。

肝脏是药物的主要代谢器官,富含参与药物Ⅰ相代谢和Ⅱ相代谢的混合功能氧化酶系统,其中90%药物主要是由CYP450酶参与进行生物转化。采用从肝脏或肠提取的微粒体,加入还原型辅酶Ⅱ(NADPH)再生系统,在体外模拟生理环境进行代谢反应,采用高效液相色谱质谱联用法等测定方法对原药及代谢物进行测定,其中肝微粒体法最为常见。肝微粒体法进行药物体外代谢研究具有制备方便、重现性好、酶混合体易保存、孵育条件易优化、公认的亚酶底物和抑制剂,以及灵敏有效等优点。

人肝微粒体是指肝组织经匀浆离心,除去细胞核和线粒体后,离心、沉淀得到的内质网囊泡碎片,药物直接接触人肝微粒体中的代谢酶(主要含有CYP450酶、UGT酶和酯酶等),不需要穿过细胞膜,模拟肝细胞内代谢。通过添加辅助因子

(如 NADP)来预测 I 相代谢,也可用于研究添加 UDPGA 后的葡萄糖醛酸化反应[1]。研究结果表明,药物在人肝微粒体中的生物转化率比人体内更高,也比原生肝细胞高[2]。

人肝微粒体代谢模型常被用于预测新精神活性物质在人体内的代谢情况。例如,5F‐AKB‐48(5F‐APINACA)和 AM‐2201 的代谢[3]。AM‐2201 在人肝微粒体中的代谢情况不能完全匹配真实尿样中的代谢物数据,可能是人肝微粒体中不存在氧化脱氟的相关酶,在人肝微粒体孵育过程中主要产生 N‐脱氟戊基、单羟基化、双羟基化和二氢二醇代谢物。一位研究员服用 5 mg 的 AM‐2201 后检测尿液中的主要代谢物[4],共鉴定出 4 种主要代谢物,分别是 N‐(5′‐羟基戊基)‐JWH‐018、N‐戊酸‐JWH‐018、6′‐羟基‐吲哚‐AM‐2201 和 N‐(4′‐羟基戊基)‐AM‐2201,浓度最高的代谢物是 N‐戊酸‐JWH‐018 和 N‐(5′‐羟基戊基)‐JWH‐018。而 AM‐2201 和 JWH‐018 有相同的代谢物 N‐(5′‐羟基戊基)‐JWH‐018 和 N‐戊酸‐JWH‐018。因此,仅根据尿液中这两种代谢物鉴别 AM‐2201 和 JWH‐018 的摄入具有一定难度,还需要代谢物 6′‐羟基‐吲哚‐AM‐2201 和 N‐(4′‐羟基戊基)‐AM‐2201 的数据加以区分。

Mogler 等[5]研究了合成大麻素 CUMYL‐PEGACLONE 在人肝微粒体和尿液之间的差异,所有人的尿液(n=30)中均未检出合成大麻素原体,共检出 22 种 I 相代谢物,经人肝微粒体孵育后的单羟基代谢物浓度最高,主要的代谢途径包括单羟基化、双羟基化、脱氢、N‐脱烷基化、β‐氧化(戊基侧链氧化为丙酸代谢物)、戊基侧链羧基化等。其中含量最高的两种代谢物是戊基侧链单羟基化和进一步羧基化的代谢物,可以将这两种主要代谢物作为鉴别是否摄入 CUMYL‐PEGACLONE 的代谢标志物。与人肝细胞模型不同的是,涉及人肝微粒体模型研究的相关人员要有药物代谢方面的基础知识,特别是代谢途径和所涉及的酶未知的情况下,还需要确定在人肝微粒体代谢模型中必需辅助因子的信息。

1. 人肝微粒体代谢模型测定新精神新物质代谢的方法学实例

样品处理参考条件:制备或购买的人肝微粒体保存在‐80℃直到使用,微生物体与药物一起孵育,孵化混合物由肝脏微生物体、测试化合物、NADPH 再生系统(通常为 NADP+葡糖‐6‐磷酸脱氢酶)[6-8]及磷酸盐缓冲液或磷酸钠缓冲液组成[8]。该反应是通过加入 NADPH 再生系统引发的。然后,在 37℃下孵化不同的时间点(10 min、25 min、40 min、60 min 等)。通过加入停止试剂,如氢氧化钠、盐酸、冰乙腈[9]或三氯乙酸等沉淀蛋白质来终止反应。反应混合物用有机溶剂提取代谢物,然后离心。有机部分在温和的气流或氮气等下蒸发。将得到的残留物溶解在流动相中,形成的代谢物用高效液相色谱、质谱、LC‐MS、GC‐MS、LC‐NMR 进行鉴定[1]。

LC‐HRMS 分析参考条件:色谱柱为 Thermo Hypersil GOLD 柱(50×2.1 mm,

1.9 μm）。流动相：A 为 5 mmol/L 甲酸铵，0.1%（V/V）甲酸/水；B 为 0.1%（V/V）甲酸/乙腈。梯度洗脱 13 min，梯度洗脱程序：0～0.5 min，5% B；0.5～6.5 min，5%～95% B；6.5～11.5 min，95% B；11.5～11.6 min，5% B；11.6～13.0 min，5% B。洗脱流速：0.3 mL/min。柱温：30℃。进样量：5 μL。毛细管温度：320℃。辅助气体加热温度：350℃。鞘气流速：40 AUs。辅助气流速：10 AUs。喷雾电压：3.80 kV。S‑lens 电压：50.0 V。正离子全扫描模式，选择特定质荷比代谢物的前体离子作为二级质谱分析[10]。

2. 肝微粒体代谢模型在新精神活性物质研究中的应用

Apirakkan 等[11]利用人肝微粒体代谢模型、高分辨质谱对萘甲酰基吲哚类合成大麻素（5F‑NNEI）的代谢途径进行了模拟预测，共检出 9 种 I 相代谢物，主要的代谢途径包括羟基化和氧化作用，与 Minakata 等[11]报道的人体尿液和血清中 5F‑NNEI 的体内代谢物数据一致，主要是代谢物的丰度存在差异，可能与孵育时间有关。

Cooman 等[12]的研究中表明，PX‑1、PX‑2 和 PX‑3 的代谢途径并不重叠。用人肝微粒体模型和高分辨质谱初步鉴定，分别检测到 4 个 PX‑1 代谢物、6 个 PX‑2 代谢物和 5 个 PX‑3 代谢物，并对它们的结构进行了鉴定。氧化是化合物之间常见的生物转化，PX‑1 的主要代谢物通过氧化脱氟转化，而 PX‑2 和 PX‑3 的主要代谢物通过氧化脱氨转化。

N‑甲基‑1‑（萘‑2‑基）丙烷‑2‑胺（PAL‑1046）是一种以苯丙胺为基础的新精神活性物质。Hong 等[13]采用 LC‑QTOF‑MS 联用技术，研究了 PAL‑1046 在人肝微粒体和含黄素单加氧酶中的体外 I 相代谢，鉴定了 PAL‑1046 通过 N‑去甲基化、N‑羟基化、芳香族羟基化及其组合进行代谢所产生的 8 种代谢物，主要代谢物由 PAL‑1046 通过萘环的羟基化形成。

Krotulski 等[14]用 LC‑MS/MS 对血液样品和唾液样品中的 1‑[3,4‑（亚甲二氧基）苯基]‑2‑乙氨基‑1‑戊酮进行定量分析，并使用人肝微粒体进行了额外的分析以表征其代谢特征，确认了 4 种代谢物，并确认了其在血液样品和唾液样品中的存在。在微粒体孵育和实际阳性样品分析中，β 酮还原代谢物（M1）被鉴定为最丰富的代谢物，因此，可以作为一个合适的生物标志物来辅助鉴定 1‑[3,4‑（亚甲二氧基）苯基]‑2‑乙氨基‑1‑戊酮的使用。

El 等[15]采用体外实验的方法，将 8 种苯二氮卓类新精神活性物质（二氯西泮、氟溴西泮、依替唑仑、去氯依替唑仑、氟溴唑仑、奈福泮、甲氯西泮和氯硝唑仑）于人肝微粒体孵育，并用超高效液相色谱与三重四极线性离子捕集串联质谱仪系统联用进行代谢物鉴定，最终鉴定出 26 种代谢物，都是脱硝基、单羟基或双羟基和去甲基的代谢物。

Richeval 等[16]通过对人肝微粒体和肝脏 HepaRG 细胞系培养物的分析，使用高效液相色谱-高分辨质量检测,研究了呋喃芬太尼依赖于 CYP 和 UGT 代谢物,并与最近发表的数据进行了比较。数据表明,特异性的呋喃芬太尼代谢物可能是二氢二醇呋喃芬太尼、去甲呋喃芬太尼和去丙酰芬太尼。这些结果与 Watanabe 等[17]最近在体外获得的结果一致。

此外,人肝微粒体的活性存在个体间差异,可以通过使用肝微粒体合集来解决[18]。通过使用一组人类供体将特定 CYP 的酶活性与药物代谢联系起来,单个人的肝微粒体在识别参与药物生物转化的关键 CYP 方面是有用的。利用特定性别的人肝微粒体来研究性别对药物生物转化的影响。在存在特定抑制剂的情况下,使用肝微粒体也可以研究特定同工酶的影响[19]。人肝微粒体在药物发现和开发中的应用包括代谢物鉴定、不同物种代谢的比较和体内清除量的预测[20]。

人肝微粒体的优点包括:① 成本低,使用简单,易于储存;② 研究药物代谢的最具特点的体外模型之一;③ 可以研究个体间的差异;④ 酶活性可以以晶体(冷冻)形式保存多年。缺点包括:① 由于存在高水平的 CYP 和 UGT,并且没有与其他酶的竞争,因此不适合定量估计在体内的人体生物转化;② 使用的体外孵育条件,如离子强度、孵育液的 pH 及所使用的有机溶剂,都会影响微粒体研究的结果;③ 缺乏其他酶,如醛氧化酶、$N$-乙酰基转移酶、谷胱甘肽 $S$-转移酶和磺基转移酶等其他酶和细胞质辅助因子,结果与完整的肝细胞和真实尿样中的主要代谢物存在一定的差异[1]。

# 第二节　肝细胞代谢模型的应用

肝细胞是从生物体内分离出来的活细胞,包含完整的 Ⅰ 相和 Ⅱ 相药物代谢酶、代谢所需的辅因子、摄取和外排药物的转运蛋白及药物结合蛋白[3],人肝细胞相比于人肝微粒体模型可以系统反映化合物在人体肝组织内的代谢情况,是研究新精神活性物质在体内生物转化的理想模型之一[21]。

人肝细胞约占肝总体积的 80%,通过该体外模型可以得到丰富的代谢物数据,目前已经通过现代冷冻保存技术商品化[22]。但低温保存的人肝细胞比人肝微粒体的成本高,而且肝细胞活性会受到反复冻融的影响,应严格按照要求在-80℃中进行保存,解冻后应该先检查肝细胞的活性。另外,肝细胞代谢模型有两个缺点:① 缺乏肝脏非肝细胞,这可能是辅因子供应所必需的;② 可能存在个体间的差异,这可以通过使用来自多个捐赠者的混合肝细胞来克服[23]。人肝细胞除了在代谢物分析和鉴定方面的应用,还有在药物开发中包括代谢稳定性评价、肝毒性和药物相互作用潜力[24,25]。

该模型已经成功预测了尿液中合成大麻素类物质的主要代谢物,包括 AB - PINACA、5F - AB - PINACA、FDU - PB - 22、FUB - PB - 22、NM - 2201、AB - FUBINACA[26-29]等。

1. 人肝细胞代谢模型测定新精神新物质代谢的方法学实例

(1)人肝细胞孵育参考条件　冷冻保存的人肝细胞在 37℃复温后,分别用 CP (InVitroGRO™ CP Medium)培养液冲洗 2 次,KHB(Krebs - Henseleit buffer)缓冲液冲洗 1 次,在室温下离心 5 min(100×$g$),溶解在 2 mL KHB 缓冲液中。用台盼蓝排斥染料检测细胞活力,以便将缓冲液体积调节到活细胞浓度为 $2×10^6$/mL。将 250 μL 悬液与 20 μmol/L ADB - CHMINACA 和 0.7%甲醇(最终浓度为 10 μmol/L) 混合在 KHB 中,在 Forma™ Steri - Cycle™二氧化碳培养箱中,在 37℃下孵育 0 h 和 3 h。用 500 μL 乙腈灭活以终止代谢反应。

(2)样品处理参考条件　样品在 4℃以 15 000 r/min 离心 5 min,将 100 μL 的上清液转移到含有 100 μL 乙腈的离心管中,涡旋混合,在 4℃以 15 000 r/min 离心 5 min。将上清液转移到锥形玻璃管中,在 40℃氮气下蒸干。残留物用 150 μL 流动相 A∶B(80∶20,$V/V$)复溶,在 4℃以 15 000 r/min 离心 5 min,取上清液 15 μL 进样。

(3)LC - HRMS 分析参考条件

液相色谱条件:Ultra Biphenyl 柱(100 mm×2.1 mm,3 μm)和保护柱(10 mm× 2.1 mm)。柱温:30℃。流动相:A 为 0.1%甲酸水溶液,B 为 0.1%甲酸乙腈溶液。流速:0.5 mL/min。梯度洗脱程序:0~0.5 min,20% B;0.5~11 min,20% B~95% B,11~13 min 95% B;重新平衡 2 min(运行时间 15 min)。

质谱条件:离子源喷雾电压:4 kV。鞘气:40 AU。辅助气:5 AU。吹扫气: 2 AU。S - lens 电压:50 V。辅助气体加热器温度:400℃。毛细管温度:300℃。第一次进样时,以 FullMS、ddMS 模式获取数据,并根据文献列出预期代谢物的清单。FullMS 设置如下:分辨率 70 000,扫描范围 $m/z$ 150~650,自动增益控制目标 $1.0×10^6$,最大注入时间 200 ms。ddMS$^2$ 设置如下:TopN 5,隔离窗口 $m/z$ 1.5,强度阈值 $2.0×10^4$,分辨率 17 500,自动增益控制目标 $1.0×10^5$,最大注入时间 50 ms,阶梯式碰撞能量 10%、40%和 60%,顶点触发 3~6 s,动态排除 2 s。在第二次进样时,以 FullMS、AIF、ddMS$^2$ 模式获取数据,根据药物原体碎裂模式列出中性损失;在第二阶段代谢的情况下,包括硫酸盐和葡萄糖醛酸损失。FullMS 和 ddMS$^2$ 的设置与前述相同。AIF 设置如下:TopN 5,隔离窗口 $m/z$ 150~650,强度阈值 $2.0×10^4$,分辨率 17 500,自动增益控制目标 $1.0×10^5$,最大注入时间 50 ms,阶梯碰撞能量 10%、40% 和 60%[31]。

2. 肝细胞代谢模型在新精神活性物质研究中的应用

Castaneto 等[29]采用人肝细胞模型模拟了吲唑酰胺类合成大麻素 AB -

FUBINACA 在人体内的代谢情况,利用 LC‒HRMS 分析后共得到了 11 种代谢物,其中人肝细胞孵育后的主要代谢物是酰胺水解产物,也是尿液中经过 β‒葡糖醛酸糖苷酶水解后含量最高的代谢物。

Wohlfarth 等[31]通过人肝细胞模型对 XLR‒11 进行代谢表征,共得到了 14 个 Ⅰ 相代谢物和 16 个 Ⅱ 相代谢物,主要是羟基化、羧酸化、半缩酮和半缩醛的代谢物,根据质谱峰面积确定的主要代谢物为 2′-羧基-XLR‒11、UR‒144、$N$-(5′-羟基)-UR‒144、羟基-XLR‒11 葡萄糖醛酸结合物和 2′-羧基-UR‒144 戊酸,其中尿液经检测后的主要代谢物是 UR‒144 戊酸和 $N$-(5′-羟基)-UR‒144。

Truver 等[32]利用人肝细胞模型和高分辨质谱技术获得了 5F‒MDMB‒PICA 的 22 种代谢物,在该模型中主要的代谢途径包括酯水解和酯基水解结合氧化脱氟,而根据尿液中的代谢数据推测这些代谢物可能会成为筛查 5F‒MDMB‒PICA 中毒的代谢标志物。

Brunetti 等[33]将 β′-苯芬太尼与冷冻保存的 10 个供体汇集的人肝细胞孵育,用 LC‒HRMS 进行分析,数据处理采用部分自动化的靶向/非靶向方法。鉴定了 $N$-脱烷基、氧化、羟化、$O$-葡萄糖醛酸化、$O$-甲基化及其组合产生的 26 种代谢物。并建议 β′-苯基去甲芬太尼($N$-苯基-$N$-4-哌啶基-苯丙酰胺)和进一步的代谢物 1-氧代-$N$-苯基-$N$-4-哌啶基-苯丙酰胺和 1-羟基-$N$-苯基-$N$-4-哌啶基-苯丙酰胺作为主要生物标志物。

Swortwood 等[34]首次在人肝微粒体、肝细胞和尿液中鉴定出 α‒PHPP 代谢物,并用 LC‒HRMS 对其结构进行了鉴定。观察到的代谢模式与其他吡咯烷基苯苯酮类似,包括羟化、酮还原、内酰胺形成及其组合,共鉴定了 14 种代谢物。M2(脂肪族羟化)、M1(酮还原+脂肪族羟化)、M3(脂肪族羧化)和 M9(双羟基化),作为生物标本中 α‒PHPP 摄取的标志物,以协助法医和临床调查人员。

Malaca 等[35]将 4‒AcO‒DiPT 与 10 个供体汇集的人肝细胞孵育,采用 LC‒HRMS 正、负离子模式进行样品分析。软件辅助 LC‒HRMS 原始数据挖掘,共预测了 47 种 Ⅰ 相和 Ⅱ 相代谢物,经过酯解、$O$-葡萄糖醛酸化、$O$-硫酸盐化、$N$-氧化和 $N$-脱烷基作用后孵育 3 h,鉴定出 6 种代谢物。所有 Ⅱ 相代谢物都是从酯水解后检测到的唯一 Ⅰ 相代谢物(4‒OH‒DiPT)衍生而来的。信号第二强的代谢物是 4‒OH‒iPT-硫酸盐,其次是 4‒OH-二对位葡萄糖醛酸苷,这表明葡萄糖醛酸化和硫酸化是色胺代谢途径中常见的两个过程。4‒OH‒DiPT、4‒OH‒iPT 和 4‒OH‒DiPT‒$N$-氧化物是识别 4‒AcO‒DiPT 摄入的最佳生物标志物。同样的方法,Cavlier 等[36]共鉴定出 3F‒α‒PVP 的 10 种代谢物,包括氢化、羟化、氧化和 $N$-脱烷基代谢物;没有检测到 Ⅱ 相转化。我们建议 3F‒α‒PVP $N$-丁酸(M7)、3F‒α‒PVP 戊醇(M8)和 3F‒α‒PVP 2-酮基吡咯烷基-戊醇(M9)作为 3F‒α‒PVP 摄入量的特异性生物标志物。体外代谢物的研究将有助于法医毒物鉴定。

# 第三节　鼠代谢模型的应用

大鼠为早期药物临床研究中重要的实验动物,一般用于建造各种疾病模型,应用于药物代谢、药代动力学[37]和神经系统方面,还应用于药物的筛选和毒性研究。新精神活性物质的临床前毒理学相关数据的匮乏,在一定程度上阻碍了临床研究。由于非法药物市场上不断引入新精神活性物质,对每一种新精神活性物质进行临床试验也是不现实的。因此,许多研究人员会选择在体内代谢模型中研究新精神活性物质的代谢和药代动力学。研究发现,大鼠与人类的代谢情况也会存在一定的差异[38]。

1. **鼠代谢模型测定新精神活性物质代谢的方法学实例**

雄性 Wistar 大鼠,将药物溶解在水中,灌胃,剂量为 18 mg/kg(体重)。大鼠在代谢笼中饲养 24 h,自由饮水。24 h 内分别从粪便中收集尿液。在给药前采集空白尿样,以确认不存在干扰化合物。尿液样品储存在−20℃。

(1)**样品处理参考条件**　取大鼠尿样 100 μL,加入 500 μL 的乙腈,涡流 2 min。将样品以 10 000 r/min 离心 2 min。上清液在 70℃氮气下吹干,残留物用流动相 A：B(1∶1,V/V)复溶。5 μL 进 LC−HRMS 分析。

(2)**LC−HRMS 分析参考条件**

液相色谱条件:采用 TF Accucore PhenylHexyl 色谱柱(100 mm×2.1 mm,2.6 μm)进行梯度洗脱。流动相为含 1%乙腈(V/V)和 0.1%甲酸(0.1%,V/V,pH 3)的 2 mmol/L 甲酸铵水溶液(A)和含水(1%,V/V)和甲酸(0.1%,V/V)的乙腈:甲醇(1∶1,V/V)溶液(B)。流速:0~1 min,99% A;1~10 min,99%~1% A;10~11.5 min,1% A;11.5~13.5 min,99% A。

质谱条件:HESI−II 正离子模式。鞘气:53 AU。辅助气:14 AU。吹扫气:3 AU。喷雾电压:3.50 kV。加热器温度:438℃。毛细管温度:320℃。S−lens 电压:60。使用全扫描和数据依赖采集模式进行质谱分析。分辨率 35 000,扫描范围 $m/z$ 50~750,最大注入时间 250 ms,隔离窗口 $m/z$ 1.0,高碰撞解离和阶跃归一化碰撞能量 17.5 eV、35 eV 和 52.5 eV[39]。

2. **鼠代谢模型在新精神活性物质研究中的应用**

Savchuk 等[40]研究了 APINAC 在大鼠体内代谢。在大鼠尿液中,通过 LC−MS 的精确质量测量模式和 GC−MS 检测了一些可能的代谢物,这些代谢物是初始结构的水解产物和这些产物的额外单羟基化、羰基化和含吲唑代谢物的 N−戊基链的羧化产物。研究发现,葡萄糖醛酸的形成是 1−金刚烷醇及其单羟基代谢物和

APINAC 水解的含吲唑产物的特征。所提供的质谱和检测到的代谢物的保留特征有助于检测人类尿液中的这些(或类似)化合物。

Caspar 等[41]采用纳米 LC – HRMS 对两种新致幻剂的 I、II 相代谢物进行检测和鉴定。大鼠尿液经简单稀释,与人肝 S9 组分混合孵育后,用沉淀法制备。这两种 NBOMe 主要通过 O -去甲基化和与葡萄糖醛酸结合(3,4 – DMA – NBOMe)或甲苯基氧化为相应的羧酸(4 – MMA – NBOMe)来广泛代谢。纳米 LC – HRMS/MS 方法成功地用于 38 种 3,4 – DMA – NBOMe 代谢物和 33 种 4 – MMA – NBOMe 代谢物的鉴定,证实了其检测能力。

Wagmann 等[42]用 LC – HRMS 分析大鼠灌胃给药后的尿液和人肝 S9 组分的孵育。在大鼠尿液和体外孵育过程中,共检测到 32 种 2C – E – Fly、2C – EF – Fly 和 2C –T – 7 – Fly 的代谢物。羟基化和 N -乙酰化是主要的代谢步骤。I 相代谢反应主要由 CYP2D6 和 CYP3A4 催化,N -乙酰化主要由 NAT1 和 NAT2 催化。

Meyer 等[43]使用 GC – MS 和 LC – HRMS 首次鉴定大鼠尿液和人肝微粒体中的 3 – BMC(3 – bromomethcathinone)和 3 – FMC(3 – fluoromethcathinone)的 I 相和 II 相代谢物,并通过建立的 GC – MS 或 LC – MS 尿液筛查方法测试它们的可检出性。主要的代谢步骤是 N -去甲基化、酮基还原为相应的醇、芳香族体系的羟基化及这些步骤的组合。

DMC 是可卡因的一种合成衍生物。Meyer 等[44]利用 LC – HRMS$^n$ 研究其在体内和体外的代谢。给雄性 Wistar 大鼠灌胃 DMC,分别用酶切结合物后固相萃取或蛋白沉淀法提取尿液。用 LC – HRMS$^n$ 对代谢物进行分离和鉴定。主要的 I 相反应是芳香族体系的酯水解、去乙基、羟基化及这些反应的组合。主要的 II 相反应是未改变的母体化合物的对氨基苯甲酸部分和几个 I 相代谢物的 N -乙酰化。第一阶段最重要的步骤是羟基化和去乙基化,第二阶段最重要的步骤是乙酰化和葡萄糖醛酸化。采用 GC – MS 和 LC – MS$^n$ 标准尿液筛查方法,可在尿样中检出 DMC 及其代谢物。

Wiley 等[45]研究分析了 AB – CHMINACA 和 AB – PINACA 的代谢物,在给予 AB – PINACA 的小鼠尿液中,仅观察到单羟基化及其相应的葡萄糖醛酸化产物。观察到的三种不同的单羟基代谢物,没有一种与 4 – OH – ABPINACA 或 5 – OH – AB – PINACA 的保留时间相匹配。在 AB – PINACA 体外代谢中发现了其他代谢物,并在人类尿样中得到确认[26],但在此次研究中没有观察到。

Kevin 等[46]取给药后的小鼠血尿样品和孵育后的人肝微粒体,利用 LC – MS/MS 对 CUMYL – PICA 和 5F – CUMYL – PICA 的代谢物进行筛查,初步鉴定了 CUMYL – PICA 的 20 种代谢物和 28 种 5F – CUMYL – PICA 的代谢物,主要包括 I 相氧化转化和 II 相葡萄糖醛酸化反应。这两种化合物的主要代谢途径都是在羧基- PICA 的 N -戊链或 5F -羧基- PICA 的 5 -氟戊链的末端羟基化或脱烷基化后形成相同的代谢物。

进行大鼠或小鼠体内代谢研究相对容易且成本低廉、取材方便(血浆和尿液样品的收集相对容易),还可以提供标志代谢物。啮齿类动物模型的另一个优点是可以同时观察到动物的行为特征和生理变化,监测到急性新精神活性物质的毒性发作。但小鼠的前处理过程较为复杂,并且受体内其他因素干扰较大;在代谢方面也存在物种差异性。

# 第四节　斑马鱼代谢模型的应用

斑马鱼是一种小型硬骨鱼(3~4 cm),通常来自淡水;最初是由 Streisiger 在 20 世纪 80 年代早期作为一种动物模型引入遗传学研究[47]。目前,斑马鱼已经成为生物研究领域包括发育生物学、毒理学、药物发现、疾病模型和神经生物学等的流行动物模型[48-57]。斑马鱼具有与人类同源性高、体型小、易于维护、繁殖成本低等优势[38],适用于新精神活性物质药理、毒理、代谢等方面的研究,已成为研究新精神活性物质代谢的重要工具。

在欧洲,斑马鱼胚胎直到成熟才被视为实验室动物[58],而在巴西、中国和印度,所有用于研究的动物都受到保护[59]。此外,一些研究还评估了斑马鱼在不同成熟阶段产生代谢物的能力[60-63]。研究表明,斑马鱼幼体和成年斑马鱼之间的药物代谢酶的功能或表达存在差异,成年斑马鱼在产生代谢物方面更为有效[64, 65]。

斑马鱼的基因组已经被测序,显示有 70% 的基因与人类基因有同源性[66-68]。斑马鱼除了具有与人类相似的组织、器官的形态和分子基础外,它还呈现出与哺乳动物类似的代谢过程[58]。斑马鱼能够同时进行第一阶段(氧化、$N$-去甲基化、$O$-去甲基化和去烷基化)和第二阶段(硫酸和葡萄糖醛酸化)的代谢反应[60, 65, 66]。

细胞体外实验的优点在于实验可控性高,干扰较少,但其代谢情况与人体会存在较大的差异;斑马鱼的体内环境和与人类基因的同源性保证了代谢情况的相似性。此外,使用斑马鱼模型的另一大优势是基质比尿液或其他动物模型更干净,这减少了 LC-HRMS 分析时的基质效应[69]。但斑马鱼和人类代谢之间的物种差异可能会限制斑马鱼模型的发展。

1. 斑马鱼代谢模型测定新精神新物质代谢的方法学实例

(1) 斑马鱼代谢模型参考条件　将成年斑马鱼随机分为空白对照组和实验组两组。空白对照组为不添加试剂的斑马鱼组,排除斑马鱼体内、水中及实验试剂对化合物原形及代谢物的干扰。将试药溶解于水中,斑马鱼在(1 μg/mL)药液中暴露染毒 24 h,随后转移到清水中清洗 3 次。

（2）样品处理参考条件 将斑马鱼放入 2 mL 研磨管中,加入适量陶瓷珠和乙腈溶液 300 μL,于均质器中冷冻研磨。研磨参数设置：速度 6 m/s,研磨时间 20 s,停留时间 40 s,循环 10 次。然后以 12 500 r/min 离心 3 min,取上清液,经 0.22 μm PTFE 微孔滤膜过滤后,待测。

（3）LC-HRMS 分析参考条件

液相色谱条件：色谱分离采用 Agilent Eclipse plus $C_{18}$ 柱（100 mm×2.1 mm,3.5 μm）。流速：0.3 mL/min。流动相：A 为 20 mmol/L 乙酸铵、5% 乙腈和 0.1% 甲酸混合溶液,B 为乙腈。梯度洗脱程序：0~0.5 min,5% B;0.5~6.5 min,5%~95% B;6.5~11.5 min,95% B。进样量：5 μL。自动进样盘的温度：4℃。

质谱条件：ESI+。喷雾电压：3.5 kV。离子传输管温度：350℃。鞘气：35 AU。辅助：10 AU。鞘气、辅助加热气和碰撞气均采用高纯氮气。数据采集模式采用一级全扫描和自动触发二级扫描（Full MS scan-dd$MS^2$）。一级扫描数据采集参数设置如下：分辨率 70 000,扫描范围 $m/z$ 100~1 000,自动增益控制 3.0×$10^6$,最大注入时间 50 ms。二级扫描数据采集参数设置如下：分辨率 17 500,自动增益控制 1×$10^5$,最大注入时间 50 ms,归一化碰撞能量分别为 20 eV、40 eV、60 eV[70]。

**2. 斑马鱼代谢模型在新精神活性物质研究中的应用**

Sardela 等[71]最早使用斑马鱼水箱（zebrafish water tank, ZWT）模型对 JWH-073 的代谢进行了研究,观察到的代谢物与人类的代谢物相同。JWH-073 的人类尿液代谢物由 CYP2C9 和 CYP3A4 代谢,前者促进吲哚基团的单羟基化,后者促进烷基 ω 位点的单羟基化,然后由葡萄糖醛酸转移酶对烷基链进行 ω-羧化。由于斑马鱼中没有 CYP2C9 酶同源物,未观察到吲哚组中的单羟基化。Richter 等[72]在 2019 年第一次使用斑马鱼幼体对新精神活性物质进行代谢研究。在培养基中添加底物或向卵黄囊中注射微量底物后孵化斑马鱼幼体,检测其代谢物。结果显示,微量注射后仅检测到 1 种代谢物,在培养基提取物中发现了 4 种代谢物,在幼体提取物中发现了另外 14 种代谢物。与通过培养基给药相比,使用微量注射的 7'N-5F-ADB 总量要低得多,因为可以注射到幼体体内的体积很小,但通过在培养基中添加底物,可以观察到酰胺水解、酯水解、烷基链羟化和葡萄糖醛酸化等代谢反应,与人肝 S9 和 HepaRG 细胞相比提供了更多数量的代谢物,更接近真实的人类代谢物谱。Xu 等[10]通过建立斑马鱼代谢模型验证了人肝微粒体的 AMB-FUBINACA 的代谢途径。在人肝微粒体系统中共鉴定了 17 种 AMB-FUBINACA 的体外代谢物,在斑马鱼代谢模型中检测到 16 种代谢物。肝微粒体样品中检测到的 4 种最丰富的 AMB-FUBINACA 酯水解和羟基化代谢物,在斑马鱼模型中都能检测到。2021 年,学者采用斑马鱼模型对新型合成大麻素 MDMB-CHMINACA[73]、4F-MDMB-BICA[74]、5F-MDMB-PICA[70]和 4F-MDMB-BUTINACA[75]的体内代谢转化途径进行研究并确定了滥用监测的生物标志物。Morales-Noé 等[76]使用斑马鱼幼体模型和 LC-HRMS,研究了 5 种第三代合成大麻素类(MMB-CHMICA、ADB-CHMICA、ADB-CHMINACA、MDMB-CHMCZCA、NNL-3)的代谢物,并推断其代谢途径。这几种合成大麻素类是对 JWH-018 四个亚结构(吲哚环、甲酮连接基、萘核和戊基尾)之一进行改造,形成吲哚或吲唑核心和烷基侧链(戊基侧链和环己基),部分通过酰胺与核心相连(如 3,3 二甲基丁酸甲酯和 MDMB)等。这类化合物是合成大麻素类物质中最丰富、最普遍的一类,而且还在不断涌现。因其结构相似,也有类似的代谢途径模式。此类合成大麻素类物质优先在烷基侧链上代谢(羟基化),具有氟烷基侧链的合成大麻素类物质主要在末端碳上代谢,形成羟基化和随后的羧酸。另外酯键的水解、MDMB 上的羟基化、脱烷基、$N$-脱氢也是主要的代谢途径。

Gampfer 等[77]研究了两种芬太尼类新精神活性物质(4F-Cy-BAP、Fu-BAP)在人肝 S9(pHLS9)和斑马鱼幼体体内的代谢。通过 LC-HRMS 初步鉴定出 4F-Cy-BAP 的 I 相和 II 相代谢物 7 个,Fu-BAP 的 I 相和 II 相代谢物 15 个,其中大部分在斑马鱼幼体中检测到,分别为 7 个和 16 个。$N$-脱烷基、$N$-脱酰化、羟化和 $N$-氧化是最丰富的代谢反应,相应的代谢物可以成为毒物学分析的靶标。作者进行了同工酶的研究,斑马鱼缺少的代谢物正是由 CYP2C 和 CYP2D 所代谢的羟基化异构体,而 CYP2C 和 CYP2D 是斑马鱼所缺少的 CYP450 酶。在哺乳动物中,mCPP 可以与黑色素结合,并通过 I 期氧化和 II 期葡萄糖醛酸化和硫酸化消除。斑马鱼幼体中 mCPP 的生物转化与哺乳动物一致,通过氧化将 mCPP 转化为 OH-mCPP,然后与葡萄糖醛酸结合[78]。mCPP 与斑马鱼眼中的黑色素结合,分布含量最高;斑马鱼的吸收速度是人的 40 倍,可能与人类的肠道屏障比斑马鱼幼体的皮肤屏障或鳃更强有关。此外,作者还研究了 mCPP 在斑马鱼中的代谢动力学,实验结果得到吸收速率常数 Kin:(112.9±7.4)L/(kg·h)和消除速率常数 Kout:(0.25±0.03)/h。1%~2%的母体化合物在相同的时间内经历了氧化和葡萄糖醛酸化反应,这与吸收动力学分析的时间相符。2020 年,Wagmann 等[79]采用人肝 S9、HepaRG 细胞和斑马鱼幼体对 4F-MDMB-BINACA、4-DMA-NBOMe、$N$-乙基戊酮、4F-PHP、1P-LSD 五种物质进行了对比代谢研究。在斑马鱼幼体中检测到的代谢物最多(总共 79 个代谢物:第一阶段 58 个,第二阶段 21 个),形成的 4F-MDMB-BINACA、$N$-乙基戊酮和 4F-PHP 丰度最高的代谢物在人类生物样本中也是丰度最高。然而,一些代谢物只在斑马鱼幼体中形成,可能是人类和斑马鱼之间存在酶的差异。总体来说,斑马鱼幼体代谢模型与人类血液和尿液分析中发现的代谢物数据最为吻合,证明了斑马鱼幼体作为新精神活性物质代谢研究工具的潜力。

参 考 文 献

第十四章参考文献

# 第十五章　新精神活性物质的构效关系研究

15

　　新精神活性物质是不法分子为了应对管制、通过改变和修饰管制毒品的化学基团制造出新的具有更强精神活性的化合物。新精神活性物质按照其精神药理活性划分为兴奋剂、大麻素、致幻剂和抑制剂[1,2]。新精神活性物质以极快的速度被掩饰为"聪明药"、"减肥药"、电子烟油等各种形式流入市场,并具有高度成瘾性,据报道合成大麻素类新精神活性物质滥用者每 30 min 就要再次吸食[3,4],由滥用新精神活性物质引起的精神认知障碍、脑内损伤、肺部损伤导致的死亡事件和社会危害事件频繁发生[5-10]。新精神活性物质层出不穷,并且迭代速度不断加快[11,12];另外,由于其出现时间短,体内代谢机制不明,缺乏系统的药理学数据,容易给使用者带来难以预估的健康风险。

　　目前,对于未知样品中新精神活性物质的检测主要遵循以下流程。首先,分析人员预先设定一些新精神活性物质作为检测目标,使用多种手段获取这些物质的标准品在各种检测仪器中的信息。然后,通过各种检测技术如质谱[13]、拉曼光谱[14]、核磁共振[15]和红外光谱[16]等来倾向性地搜寻样品中与检测目标相关的化合物信息。最终,通过将得到的谱图与检测目标的标准品谱图进行比对从而完成整个分析过程[17]。这种实验流程整体上基于靶向筛查策略,对于标准品较为依赖,同时需要对目标新精神活性物质的化学结构有一定的了解,比较适用于已知新精神活性物质的检测分析。然而,快速迭代的新精神活性物质给广泛应用的靶向筛查策略带来了巨大挑战[18]。其一,分析人员对于新精神活性物质化学结构、各类谱图信息知之甚少,并且短期内难以获得合适的标准物质。其二,新精神活性物质经过结构修饰,其化学性质及在各种检测仪器中的谱图信息都发生了较大改变。已开发的靶向筛查方法难以捕捉样品中这类物质的相关信息。因此,亟须开发新型的非靶向筛查策略来更加快速准确地识别未知样品中的新精神活性物质。

　　伴随着近年来计算机算力的大幅提升,机器学习领域迎来了长足的发展[19]。尤其是在 2012 年神经网络模型 AlexNet[20] 以高于第二名将近 10%的准确率获得 ImageNet 大规模视觉识别挑战冠军后,掀起了各类机器学习模型的研究热潮。迄今,机器学习模型的应用已不再局限于计算机视觉、图像分割等经典问题,而是广泛渗透入各行各业的数据分析中,在新精神活性物质筛查及代谢机制研究领域有广泛应用[21-23]。相比传统的数据分析手段,机器学习模型最大的优势是从海量数据中自动提取特定趋势和特征的能力[24]。研究人员在进行分析工作时无须事先根据现有经验对数据做很多的预处理工作,特征提取和模型优化过程都交给机器本身。这一优势在数据量巨大、对数据本身结构缺乏了解或是凭借经验难以归纳出较为显著的数据特征的情况下尤为有效,机器学习模型凭借计算机高速算力支持能够快速挖掘大数据所蕴藏的规律信息,从而给研究人员提供指导。

在机器学习技术飞速发展的同时,各种检测仪器的性能指标也有着巨大的进步。以质谱为例,各种质谱仪器包括三重四极杆质谱[25]、飞行时间质谱[26]及线性离子阱质谱[27]等对样品检测的灵敏度和谱图采集速度都有显著的提升[28]。同时,包括气相色谱[29]、液相色谱[30]等在内的色谱分离技术亦有突破,对于复杂样品分离度明显提升,单次分析时间缩短,所需样品量也大幅降低。这些技术进步使得针对未知样品的大规模非靶向性数据采集成为可能。研究人员无须事先积累大量经验来针对样品设定检测目标,而是通过仪器所提供的非靶向性数据采集模式,尽可能多地将样品中所包含的各种化合物信息进行采集[31]。非靶向性数据采集模式能够最大限度确保样品中新精神活性物质的信息被收集供分析研究使用,对于新精神活性物质的筛查具有重要意义。

另外,非靶向性数据采集模式带来了样品分析数据量的指数级增长,需要合适的数据分析方法才能高效挖掘其中有价值的信息。机器学习技术凭借其强大的数据特征提取能力吸引了全球分析研究人员的关注,帮助建立针对新精神活性物质的非靶向性筛查方法。本章将从定量构效关系( quantitative structure – activity relationships, QSAR)的原理及建模过程、各种机器学习模型的原理及适用范围和机器学习技术在新精神活性物质识别鉴定中的应用等方面来阐述目前机器学习辅助非靶向筛查策略用于新精神活性物质识别鉴定的研究进展,为新精神活性物质的鉴定提供参考。

# 第一节 定量构效关系的原理及建模过程

定量构效关系即通过数理统计手段结合有效数据建立化合物的结构与其生物活性/毒性之间相关关系模型。QSAR 模型成本效益高,时间消耗少,通过有限的已知化合物来预测大量未知的物质,被广泛用于化学和药物危害的评估[32]。

QSAR 建模过程包括四个步骤:① 数据收集;② 数据处理;③ QSAR 模型的建立;④ QSAR 模型的解释、验证和评估(图 15 – 1)。

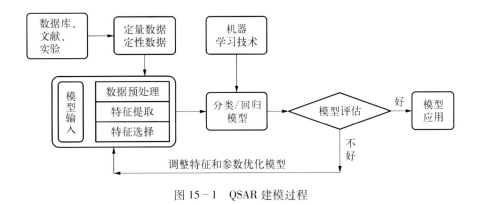

图 15 - 1 QSAR 建模过程

## 一、数据收集

在 QSAR 研究中,建模的数据包括几类:① 生物毒性,半数致死量(浓度)、半数抑制生长浓度、致突变性、致幻活性、成瘾性等。② 理化性质,衡量亲脂性的正辛醇/水分配系数、衡量生物体中富集程度的生物富集因子、吸附系数等。③ 环境毒性、水生毒性等。

一个可靠的模型要具备可靠的数据才有实际的统计学意义,数据的质量是决定模型预测效果的重要因素。可靠的数据要经过分析筛选,要挑选样本多样性好、跨度范围大且尽可能包含化合物特征的数据。数据来源有三种方式:① 化合物毒性数据库;② 实验所得数据;③ 参考文献及书籍。QSAR 模型的质量很大程度取决于构建所使用的数据集,除此之外,影响模型质量因素还包括训练集和测试集的数据划分、分子描述符筛选等数据处理步骤。

## 二、数据处理

数据处理包括数据预处理、数据集的划分、分子描述符的提取和特征选择。

数据预处理消除了数据集中的噪声和冗余,涉及数据转换、数据缩减、数据集大时的采样、数据清理等。处理后的数据通过适当的数据分割方法被划分为训练集、验证集和测试集。训练集用于拟合模型,验证集用于调整模型参数,测试集用于评估模型的预测性和准确性。

分子描述符是用来描述化合物分子物理和化学结构性质的数字化特征,它将化合物结构转化成可被计算机识别计算的量化表征。分子描述符按照属性可分为拓扑类描述符、量子化学描述符、Dragon 描述符。其中拓扑类描述符不受经验和实验的限制,算法简单,可采用计算机程序化设计对大批量数据进行处理;量子化学描述符具有明确的物理意义,利用 HyperChem 软件可获得分子的电子结构和立体结构等信息;Dragon 描述符不仅可以描述简单的原子类型、官能团、结构碎片,还能提供拓扑描述符、连接性指数和几何描述符等性质。分子描述符按照性质可分为定量描述符和定性描述符,定量描述符包括分子场描述符、分子形状描述符;定性描述符一般称为分子指纹,将分子的结构、性质、片段或子结构信息用某种编码来表示,常用的分子指纹包括分子准入制度(molecular access system, MACCS)[33]指纹、PubChem[34]指纹等。建模过程中,不同特征的描述符作为自变量不同程度地影响因变量,通过分析模型验证参数要筛选出高效、相互独立、有意义的描述符参与模型训练,防止模型过拟合现象的发生。现在已经有较多开源的分子描述符计算软件包,如 PaDEL - Description[35]、OpenBabel[36]等。

特征选择是在大量的计算描述符中剔除与因变量不相关的常量描述符、删除数据集中不可用的描述符、剔除高度相关的冗余描述符,保留出高效、相互独立、有意义的特征描述符参与模型训练。通过特征选择从而减少了计算时间,避免模型过拟合现象发生,提高了模型的性能。

## 三、QSAR 模型的建立

建立的模型将化合物的结构特征与其相关的生物活性/毒性关联起来从而预测新的化合物的相关性质,根据研究目的选择所要建立模型的类型。QSAR 模型建立的统计方法分为回归方法、分类方法,可根据不同的应用选择相应的统计模型。回归方法包括多元线性回归方法、PCA 及偏最小二乘法等方法。线性回归方法在 QSAR 研究早期研究较多,模型结果可以形成一个量化方程,根据不同变量前的方程系数反映出它们对因变量的影响程度。分类方法包括 K 均值聚类分析、线性判别分析和 logistic 回归等方法。机器学习技术常用到遗传算法、支持向量机、人工神经网络、随机森林等非线性关系模型。对于一些多变量复杂关系的研究对象来说,非线性关系模型比线性关系模型更具有优势,模型的拟合性、预测性会有所提高。

## 四、QSAR 模型的解释、验证和评估

为了检验模型的稳健性、拟合能力及对未知化合物的预测能力,模型建立以后,要通过系统的验证方法对模型进行检验与评价。数据集在参与模型训练之前被划分为训练集和测试集,训练集的数据基于其学习算法参与模型训练,测试集的数据用来评估模型性能。QSAR 模型的有效判断准则——经济合作与发展组织(Organization for Economic Cooperation and Development, OECD)准则[37],可结合内部与外部验证结果来评价模型的拟合能力、稳健性能和预测能力。

1. 内部验证

内部验证包括留出法、Y -随机验证法。留出法的基本思想是将数据集划分为

两个互斥的子集,一个子集作为测试集,参与模型的评估,另一个子集作为训练集建立模型,对数据进行多次随机划分,重复这个流程取均值作为最终结果。计算交叉验证系数 $Q^2$ 及决定系数 $R^2$ 作为评判指标。Y-随机验证法是将因变量随机打乱后与原始自变量对应建立模型检验两者之间的偶然相关性评价模型的可靠性,所计算得出的 $Q^2$ 及 $R^2$ 越小,模型性能越为可靠。

2. 外部验证

模型内部性能并不能反映其对外部数据预测的优劣,对于模型预测性的评估通常将数据集划分为训练集和测试集,利用测试集来评估建立的模型是否具有良好的泛化性能,并以测试集的结果作为指导对模型进行优化。数据划分要注意确保训练集与测试集的独立性,两者不能有交叉样本。常用的外部验证参数一般包括相关系数 R、平均绝对误差、均方误差、均方根误差等。不同的指标值具有不同意义,可以根据实际应用来选择指标类型。例如,判断真实值与预测值之间的绝对误差则采用平均绝对误差,绝对误差容易受到极值的影响;判断真实值与预测值之差的平方时采用均方误差和均方根误差,两者组合同样可以用来判断真实与预测整体的偏离程度;上述提到的绝对误差、均方误差值越小,表明模型的预测性能越好。相关系数 R 用来判断模型的回归性能,即因变量变异在回归关系中的解释,该值越大,所拟合的模型越优,预测性越好。

# 第二节　机器学习模型的原理及适用范围

机器学习是一类算法模型的总称,这些算法模型试图借助计算机强大的算力支持来从大量数据中发现隐含的规律并将其应用于数据分类和预测[19]。具体来说,研究人员对于科学问题的研究,本质上是通过设计各种实验得到大量实验数据,通过对实验数据的整理分析尝试找出其中的共性规律。那么针对这一科学问题,在面对新的样本时,就可以使用该规律进行预测。机器学习模型可以认为是寻找一个函数,该函数以大量的样本数据及已知的实验结果作为输入,输出则是所期望的结果(图 15-2)。事实上,这一数学建模的过程历史悠久,然而目前研究所面临的科学问题背后蕴藏的拟合函数过于复杂,难以方便地进行形式化表达。换句话说,研究人员难以通过简单的建模分析从数据中归纳出较为简洁明了的规律。此时,机器学习模型通过模型本身拥有的较强的线性/非线性拟合能力,以及计算机算力所支撑的迭代优化过程,试图拟合出与实验数据趋势最为适合的函数,从而达到对新样本数据进行准确预测的目的。

机器学习模型主要可以分为有监督学习和无监督学习[38,39]。半监督学习模

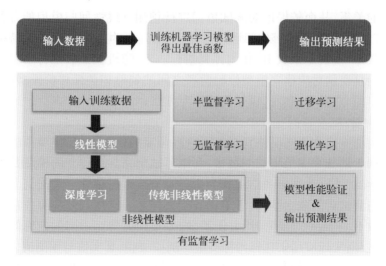

图 15 - 2　机器学习模型原理及训练过程示意图

型将两种学习思想进行了有机结合[40]。迁移学习也是机器学习领域一个重要的思想,其核心概念为将学习一个问题所积累的经验套用于另一个问题的训练过程中,从而加快机器学习模型训练过程,帮助其找寻拟合函数[41]。本节将列举多种著名的机器学习模型并介绍其特点及应用范围。

## 一、有监督学习模型

有监督学习模型通过对已有的训练样本进行训练来得到一个最优模型。有监督学习的训练数据都做好了标注。而学习模型的训练目标就是使模型的输出值尽可能得与训练数据的标志达到一致。用于有监督学习的训练数据中包含特征和标签信息。模型通过反复地训练优化过程来根据训练数据一步步修正模型输出。最终,模型对于新的未知样本也能给出合理的预测值[42]。有监督学习模型的学习任务可分为分类模型和回归模型。分类模型的输出值为非连续变量,典型的学习任务如将新精神活性物质按照化学结构进行分类、区分不同类别的芬太尼类物质等。而回归模型的输出值为连续变量,典型的学习任务如预测化合物保留时间、预测两种化合物谱图相似度等。目前广泛使用的有监督学习模型包括线性回归算法[43]、逻辑回归算法、朴素贝叶斯分类算法、神经网络算法、支持向量机等。

1. 线性回归算法和逻辑回归算法

线性回归算法是最为基础的机器学习算法之一,虽然其模型思想较为简单,整体映射能力有限,但包含着机器学习的重要思想,在构效关系、保留时间预测等领域均有广泛应用[43]。在线性回归模型中,将目标值预期看作各个输入变量之间的线性组合。简单来说,就是寻找一个线性函数来建立已知数据中各特征变量与标签值的映射关系,从而较好地对未知数据进行预测。线性回归模型的方程形式如下所示,其中 $h_\theta$ 即为所需求的线性函数(因变量),$\theta$ 为参数矩阵,$x$ 为特征变量矩阵(自变量)。

$$x = [x_1, x_2, \cdots\cdots, x_n]$$

$$\theta^T = [\theta_0, \theta_1, \theta_2, \cdots\cdots, \theta_n]$$

$$h_\theta(x) = \theta^T x$$

线性回归算法在多类预测问题中均有较好的表现。如 2019 年英国 Abbate 教授课题组使用 PLS-DA(一种类型的线性回归算法)建立了 115 种芬太尼类物质与 μ 阿片受体之间的定量构效关系模型,为芬太尼类物质的分类和确证提供了新的思路[44]。

逻辑回归是一种广义上的线性回归模型,算法层面与多元线性回归模型有很多相似之处[45]。最大的不同之处在于所寻找的拟合函数 $h_\theta$ 并不直接由 $\theta^T x$ 决定,而是结合 logistic 函数(又称 sigmoid 函数)来确定。逻辑回归模型一般用于二分类问题,也可通过 softmax 函数运用于多分类问题。如下列方程所示,对于输入特征变量 $x$,其属于类别 1 和类别 2 的概率分别为 $h_\theta(x)$ 和 $1-h_\theta(x)$。逻辑回归模型可以得到各个特征变量对于最终分类结果的影响权重,从而对各输入变量的重要性进行评估,在新精神活性物质分类领域也有广泛应用。

$$g(z) = \frac{1}{1+e^{-z}}$$

$$h_\theta(x) = g(\theta^T x) = \frac{1}{1+e^{-\theta^T x}}$$

$$P(y=1 \mid x;\theta) = h_\theta(x)$$

$$P(y=2 \mid x;\theta) = 1 - h_\theta(x)$$

2. 朴素贝叶斯分类算法

朴素贝叶斯分类算法是一种以贝叶斯定理为核心,基于概率计算的机器学习模型(图 15-3)。在准备阶段确定特征属性并获取训练样本后,算法将分别计算每个类别的概率分布并针对每个特征属性计算划分的条件概率。最后根据贝叶斯定理确定样本数据所属类别[46]。需要注意的是,朴素贝叶斯模型中特征属性相互独立性越高,模型表现越好。朴素贝叶斯分类算法逻辑简单,易于实现,分类过程中时间空间开销较小。另外,其基于概率分布的分类原理较大程度上减少了模型过拟合的情况,对于较小规模的样本数据也有很好的兼容性。

$$P(类别 \mid 特征) = \frac{P(特征 \mid 类别)P(类别)}{P(特征)}$$

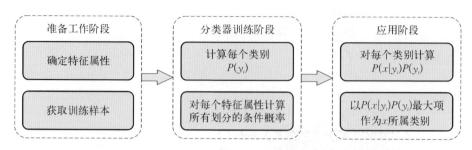

图 15-3 朴素贝叶斯分类算法流程图

朴素贝叶斯分类算法已经被广泛应用于新精神活性物质的分类筛查工作中,取得了不错的效果,如 2020 年悉尼 Fu 教授课题组就使用该算法模型将阿片类物质归属为三类:芬太尼衍生物、AH 系列化合物和 U 系列化合物;整体分类准确性达到 89.5%[47]。

**3. 神经网络算法**

神经网络算法近年来突飞猛进,已经成为机器学习领域研究热度最高的算法之一,并衍生出多个分支如卷积神经网络[48]、循环神经网络[49]及生成对抗式神经网络[50]等。神经网络算法结合不断提升的算力带来了前所未有的机器学习能力,创造出如 Alpha Go、Alpha Fold[51]等高性能的机器学习模型,也帮助自动驾驶、人脸识别等技术快速进步,带领机器学习走入深度学习领域。

神经网络模型主要包括输入层、隐藏层和输出层(图 15-4)。每一层都是由多个神经元组成,各层神经元之间通过激活函数和权重系数相连。上一层每个神经元的值通过权重矩阵和激活函数计算为下一层各神经元赋值,这一过程称为前向传播。样本数据中每个特征属性对应模型输入层中的一个神经元。神经网络模型中可根据实际问题需求包含多个隐藏层。经过隐藏层计算,在输出层输出对应结果,再经过 Softmax 层输出最终分类或是回归分析结果。

反向传播机制[52]和非线性激活函数[53]是确保神经网络模型强大非线性映射能力的两大支撑。神经网络通过多层运算,将复杂的计算步骤化为各层之间较为简单的运算操作。这一策略使得庞大的整体模型优化为各层较为简单的梯度误差计算。通过反向传播机制,将误差或梯度层层向前传导,进而对各神经元权重进行调整。经过多次迭代,最终得到一个准确率较高的网络模型。而激活函数的引入保障了神经网络模型中各层之间为非线性变换过程。若没有非线性激活函数,则不论经过多少隐藏层变换,最终输入层和输出层只能建立线性映射关系,神经网络模型就将退化为线性回归模型。而通过多层非线性激活函数的计算,神经网络模型具备极为强大的非线性映射能力,理论上可以模拟任意函数关系。

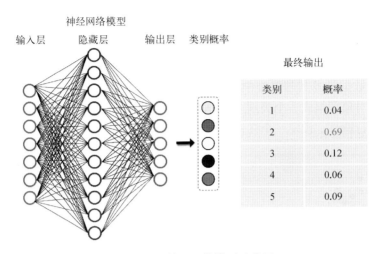

图 15 - 4　神经网络模型示意图

### 4. 支持向量机

线性回归模型能够对许多问题进行较好的研究分析。然而现实情况是,很多科学问题其特征变量与期望输出值之间的关系十分复杂,难以找到合适的线性函数。支持向量机则是另外一种可靠而经典的机器学习模型,具有强大的非线性映射能力[54]。简单来说,支持向量机的训练过程就是在尝试找寻一个最优的决策边界使得距离两个类别最近的样本相隔距离最远。这一决策边界也被称为超平面,而样本中与超平面距离最近的一些点称作支持向量。

虽然近年来随着人工神经网络算法的兴盛,支持向量机的研究日趋减少。但支持向量机有着坚实的数学基础,同时各种核函数的运用赋予其强大的非线性映射能力,在芬太尼类物质管制领域有着十分广泛的应用[55]。

## 二、无监督学习模型

对于包含标签信息的数据,使用有监督学习模型可以不断地对样本数据特征与数据标签之间的关系进行拟合,最终得到一个合适的映射函数用于新样本的预测。但这种策略需要预先对数据进行标注,也就建立在研究人员对科学问题或是数据结构有一定了解的前提下。然而在一些特定情况下,研究人员难以对数据进行准确标注或是希望通过计算探索数据内在结构。无监督学习模型的目的于对这些未经标注的数据进行分析,挖掘数据本身蕴藏的规律结构[39]。相对于有监督学习主要解决分类和回归问题,无监督学习模型的本质是对数据进行聚类。较为广泛使用的无监督学习模型包括 K 均值聚类、主成分分析(PCA)、自编码器等。

### 1. K 均值聚类

K 均值聚类算法于 1967 年被提出,其算法思想非常直观:对于样本数据集,计算各样本间距离。根据距离大小,将数据集分割为 K 个组别,使得每组内的数据点紧密连接(距离最小),而组间距离尽可能大[56](图 15 - 5)。在 K 均值聚类算法中,预先设定数据分为 K 类,随机选择 K 个样本数据作为初始聚类中心,然后对样本集中每个数据计算其与聚类中心的距离,并分配给距离最近的聚类中心。聚类中心和分配的对象即组成一个类别。每分配完一个数据,聚类中心坐标将根据类别中已有对象进行调整。设定一个终止条件,经过反复迭代达到条件视为完成聚类分析。

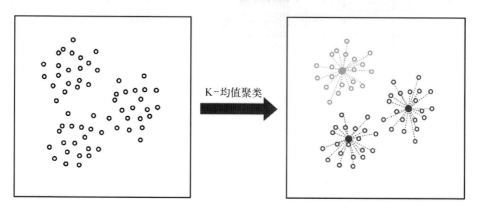

图 15 - 5　K 均值聚类分析过程示意图

K 均值聚类算法应用广泛,在芬太尼类物质数据分析领域也有很好的表现,如在 2020 年,美国 Wallace 教授课题组在 *Forensic Chemistry* 上刊文,建立 44 种 Ⅰ 型芬太尼类物质 EI 谱图相似度数据库,并使用 K 均值聚类算法对这些芬太尼类物质按照谱图相似度进行聚类分析。最终,对于未知化学结构的芬太尼类物质,能够根据其 EI 谱图与已知芬太尼类物质进行分析比对,从而为其结构确证工作提供帮助[57]。

2. 主成分分析

PCA 算法是最为常用的一种数据降维方法,其算法整体思路在于寻找一种线性映射来将高维数据在低维空间形成映射关系。PCA 的目的在于寻找一种合适的线性函数,来将高维数据投影在低维空间中,并使得数据在所投影的维度中尽可能多地保持高维数据所带有的信息[58]。

PCA 基本流程见图 15 - 6。数据准备工作与其他算法类似,接着对各个样本的所有数据进行中心化操作,计算协方差矩阵 C。然后,对于 N 个特征计算其对应于协方差矩阵 C 的特征值 λ 和特征向量 u。按照从大到小的原则将特征值 λ 进行排序,根据设定的新特征数目 k(一般为 2 或 3)选取前 k 各特征值和特征向量。最终将各个样本的原始特征值投影到所选择的新 k 个特征中并进行相关可视化分析,就完成了整个过程。PCA 在芬太尼类物质筛查鉴定领域应用广泛,如 2020 年英国 Sutcliffe 教授在 *Forensic Chemistry* 期刊发表研究成果,对 54 种芬太尼类物质的 GC－MS 谱图进行 PCA,并结合层次聚类将这些芬太尼类物质分为多个组别。在模型性能验证阶段,该聚类模型能够基于化学结构修饰对于 67 种新型芬太尼类物质进行聚类分析,获得了较高的分类准确度[59]。

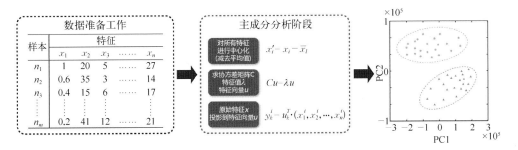

图 15－6　PCA 基本流程示意图

3. 层次聚类

层次聚类也是一种应用十分广泛的聚类算法。不同于 K 均值聚类,层次聚类不需要选择初始点并预先设定 K 值。在 K 均值聚类中,这两个参数的设定对于聚类结果会产生巨大影响,需要进行多次优化。层次聚类则对数据点进行一层一层聚类,可以在聚类过程中控制最终的类别数目。层次聚类的核心算法思想在于不断计算各类簇之间的距离(距离计算有多种方法),每一轮聚类将距离最大的两个类簇进行拆分或是将距离最小的两个类簇进行合并。层次聚类一般分为分裂法和凝聚法(图 15－7)。分裂法在初始状态将所有数据点归为一类,接着自上而下每一轮聚类将距离最大的两个类簇进行拆分;而凝聚法在初始状态将每个数据点自成一类,接着自下而上不断将距离最小的两个类簇进行合并。

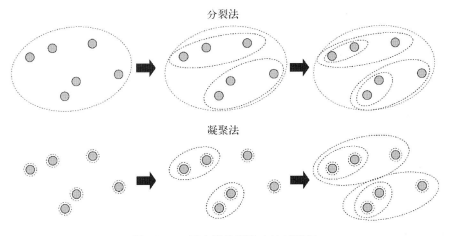

图 15－7　层次聚类两种方法示意图

　　层次聚类较为灵活,分类结果直观,已广泛应用于芬太尼类物质的谱图分类研究中,如 2020 年 Gilbert 教授课题组使用 PCA 结合层次聚类算法来对芬太尼类物质的 EI 谱图建立自动化分类模型,对未知芬太尼类物质也有着较高的预测准确性[59]。

# 第三节　机器学习技术在新精神活性<br>物质识别鉴定中的应用

　　现如今,各种仪器分析技术飞速发展,研究人员仅需少量样品便可获取包含样品化合物信息的海量谱图数据。这些数据犹如一座未经开采的金矿,对其进行合理勘探就能帮助研究人员建立更为高效准确的新精神活性物质识别鉴定技术体系。那么,日新月异的机器学习技术用于海量仪器数据的处理分析,势必对新精神活性类物质的非靶向性筛查、大规模识别鉴定、代谢机制研究及使用风险评估等方面提供新的思路。本节主要介绍机器学习技术在新精神活性物质定量构效关系领域的应用。

## 一、芬太尼类物质

　　芬太尼的化学结构如图 15-8 所示。不法分子根据构效关系等原理对芬太尼进行结构修饰进而合成不同类型的新型芬太尼类物质[60,61]。通过对芬太尼类似物化学结构中相对芬太尼所做的结构修饰位置和类型进行区分[57],能够帮助研究人员更好地分析新型芬太尼类物质的各种仪器检测数据[62],也能为机器学习模型的搭建提供指导。

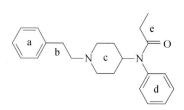

图 15-8　芬太尼结构

a~d: 芬太尼的五个结构域

　　图 15-8 中芬太尼的化学结构被分为五个结构域。一般来说,新型芬太尼类物质会在这五个部分中的一个或是多个位置进行结构修饰。结构修饰位点越多,该物质整体化学结构与芬太尼差异越大,所得各种仪器检测数据与芬太尼相似度越低。根据结构修饰位点数量的差异,将芬太尼类物质分为 I~V 型。

　　1. I 型芬太尼类物质

　　I 型芬太尼类物质对于芬太尼整体化学结构改变不大,主要从图 15-8 的五个结构域中选取一个部分进行结构修饰。图 15-9 列举了部分 I 型芬太尼类物质的化学结构。整体上在结构域 e 处进行官能团修改较为多见。同时结构域 a、b、c、 d 处也常被修改。Ⅰ型芬太尼类物质由于结构修饰幅度较小,整体药理作用和体内代谢机制与芬太尼类似。同时其在各种检测仪器中得到的数据谱图与芬太尼相似度较高。

乙酰芬太尼　　　　　　　　β-甲基芬太尼　　　　　　　丙烯酰芬太尼

2-氟芬太尼　　　　　　　　异丁酰芬太尼　　　　　　　呋喃芬太尼

ortho-氟芬太尼　　　　　　　3-氟芬太尼　　　　　　　3-甲基芬太尼

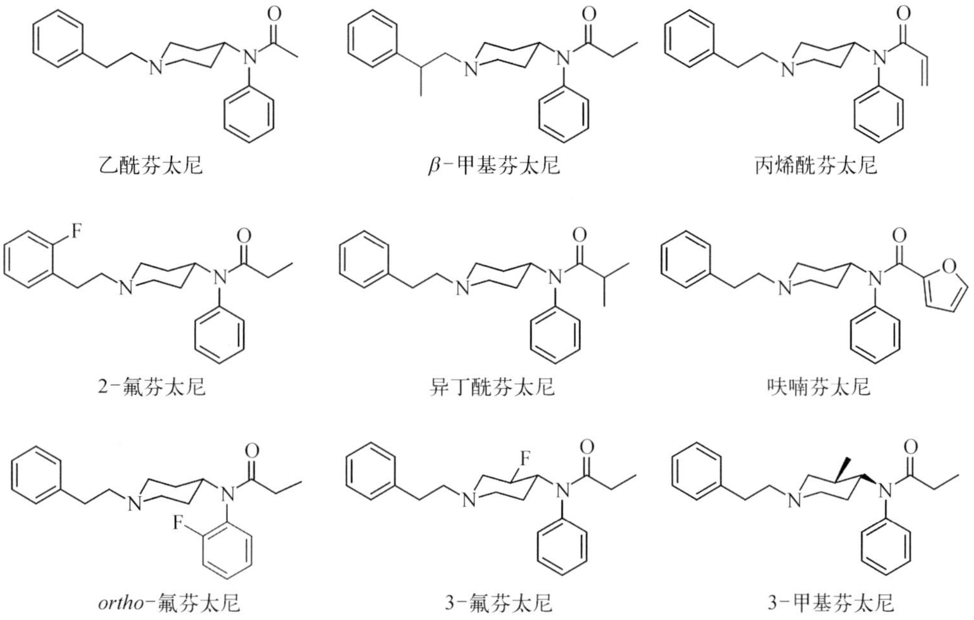

图 15-9　部分Ⅰ型芬太尼类物质化学结构

2. Ⅱ型芬太尼类物质

Ⅱ型芬太尼类物质在芬太尼的两个结构域中进行结构修饰,整体来说结构变化更大。图 15-10 列举了六种已知的Ⅱ型芬太尼类物质,可以看到在结构域 a,经常会用一些杂环或是在苯环上修饰一些杂原子官能团等。同样在结构域 d 也会做类似的变化;针对结构域 c 和 e 做的结构修饰主要对脂肪链结构进行更改。与Ⅰ型芬太尼类物质相比,Ⅱ型芬太尼类物质结构修饰幅度更大,但仍旧保留了芬太尼整体的分子骨架。在各种仪器中收集的数据谱图与芬太尼相似度较高,具有与芬太尼相似的谱图特征。

3. 其他芬太尼类物质

随着监管政策逐步趋紧,不法分子针对芬太尼化学结构修饰幅度愈发增大,从而衍生出一系列Ⅲ~Ⅴ型的芬太尼类物质。这些化合物虽然以芬太尼为先导化合物,但对芬太尼中多个结构域都进行了大幅的修饰,甚至对芬太尼整体结构骨架进行改动(图 15-11)。许多Ⅲ~Ⅴ型芬太尼类物质的药理作用和体内代谢机制已与芬太尼迥异,并且缺乏系统的药理毒理数据,过量使用所造成的健康风险大大增加。另外，这些物质在各种检测仪器中所得数据谱图与芬太尼相似度较低，已建立的大量分析方法难以应用于此类物质的检测。骨架结构的变化也导致难以总结出较为通用的经验规律，给监管政策的制定造成了巨大难题。

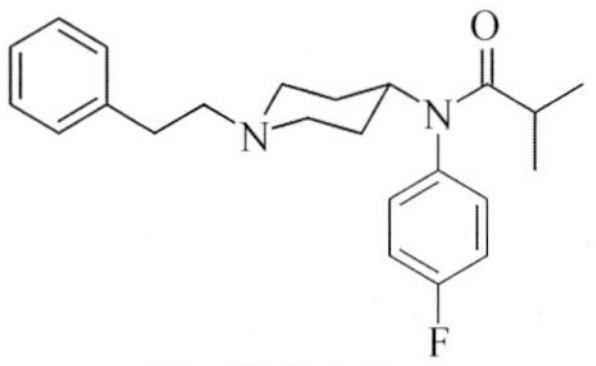
异丁酰芬太尼

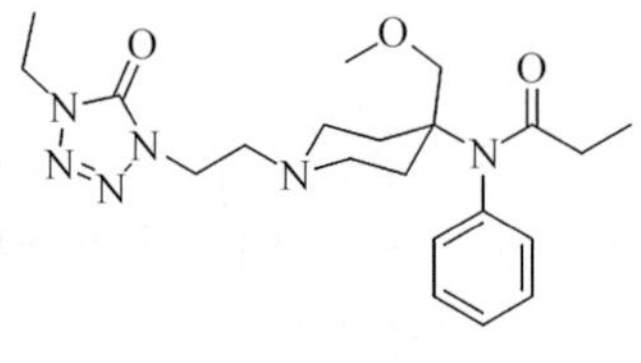
阿芬太尼

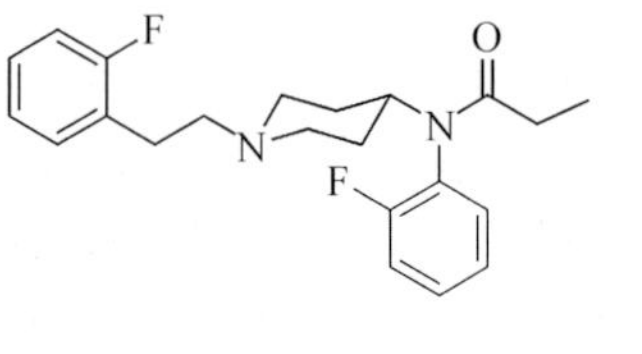
*2F-ortho*-氟芬太尼

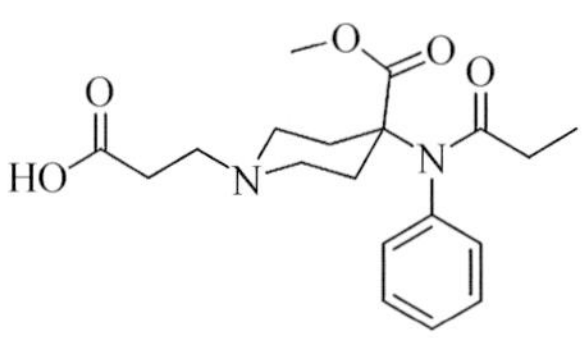
瑞芬太尼

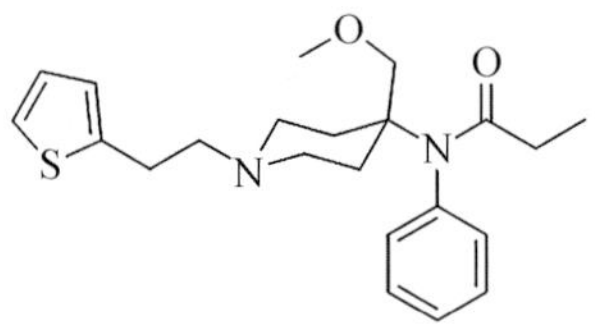
舒芬太尼

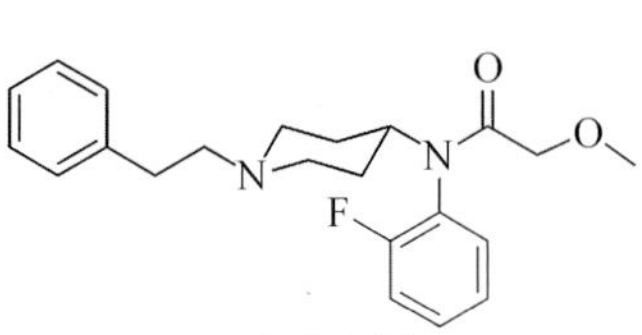
奥芬太尼

图 15-10　部分Ⅱ型芬太尼类物质化学结构

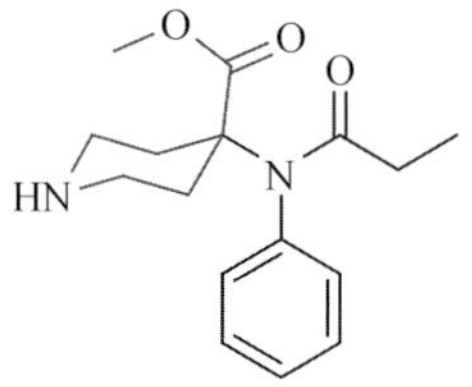
去卡芬太尼

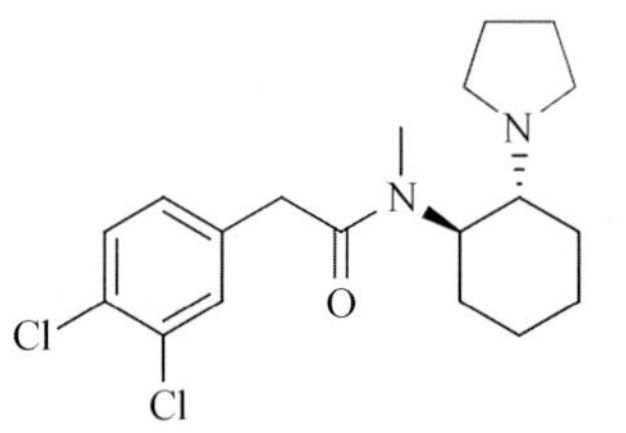
U-50488

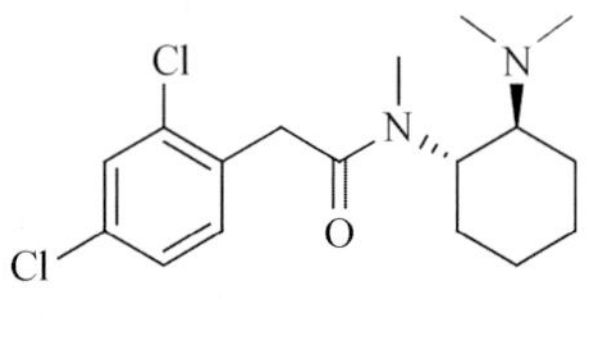
U-48800

图 15-11　部分其他芬太尼类物质化学结构

4. 机器学习技术结合质谱分析芬太尼类物质

质谱仪因其快速的分析速度、极高的检测灵敏度和广谱的化合物兼容性，已经成为芬太尼类物质检测分析的首选仪器[28]。质谱与各种色谱分离技术连用（如GC-MS[29]和LC-MS[30]等），进一步拓宽了质谱的应用范围，可以对复杂的实际样本进行自动化快速分析，并已经成为体内外检材中芬太尼类物质的检测分析标准。

GC-MS一般使用EI源对化合物进行离子化[63]。EI源使用70eV的电子束轰击气相中化合物分子，谱图中记录了大量的化合物碎片离子，这些碎片离子均在一定程度上反映了原化合物的结构信息，对化合物的结构解析分类工作有很大帮助。EI谱图稳定性高，在不同仪器中重现性高，目前已有多个著名的化合物EI谱图数据库，如NIST数据库、Wiley数据库及专门针对新精神活性物质的EI谱图数据库SWGDRUG。这些优势使得GC-MS非常适合与机器学习技术相结合，在新型芬太尼类物质早期非靶向筛查识别及结构鉴定领域具有巨大潜力。

当然,GC‐MS 也有其自身局限性,对于热不稳定或是难挥发性化合物的分析效果不佳。针对这些化合物,使用 LC‐MS 进行检测较为理想。LC‐MS 一般使用 ESI 源对化合物进行离子化,能够得到完整化合物分子的离子信号[64]。在高分辨质谱仪器帮助下,研究人员能够对化合物分子式进行确定。然而,ESI 谱图中化合物碎片离子信息较少,难以给出与化合物结构相关的有效信息。此时,通过碰撞诱导解离技术进行 MS/MS 分析即可给出较为特征的化合物碎片信息,辅助化合物结构确证工作。另外,一些 LC‐MS 仪器提供了数据非依赖性采集模式。

美国 Koshute 教授课题组于 2021 年 11 月在 *Forensic Chemistry* 上发表其最新研究成果。研究人员构建了一个有监督机器学习模型以完成通过 EI 谱图检测芬太尼类物质的任务。整体的模型建立和工作流程如图 15‐12 所示。

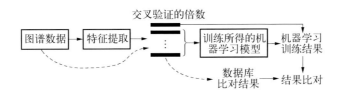

图 15‐12　模型构建和工作流程示意图

研究人员收集了 3 718 个精神活性物质的 EI 谱图,其中包括 195 个芬太尼类物质和 3 523 个非芬太尼类物质。接下来,研究人员确定了输入机器学习模型的数据特征。不同于简单地将每个 $m/z$ 作为一个特征,该课题组对每张 EI 谱图进行处理,确定了 12 个与质谱峰相关的特征和 12 个谱图相似度相关的特征。质谱峰相关特征包括基峰、平均峰强度和出现最频繁的质谱峰对质量差等。而相似度相关特征主要计算谱图与几种代表性的芬太尼类物质的谱图相似性。模型训练过程遵循了 10 倍交叉验证策略,即将所有输入的谱图平均分为 10 组,9 组作为训练数据,1 组作为测试数据(不参与训练过程)。训练所得的模型应用于测试数据来评估模型性能。该研究共考察了三种不同的机器学习模型:逻辑回归、神经网络和随机森林。逻辑回归模型采用广义线性回归和二分类模式,而神经网络模型选用了有两个隐藏层的浅神经网络。随机森林模型类似于决策树算法。

在对这三种机器学习模型训练完成后,研究人员将其与传统的数据库比对算法一起进行性能评估。图 15‐13 展示了四种模型对于测试集谱图的平均分类准确性。可以看到随机森林模型的分类准确性最高,而其他三种模型准确性相差不大。

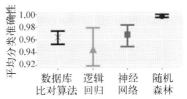

图 15‐13　四种算法分类准确度比较

2020 年,美国 Wallace 教授课题组也在 *Forensic Chemistry* 上发表了其运用机器学习模型计算谱图相似度来对芬太尼类物质进行分类的研究工作[57]。与 Koshute 教授不同的是,该研究工作搭建了一种无监督学习模型。对于一系列 I 型或 II 型芬太尼类物质的 EI 谱图,该模型能够根据谱图之间的相似度直接对这些谱图进行聚类分析并可视化聚类结果。这个研究表明了使用无监督学习聚类分析对于未知分子自动化结构归属的可行性。

首先,研究人员收集了 44 个不同的芬太尼类物质分子的 EI 谱图数据。接着,研究人员选用了一种多维尺度变换的无监督学习算法[65]。该算法与 PCA 类似,是一种强有力的数据降维方法,能够对各数据样本间的相似度进行空间可视化。该算法思想受到支持向量机模型和 K 均值聚类算法的启发,整体算法的原理在于通过计算成对样本间的相似度,来将高维数据映射到一个低维空间中,并尽可能地让每个数据样本在低维空间映射之间的相似度与其在高维空间的距离保持一致。那么在这个研究中,多维尺度变换算法被用于将各种芬太尼类物质的高维 EI 谱图映射到二维空间中,得到一张二维相似度聚类分析图。多维尺度变换算法模型的具体实施使用了 R 语言中 MASS 包,图中 $p$ 和 $q$ 代表了多维尺度变换分析后得到的两个维度。多维尺度变换模型分析能够将芬太尼类物质 EI 谱图分为三个组别。结构修饰位点相似的芬太尼类物质其谱图相似度也较高,在聚类分析图中被划分为同一组别,验证了该无监督学习模型自动化对 EI 谱图进行结构预测分类的可行性。

最后,研究人员提出了一个根据可疑芬太尼类物质 EI 谱图推测其化学结构的自动化预测平台,其工作流程见图 15-14。所得可疑芬太尼类物质 EI 谱图首先经过一个芬太尼分类器。该分类器包含两个组件,一是通过与已知结构芬太尼类物质计算谱图相似度来确定与可疑芬太尼类物质最为相近的芬太尼类物质化学结构;通过阈值设定判断其为 I 型或是 II 型芬太尼类物质;二是使用构建的多维尺度变换聚类模型判断该可疑芬太尼类物质可能的结构修饰位点。最终综合这两项结果给出关于该可疑芬太尼类物质的化学结构预测。

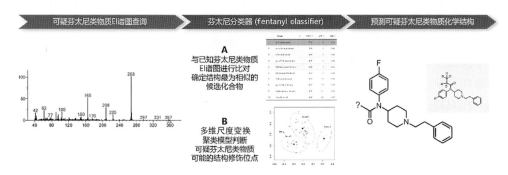

图 15-14　可疑芬太尼类物质 EI 谱图化学结构自动化预测平台工作流程图

2020 年,英国 Gilbert 教授课题组使用 PCA 结合层次聚类算法来对芬太尼类物质的 GC－MS 数据进行了聚类分析,结果发表于 *Forensic Chemistry* 上。研究人员对 54 种芬太尼类物质的 GC－MS 谱图数据进行 PCA 降维分析,然后使用层次聚类模型将这些物质分为 9 类。该模型被应用到 67 种芬太尼类物质(未包含在模型训练过程)的分类中,取得了很高的分类准确度。

研究人员首先对 54 张 EI 谱图进行初步的数据整理,包括截取 $m/z$ 41～352 的质谱信号并将所有信号的 $m/z$ 取整。去除所有谱图中强度变化幅度较低的信号,最终保留了 176 个 $m/z$ 作为模型输入特征,并使用 R 语言中相应算法包进行 PCA 分析。在 PCA 结束后,研究人员使用结果数据进行层次聚类分析。

54 种芬太尼类物质被分为 9 类:1a 主要包含 $N$-苄基类化合物;1b 类结构较为多变,找不到显著的共有规律;1c 类主要是酰胺类化合物;1d 类为氟苯乙基类化合物;1e 类为氟苯胺类物质;1f 类为 3 位氟取代化合物;1g 类为氯苯胺类化合物;1h 类为邻氨基苯甲醚类物质;1i 也为氟苯胺类物质。接着,研究人员将层次聚类的结果叠加到 PCA 图中。可以看到,分出的 9 类芬太尼类物质在 PCA 图中整体得到了较好的区分。研究人员接下来选取了 67 种不同结构的芬太尼类物质用于聚类模型的性能评估。研究人员选用了两种分类标准:第一种计算每各类簇的中心点坐标,测试化合物被分入距离其坐标最近的中心点所在类别中;第二种考察距离测试化合物坐标最近的数据点,并将其分入该数据点所在类簇。最终第一种中心点法整体分类准确性为 83.6%,第二种最邻近点法整体分类准确性为 91.0%。这个研究对芬太尼类物质 EI 谱图的自动化分类、各类型芬太尼类物质 EI 谱图特点及特征离子的挖掘具有重要意义。

机器学习技术不仅能够辅助新型未知芬太尼类物质质谱数据的自动化分类和相似度计算等,还能帮助研究人员分析各种芬太尼类物质的非法生产方式,以更加精准地对制毒贩毒行为进行打击。目前已报道了许多种芬太尼类物质的合成方法,不同非法组织都有一套自己的合成工艺。那么每种合成工艺都不可避免地在最后的成品芬太尼中引入一些杂质。研究人员将这些杂质的种类和含量信息称为化学分布特征(chemical distribution signatures)[66]。通过分析不同合成方式成品中化学分布特征的差异,就能帮助研究人员掌握芬太尼样品的合成方式;结合其他信息,最终能够更加精准地掌握毒品的来源和特定地下工厂销售毒品的分布。通过多种质谱手段如 GC－MS、LC－MS 等可以灵敏地捕捉芬太尼样品中各杂质的信号,然而在杂质种类未知的情况下对海量质谱数据进行非靶向分析任务繁重,进展缓慢。近几年,机器学习技术的引入为这一领域研究带来了新的思路[66,67]。

2016 年,美国 Williams 教授课题组在 *Analytical Chemistry* 上发表研究工作[66]。在这个研究中,研究人员试图全面评估六种已报道的芬太尼合成方式化学分布特征的区别。图 15-15 展示了这六种芬太尼的合成路线。他们使用 GC-MS、LC-MS 及 ICP-MS 来尽可能全面地捕捉 6 种合成方式的化学分布特征信息。结合 PLS-DA 对海量质谱数据进行处理,确证了 160 种有机/无机杂质信息并从中找出 87 种具有路线特异性的化学分布特征信息。

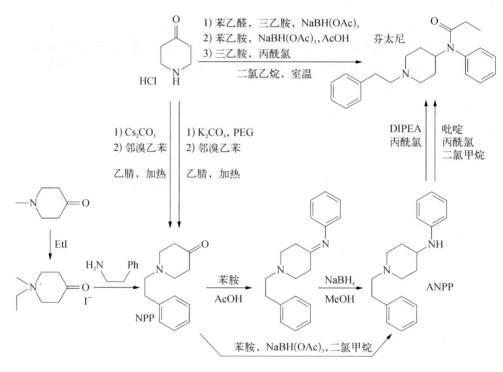

图 15-15 芬太尼合成方式总览

PLS-DA 本质上是一种多元线性回归模型,也融合了 PCA 的思想。通过 PLS-DA 模型的使用,研究人员建立了一个能从芬太尼样品中提取化学分布特征信息并对其合成方式进行预测的分析平台。研究人员首先严格按照 6 种合成路线合成芬太尼并进行质谱检测和 PLS-DA。接着,研究人员测试了该预测平台在实际样品中的预测表现,他们选用了分布于不锈钢表面的芬太尼样品(分别来源于 6 种合成方式)并使用该平台进行预测。最终结果显示实际样品与对照品差距不大,确证了该方法较强的抗干扰性。

5. 机器学习技术结合光谱技术分析芬太尼类物质

拉曼光谱是近年来广泛应用于化学物质鉴定的光谱技术之一。由于拉曼散射过程与分子结构独特的振动模式有关,因此,拉曼光谱可以提供有关分子键和结构的相关信息,并且能够识别复杂物质中的化学成分。此外,拉曼光谱具有分析速度快、灵敏度高、成本低、操作简单等优点。因此该技术被广泛应用于分子结构鉴定、精神麻醉药品检测等领域[68,69]。在使用拉曼光谱在分析复杂的混合物样品时,获得的光谱数据集极其庞大,往往需要使用各类数据处理的方法进行数据的采集、提取、分析等。由此,机器学习及人工智能等策略开始逐渐与拉曼光谱技术相结合应用于各领域内分析物的鉴定上。

随着表面增强拉曼散射(SERS)技术的发展,其与机器学习相结合的策略极大地推动了在非法药品鉴定领域内的应用。目前,通过使用 SERS 技术结合 PCA、支持向量机等手段,研究人员能够将羟考酮、海洛因、四氢大麻酚和可卡因等毒品较好地区分,并展示了其定量的能力[70]。在检测比较复杂的体液样品时,有文献报道将 PCA 与 SERS 相结合能够高效分析唾液中的四氢大麻酚[71],将 PLS - DA 与 SERS 联合使用能够检出唾液中微量的海洛因和甲基苯丙胺,并将两者相区分[72]。

在芬太尼类物质的检测方面,Wang 等[73]使用 PCA 结合 SERS 用于检测尿液样品中的芬太尼类物质,研究结果表明,可以从 10 000 倍浓度的吗啡中测定低至 50 ng/mL 的芬太尼。该方法一共分析了五种芬太尼:芬太尼、卡芬太尼、4 -氟丁酰基芬太尼、去甲芬太尼和瑞芬太尼,其检测的灵敏度范围为 50～2 000 ng/mL。Haddad 等[74]运用 SERS 与峰高校准策略相结合,用于海洛因混合物中芬太尼的定量分析,作者还将与每种物质相关的诊断峰强度比拟合到朗谬尔等温线校准模型中,并在小于 6% 的芬太尼中观察到线性,表明该方法适用于犯罪现场调查中定量检材中的痕量芬太尼。Gozdzialski 等[75]报道了将便携式的拉曼光谱仪与偏最小二乘回归联用,对混合物粉末中的芬太尼进行定量分析,结果表明该分析方法有望应用于实时检测分析并定量非法药物。Mirsafavi 等[76]将 SERS 与微流体装置的分析技术结合使用,用于检测芬太尼及其两种化学前体——去丙酰芬太尼和 N -苯乙基-4 -哌啶酮。除了利用高灵敏度的 SERS 外,作者还结合了分层 PLS - DA 分析算法,用于区分具有相似特征的光谱图,分层 PLS - DA 算法的分类具有严格的分类阈值,显示出其在分析结构相近化合物时的良好性能。

除了拉曼光谱以外,近红外光谱(near infrared spectroscopy, NIR)也是一种无须处理样品即可进行分析的技术。目前,尽管商用拉曼手持光谱仪已被投入使用,但这种技术仍然面临着局限性。主要问题之一是荧光化合物会干扰和模糊拉曼信号,导致检测限取决于样品中存在的特定掺杂物[77]。此外,商业的拉曼光谱仪拥有其光谱数据库,但在实际检测过程中,往往会遇到数据库中不包含被分析物的情况。相比之下,NIR 分析仪不受荧光影响,并且比拉曼设备更便宜、更小,适合在犯罪现场进行实时分析[78]。目前已有多项研究表明,机器学习结合 NIR 具有较好的应用前景。例如,Liu 等[79]成功证明了多模型方法如类比的 SIMCA 对甲基苯丙胺、氯胺酮、海洛因或可卡因类的光谱进行分类,然后使用个体 PLS 回归模型进行量化。Hespanhol 等[80] 在 NIR 光谱上应用不同模型,包括用于可卡因碱基分类的 SIMCA、用于定量信息的 PLS 及用于判定掺假程度的多变量曲线分辨率等。而目前,尚未见使用近红外光谱结合机器学习在分析芬太尼类物质方面的报道。

6. 机器学习技术结合核磁共振分析芬太尼类物质

核磁共振(NMR)是一种在司法鉴定和禁毒领域内除质谱与光谱外常用的分析技术之一。由于检测较为复杂,并且超导核磁共振波谱仪的成本、尺寸和冷冻剂维护支出较高,NMR 在司法鉴定领域内的普及程度没有质谱和光谱高[81]。近年来,台式 NMR 设备不断发展,成本更低,占地面积更小,不需要使用冷冻剂,并且几乎无须维护[82]。更重要的是,NMR 凭借自身独特优势——能够在没有任何信息参考的情况下,高效地推测出检材中毒品的化学结构及成分信息,NMR 技术开始广泛应用于检测新型毒品及未知毒物。例如,在芬太尼类物质的检测方面,有文献曾报道运用低场 NMR 仪(65 MHz)获得的[^1]H - NMR 谱图可以轻松区分 65 种芬太尼及其类似物[83],包括各种类型的位置异构体,为建立独立于场强的[^1]H - NMR 谱图库提供了新的研究思路。此外,有文献使用正交台式 19F NMR 对含氟芬太尼类似物进行定性及定量研究[15](检出限为 74~400 μg/mL,定量限为 290~1 340 μg/mL),该方法可以改善含氟芬太尼类似物信号在[^1]H - NMR 检测混合物时受到限制的情况,并能够很好地区分含氟芬太尼的位置异构体。

截至目前,运用机器学习结合 NMR 技术分析芬太尼类物质方面的研究报道较少。2020 年,McKeown 等[84] 运用高场和低场(43 MHz)傅立叶变换 NMR 结合 PCA 及 OPLS - DA 用于三种不同方法合成的芬太尼前体 N - 苯乙基 - 4 - 哌啶酮和 4 - 苯胺基 - N - 苯乙基哌啶,总共 42 个样品的分类研究。尽管与高场相比,低场 NMR 每个数据集中的数据点较少且可区分的光谱特征较少,但作者表明,在低场[^1]H - NMR 光谱中获得了足够的多变量分析信息,并且模型能够对所有测试样本进行分类。运用机器学习与 NMR 技术相结合可以区分由特定方法合成的芬太尼及其前体,为司法鉴定和毒物分析提供了新的研究策略。

## 二、苯乙胺类和卡西酮类

苯乙胺类新精神活性物质是以苯乙胺为母核,是不法分子通过化学修饰得到的具有致幻和兴奋双重精神作用的化合物。从化学结构上来看,苯乙胺类新精神活性物质包括:2C 系列、D 系列、NBOMe 类、NBOH 类、NBF 类、FLY 系列和其他一些衍生物。该类化合物通过介导多巴胺、去甲肾上腺素和 5 - 羟色胺等单胺类受体,从而产生兴奋和致幻作用,常见副作用有心动过速、高血压、恶心、呕吐、呼吸抑制及幻觉等。

　　1996 年,李志良等[85]采用神经网络算法建立机器学习模型,研究了苯乙胺类衍生物取代基疏水参数、电子参数与其生物活性之间的关系,神经网络相比于多元线性回归法有良好的预测效果,可为药物设计提供帮助。1998 年,吉民等[86]采用逐步回归法建立多元线性方程,方程描述了甲磺酰胺苯乙胺类化合物结构参数与其抗心律失常活性之间的关系,结果表明,此类化合物的抗心律失常活性与其原子轨道杂化程度和氮原子电负性相关,为进一步抗心律失常活性药物设计提供参考依据。1998 年,Brian 等[87]在定量构效关系研究中表明,电子参数边界轨道相位角与致幻剂苯乙胺的药理活性有很强的相关性,为今后对苯乙胺类致幻活性的研究提供了结构参数信息。2000 年,Liu 等[88,89]以 17 个甲磺酰胺苯乙胺类似物为研究对象,采用比较分子场分析和相似性指数分析方法建立机器学习模型,描述了空间、静电和疏水结构对药物活性的作用程度,基于模型提供的线索设计并合成了一系列新的甲磺酰胺类似物,实验数据与预测活性数据具有良好的相关性,证明了机器学习模型的可靠性,为设计新的抗心律失常药物提供指导。2003 年,Altun 等[90]采用电子构象法建立方程研究了一系列苯乙胺和苯异丙胺衍生物的结构-致幻活性关系,研究发现影响致幻活性的结构因素,为新药物设计提供帮助。2007 年,Niu 等[91]采用支持向量机法建立模型,实现了苯乙胺类拮抗剂和激动剂的分类并预测其活性,模型经留一法交叉验证检验其预测准确度达 91.67%,可作为苯乙胺类物质活性预测研究的有效工具。2013 年,Yadav 等[92]建立机器学习模型对作用于 α-肾上腺素受体的苯乙胺类似物进行了研究,模型获得了影响激动活性的关键描述符,为进一步设计新的苯乙胺类 α-肾上腺素能受体激动剂设计提供指导。

　　不法人员在卡西酮母核结构的基础上对卡西酮进行结构修饰进而合成不同类型的新型卡西酮类物质。卡西酮类新精神活性物质按其结构特点可以分四类: *N*-烷基卡西酮类衍生物(如 4-MMC)、*N*-吡咯烷卡西酮类衍生物(如 α-PVP、α-PBP)、3,4-亚甲二氧基-*N*-烷基卡西酮类衍生物(bk-MBDP)、3,4-亚甲二氧基-*N*-吡啶环卡西酮类衍生物(如 MDPV)(图 15-16)。根据 UNODC《2018 年世界毒品报告》,截至 2017 年底已发现的合成卡西酮类物质种类达 148 种。

*N*-烷基卡西酮类衍生物

| 4-TFMMC | 4-FMC | 甲卡西酮 | 2-MMC |

N-吡咯烷卡西酮类衍生物

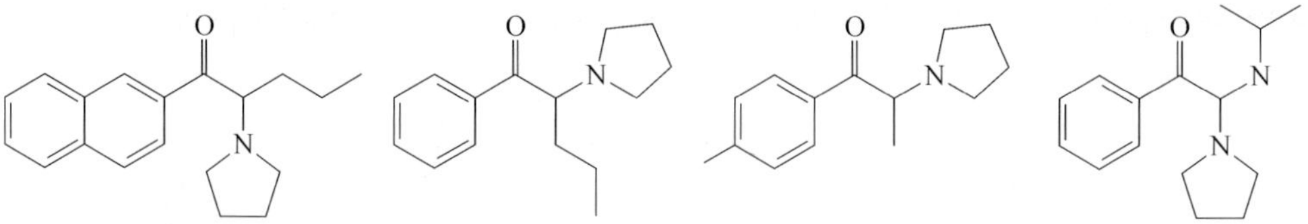

naphyrone      α-PVP      4-MPP      α-Pihp

3,4-亚甲二氧基-N-烷基卡西酮类衍生物

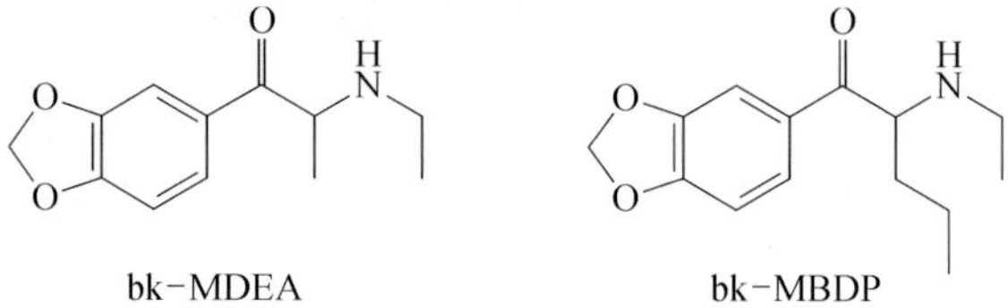

bk-MDEA          bk-MBDP

3,4-亚甲二氧基 N-吡啶环卡西酮类衍生物

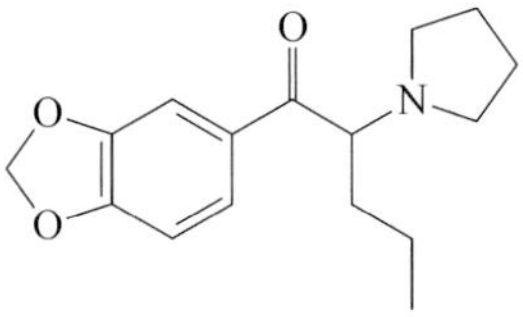

MDPV

图 15-16　卡西酮类衍生物

　　2016 年,Stevens 和 Matthew 建立了关于卡西酮类似物成瘾性与其化学结构相关关系的定量构效关系模型,研究表明,多巴胺受体、5-羟色胺受体的活性可能与卡西酮类化合物分子中 4 位取代基有关,从而产生一系列成瘾效应,定量构效关系模型有助于研究药物的作用机制和预测新药物的效价,帮助调查药物滥用效应的结构决定因素[93,94]。

## 三、色胺类和苯烷基胺类

　　色胺类物质是一类以色胺为母核的化学物质,因其结构与色氨酸类似而得名,含有一个吲哚核。色胺类物质的结构和药理作用与 5-羟色胺相似,与 5-羟色胺受体结合产生致幻作用[95],作用效果强烈持久,对公众健康具有较大的危害性。

　　研究表明,色胺类物质的物质结构不同导致药理活性和精神活性不同,如 5-甲氧基取代的色胺类物质致幻性比 4-羟基取代的色胺类物质更强[96]。不法人员通过改变取代基的位置进而合成种类更多且致幻效果更强的色胺类物质。图 15-17 是一系列管的色胺类物质,分别为 5-MeO-DMT、5-MeO-MiPT、5-MeO-DiPT、5-MeO-DALT。

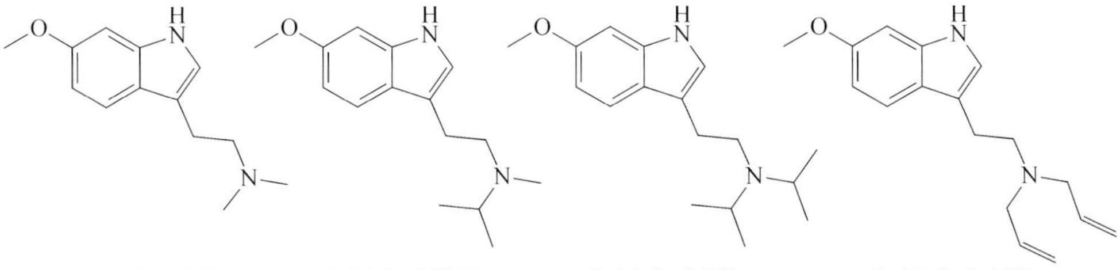

| 5-MeO-DMT | 5-MeO-MiPT | 5-MeO-DiPT | 5-MeO-DALT |

图 15-17 部分色胺类物质结构

1995 年,Sugden 等[97]通过建立 COSMIC 模型揭示了褪黑素电子结构参数与碘化黑素结合位点亲和性之间存在明显的定量关系。1998 年,Marot 等[98]通过比较分子场分析方法对 64 种结构异质激动剂进行三维定量构效关系的研究,利用构效关系得出了作用于褪黑素羊脑受体的激动剂药效团,研究帮助设计合成了新的褪黑素。2004 年,Dukat 等[99]建立比较分子场分析模型对 40 多个色胺类物质进行了 5-羟色胺类似物与人受体结合力的研究,研究得出此类化合物与受体结合的重要基团,有助于研发对 5-羟色胺受体亚型具有更大选择性的药物。2005 年,Pratuangdekul 等[100]利用三维定量构效关系模型生成了一个高可信度的 5-羟色胺转运体的活性药效团,该药效团为转运机制提供有效的结构信息从而有助于设计靶向 5-羟色胺转运体的新药,并预测药物的生物活性[100]。2007 年,卢律等[101]通过确定 34 个茚胺类化合物分子的药效构象基团,采用比较分子力场分析方法建立了选择性 5-羟色胺再摄取抑制剂(SSRIs)的三维定量构效模型,该模型反映了配体-受体结合的特征,为下一步 SSRIs 的设计提供了相关理论指导。2009 年,成素丽等[102]对色胺类迷幻剂建立了多元线性回归模型和人工神经网络模型,分析了影响色胺类化合物活性的主要化学结构因素,推断出色胺类物质活性作用机制,并对两种模型的预测性能进行了比较,发现基于人工神经网络模型比传统多元线性回归模型具有更好的预测能力和稳定性。

## 四、合成大麻素类

合成大麻素类新精神活性物质是人工合成的内源性大麻素 CB$_1$ 和 CB$_2$ 受体激动剂,它与大麻素受体结合产生的效力强于传统天然大麻,成为天然大麻的替代品,对人体具有较强的致幻、镇定和抑制作用[103]。目前合成大麻素的种类繁多,Kikura-Hanajiri[104]等提出了合成大麻素结构体系,主要由四部分组成:母核、连接键、连接基团、尾部[105]。

母核结构以吲哚或吲哚杂环为主;链接以酰基或酰胺为主;取代基的灵活度很好,早期以萘环为主,后期萘环对位出现甲基、乙基或甲氧基取代;侧链以烷烃为主。不法分子通过调整合成路径的方式便可以产出法律管制之外的"合法毒品"。

1991 年,Thomas 等[106]通过构建大麻素的定量构效关系模型发现了 C 环上 9 号位的构象、疏水侧链等是影响大麻素镇痛活性的重要结构因素,同时利用比较分子场分析方法推导大麻素药理效应与结合亲和力间的相关性,此方法被用于设计大麻素激动剂,并且能够预测未知物质的活性。2015 年,D'archivio 等[107]利用多元线性回归与遗传算法相结合的变量选择方法研究了大麻类氨基烷基吲哚衍生物的定量结构保留关系(quantitative structure property analysis, QSPR)模型,对 15 种化合物和 28 种尿液代谢物进行研究,将分析物的溶质保留时间同其分子结构相关联起来,预测了新分析物的色谱信息,模型效果较好。除了质谱分析外,预测保留时间与观察保留时间的比较可用于增加对未知色谱峰定性赋值的置信度,提供了一种识别未知化合物的工具。2020 年,Lee 等[108]使用偏最小二乘回归和多元线性回归两种回归方法建立了合成大麻素结构和理化性质与其 $CB_1$ 受体结合亲和力相关关系的 QSAR 模型,经过检验得出一个统计性能良好的 PLS - DA 模型,该模型可用于预测合成大麻素类物质与 $CB_1$ 受体的结合亲和力,并可进一步验证药物的成瘾性,为控制合成大麻素类物质的非法滥用提供了有效的工具。

2021 年,Polettini 等[109]利用化学计量学预测色谱和质谱信息,实现未知化合物的推定和鉴定。首先通过构建一个预测合成大麻素保留时间的 QSAR 模型,利用新精神活性物质网络数据库、PubChem 数据库搜索类似合成大麻素类物质的化学式并找出同分异构体,获取到简化分子线性输入规范式后结合 QSAR 模型预测出它们对应的保留时间,同时筛选出在保留时间模型范围内的同分异构体,通过 CFM - ID 软件预测这些同分异构体的质谱信息,将未知化合物的谱图与预测出的同分异构体谱图作比对,利用杰卡德(Jaccard)相似性指数预测算法可以筛选出匹配程度高的同分异构体,实现了未知化合物的推定鉴定,增加了鉴定识别未知合成大麻素类物质的可能性[109]。

在新精神活性物质的非靶向筛查识别领域,利用机器学习技术展开的 QSAR 研究已经显示出巨大的潜力。传统的精神活性物质识别鉴定方法大多依赖标准物质,只能对已知的物质进行靶向分析。面对层出不穷的新精神活性物质,这一策略遭遇巨大挑战。机器学习技术通过强大的数据分析能力结合计算机算力支持,能够快速挖掘大量新精神活性物质谱图数据中所蕴藏的共性规律,从而对未知化合物谱图与新精神活性物质的相似度进行计算以评估其风险系数。各种有监督学习模型能够高效自动地从各种类型的新精神活性物质谱图中提取特征并通过迭代优化建立高性能的分类和回归模型,为新精神活性物质的早期筛查提供数据支持。同时,无监督学习模型能够对海量的新精神活性物质实验数据进行聚类分析,帮助研究人员了解数据结构,加速推进下一步研究工作。可以相信,随着各类仪器分析技术和机器学习技术不断发展,各种针对新精神活性物质大规模非靶向筛查方法将蓬勃发展,新精神活性物质监管空窗期也将不断缩短。

**参 考 文 献**

第十五章参考文献

# 第十六章  新精神活性物质的毒理学研究

新精神活性物质的毒理学研究任务是为有关案件的侦察提供线索,为法医毒物分析结果解释提供依据,为司法审判提供科学证据。为此,新精神活性物质的毒理学研究应解决以下问题:① 确定是否是染毒新精神活性物质;② 确定染毒新精神活性物质的种类;③ 确定染毒新精神活性物质引起的表型变化;④ 确定新精神活性物质的毒性大小;⑤分析推断新精神活性物质的毒性机制;⑥确定新精神活性物质的构效关系,为快速推断新精神活性物质的类型提供依据。

从研究对象的角度,毒理学研究主要包括人体毒理学及实验毒理学。人体毒理学主要研究中毒者行为学、靶器官的形态学、体液生物化学等方面的变化。实验毒理学主要借助实验动物及细胞模型,通过行为学、形态学及细胞生物学等检查方法,对比分析新精神活性物质的毒性及染毒机制。

目前,新精神活性物质在世界范围内滥用问题突出,品种及数量增长迅猛[1]。新精神活性物质种类多、更迭速度快,在合成过程中可能仅涉及分子特定位点的微小变化,这些特点给法医界新精神活性物质的鉴定及毒性评估带来了困难[2]。而毒理学数据的缺乏和新精神活性物质进入非法市场的速度所造成的危害,从监管和法医学的角度来看,都是一个巨大的挑战[3]。因此,构建合理的毒理学评估体系至关重要。

本章主要从动物实验及细胞实验的角度,阐述新精神活性物质毒理学研究中行为学、形态学及细胞生物学评价的基本方法及实验过程。

## 第一节  行为学评价方法

行为学是研究动物个体和动物社群为适应内外环境变化(刺激)所作出反应的学科。动物行为学实验是神经科学研究领域的重要组成部分,是新精神活性物质毒理学研究最常用的研究方法和手段之一。行为学实验主要包括学习记忆行为实验、抑郁行为实验、焦虑行为实验、恐惧行为实验、自发活动行为实验、节律行为实验、攻击行为实验、防御行为实验、繁殖行为实验、社会行为实验等。

新精神活性物质在体内的作用靶点主要是中枢神经系统,通过与神经细胞表面受体结合,影响神经递质的释放而引起相应的精神活性,通常会影响动物的学习记忆、药物依赖性、自主活动、焦虑抑郁及体温调节等多种行为。下面就几种常用的行为学研究方法进行介绍。

## 一、学习记忆的行为学研究方法

学习和记忆是两个紧密联系的神经过程。学习是指人和动物获得外界信息的神经过程,而记忆是获得信息的存储、巩固和提取过程。学习与记忆是动物赖以生存的重要条件。对学习记忆的分类至今没有统一的观点。1968 年,Atkinson 和 Shiffrin 提出信息储存三种类型的记忆:感觉记忆(sensory memory)、短时记忆(short-term memory)、长时记忆(long term memory)。感觉记忆又叫瞬时记忆,是指外界刺激以极短的时间一次呈现后,信息在感觉通道内迅速被登记并保留一瞬间的记忆;短时记忆又称工作记忆(working memory),是指外界刺激以极短的时间一次呈现后,保持在 1 min 以内的记忆,强调信息进行加工处理而不仅仅是储存;长时记忆是指外界刺激以极短的时间一次呈现后保持在 1 min 以上的记忆,可分为外显记忆(explicit memory)或陈述性记忆(declarative memory)和内隐记忆(implicit memeory)或非陈述性记忆(non-declarative memory)。

学习记忆的实验动物模型丰富多样,从低等昆虫、鱼类到高等非人灵长类动物都有。目前,新精神活性物质对学习记忆能力的影响尚无一致的结论。有文献报道,新精神活性物质会造成人体及动物模型不同程度的学习记忆能力下降,但也有文献做出相反的报道,这些不同的结论可能与新精神活性物质的类型、给药剂量、给药时长、动物模型及实验方式等因素有关。因此,需要在学习记忆的实验动物模型基础上,根据实验目的,干扰记忆的形成、巩固或提取阶段,综合判断该类物质对学习记忆的影响。对于学习记忆的行为学研究方法随着科学技术的进步取得了快速进展,新的或经过改良的研究方法和手段层出不穷。本部分将介绍部分代表性方法。

### (一)莫里斯水迷宫实验

空间记忆可分为短时和长时记忆。海马结构尤其是动物的海马在空间记忆的形成、巩固、提取、提取后的再巩固中起着关键性的作用[4]。自 1981 年 Morris 报道了水迷宫模型研究空间学习记忆以来,莫里斯水迷宫(Morris water maze)已经广泛应用于研究海马功能的学习记忆机制,是最常用的动物神经行为学检测指标之一[5],主要的动物模型是大鼠和小鼠。

### 1. 基本原理

经典的莫里斯水迷宫由圆形水池、逃生平台(隐藏在水池中)、环境线索、自动轨迹跟踪系统(摄像机、录像机、显示器和软件分析系统)组成。基本原理是利用动物逃生动机,动物经过多次训练学会并记住逃生平台的位置,形成稳定的空间位置认知,这种空间认知是加工空间信息(环境线索)形成的。平台位置与动物自身所处的位置和状态无关,是一种以异我为参照点的参考认知(allocentric cognition),所形成的记忆是一种空间参考记忆(reference memory)。大鼠通常应用 1.5~2.0 m 直径的水池,而小鼠则通常用 1.0~1.5 m 直径的水池。找到逃生平台所花的时间(逃生潜伏期)或游泳距离被用于定量评价动物学习能力或短时记忆的好坏。动物学会很快上逃生平台后,间隔一定时间,再次放入水池中,此时移去隐藏在水下的逃生平台,定位隐藏逃生平台位置(如首次跨过平台位置的时间,在一定时间内平台象限所占的时间百分比或跨过平台位置的次数)被广泛应用于定量评价大鼠的长时记忆(通过记忆提取,评价记忆保持的能力)。

2. 实验步骤

实验装置需放置在安静宽敞的房间内,可在设备周围拉上黑色围帘以阻隔实验者和受试动物,在围帘上悬挂一些圆形、三角形物体作为动物的视觉线索。实验装置分为四个象限,注入自来水,水高 23 cm,水温保持在(25±1.0)℃,在其中一象限中心放置一圆形逃生平台,位于水面下 1.5~2 cm(大鼠)或 1~1.5 cm(小鼠),并根据动物毛色在水中加奶粉(黑色动物)或者墨汁(白色动物)以增强动物和周围环境的对比度,并隐藏逃生平台。实验过程通常包括适应阶段、学习或记忆形成阶段及记忆测试阶段,具体实验步骤如下。

(1)适应阶段 移去逃生平台,让动物在水迷宫中自由游泳 3 min,每天 2~4 次,连续进行 2~4 天。该步骤让测试动物适应测试环境,减少环境因素对实验结果的干扰。

(2)学习或记忆形成阶段 把测试动物从东、南、西、北四个方位放入水中。放入水中时鼠的头面向水池壁,通常设定最长游泳时间为 90 s(或 120 s),超过 90 s 动物未找到逃生平台,就用杆引导动物到平台位置。动物找到或被引导到平台上后,让它在平台上停留 30 s。整个过程就是 1 次训练。间隔至少 30 min 后,从另一个位置把鼠放入水池中开始下一次训练。根据需要,每天训练 6 次或 8 次;或每天训练 4 次,连续 3 天或 4 天;或每天训练 1 次,连续 12 天。从入水后到找到逃生平台所花的时间,称为逃生潜伏期(escape latency)。通常情况下,随着训练进展,测试动物逃生潜伏期会越来越短。学习或记忆形成的能力可通过逃生潜伏期进行定量评价。

(3)记忆测试阶段 记忆测试有探测实验(probe test)和保持实验(retention test)。探测实验通常是学习训练结束后 30 min 进行,测试的是短时记忆的提取。移去逃生平台,把动物放入水池中游泳 90 s。经典的莫里斯法是把水池分为四个象限,统计动物在逃生平台所在象限的累积时间和其他象限的时间。通常发现记忆能力好的动物,在逃生平台所在象限花的时间远远大于在其他任何一个象限的时间。然而这样的指标不能完全客观地代表记忆的提取,因为动物寻找逃生平台的基础是逃生。当动物在逃生平台位置没有发现平台时,求生动机驱使它到其他象限去寻找。因此,首次到达逃生平台位置的时间才是最客观的。另外一个指标就是统计 90 s 内动物跨过逃生平台位置的次数。应用同样的指标(象限平台的时间、首次到达逃生平台位置的时间、跨过逃生平台位置的次数)可检测 24 h 后动物的长时记忆提取。

### (二)八臂迷宫实验

八臂迷宫又称放射性迷宫(radial arm maze),是一种研究动物空间记忆的迷宫模型,主要用于不同药物处理及疾病模型下动物学习、记忆、觅食策略、空间认知等多方面的研究[6]。由 Olton 和 Samuelson 于 1976 年首次建立。相对而言,八臂迷宫操作简便,能区分短期的工作记忆和长期的参考记忆,现已被广泛用于学习记忆认知实验功能评价。

#### 1. 基本原理

八臂迷宫由八边形中央区和与其连接的八条工作臂组成。实验者通过在特定食饵臂末端放入食饵作为对进入该臂的奖赏,而在其余臂内不放食饵或通过刺激手段惩罚实验动物的方式对实验动物进行迷宫觅食训练。动物在饥饿的驱使下探索迷宫寻找食饵,通过一定时间的训练后,可对迷宫各臂进行自由探索并成功躲避没有食饵的工作臂完成觅食。通过水、电等刺激-应答模块建立完整的条件、非条件环境刺激,配合视频采集系统记录实验动物觅食或逃避策略,提供灵敏且易于操作的技术以分析不同药物处理或疾病模型损伤对记忆相关脑区的影响,用于评估不同药物对啮齿类动物空间学习记忆认知的影响。根据分析动物取食的策略即进入每臂的次数、时间、正确次数、错误次数、路线等参数可以反映出实验动物的空间记忆能力。

#### 2. 实验步骤

实验过程通常包括实验前准备阶段、学习阶段及训练阶段,具体实验步骤如下。

(1)实验前准备阶段 动物放在实验室适应 1 周,实验者每天应接触并抓握动物多次,以消除动物的紧张情绪。训练前 1 周开始控制动物食量,使动物体重维持在自由取食时的约 85%,实验室保持安静,温度湿度适宜。

(2)学习阶段 8 条臂的末端均放置食粒,让大鼠学习从 8 条臂的末端取食。每天学习训练 1 次,每次 10 min。经 3 天学习,大鼠能在 10 min 内取完 8 条臂末端的食物。

(3)训练阶段 仅在其中 4 条臂的末端放置食物,让大鼠选择进入臂。对同一只大鼠而言,放置食物的 4 条臂是固定的,但对不同大鼠而言,放置食物的 4 条臂是不同的。每天训练大鼠 1 次,每次 10 min。动物在 10 min 训练中完成 4 条臂取食,或进入各臂总次数达 14 次,连续错误次数不超过 1 次为达到学会标准。动物首次进入无食物臂为参考记忆错误,重复进入放置食物的臂为工作记忆错误。

### (三) T 迷宫实验

近半个世纪前,Kivy 和 Dember 等证明大鼠能辨别 T 迷宫两臂颜色的变化。他们发现,将雄性大鼠置于 T 迷宫的主干臂 15～30 min,让其能看见但不能进入黑白两臂。然后,改变其中一个臂的颜色,使两臂同为黑色或白色。让大鼠自由选择,结果显示,大鼠总是选择改变了颜色的那个臂(新异臂)。这一过程要依靠动物的记忆来完成。由此发展而成的 T 迷宫实验成为目前用于评价空间记忆的最常用的动物模型之一[7]。当然,现在的 T 迷宫使用的是食物而不是臂的颜色作为动物探究的动力。通常用这一模型来研究动物的空间工作记忆,即测定动物只在当前操作期间有用的信息。经改进后的 T 迷宫也可用来评价参考记忆,即记录在这一实验中任何一天、任何一次的测试都有用的信息。

#### 1. 基本原理

T 迷宫是依靠觅食动机诱导动物完成任务的一种迷宫,检测前需对动物禁食。实验中,动物对目标臂的选择基于记住上次探索过的目标臂,即空间工作记忆,动物对目标臂的正确交替选择是完整工作记忆能力的体现。

#### 2. 实验步骤

T 迷宫由一条较长的主臂和两条较短的目标臂组成,形如大写字母"T",主臂起始端为起始箱,在主臂与两目标臂交界处,位于两目标臂的入口处装置活动闸门。在目标臂终点处各设一凹槽以放置食物奖励同时可以防止动物直接看到食物。

(1) 适应阶段　将动物放入 T 迷宫适应 3～5 天,让动物自由探索并取食,当动物能够顺利地从食槽中取食后,开始正式训练。

(2) 学习训练阶段　① 强迫选择训练,将大鼠放入主臂的起始箱,打开闸门,让大鼠进入迷宫的主臂。随机、交替选择左右两目标臂之一放入食丸,同时关闭另一目标臂,使动物被迫选择食物强化臂并完成摄食;每天 6 次,连续 4 天。② 延迟位置匹配(delayed matching-to-position,DMP)训练,首先将动物放入闸门关闭的起始箱,打开闸门,让动物进入主干臂。然后关闭一侧目标臂,强迫动物进入另一侧开放目标臂以获得食丸奖赏。再立即(最短延迟,少于 5 s)将动物放回主干臂,开始位置匹配训练的第二次训练;此时两个目标臂均开放。动物将两前肢和至少两后肢的一部分置于一个目标臂时完成"一次选择"。动物返回到强迫选择训练时进入过的臂则获得食物奖赏,记录一次正确选择;若动物进入另一目标臂,则没有食物奖赏,并且将其限制在该目标臂内 10 s,记录一次错误选择。一次位置匹配训练结束后将动物放回笼内 5~10 min(与此同时训练其他动物),再重复下一次位置匹配训练,每天 8 次。动物连续 2 天的正确选择次数达到 15/16 则认为达到标准,可以开始实验。如动物经过 30 天训练仍然达不到标准,则予以淘汰。

动物训练达标后一天,给予一次位置匹配训练。所不同的是,强迫选择训练后,将 T 迷宫旋转 180°,再进行上述开放臂的训练。这样做的目的是评价动物是否为定位性操作(有赖于迷宫外信号)或反应性操作(不依赖迷宫外信号)。

接着 2 天,每天给予 10 次位置匹配训练,每次训练间隔为 60 s,用以评价动物的工作记忆操作。记录进入食物强化臂的次数和再次进入非强化臂的次数。后者被认为是工作记忆错误。当操作稳定且选择准确率高(工作记忆错误少于 10%)时,可进行药物测试后的操作实验。

### (四) 新物体识别实验

新物体识别(novel object recognition, NOR)实验是 1988 年 Ennaceur 和 Delacour 报道的一种非奖赏性的、简单的认知记忆实验模型,用于评估啮齿动物记忆能力。根据动物对熟悉物体和新物体的探索时间长短来评价实验动物的记忆能力[7]。该方法设施比较简单,不涉及声、光、电等外部刺激,在非动机驱动的前提下进行的,在完全自由的状态下对实验动物进行学习记忆能力测试的行为学实验方法。总体实验周期较短,较莫里斯水迷宫实验对动物的消耗也更少。认知指数(recognition index, RI)计算公式:RI = 新物体时间/(新物体时间 + 旧物体时间)×100%。

#### 1. 基本原理

该实验通过实验动物对已熟悉物体和新物体的探索时间长短的行为学方法来评价动物的认知记忆能力。动物对新旧物体的探索次数、时间和距离,即动物在新旧物体周围活动的次数、时间和距离,判断动物的认知情况,若动物认知能力差,则在新旧物体的探索无差异,若动物认知能力正常,则对新事物的探索较旧事物长。通常以 RI 作为统计学分析指标。

#### 2. 实验步骤

(1) 准备阶段 在进行测试前,要和小鼠消除陌生感,每天抚摸小鼠,以免操作时对小鼠产生刺激。

(2) 适应期 小鼠在实验装置内(无物体)自由运动 10 min。

(3) 熟悉期 在装置中放入两个相同的物体(A 和 B,确保物体没有气味且固定无法被移动),物体距离两侧壁约 10 cm(给予实验动物探索空间)。

将小鼠背朝物体从距物体等距离处放入装置中,用摄像设备及软件来纪录小鼠在每个物体上的探索时间(以嘴或者鼻子接触到物体和凑近物体约 2~3 cm 范围都算对物体的探索),在 5 min 内(许多实验已经证实熟悉 2 min,动物已经对新奇事物有很好的偏好,当然熟悉 3 min 则偏好更加明显)测定动物探索每个物体的次数、时间和距离。

(4)测试期 一般选择第二阶段完成后的 1 h 作为检测记忆的时间间隔(更长的时间间隔可用来评价改善记忆的效果)。将两个相同物体中的一个物体替换成一个不同的物体放入装置中(A 和 C 或 B 和 C),同样将小鼠背朝物体从距物体等距离处放入装置中 5 min。

新物体识别实验对动物各方面影响较小,而其他行为学实验(如强迫游泳、水迷宫、悬尾实验)对小动物影响较大,因此同一批动物进行不同行为学测试时,应先进行新物体识别实验。

### (五)穿梭箱实验

穿梭箱实验(shuttle box test)是研究动物被动回避学习记忆的经典模型[9]。穿梭箱实验广泛用于学习记忆功能、认知神经科学、神经生理学、神经药理学、神经退行性疾病等试验研究方面。

#### 1. 基本原理

动物通过学习能回避有害刺激是穿梭箱实验的基本原理,可以同时测定动物的主动和被动学习记忆。穿梭箱常由实验箱和自动记录装置组成。实验箱大小为 50 cm×16 cm×18 cm,箱体部被挡板分为左右两侧,即安全区和电击区。穿梭箱底部为不锈钢栅,可以通过电流电击动物足底,形成非条件刺激;穿梭箱顶部一般配有噪声发生器或者光源,用来产生条件刺激。该实验分为训练期和记忆再现期,在训练期时,将实验动物(大鼠、小鼠)置于一个小室,当装置发出信号(声音、灯光)时,立即伴随动物所待小室下铜电棒通电,动物受到电击后,立即通过中间的拱门逃避到另一小室,训练若干次后,使动物形成记忆,当有信号发生时,虽未产生电击,也能主动逃避到对侧小室,如此往返穿梭,故名穿梭箱实验。在记忆再现期,当信号发生时,不伴随电击,通过记录动物在信号发生后逃避到对侧的时间(潜伏期)评价动物的记忆能力。动物接受条件刺激时间越短,说明动物主动回避反应越迅速,学习记忆能力越强。本系统采用计算机图像处理的方法,自动识别动物在穿梭箱内的运动轨迹,分析潜伏期、错误次数等指标,深入分析动物的运动轨迹,能评价多种药物的学习记忆能力。

#### 2. 实验步骤

(1)训练阶段 大鼠在测试箱内自由活动 5 min,以消除探究反射。将大鼠置于穿梭箱电击区。先给予条件性刺激(灯光)和(或)蜂鸣音 20 s,后 10 s 内同时给予电刺激。如果在亮灯 10 s 内大鼠逃向安全区为主动回避反应,电击后才逃向安全区为被动回避反应。经过数次训练后,大鼠可逐渐形成主动回避性条件反应,从而获得记忆。每次训练 20 s,共重复 30~50 次,即设定循环刺激为 30~50 次。

(2)测试阶段　正式测试时,将大鼠置于穿梭箱电击区,记录遭受电击的次数(被动回避的次数),该值与设定循环次数之差即为主动回避次数。刺激时间(指动物在被动回避过程中受到电刺激的时间)越小,说明动物主动回避反应越迅速。

## 二、动物自发活动检测

感觉运动能力的检测是评价动物行为的重要部分,而运动行为是动物最基本的行为表现,广泛用于评价疾病、药物或基因变化对动物一般性活动的影响。新精神活性物质会影响动物的自发活动,如合成大麻素类物质会抑制动物的自发活动,因此评估新精神活性物质对动物自发活动的影响具有重要意义。测定动物自发活动的方法很多,这里主要介绍常用的旷场实验(open field test,OFT)的基本原理、实验步骤。

1. 基本原理

旷场实验是 1934 年由 Hall 等研究者发明,最初应用在大鼠中,后推广到小鼠及其他动物上,是最经济有效、简单而且对动物影响最小的检测探索行为和自发活动的方法。该实验主要利用啮齿类动物的运动具有趋壁性及在开放的新环境中具有探索新环境的特点。旷场包括一个空旷的明场,围以四壁,防止动物逃脱。标准的旷场实验常用于检测实验动物的活动性、探索性及焦虑样行为,是经典的用于评价动物自发活动及焦虑状态的行为学模型[10]。可对抗焦虑药、致焦虑药的效果,药物对动物活动能力的影响等进行检测。焦虑紧张的动物更喜欢留在旷场的边缘和暗处。

2. 实验步骤

实验当日,将动物置于旷场中央(若需要,在将动物放置于旷场之前给予药物),旷场地面被分成若干网格,记录 5~15 min 内动物以下活动参数:水平运动距离、垂直移动距离、直立次数、梳理次数及动物典型行为(如舔、咬等)的次数。离线分析时,分别以旷场中央和周围来计算以上指标,动物在中央的活动次数反映了焦虑程度,即中央活动次数越多焦虑越少。

## 三、焦虑抑郁的行为学研究方法

焦虑与抑郁都属于情绪疾病。新精神活性物质会影响动物的焦虑抑郁样行为,如致幻剂具有抗焦虑和抑郁作用,依替唑仑、阿普唑仑、溴西泮等合成镇静剂对焦虑障碍患者表现出明显的抗焦虑活性,而合成阿片类瑞芬太尼可诱导大鼠发生焦虑样行为,因此合理评价新精神活性物质对人及动物焦虑抑郁样行为的影响具有重要价值。常用的抑郁症大小鼠模型主要是从习得性绝望、奖励等方面模拟人类的抑郁症,最广泛应用于抗抑郁药物筛选的动物模型是强迫游泳实验和悬尾实验,而焦虑模型与抑郁症模型在方法和机制上有许多共性,许多抗抑郁药也同时具有抗焦虑的效果,常用的焦虑水平检测方法有高架十字迷宫实验。下面分别就强迫游泳实验(forced swimming test, FST)、悬尾实验(tail suspension test, TST)、糖水偏好实验(sucrose preference test, SPT)和高架十字迷宫(elevated plus maze, EPM)实验进行介绍。

### (一)强迫游泳实验

强迫游泳实验是最广泛应用于抗抑郁药筛选的动物模型,它是 Porsolt 等 1977 年报道的动物习得性绝望模型,因此又称为 Porsolt 强迫游泳测试,也是临床前新药的药效学指标模型[11]。

**1. 基本原理**

动物在面对不可逃避的危险时常常做出适应性行为或表现出习得性的无助或绝望情绪。该实验方法是一种行为绝望实验法,通过将动物置于一个局限的环境中(如水中),动物在该环境中拼命挣扎试图逃跑又无法逃脱,从而提供了一个无可回避的压迫环境,一段时间后,动物即表现出典型的"不动状态",观察并记录实验动物产生绝望的不动状态过程中的一系列参数,可以用来评价致抑郁剂和抗抑郁剂的作用效果。动物在水中不动时间越长,证明其抑郁或绝望状态越明显。改良的强迫游泳实验不但可以检测动物的不动时间,也可以用来检测活动时间(如游泳、攀缘、挣扎等)。强迫游泳实验中可以观察到动物的两种行为:① 无抑郁的动物,尽管已经知道无法逃脱,动物依然试图从盛满水的容器中挣扎出来;② 抑郁动物,动物放弃挣扎,漂浮在水面上显示出绝望行为。

**2. 实验步骤**

(1)预实验阶段　实验第一天将动物放入水中进行 10~15 min 的预实验,记录动物在水中前 5 min:① 挣扎时间,动物试图逃出强迫游泳环境,为典型的逃生行为;② 游泳时间,动物主动地游泳,不再挣扎;③ 不动时间,动物漂浮在水面上,四肢不动或者最少前肢不动。

(2)测试阶段　将动物再放入水中进行 5 min 的强迫游泳,统计 5 min 内以上 3 种行为的时间,进行组间比较。

### (二)悬尾实验

悬尾实验是由 Steru 等 1985 年建立,是一种经典而又能快速评价抑郁行为的方法[12]。

**1. 基本原理**

将小鼠尾巴悬挂,小鼠头部向下成倒悬体位,刚开始小鼠会剧烈挣扎试图逃脱这一不适的状态,但挣扎一段时间后发现逃跑无望会表现出不动状态,也被认为是一种绝望状态。悬尾实验以悬尾小鼠的不动时间为指标检测动物的绝望行为,是抗抑郁药初筛及检测模型动物是否出现抑郁样行为的常用检测实验。

2. 实验步骤

悬尾实验多采用小鼠,其操作方法如下。

(1) 实验开始前,动物尾部悬吊使小鼠呈倒悬体位,头部应与悬尾箱底面保持一定距离,在与小鼠悬挂装置水平方向放置摄像头。

(2) 如同时进行多只动物实验时,每两只动物间应用不透明挡板隔开。

(3) 记录检测期动物的不动时间。实验时间应为 6 min,记录后 4 min 内动物的不动时间。

### (三) 糖水偏好实验

糖水偏好实验又称双瓶饮水选择(two-bottle choice)实验是研究物质成瘾(如乙醇口服)和抑郁行为的动物行为学实验方法[13]。

1. 基本原理

糖水偏好实验的原理在于,啮齿类动物天生对甜食有强烈的欲望,当给它们提供可自由选择即分别含有蔗糖溶液和普通水的两个饮水装置时,它们会有选择地喝蔗糖溶液。然而,当啮齿类动物处于以慢性应激导致的抑郁状态时,它们不会倾向性去喝蔗糖溶液。因此检测动物对蔗糖溶液的偏好程度可作为评估动物快感缺失症状及抑郁程度的有用手段。许多研究表明,1%~2%蔗糖溶液是区分小鼠或大鼠是否有快感缺失及抑郁的最佳浓度。

2. 实验步骤

(1) 适应阶段　第 1 天至第 4 天,在此阶段中,在动物饲养笼或实验测试箱体的对应位置装 1%蔗糖溶液和普通水的两个饮水装置,应每天更换两个饮水装置的位置,以避免动物产生位置偏好。

蔗糖溶液适应:将分别含有 1%蔗糖溶液和普通水的两个饮水装置放置于老鼠的饲养笼中,连续放置 48 h。

实验设备准备:在第 3 天,用 70%乙醇或无味消毒水提前清洁实验测试箱体,晾干后,在每个箱体的两个饮水装置中分别放置新鲜 1%蔗糖溶液和普通水,在食槽中放置适量食物。两个饮水装置的位置应每天更换,以避免动物形成位置偏好。

实验设备适应:第 4 天,将适应好蔗糖溶液的老鼠从饲养笼中拿出放置到准备好的实验测试箱体中,此时老鼠能自由地接触两种不同的溶液(1%蔗糖溶液和普通水)和食物。该步骤持续时间为 1 天,之后将小鼠放回原饲养笼,给以普通的水和食物。

（2）基线测定　提前准备好实验测试箱体（分别放置新鲜 1% 蔗糖溶液和普通水于两个饮水装置中，并在食槽中放置适量食物）。

第 4 天，将上述实验鼠从饲养笼放置到实验测试箱体中，记录 12 h 内动物对两种溶液的舔舐次数；将动物放回饲养笼，给以普通的水和食物；清洁实验测试箱体，以备后续使用。

第 5 天，将上述实验鼠从饲养笼放置到实验测试箱体中（为避免位置偏好，应更换两个饮水装置的位置），再次记录 12 h 内动物对两种溶液的舔舐次数，结束后将动物放回饲养笼，给以普通的水和食物。

记录上述基线测试得出的两轮数据，用于后续数据的对比和分析。

（3）测试阶段　测试前一天，将动物进行饥饿处理，即从第 6 天晚上到第 7 天晚上，把所有的食物和水瓶从动物饲养笼子里拿走。

提前准备好实验测试箱体（分别将新鲜 1% 蔗糖溶液和普通水放置于两个饮水装置中，并在食槽中放置适量食物）。

第 7 天，将上述实验鼠从饲养笼放置到实验测试箱体中，记录 12 h 内动物对两种溶液的舔舐次数。

（4）数据分析　可以直接比较舔舐次数。与普通水相比，蔗糖溶液的舔舐次数多则代表有蔗糖偏好；蔗糖溶液的舔舐次数减少则代表蔗糖偏好的降低，即表现出快感缺失，提示抑郁状态。

另外在没有舔舐次数计数装置的情况下，可以通过严格测量每次饮水装置内的溶液体积或者质量，计算出蔗糖偏好比：蔗糖偏好比 =（蔗糖摄入量/总摄入量）×100%（总摄入量为蔗糖溶液摄入量与普通水摄入量之和）。

（四）高架十字迷宫实验

高架十字迷宫是非条件反射模型，以动物自发的恐惧样反应为行为学基础。它既可建立焦虑应激的模型，也是国际上公认的经典测量焦虑反应的方法。由 Handley 等在 Montgonmery 的研究基础上发展而来，已被广泛应用于大鼠和小鼠等啮齿类动物焦虑行为学的研究[14]。Handley 和 Mithani 提出焦虑值可以通过动物在开放臂停留时间与封闭臂停留时间的比值及进入两种臂的次数进行计算。

1. 基本原理

该实验主要依赖动物天生的趋暗、喜狭窄环境、恐高、回避开放环境等特性。高架十字迷宫包括两个开放臂和两个封闭臂，动物由于嗜暗性会倾向于在封闭臂中活动，但出于探究性又会在开放臂中活动，在面对新奇刺激时，动物同时产生探究的冲动和恐惧，这就造成了探究和回避的冲突行为，从而产生焦虑心理。由于焦虑和恐惧，动物花更多的时间在两个封闭的臂进行探索，回避进入两个开放臂。检测指标是动物花在开放臂和封闭臂的时间和进入次数。

2. 实验步骤

（1）准备阶段 抚摸动物,适应环境。

（2）测试阶段 将动物从中央区面向闭合臂放入迷宫,记录 5 min 内的活动情况。计算动物进入开放臂的次数和在开放臂滞留时间分别占总次数（进入开放臂和封闭臂次数之和）和总时间（在开放臂与封闭臂滞留时间之和）的百分比,以此作为评价焦虑的指标。

## 四、药物成瘾的行为学研究方法

药物成瘾是指习惯于摄入某种药物而产生的一种依赖状态,撤去药物后可引起一些特殊的症状即戒断症状。文献报道,新精神活性物质具有不同程度成瘾性,尤其是合成阿片类芬太尼具有成瘾性高、制备简单和变造衍生容易等特点,在全球范围内滥用严重,因此,2019 年 5 月 1 日,我国宣布对芬太尼类实施整类列管。由于新精神活性物质滥用造成的损失已成为严重的全球负担。因此,通过系统的评估体系,阐明新精神活性物质的成瘾性及机制对于毒品的防控具有重要价值。目前国内外对新精神活性物质的成瘾性评估研究工作主要是从神经药理学、躯体依赖性及精神依赖性三个方面来进行的。实验室里常用的对药品成瘾模型的行为学检测方法是条件性位置偏爱（conditioned place preference，CPP）实验、自主给药（self-administration，SA）实验及药物辨别（drug discrimination，DD）实验等,下面就这些实验进行介绍。

### （一）条件性位置偏爱实验

条件性位置偏爱实验最早建于 1979 年,多数学者使用这一方法评价各种精神活性药物的强化效应,是对具有滥用潜力药物进行筛选的简单可靠的方法之一[15,16]。

1. 基本原理

对于能引起行为效应的刺激来说,根据受试者表现出接近或远离反应而将其分为奖赏性刺激与惩罚性刺激两种,根据巴普洛夫的条件反射学说,如果把奖赏刺激与某个特定的非奖赏性中性刺激反复联系后,后者便可获得奖赏特性,即这一特定环境便可以诱发最初与非条件性奖赏联系在一起的非条件性行为效应。这一现象为反应性强化（respondent reinforcement）。条件性位置偏爱实验主要利用啮齿类动物天然的喜黑暗环境、粗糙材质,避明亮环境、光滑材质的特性,可以检测动物对特定环境的喜爱,以及与奖赏相关联的选择性偏爱的改变。反复几次将动物给药后放在一个特定的环境中,如药物具有奖赏效应,则特定环境就会具有奖赏效应的特性,动物在不给药的情况下依然有对此特定环境的偏爱。条件性位置偏爱实验就是建立在这一理论基础上的判定物质奖赏效应的新方法。

常用的条件性位置偏爱实验装置含有 3 个箱子,左右两侧的大小相同,为主实验箱,中间的一个较小,为起始过道。也有的实验室采用单纯的两箱装置进行实验。主实验箱分别为黑色及白色,可以分别配以光滑或者粗糙的地面。系统可以分别记录动物在两箱中的停留时间、穿梭次数等。可以根据实验者的目的设计实验和操作流程,严格做好对照实验,可以进行自身对照,或者在完全一致的实验条件下进行组间对照。

2. 实验步骤

(1)适应阶段　将动物放入实验装置的起始过道中,让动物自由探索 30 min,至少连续 2 天。

(2)训练检测阶段　正式开始试验之前,将动物放入实验装置内,自由探索 15 min,测得动物的基础数据,淘汰在适应期与训练检测期表现不符的动物(如适应期在一个箱里的时间超过 600 s,而在训练检测期则在另外一个箱里的时间超过 600 s)。

(3)条件关联建立阶段　关闭两箱之间的通道,动物注射药物后将动物放入 A 箱 30 min,3~4 h 后,注入生理盐水,并放入 B 箱 30 min;对照组动物两次皆注入生理盐水。连续训练的时间根据药物特点确定。

(4)测试阶段　打开两箱间的通道,将动物放入起始过道,让其自由探索 15 min,记录动物在两箱内的停留时间,并与基础值进行比较,实验组动物在两箱内停留时间的改变是由药物引起的。

(二)自身给药实验

20 世纪 60 年代,Weeks 和 Yanagita 分别建成大鼠及猕猴的静脉自身给药模型,标志着自身给药实验的形成。自身给药实验是行为药理研究的常用方法,该实验自产生以来主要被广泛用于药物奖赏效应和药物成瘾行为的研究[17,18],具有简便、稳定、成功率高等优点而被广泛应用。

1. 基本原理

自身给药是一种建立在随机行为(random behavior)基础上,通过强化得到的操作式行为(operant behavior)反应。行为药理学认为,随机行为形成的操作式条件反射,其产生和维持都依赖于行为的结果,即某些"美好的"或可避免"坏的"结果,该结果可使随机行为的重复概率增加,引发该结果的因素称为强化因子(reinforcer)。随机行为的特征是行为与反应间无特定联系,具有完全随机性。如自身给药实验初期,动物随意活动时碰触开关的行为,只有当动物从该行为中得到奖赏并积累一定经验后,随机行为才会转变成主动的操作行为,表现为碰触开关次数明显增加。该实验利用药物的正性强化(positive reinforcement)作用,通过一定条件控制,使动物建立起行为与奖赏之间的联系,从而模拟人类药物滥用的行为自身给药形式,有颅内、口腔、胃、肌肉、呼吸、静脉等多途径,其中静脉自身给药

（intravenous self-administration，IVSA）实验作为一种成熟的实验技术被广泛应用于检测动物的奖赏行为。

2. 实验步骤

（1）适应阶段 抓取动物 3~7 天，使动物适应被抓取，不会产生过大的应激反应。

（2）学习阶段 预设程序，压杆一次给予食物奖励，食物训练期间，每天 1 次，每次在实验箱中训练 1 h，前三天训练最大奖赏次数不限，FR 值设置为 1（即动物踏板 1 次获得 1 次食物奖赏），后续训练最大奖赏次数限定为 100 次，FR 值根据个体动物踏板学习情况逐渐提高，最大 FR 值为 10（即动物连续踏板 10 次获得 1 次食物奖赏），最长训练天数限定为 8 天。结束学习期，淘汰没有学会压杆的动物（淘汰动物可以用于其他实验）。

（3）实验阶段 对所有学会压杆的动物进行埋管，剔除埋管导致压杆行为丧失的动物；将剩余动物按照实验需要进行分组；允许小鼠在测试笼内自由活动，适应 2 天。在药物训练之前，进行 20~24 h 的食物剥夺。有效压杆数或者有效鼻触被触碰时，药物会通过静脉导管注射到体内，笼子内的提示灯会亮起。在随后的 20 s 内，无论小鼠如何压杆或者触碰鼻触，都不会有药物注射到小鼠体内。测试过程中，电脑会实时记录有效/无效的活动杠杆或者鼻触数，以及注射泵的响应次数。小鼠会习得稳定给药，在稳定给药前，活动杠杆的按压次数或有效鼻触次数会随着每一回合而增加。获得稳定的次数可以判断完成训练。

（4）检测数据阶段 实验期动物按压压杆的次数。正性奖赏环路实验中，对照组一般注射溶剂或者生理盐水等动物不会产生成瘾反应的液体，动物会在实验过程中发生行为消退，两次实验过程中按压压杆次数会减少。若药物对动物有成瘾作用，则动物会视药物注射为奖励，压杆操作则不会因为行为消退而减少，甚至可能会产生更多次的按压行为。负性奖赏环路实验中，对照组一般注射容易让动物产生成瘾反应的液体，从而动物在实验过程中不易发生行为消退，两次实验过程中压杆次数不会减少，甚至会增多。若受试药物对此有抑制作用，则动物会发生行为消退，两次实验过程中按压压杆次数会减少。

（三）药物辨别实验

自 1951 年 Conger 发表第一篇药物辨别实验的研究论文以来，经过近几十年的发展，药物辨别实验已经广泛地应用于新药的临床前药理学及药物滥用潜力评价的研究[19]。

1. 基本原理

药物辨别实验是一种利用辨别实验箱和各种训练程序训练动物区分不同药物的主观感受并产生与之相应的稳定行为反应的行为药理学方法。以选择性压杆反映药物的辨别性质,该方法可以用来研究药物的辨别刺激性质,可以判断一种药物在控制行为方面是否具有辨别刺激功能,即能否使动物辨别或区分两种或两种以上的药物情形,继而产生不同的行为反应。

辨别实验箱是药物辨别实验的主要实验装置,类型较多,主要依据实验动物、操作行为的种类、行为反应后的奖惩进行选择。目前国内辨别实验主要选用大鼠,操作行为采用压杆,辨别实验箱前壁两侧装有两个压杆可供选择,一个杆设置一种药物情形:一侧为药物杆,另一侧为非药物杆。动物压杆反应信息的收集、食物奖励或点击惩罚的实施均由计算机按设置的程序自动控制进行。

2. 实验步骤

(1)起动训练阶段  在此阶段,让动物学习压杆。辨别箱底格栅层每隔 4 s 发送 1 s 1 mA 的电刺激。若动物不压杆就会连续受到点击,压杆一次能终止电击,完成一次训练。间隔 45 s 开始下一次训练,以此类推,重复训练,动物逐渐学会一遇电击就去压杆,并且在 30 min 内完成 20 次训练。然后训练大鼠选择性压杆,程序设置为压一侧杆为正确杆,终止电击;压错误杆或不压杆继续受电击,直到压正确杆一次才终止电击,完成一次训练。以在 30 min 内能完成 20 次训练为合格。

(2)辨别训练阶段  学会压杆回避电击的动物在药物和非药物存在情形下进行辨别学习训练。动物在药物存在情形下压一侧杆、非药物情形下压另一侧杆。在一组大鼠中,若设置一只给药后压左侧杆,右侧就为非药物杆;另一只大鼠给药后压右侧杆,则左侧杆就为非药物杆;依次交替安排,每周训练 6 天,2 天给药,2 天非给药,依次循环。

辨别训练开始选用最简单的程序 FR 值为 1,即压正确杆一次就终止电击,完成一次训练。一个实验期内完成 20 次训练,若连续 4 个实验期都达到完成 20 次训练,FR 值可增加 1 直到 FR 值为 5。在 FR 值为 5 的情形下,不仅要训练大鼠压杆正确率达 90%以上,而且每实验期第一次训练中错误压杆数低于 5。若连续 8次达到上述要求,表明大鼠学会稳定地辨别药物与非药物情形。不论是实验药物还是阳性对照药已使大鼠建立稳定的辨别行为就可以用此大鼠进行替代实验。

(3)替代实验阶段  替代实验既可用训练药物的不同剂量替代,也可用其他实验药物替代。依据大鼠选择性压杆情况判断替代药物的辨别性质。为了保证替代实验准确性,在每次替代实验前,用训练药物的剂量和盐水进行训练结果,检验合格后继续给予训练药物的其他剂量观察压杆正确率与剂量间的关系和压杆速度变化曲线,然后进行替代实验。

## 五、常用痛行为研究方法

痛觉是一种极不愉快的感觉,作为机体受到伤害的一种警告,可引起机体的一系列防御性保护反应,因此是生命不可缺少的保护功能。包括合成阿片类及合成大麻素类新精神活性物质具有不同程度的镇痛作用,通过检测动物的痛行为进行毒理学研究具有重要价值。下面就常用的疼痛测定方法作简单介绍。

（一）热板实验

热板实验(hot plate test)是 Woolfe 和 MacDonald 于 1944 年发明,是经典的测痛方法。

1. 基本原理

高温刺激作用于机体局部,可以通过外周热感受器引起痛觉,因此热刺激常用于急性痛模型。将动物放到预先加热的平板上,动物感受到一定温度后,常出现舔足、站立、跳等行为,这就是热板实验。通过记录从刺激开始到动物出现反应的时间,可以得到刺激强度与反应大小的关系。一般来说,刺激强度越大,反应越明显,出现反应的时间越短。热板实验常用于观察药物的镇痛效应[20]。

2. 实验步骤

（1）适应阶段　实验前动物在实验室适应 15~30 min。

（2）测试阶段　动物给药后,将其放在热板上(温度 55℃ 左右)开始计时,观察动物出现舔足等反应的时间,如果动物一直没有明显反应,应在一定时间内及时终止实验(30 s)。记录每只动物出现反应的潜伏期,分组取平均值并作统计学处理。

（二）甩尾实验

甩尾实验(tail-flick test)模型最早由 Damour 和 Smith 在 1941 年提出,属于脊髓水平的反射,常用来检测动物对高温引起的急性伤害性刺激的反应,是最古老的疼痛实验方法之一[20]。

1. 基本原理

用热刺激动物的尾巴,当其尾部受到伤害性刺激时会产生明显的躲避反应,它不受动物运动协调性的影响,因而比热板实验更具有优越性。常用的甩尾实验有两种方法:一是用热光源刺激动物尾巴的局部皮肤;另一种是将动物的尾巴浸到已知温度的水里,这两种方法都可以引起动物的甩尾反射。下面我们就热光源刺激法对其基本步骤做一简单介绍。

2. 实验步骤

（1）适应阶段　实验前动物在实验室适应 15~30 min。

（2）测试阶段　实验检测仪器的平板上有一个小孔,小孔下方有发热光源。将动物的尾部置于小孔上方,并启动发热光源开始计时,直到动物出现甩尾反射,调整光源强度,将大多数动物甩尾时间设在 3~4 s,如果没有反射则把实验终止时间设为 10 s,以防烧伤。记录动物从实验开始直到出现甩尾反射的潜伏期。

以上所有关于痛行为测定的实验中必须注意：① 不能给予动物过强的刺激，以免对其造成伤害；② 必须保持所有的实验程序（如测试时间、环境噪声、光亮等）一致；③ 每次实验前尽量轻巧地抓取动物，以免造成应激反应；④ 让动物有足够时间适应实验者的气味及实验环境。只有严格遵循上述原则，才能保证实验结果的可靠性和可重复性。

# 第二节　形态学评价方法

在新精神活性物质使用过程中，除了造成人体及动物行为学改变外，通常还会伴有器官、组织及细胞形态学改变，这些改变既包括器官或组织一般大体形态、显微镜下微细结构、电子显微镜下超微结构等，同时也包括体现药物机制的某些基因在核酸及蛋白水平的变化等，在毒理学研究中这些改变可以借助多种形态学方法进行检测评估，因此，本节将对常用的形态学评价方法进行简单介绍[22,23]。

## 一、标本制备

形态学研究方法的核心是组织切片的制备及染色，良好的标本制备能够清晰客观地显示组织及细胞的形态学指标，是切片及染色的前提。

### （一）取材

取材是指从人体或实验动物获得所需组织或细胞材料的过程，是标本制备的第一步。取材是否科学、合理，将直接影响标本制作质量的好坏。组织标本取材应遵循以下原则。

1. 充分作好取材前的准备工作

充分的准备工作是保障取材顺利的前提。所有器械、场所及试剂均应根据实验需要提前准备好。取材前，还需熟悉所取器官、组织的解剖部位，以便快速、准确地获得材料。

2. 选择合适的动物处死方法

动物实验要遵循动物伦理及动物福利原则，根据动物类型、大小及取材方法选择合适的处死方法。

（1）麻醉法　可选择吸入麻醉法或注射麻醉法。吸入麻醉法通常将浸有乙醚或氯仿等挥发性麻醉剂的棉花与动物一起放入密闭的透明容器内，动物通过呼吸吸入麻醉剂而在短时间内被麻醉。注射麻醉法主要是通过肌肉、静脉、腹腔等途径注射麻醉剂而使动物麻醉,常用的注射麻醉剂有 4% 戊巴比妥钠、10% 苯巴比妥钠等。

（2）空气栓塞法　用注射器回抽空气于针筒内,将空气注入动物静脉内,可立即致死。

（3）断头法　该方法适用于小鼠、大鼠等小动物的处死,特点是动物在极短时间内死亡,避免动物处于濒死的痛苦,有利于组织或细胞结构的保存。

（4）颈椎脱臼法　主要适用于小鼠的快速处死。

3. 保持组织新鲜和形态结构完整

为了清晰客观地反映药物对组织、细胞形态学影响,组织样本制备过程中,要求尽可能保持组织细胞内化学成分、酶活性及抗原性,因此,在动物麻醉后,应即刻取材,并将所取标本立即浸入固定液中或迅速冷冻,或采取灌注固定后再取材的方法,减少组织细胞的自溶,防止被检测物质的扩散及丢失,使所取标本保持活体状态下的形态结构。为降低细胞代谢和减少细胞自溶,应尽可能在 4℃ 低温下取材。此外,取材时动作轻柔,避免反复切拉、挤压组织,尽可能减少对组织的人为损伤。

4. 取材部位准确,大小合适

根据实验需要,合理选取取材部分,在新精神活性物质的毒理学研究中,脑组织标本的取材是重点,因为脑组织有颅骨的保护,因此取材过程中,尽量轻柔地移除颅骨,保持脑的完整性,为了充分固定脑组织,可根据需要,将脑组织按不同平面剖开,保证固定液快速渗透到组织内部。

（二）标本固定

固定是用化学试剂处理组织或细胞,防止组织细胞自溶腐败,使细胞内蛋白质、脂肪、糖、酶等成分沉淀或凝固在原有部位,以保持组织细胞生活状态时的形态结构和化学成分,同时使组织硬化,便于切片及染色观察。对组织细胞具有固定作用的化学试剂称为固定剂,由固定剂配置的溶液称为固定液。固定剂的种类很多,在固定标本时,应根据研究目的与标本种类选择合适的固定剂与固定方法。

1. 常用的固定剂

较好的固定剂应具有较强的渗透力,能迅速渗入组织内部;不会使组织发生过度收缩变形;还要使组织达到一定的硬度,有较好的折光率。常用的固定剂包括以下几种。

（1）交联固定剂　主要包括甲醛、多聚甲醛、戊二醛等。固定的主要机制是通过使蛋白质分子相互交联而起固定作用,将抗原保存在原位,具有组织穿透力强、收缩性小等特点。但由于广泛的交联作用,标本中的抗原表位常被醛基封闭,细胞膜通透性较差,不利于抗体渗透到细胞内部,因此,在进行免疫组织化学染色时,常需进行抗原修复,并用细胞膜通透剂（如聚乙二醇辛基苯基醚）对细胞膜进行通透处理。甲醛的饱和水溶液称为福尔马林,常用 10% 福尔马林作为固定液,用于一般组织学标本的固定。多聚甲醛是甲醛的聚合物,常用浓度为 4%,该固定剂较温和,广泛用于免疫组织化学研究标本的固定。戊二醛比甲醛具有更强的交联作用,对细胞器具有较好的固定作用,因此常用 2.5% 戊二醛固定电镜检测标本。使用交联固定剂应注意:① 固定时间不宜过长,以免交联过度;② 固定液体积至少为组织体积的 20 倍,每次更换时应用新鲜的固定液;③ 组织块不宜过大过厚;④ 固定后组织块要充分水洗,以减少非特异性着色。

(2)凝固沉淀固定剂　主要包括丙酮、乙醇、甲醇、苦味酸、乙酸等。固定的机制是使组织细胞中的蛋白质、糖等物质凝固而在原位形成沉淀物。此类固定剂组织细胞穿透力强,抗原活性保存较好,但对小分子蛋白质、多肽、类脂等物质的保存效果较差,并且此类固定剂可破坏细胞内成分的分子结构,在固定期间和后续组织细胞处理时,细胞内分子会流失到细胞外,不能保持生活状态的细胞结构。因此,此类固定剂使用较少。

(3)其他固定剂　除上述固定剂外,铬酸、重铬酸钾、锇酸及多种混合固定剂,应根据实验目的及实验需要,进行合理选择。

**2. 常用固定方法**

标本的固定方法很多,包括浸渍法、灌注固定法、原位法、滴片法、蒸汽法、微波法等,其中以浸渍法和灌注固定法最常见。

(1)浸渍法　是组织化学和免疫组织化学最常用的固定方法。固定液的用量应该是样本体积的 20 倍,以保证组织充分固定。固定时间根据固定剂类型和组织类型而定。

(2)灌注固定法　是经血管途径将固定液灌注到待固定的器官,使活细胞在原位固定。灌注固定后的标本取出后,一般须再浸入相同的固定液内继续固定(后固定)。灌注固定时,大动物采用输液方式,将固定液从一侧颈总动脉或股动脉输入,从另一侧切开静脉放血,输入固定液与放血同时进行。大鼠、小鼠等小动物多采用经升主动脉灌注固定,即在深度麻醉情况下,将动物四肢固定在手术木板上,打开胸腔,暴露心脏,用静脉输液针从左心室向升主动脉方向插入,剪开右心耳放血。在灌注固定液前,先用 37℃ 生理盐水灌注,快速冲洗血管内的血液,当肝脏由暗红色变为浅白色时,即可灌注固定液,先快速灌注,待动物肌肉抽搐现象完全消失后,改为慢速滴入,灌注接受取材并后固定 1~3 h。

**3. 组织固定后的洗涤**

固定的标本在进入下一步制片程序之前须进行充分洗涤,以除去样品中残留的固定液或因固定而形成的沉淀物和结晶等杂志,以免影响后面的染色和观察。通常根据固定液种类的不同而选择不同的洗涤方法。用水配置的固定液固定的标本,应使用自来水流水冲洗,用乙醇配置的固定液固定的标本应采用同浓度的乙醇漂洗。洗涤时间因不同的固定液而异,经甲醛固定的标本应洗涤 24 h 以上,用含铬酸、重铬酸钾和汞等重金属离子的固定液固定的组织,应洗涤 12~24 h。

### (三) 包埋

包埋是将支持物包埋剂渗入到组织块内部,利用包埋剂的理化特性(如能由固态变为液态及由液态变为固态等),将整个组织加以包裹,最后凝固成均匀一致、具有一定硬度的固态结构,以便于切片制备。包埋剂可分为水溶性和非水溶性两大类。如果用石蜡、树脂和火棉胶等非水溶性包埋剂包埋,包埋前组织需经过脱水、透明处理;如果用明胶、聚乙二醇和聚乙烯醇复合物等水溶性包埋剂包埋,则无须经过脱水和透明处理。

1. 石蜡包埋

固定后的组织含有大量水分,而石蜡与水不相溶,故用石蜡对组织进行包埋之前需要用脱水剂脱去组织内的水分,使用透明剂使组织透明。

(1)脱水　是用脱水剂置换组织中水分,使标本内部处于无水状态的过程。脱水过程中使用的化学试剂称为脱水剂。只有充分脱水,组织才能在透明剂中透明。常用的脱水剂包括乙醇、甲醇、丙酮等,以乙醇最为常用,对某些韧性较大或硬度较高的标本,如皮肤、韧带、肌肉组织和关节,可以选用正丁醇。脱水剂的使用应该遵循低浓度逐渐到高浓度的顺序,脱水时间与组织类型、组织块大小、结构及动物年龄有关,具体脱水程序应该通过预实验摸索最佳条件。

(2)透明　是用透明剂处理脱水后的标本,替换出标本中的脱水剂并使其呈现透明状态的过程。常用的透明剂包括二甲苯、苯、甲苯、氯仿、正丁醇等,其中以二甲苯最常用。需要注意的是,透明必须彻底,否则会导致浸蜡不良。一般二甲苯须透明两次,透明时间根据标本大小、标本类型确定。

(3)浸蜡　是使熔化的石蜡液浸入已透明的组织,取代透明剂的过程。浸蜡期间应更换 1~2 次新鲜石蜡,使石蜡完全取代组织中的透明剂。

(4)包埋　是将已浸透石蜡的组织块置入包埋模具内,再倒入新的熔化石蜡,然后使其迅速冷却凝固的过程。包埋时需要选择合适的包埋温度,用于苏木精-伊红染色标本包埋的温度为 65℃,而用于免疫组织化学的标本包埋温度不能高于 60℃。

2. 其他包埋方法

其他包埋法包括火棉胶包埋、树脂包埋等方法。火棉胶常用于较大的组织或器官及容易塌陷的器官。火棉胶包埋适用于除苦味酸固定剂外的各种固定剂固定的标本,而且无须固定后透明,标本经脱水、浸透后可直接包埋。但火棉胶包埋时间长,包埋的组织块难以制作薄切片和连续切片。树脂包埋法以树脂作为包埋剂,所制备的包埋块质地坚硬,易于制作薄切片。

（四）切片

组织经过固定或者不固定、包埋后,必须切成薄片才能进行染色。根据研究需要或不同组织类型,可选用不同切片方法。常用切片方法有石蜡切片、冷冻切片、振动切片、火棉胶切片、树脂半薄或超薄切片等。切片的好坏与组织取材、固定、包埋等前期处理是否恰当有关。这里重点介绍常用的石蜡切片、冷冻切片及振动切片。

1. 石蜡切片

石蜡切片是常规组织学、组织化学与免疫组织化学研究中常用的切片方法。基本过程包括固定蜡块、调整蜡块切面、蜡块修面、切片、展片、贴片。切片过程中,切片厚度通常设置为 5~7 μm。良好的切片应该无刀痕和裂痕,厚薄均匀一致。

2. 冷冻切片

冷冻切片是把经过固定的组织或未固定的新鲜组织直接冷冻结冰变硬,通过冷冻切片机制成薄片。该法是酶组织化学和免疫组织化学染色中最常用的一种切片方法。主要优点是能够较完好地保存细胞膜表面和细胞内多种酶活性及抗原的免疫活性,而且组织不需要经过脱水、透明和石蜡包埋处理,操作过程简单,实验周期较短。冷冻切片需注意:组织块不能太大;切片厚度一般在 10 μm 以上,因此切片的清晰度较差;切片标本不易长期保存。制作质量上乘的冷冻切片需要注意防止切片中冰晶的形成,通常可以对样品组织进行高渗梯度蔗糖脱水或以速冻的方法进行冷冻。冷冻切片的过程包括组织包埋冷冻、切片、贴片及切片保存。

3. 振动切片

振动切片是在振动切片机上利用刀片的振动,使刀片横向往复切割而将新鲜组织或固定后的组织切成 10~400 μm 的薄片。因组织无须冷冻,故无冰晶形成;能较好地保留组织内脂溶性物质和细胞膜抗原。对于柔软组织,如胚胎组织,可用低熔点(45~55℃)10%琼脂糖包埋后再切片。

## 二、常用的神经组织化学染色方法

（一）苏木精-伊红染色

苏木精-伊红染色(hematoxylin-eosin staining,简称 HE 染色),是形态学最常用、最基本的染色方法。

1. 实验原理

苏木精是一种天然染料,染液为碱性,苏木精染液为碱性,主要使细胞核内的染色质与胞质内的核糖体着紫蓝色;伊红为酸性染料,主要使细胞质和细胞外基质中的成分着红色。

2. 所需试剂

苏木精染液、伊红染液、1%盐酸乙醇。

3. 操作步骤

（1）脱蜡至水　依次将切片放入二甲苯Ⅰ、二甲苯Ⅱ、无水乙醇Ⅰ、无水乙醇Ⅱ、95%乙醇、75%乙醇，自来水洗。

（2）苏木素染色　切片入苏木素染液染 3~5 min，自来水洗。

（3）分化　1%盐酸乙醇 30 s，自来水洗。

（4）返蓝　液返蓝 1 min，流水冲洗。

（5）伊红染色　0.1%~0.5%伊红染液染色 1~5 s。

（6）脱水　依次经 70%、85%、95%、100%乙醇脱水。

（7）透明　二甲苯透明 2 次，共约 10 min。

（8）封片　擦去切片周围多余二甲苯，切勿干涸，迅速滴加适量中性树胶，再加盖玻片封固。

（9）结果判读　嗜碱性结构呈蓝紫色，如细胞核；嗜酸性结构呈红色，如细胞胞质。

（二）尼氏染色法

尼氏染色（Nissl staining）是由德国病理学家 F Nissl 于 1892 年创立，用于显示神经元胞质内的尼氏体。尼氏体的存在、缺失或消失，可以提示神经元的正常、异常或病理状态，因此是评估神经损伤的常用方法之一。

1. 实验原理

尼氏体带负电荷，能与碱性染料的阳离子结合。焦油紫、天竺牡丹、甲苯胺蓝、硫堇、中性红、甲基蓝等碱性燃料均可用于尼氏体的染色。在尼氏染色中，尼氏体清晰可辨，细胞核、核仁也非常清晰，而且很容易区分轴突和树突，既可辨认器官又可同时观察细胞质特殊结构。以焦油紫染色及甲苯胺蓝染色为例介绍尼氏染色的过程。

2. 用于尼氏染色的常用染料

0.5%焦油紫、0.25%冰乙酸乙醇溶液、0.1 甲苯胺蓝。

3. 操作步骤

（1）石蜡切片脱蜡至水（具体步骤同 HE 染色）。

（2）0.5%焦油紫染色，10~20 min；或者预热 0.1%甲苯胺蓝溶液至 60℃，染色 3~5 min。

（3）切片用蒸馏水快速清洗。

（4）0.25%冰乙酸乙醇溶液分色 4~8 s；或者 90%~95%乙醇分色，光学显微镜下镜检分色程度。

（5）100%乙醇快速脱水 2 次，每次 2~3 min。

（6）二甲苯透明 2 次，每次 10 min。

（7）中性树胶封片，显微镜下观察照相。

4. 结果判读

尼氏体呈紫色，细胞核呈蓝紫色，组织背景无色或浅蓝色。

（三）劳克坚牢蓝髓鞘染色

劳克坚牢蓝（Luxol fast blue，LFB）属于铜-酞菁染料，在酒精溶液中具有与髓鞘磷脂结合的染色特性。应用 LFB 髓鞘染色可以很好地显示神经组织的髓鞘结构。

1. 实验原理

髓鞘染色方法有多种，基于不同的原理，可利用媒染剂、油溶性染料或锇酸与类脂质的特殊反应。常用的有经典 Well 染色法、经典碳酸锂苏木精染色法。LFB 染色后髓鞘着色鲜明，并且有一定的特异性，是鉴定神经髓鞘特异性比较好的标记物，可以用于显示髓鞘含量丰富的神经传导束。

2. 所需试剂

LFB 溶液、0.05%碳酸锂溶液、0.25%焦油紫溶液。

3. 操作步骤

（1）切片放入乙醇-氯仿溶液（1∶1，*V/V*）中 5 min。

（2）放入 95%乙醇溶液中 5 min。

（3）0.1% LFB 液中 60℃密封浸染 8~16 h。

（4）蒸馏水冲洗后，入 95%乙醇溶液 5 min。

（5）放入 70%乙醇溶液 3 min。

（6）放入双蒸水 3 min。

（7）0.05%碳酸锂溶液分化 5 min，70%乙醇溶液继续分化 30 s。

（8）双蒸水洗片。

（9）镜下观察脊髓灰、白质分界是否清晰，若分界不清晰，则需重复（6）（7）两步骤，直至分化清晰为止。

（10）蒸馏水洗片后，用 0.25%焦油紫溶液加数滴冰醋酸染液复染 10 min。

（11）70%乙醇将复染颜色分至细胞核及尼氏体呈红色。

（12）滤纸沾尽多余液体，入正丁醇 2 次漂洗脱水，每次脱水时间为 3~5 min。

（13）二甲苯透明，中性树胶封片。

4. 结果判读

髓鞘呈鲜蓝色，核呈深蓝色。

（四）免疫组织化学技术

免疫组织化学（immunohistochemistry）是免疫学与传统的组织化学相结合的一

个分支学科,是利用抗原与抗体间特异性结合的原理,对组织切片或细胞标本中的某些多肽和蛋白质等大分子物质进行原位定性、定位或定量研究的实验技术。1941年,Coons首次成功应用荧光素标记抗体,检测肺炎球菌在肺组织中的分布,开创了免疫组织化学方法。目前,免疫组织化学技术已成为生物学和医学等众多学科领域的重要研究手段。

1. 实验原理

免疫组织化学以免疫学的抗原-抗体特异性反应为理论基础,以组织化学原理和技术使免疫反应形成的抗原-抗体复合物能在显微镜下被观察到,从而实现对组织或细胞内相应化学成分的定性、定位和定量研究。基本原理包括抗原-抗体反应、免疫标记反应和呈色反应。免疫组织化学技术有多种分类方法。根据标记物的不同,主要分为免疫荧光组织化学、免疫酶组织化学、亲和免疫组织化学和免疫金组织化学;根据标记物是否与特异性第一抗体结合,主要分为直接法和间接法。目前,免疫酶组织化学及免疫荧光组织化学技术应用普遍,以免疫荧光组织化学技术简单介绍免疫组织化学技术。

免疫荧光组织化学简称免疫荧光技术,是将荧光作为标记物的免疫组织化学技术。间接法免疫荧光技术被广泛应用于生物学、基础医学和临床医学各学科领域。

2. 主要试剂

一抗、荧光素标记二抗、10%正常山羊血清、磷酸盐缓冲溶液(PBS)、DAPI工作液

3. 操作步骤

(1)石蜡切片先脱蜡到水(步骤同HE染色),0.01 mol/L PBS漂洗2~3次,每次5 min;冷冻切片室温晾干15 min直接用PBS漂洗。

(2)含0.3%聚乙二醇辛基苯基醚的PBS室温孵育20 min,以增加细胞膜的通透性(如果待测抗原位于细胞膜上省略此步骤)。

(3)PBS漂洗3次,每次5 min。

(4)10%山羊血清室温封闭,30 min,以封闭组织或细胞内抗体非特异性吸附位点。

(5)不洗,尽量吸去封闭液,滴加适当比例稀释的一抗工作液,湿盒内室温孵育2 h或4℃过夜。

(6)PBS漂洗3次,每次5 min。

(7)滴加PBS稀释好的二抗(避光)室温孵育2~4 h或37℃ 30 min。

(8)PBS漂洗3次,每次5 min。

(9)滴加DAPI工作液染核,室温10~20 min。

(10)PBS漂洗3次,每次5 min。

(11)10%甘油或荧光信号增强封片剂封片,荧光显微镜或者共聚焦显微镜下观察拍照。

### (五)神经束路示踪技术

神经束路示踪(neuroanatomical tract tracing)技术是一类研究神经元之间的纤维联系、解析神经环路的神经解剖学方法,这种方法学的建立始于19世纪末对逆行变性(retrograde degeneration)和顺行变性(anterograde degeneration)的研究。神经束路示踪技术可分为轴质运输示踪技术、变性示踪技术、电镜示踪技术及神经环路示踪技术。20世纪70年代,基于轴质运输原理建立的辣根过氧化物酶(horseradish peroxidase, HRP)失踪方法在神经束路示踪中的应用,使示踪技术发生了革命性的变化。重点介绍HRP逆行示踪法。

**1. 基本原理**

HRP是从辣根中提取的一种由一分子的尤色酶蛋白与一分子的棕色铁卟啉辅基结合形成的糖蛋白。HRP可用作逆行示踪剂,也可用作顺向示踪剂。HRP示踪法的示踪结果多用过氧化物酶组织化学染色来显示。HRP示踪法与免疫组织化学技术的结合应用,既可显示具体的纤维联系,还可阐明投射神经元的神经活性物质或其受体和转运体等;与其他示踪技术结合,可解析两级以上的神经元所构成的纤维联系,尤其便于电镜水平观察;与荧光素逆行示踪技术结合应用时,可观察神经元轴突的分支投射。

**2. 所需试剂**

HRP、冷冻切片机。

**3. 操作步骤**

切断神经干,选内径与神经相似的长硅胶管,神经近断端插入管内,注入30% HRP溶液10 μL,使神经断端浸泡在HRP溶液中,或直接在神经近断端涂抹HRP 1 mg(分4~5次,每次间隔15~20 min,共60~100 min)。48~72 h后,用4%多聚甲醛0.1 mol/L磷酸缓冲液700 mL心脏灌注固定,切取与两侧神经相连的脊髓节段和后根感觉神经节,按下法操作。

(1)4℃蔗糖缓冲液4~72 h。

(2)冷冻切片,厚40 μm,浸于4℃ 0.1 mol/L磷酸缓冲液内24 h。

(3)蒸馏水洗涤每次10~15 s。

(4)室温下,置于孵育液内并不停摇动20 min。

(5)室温下,0.3% $H_2O_2$ 1~5 mL加入100 mL装有切片的孵育液内20 min,边加边摇动。

(6)pH 3.3缓冲液5 mL+蒸馏水95 mL清洗6次(0~4℃),总时间为30 min。

(7)切片干燥4~15天。

(8)脱水、透明、封片。

### (六)透射电子显微镜技术

电子显微镜技术是应用电子显微镜(electron microscope, EM,简称电镜)研究组合细胞超微结构及其功能的技术。目前,电镜技术已经广泛应用于生物学及医学等众多领域的研究工作。

根据性能不同,电镜分为透射电镜、扫描电镜、冷冻电镜、超高压电镜、分析型电镜、扫描隧道电镜等。透射电镜是医学领域应用最早的一种电镜,发展最早,应用最广泛。

1. 基本原理

用电子枪发射的电子束作照明源,电子束在加速电压作用下高速穿过阳极孔,被聚光镜汇聚成极细的电子束,穿透样品。在通过样品的过程中,电子束与样品发生作用,穿出样品时便带有样品信息,经过物镜聚焦放大后,在其像面上形成反映样品微观特征的高分辨率透射电子图像,然后经过中间镜和投影镜进一步放大成像,投射到荧光屏上,使透射电子的强度分布转换为人眼直接可见的光强度分布。穿过样品的电子束强度取决于样品的厚度和结构的差别或样品质量密度的高低。样品质量密度高的区域,产生大角度的散射电子。这种大角度的散射电子被物镜光阑遮挡,只有小角度的散射电子通过光阑孔,以致这部分电流强度小,在荧光屏上呈现电子密度大的暗区;而在质量密度低的区域,大角度散射电子少,透过的电子多,电流强度大,在荧光屏上呈现电子密度小的亮区。这样,样品的超微结构即形成具有明暗反差、容易辨认的黑白电镜图像。

2. **透射电镜标本制备方法**

透射电镜的电子束穿透力强,大多数标本无法直接在透射电镜下观察,必须制成厚度为 50~70 nm 的超薄切片才能使用。超薄切片技术是透射电镜生物样品制备方法中最基本、最重要的常规制片技术。然而,由于电镜的高分辨本领及电子束的照射易使样品变形,因此对超薄切片的技术提出了更高的要求。为获得理想的超薄切,操作者必须十分认真地对待每一个步骤,任何环节的疏忽都可能使制片失败。

成功的超薄切片必须达到: ① 切片平整,没有刀痕、皱褶、震颤及染色剂的污染;② 切片厚度一般为 70 nm 左右,较薄的切片分辨力较高,但反差较弱,而较厚的切片反差虽好,但分辨力稍差;③ 细胞的超微结构得到良好的保存;④ 切片的包埋介质耐受电子束的照射;⑤ 切片染色后,具有良好的反差并可获得清晰的图像。

超薄切片的制作过程基本上和石蜡切片相似,也需要经过取材、固定、脱水、浸透、包埋、超薄切片及染色等步骤。下面简单介绍超薄切片的制作过程。

(1)取材 是超薄切片技术的第一步,也是非常关键的一步。生物材料在离开机体或正常生长环境后,如果不立即进行适当处理,由于细胞内部各种酶的作用,结构会出现自溶;此外,还可能由于污染,微生物在组织内繁殖使细胞的微细结构遭到破坏。因此,为了使细胞结构尽可能保持生活状态,取材操作应注意以下原则: ① 快,组织取下后应在最短时间内(争取在 1 min 内)投入固定液;② 准,取材前应先做好准备,对取材部位的组织结构了解充分,保证取材部位准确可靠;③ 轻,解剖器械应锋利,操作宜轻柔,避免牵拉、挫伤与挤压样品,以免引起人为结构损伤;④ 小,因为固定液的渗透能力较弱,组织块如果太大,其内部将不能得到良好固定,要求组织块大小一般不超过 1 mm×1 mm×1 mm。为方便定向,可将组织修成 1 mm×1 mm×2 mm;⑤ 低温,操作最好在低温(0~4℃)下进行,以降低酶的活性,防止细胞自溶。所用的容器、器械和液体也应预先冷却。

(2) 固定　固定的目的是尽可能使细胞中的各种细胞器及大分子结构保持在生活状态,并且牢固地固定在它们原来所在的位置上。固定方法分为物理方法和化学方法。物理方法系采用冷冻、干燥等手段来保持细胞结构;化学方法是用固定剂来固定细胞结构。因为化学方法更常用,所以下面只介绍化学方法。

理想的固定剂应具备以下条件:① 能迅速而均匀地渗入组织细胞内部,稳定细胞内各种成分且不发生明显的凝聚变化;② 能迅速将细胞杀死,尽可能保持细胞微细结构,减少死后变化;③ 对细胞不产生收缩与膨胀作用,不产生人工假象和变形。最理想的固定剂应能固定细胞内所有成分,但是,各种固定剂对细胞成分的固定具有选择性,因此,在试剂应用中应根据不同实验目的对固定剂进行选择。

电镜制样常用的固定剂包括以下几种:① 锇酸,即四氧化锇,是一种淡黄色、具有强烈刺激味的晶体。锇酸是强氧化剂,与氮原子有较强的亲和力,因而能与各种氨基酸、肽及蛋白质反应,使蛋白质分子间形成交联,使蛋白质得以固定。四氧化锇还能与不饱和脂肪酸反应使脂肪得以固定,是唯一能够保存脂类的固定剂。此外,锇酸还能固定脂蛋白,使生物膜结构的主要成分磷脂蛋白稳定;能与变性DNA 及核蛋白反应,但不能固定天然 DNA、RNA 及糖原。锇酸有强烈的电子染色作用,用其固定的样品图像反差较好。常用浓度为 1%。② 戊二醛,是电镜制样中最常用的固定剂之一,于 1963 年开始使用并沿用至今。戊二醛的优点是对糖原、糖蛋白、微管、内质网和细胞基质等有较好的固定作用,对组织和细胞的穿透力比锇酸强,还能保存某些酶的活力,长时间的固定(几周甚至 1~2 个月)不会使组织变脆。缺点是不能保存脂肪,没有电子染色作用,对细胞膜的显示较差。组织块固定常规采用戊二醛-锇酸双重固定法。分预固定和后固定,中间用磷酸缓冲液漂洗。预固定用 2.5%戊二醛固定 2 h 以上,后固定用 1%锇酸固定液固定 1~2 h。固定完毕,用缓冲液漂洗 20 min 后进行脱水。

固定的方法包括浸泡固定法、原位固定法和灌注固定法。

(3) 脱水　常规电镜样品包埋所用的包埋剂是环氧树脂,为非水溶性树脂。为了保证包埋介质完全渗入组织内部,必须先将组织内水分完全去除,即用与水及包埋剂均能相混溶的脱水剂来取代水。常用脱水剂有乙醇和丙酮。乙醇引起细胞中脂类物质的抽提比丙酮少且毒性小,但其不易与包埋剂相混溶,故用乙醇脱水后须经丙酮过渡,再转入包埋剂。急骤的脱水会引起细胞收缩,因此,脱水应缓慢、逐步进行。脱水剂各级浓度为 50%、70%、80%、90%、100%，每级脱水 10~15 min，再经干燥吸水剂（如无水硫酸铜）处理的 100% 乙醇脱水两次，每次 10~20 min，最后用 100% 丙酮过渡 20~30 min。

脱水过程中应注意：① 更换液体时，操作要迅速，避免组织标本表面干燥；② 组织切片、游离细胞或培养细胞的脱水可相应缩短时间，每次 5~10 min 即可；③ 尽量避免在 100% 乙醇内长时间脱水，以防组织脆硬及细胞内物质丢失，损伤超微结构；④ 如当日不能完成包埋过程，标本可置于 70% 乙醇内停留过夜，但不能在无水乙醇或无水丙酮中停留过夜，否则，过度脱水不仅引起更多物质的抽提，还会使样品发脆，造成切片困难。贴壁生长在塑料培养板内的培养细胞可直接在培养板内脱水。细胞标本和振动切片标本可适当缩短脱水时间。

（4）浸透与包埋　浸透是利用包埋剂渗入到组织内部逐步取代脱水剂，使细胞内外所有空隙都被包埋剂所填充的过程。浸透好的样品放入包埋板中的包埋剂中，经加温后聚合成固体，即软硬适中的包埋快，以便进行超薄切片。浸透与包埋的好坏是超薄切片的关键步骤之一。

包埋是将组织块包埋在多孔橡胶包埋模板中，然后置于烤箱烘干，在 45℃（12 h）或 60℃（36 h）烤箱内加温，即可聚合硬化形成包埋块。包埋操作中应注意以下几点：所有试剂要防潮，最好存放在干燥器中；所用器皿应烘干；包埋时，每加入一种试剂都要搅拌均匀；包埋时动作要轻巧，防止产生气泡；皮肤尽量不要接触包埋剂，以免引起皮炎；盛放过包埋剂的容器要及时用丙酮清洗干净。

目前常用的包埋剂是环氧树脂。环氧树脂是一类高分子聚合物。它的分子中含有两种反应基团，即环氧基和羟基。当加入酸酐类时，树脂分子中的羟基能与酸酐结合，形成分子间的横桥式连接，这种起横桥式连接作用的交联剂叫作硬化剂，它们参与交联反应，并被吸收到树脂链中。常用的硬化剂有十二烷基琥珀酸酐（又称十二碳烯基丁二酸酐，DDSA）、甲基内次甲基邻苯二甲酸酐（又称六甲酸酐，MNA）及顺工烯二酸酐等。当加入胺类时，就引起末端环氧基相连，形成首尾相接的长链状聚合物。这种促进末端相接的交联剂叫作催化剂或加速剂。常用的加速剂有 2,4,6-三（二甲氨基甲基）苯酚（DMP30）、二乙基苯胺及乙二胺等。为了改善包埋块的切割性能，某些环氧树脂包埋剂配方中还加有增塑剂，使包埋块具有适当的韧性。常用的增塑剂为邻苯二甲酸二丁酯（DBP）。

（5）超薄切片　是将固化在包埋块中的组织在超薄切片机上切成厚 50~70 nm 切片的过程，是电镜标本制作程序的中心环节。包括超薄切片前的准备工作和超薄切片。① 超薄切片前的准备工作主要包括：载网的选择与清洗、制备支持膜、修块、半薄切片定位、制刀。② 超薄切片的步骤包括：安装包埋块；安装玻璃刀，调节刀与组织块的距离；调节水槽液面高度与灯光位置；调节加热电流及切片速度并切片；将切片捞在有支持膜的载网上，晾干。许多因素均能影响超薄切片的质量,故每个操作环节都需重视,只有仔细认真,反复实践,才能获得满意的结果。

(6)染色 生物样品主要由低原子序数的轻元素组成,如碳、氢、氧、氮等。这些元素原子对电子的散射能力很弱,相互之间的差别也很小,观察时像的反差很弱。为了提高像的反差,除了通过电镜的操作外,更主要是通过对样品进行电子染色来提高样品本身的反差。电子染色是将某些重金属盐类(如铅盐、铀盐等)与细胞的某些成分或结构结合后,利用重金属对电子的散射能力,增强那些与其结合的结构或成分对电子的散射能力,从而达到提高样品本身反差的一种方法。经过染色的超薄切片不仅提高了反差,而且重金属沉淀在切片上还增加了切片对由子束损伤的抵抗力。常用的染色剂有乙酸铀和枸橼酸铅。染色方法包括组织块染色及切片染色。染色过程:① 组织块染色,在脱水时,将组织块放在用70%乙醇或丙酮配制的泡和乙酸铀溶液中,染色时间2 h以上,或在冰箱中过夜。② 切片染色,预先取一个清洁的培养皿,将石蜡溶解制作成蜡板,然后滴数滴染液于蜡板上,用镊子夹住载网的边缘,把贴有切片的一面朝下,使载网浮在液滴上,盖上培养皿,染色10~20 min。载网从染液中取出后,必须尽快用蒸馏水清洗干净。在染色过程中,铅染液容易与空气中的二氧化碳结合形成碳酸铅颗粒,从而污染切片。因此,在保存和使用染液时,要尽量减少与空气的接触。为防止铅沉淀污染,可在培养皿内放置氢氧化钠丸,以吸收空气中的二氧化碳。

(7)电镜观察、拍片、记录等 做好观察记录,选好范围拍片,准确记录底片号码及相应内容,然后在电脑中备案。

# 第三节 细胞生物学评价方法

较早时期,人们多采用整体动物实验进行毒物的毒性及机制研究。传统整体动物实验耗资和耗时较多,并且受动物保护主义的影响。细胞培养技术是从20世纪中叶开始逐渐发展起来的一门实验技术。近年来,细胞培养已广泛地应用于生物学地各个领域,如细胞生物学、分子生物学、遗传学、药理学、肿瘤学及临床学科基础研究,并取得了丰硕的成果,细胞培养技术具有省时、价廉和易操作的特点,随着细胞培养方法的不断成熟和完善,其在毒理学研究领域中的应用越来越广泛。尤其是新精神活性物质种类繁多、更迭速度快,细胞培养体外测试系统为毒性实验和机制研究提供了新的方法和应用领域,为整体评估新精神活性物质的毒性及机制提供可供借鉴的资料。本节将从细胞培养的基本原理与技术、细胞培养的类型、细胞毒性及功能检测等方面对新精神活性物质的细胞生物学评价方法进行简单介绍。

### 一、细胞培养的基本原理与技术

细胞培养是指从生物体内取出组织或细胞,在体外模拟体内的生理环境,在无菌、适当温度和一定营养条件下,使之生存、生长和繁殖,并维持其结构和功能的方法[24]。细胞培养不但是一门技术,而且是一门科学,它既有基本理论、基本知识,又有基本方法。

体外培养细胞的结构和功能接近体内情况,便于使用各种技术和方法进行研究,并能在较长时间内直接观察细胞生长、发育、分化过程中的形态和功能变化,而且可同时提供大量生物学性状相似的细胞作为研究对象,因此,细胞培养已经成为现代生物学和医学研究中一项非常重要的技术。细胞培养作为一种研究技术虽然具有很多优点,但也有其局限性,主要是细胞离体以后失去与其周围环境的关系,其生物学性质必然会发生某些变化,通常体外培养的细胞与体内细胞仍然存在差异,不能将之与体内细胞完全等同。

为了更好地掌握细胞培养这门技术,以下内容主要介绍细胞培养的实验原理及细胞培养的基本条件。

#### (一) 实验原理

细胞培养是一种程序复杂、要求研究的实验技术。要使细胞在体外长期生存,必须模拟体内环境,供给细胞存活所必须的条件,如水、无机盐、氨基酸、维生素、葡萄糖、生长因子,以及适宜的温度、渗透压、pH 等多种条件。细胞培养的基本原理就是将细胞在适宜的人工条件下使其在体外生存、生长、繁殖和传代,从而进行细胞生命过程、细胞癌变、细胞工程、药物毒性等问题的研究。

#### (二) 细胞培养的基本条件

##### 1. 培养细胞的生存条件

体外培养细胞所需的生存条件和物质代谢过程与体内基本相同,但随细胞生存环境的改变也会出现一定的差异。

(1) 水的质量　水对维持细胞活动是十分重要的。体外培养的细胞对水非常敏感,对水的纯度要求较高。在培养液中任何对细胞有害的物质都会影响细胞的生存。因此细胞培养液必须用新鲜三蒸水或去离子水配制。用金属蒸馏器制备的蒸馏水,可能含有一些金属离子,一般不作为培养用水。配制培养用液应使用经石英玻璃蒸馏器三次蒸馏的三蒸水或经纯水净化装置制备的超纯水。制备好后,最好用龙头瓶贮存,存放时间一般不应超过 2 周。

(2) 无菌环境　防止污染是保证细胞在体外生存的基本条件之一。因此,细胞培养实验室分隔为操作间和缓冲间。实验室应配备紫外灯,实验结束后打开紫外灯 20~30 min 灭菌,另外每周要用新洁尔灭擦拭台面、地面和墙壁进行实验室消毒,也可每两个月用甲醛蒸气蒸熏一次。同时在细胞培养过程中要努力做到最大程度的无菌。要保持无菌环境,必须严格做到:细胞培养用品要经高压灭菌处理后才能使用,培养用液要经过抽滤除菌处理,实验过程要严格按照无菌操作规程在超净工作台中进行。

(3)温度 适宜的温度是保证细胞在体外生存的重要条件。人和哺乳动物的细胞最适宜的培养温度为($36.5\pm0.5$)℃,偏离这一温度范围,细胞的正常代谢会受到影响,甚至死亡。一般来说,培养细胞对低温的耐受性比对高温要强。温度不超过 39℃时,细胞代谢的强度与温度成正比,培养温度高至 41~42℃时,细胞只能生存很短的一段时间,10~24 h 后便退变或死亡。当培养温度低至 25~35℃时,细胞仍能生存和生长,但速度缓慢。细胞在 4℃能存活数天,若温度降至冰点以下则细胞可因胞质结冰而死亡。

(4)pH 条件 大多数培养细胞的适宜 pH 为 7.0~7.4,偏离此范围将会对细胞产生有害影响。但各种细胞对 pH 的要求也不完全相同。总体来说,细胞耐酸性比耐碱性大一些。一般情况下原代培养的细胞对 pH 的变动耐受性较差,连续性细胞系(株)耐受性较强。

(5)气体条件 细胞培养中,氧气和二氧化碳是细胞生存所需要的重要条件之一。氧气参与三羧酸循环可为细胞提供能量,而二氧化碳既是细胞代谢物,也是细胞生长所需成分,并影响培养液的 pH,一般将细胞置于 95%空气加 5%二氧化碳的混合气体环境中培养。

(6)营养条件 细胞培养常用的培养液可分为天然培养液和合成培养液。天然培养液是指来自动物体液或利用组织分离提取的一类培养液,如血浆、血清、淋巴液、鸡胚浸出液等,其中血清是使用较为广泛的天然培养液。合成培养液是根据天然培养液的成分,用化学物质模拟合成、人为设计、配制的培养液,现已成为普遍应用的商品化培养液,其主要成分有氨基酸、维生素、碳水化合物、无机盐和其他一些辅助物质组成。根据培养对象和实验目的不同,已设计出多种培养液。已知的有:TC199、RPMI – 1640(Roosevelt Park Institute medium 1640)、Eagle's MEM(minimum Eagle)、DMEM(Dulbecco's modified Eagle medium)、Ham's F10 等。对于动物细胞而言,合成培养液只能维持细胞的生存,要想使细胞更好地生长和繁殖,还需补充天然培养液,如人或动物的血浆及胎汁等,其中最常用的为牛血清。牛血清分为小牛血清、新生牛血清和胎牛血清。胎牛血清取自剖宫产的胎牛;新生牛血清取自出生 24 h 之内的新生牛;小牛血清取自出生 10~30 天的小牛。胎牛血清是品质最高的。因为胎牛还未接触外界,血清中所含的抗体、补体等对细胞有害的成分最少。一般需在培养液中添加 10%~20%血清。血清中含有各种血浆蛋白、多肽、脂肪、生长因子、激素等,这些物质可以促进细胞生长或贴附。理论研究中应用无血清培养液可以排除血清中许多未知成分的干扰,使实验结果更可靠,目前广泛用于蛋白质组织和生物工程的研究,无血清培养液是由基础培养液和替代血清的添加剂组成,如生长因子、酶等活性物质。这类培养液的实验结果可靠,针对性强,但成本较高。

(7)培养基质 培养基质也就是细胞附着底物。绝大多数细胞适于贴附在玻璃和一次性塑料培养瓶(皿)上生长。一些不易贴壁的细胞,可以事先在培养瓶(皿)底面涂上一层鼠尾胶、多聚赖氨酸等,以促进细胞贴壁生长。

2. 培养用品的清洗和消毒灭菌

细胞培养需要大量消耗性物品,如玻璃器皿、金属器械、塑料器械、橡胶制品、布类、纸类等。目前,我国大多数实验室还不能达到用后即弃的条件,因此,一些器皿需反复使用。在培养环境中,无菌是保证培养细胞生存的必要条件,故对培养器皿的清洗和消毒灭菌是极为重要的环节,清洗和消毒灭菌的主要目的是清除杂质和微生物,使细胞培养用的器皿内不残留任何影响细胞生长的成分。

(1)培养用品的清洗 玻璃器皿的清洗:玻璃器皿的清洗是前期重要的准备工作之一。通常清洗后的玻璃器皿不仅要干净透明、无油迹,而且不能残留任何物质,最终冲洗后的器皿内外应达到无水珠积聚的标准。某些化学物质即使微量残留,也会对细胞产生毒性作用。因此,玻璃器皿的清洗必须严格按照程序进行。一般玻璃器皿的清洗包括:浸泡、刷洗、浸酸和冲洗。① 浸泡:初次使用和培养用后的玻璃器皿都需要先用清水浸泡,以软化或溶掉器皿上的附着物。培养过程中使用过的玻璃器皿多附着有大量蛋白质,干涸后不易刷洗掉,故应将使用后的器皿立即浸入清水中,同时还需注意要让水完全进入器皿中,不要留有气泡。使用新的器皿时应先用自来水简单刷洗,然后用稀盐酸(5%)浸泡过夜或煮沸 30 min,中和其中的碱性物质后再用自来水清洗。② 刷洗:浸泡后,如果器皿内外表面有残留杂质,可用软毛刷和优质洗涤剂(加热)刷洗,以便去除干净。刷洗时注意防止破坏器皿表面的光洁度,将刷洗干净的玻璃器皿用自来水冲洗干净,晾干,备浸酸。③ 浸酸:经过步骤①和步骤②后,玻璃器皿上刷洗不掉的极微量杂质可通过清洗液的强氧化作用来去除。清洗液不仅对玻璃器皿无腐蚀作用,而且去污能力强,是清洗过程中的有效和关键环节之一。目前常用的清洗液是由重铬酸钾、浓硫酸和水按一定比例配制而成。浸酸时应注意使器皿充满洗液,不留气泡。浸泡时间不应少于 6 h,一般应浸泡过夜。④ 冲洗:玻璃器皿浸酸后必须用流水充分冲洗,每个器皿都要用流水灌满,倒掉,重复 20 次以上,以彻底清除残留的酸液,然后用单蒸馏水漂洗 2~3 次,或用双蒸水或三蒸水漂洗 1 次,烤干备用。玻璃滤器原则上与玻璃器皿清洗方法相同。

金属器械的清洗:新的解剖器械应先用纱布擦去防锈油后,再用洗涤剂煮沸刷洗干净,后用自来水冲洗,最后再用单蒸水、双蒸水冲洗,烤干备用。

塑料器械的清洗：目前,细胞培养使用的培养板、培养皿及培养瓶等主要是进口的一次性塑料制品。这些产品已经消毒灭菌,打开即可使用。若消耗量大、价格较贵又未污染的器材想反复使用,需经自来水充分浸泡,再用流水冲洗,塑料器皿质地柔软,不宜用毛刷刷洗,以防划痕。如果残留有附着物,可用脱脂棉轻拭后流水冲洗、晾干,经 2%氢氧化钠浸泡过夜、自来水冲洗、2%~5%盐酸浸泡 30 min、自来水冲洗、蒸馏水冲洗 3 次、晾干后包装,以备灭菌(钴-60 照射或紫外照射)。

橡胶制品的清洗：如胶塞等,每次使用后先用蒸馏水浸泡,然后用 2%氢氧化钠溶液煮沸 5~20 min,用自来水反复冲洗干净,再用 1%稀盐酸溶液浸泡,时间不少于 30 min,再用自来水冲洗干净,后用蒸馏水漂洗 2~3 次,最后用双蒸水或三蒸水漂洗 1 次,烤干后备用。因胶塞使用面常沾有洗涤剂,流水冲不净,故胶塞洗刷的重点部位是胶塞使用面,用刷子逐个刷洗。使用过程中,胶塞不能与培养液接触,以防未洗净的胶塞污染培养液和细胞。

包装：对细胞培养用品进行消毒之前,要进行严密包装,以保证灭菌后不受外界的污染,方便贮存。牛皮纸、棉布、铝饭盒、较大培养皿等是常用的包装材料。近几年,铝箔包装非常方便适用。玻璃培养皿、注射器、金属器械等用牛皮纸包装后再装入铝饭盒内。

（2）培养用品的消毒灭菌　消毒的方法有多种,随物品材质不同,采用的方法不同。总的来说,分为物理法和化学法。物理法包括湿热(高压蒸汽)灭菌、干热灭菌、过滤除菌和紫外线消毒等方法杀灭或去除微生物。化学法是使用化学消毒剂、抗生素等杀灭微生物。

湿热灭菌：湿热灭菌也称高压蒸汽灭菌,是细胞培养过程中最常用和最有效的除菌方法之一。湿热灭菌对生物材料有良好的穿透力,高温高压能使蛋白质变性凝固而致微生物死亡。此类除菌方法适用于布类、胶塞、金属器械、玻璃器皿及某些细胞培养用液等。各种物品有效消毒灭菌所需的压力和时间各不相同,一般培养用液、橡胶制品要求 4.5 kg( 114℃ )10~20 min 或 3.6 kg( 112℃ )30 min;布类、玻璃器皿、金属器械等为 6.8 kg( 121℃ )20 min。在除菌前可将高压除菌指示条贴在包装物品表面的适当位置,以提示除菌效果。由于潮湿的包装物品表面容易被微生物污染,因此,将消毒好的物品(不包括液体)从压力蒸汽消毒器中取出后,应立即将其放到 60~70℃烤箱内烘干,再贮存备用。

干热灭菌：玻璃器皿的消毒灭菌可采用此种方法。干热灭菌可杀死细菌和芽孢,达到除菌目的。用电热鼓风干燥箱加温到 160℃,保持 90~120 min,可达到消毒的目的。干热消毒法不适用于金属器械和橡胶、塑料制品的除菌。注意干热灭菌后切忌立即打开干燥箱的箱门,而应首先关掉开关,并使物品逐渐冷却后再打开门,以免温度骤变而使箱内的玻璃器皿破裂。另外,干烤箱内物品的摆放要有空隙,物品不要靠近加热装置。

过滤除菌：过滤除菌是将液体或气体用微孔薄膜过滤，大于孔径的细菌等微生物颗粒被阻留，从而可达到除菌目的。大多数细胞培养用液，如人工合成培养液、血清、酶溶液等，为防止其在高温下变性，失去功能，必须采用滤过法除菌。微孔滤膜滤器有一次性和反复使用两种，滤膜孔径选用 0.22 μm。一次性滤器打开后就可以使用。其他各种滤器多为不锈钢材质，必须清洗后经高压热气消毒、烤干后方可使用。高压前需放好滤膜，并注意无菌过程。

紫外线消毒：常用来消毒空气，操作表面和一些不能用其他方法消毒的物品可采用此方法。紫外线是一种低能量的电磁辐射，可杀死多种微生物，紫外灯的辐射强度和照射剂量与紫外灯的消毒效果呈正相关，辐射强度随等距离增加而降低，照射剂量和照射时间成正比。一般距紫外灯 2.5 m 范围内直接照射 20 min 即可达到除菌效果。由于紫外灯对皮肤、眼睛有伤害作用，同时也会对培养细胞和试剂等产生不良影响，因此，操作时应关闭紫外灯。

消毒剂及抗生素：细胞培养室的工作面、家具、墙壁、地面和空气等可用消毒剂进行灭菌处理，如皮肤和瓶皿开口部位常用 75% 乙醇来消毒；0.1% 苯扎溴铵是目前最常用的消毒剂，可以对器械、皮肤、操作面进行擦拭和浸泡消毒；乳酸可用于空气消毒；甲酚皂可用于地面和实验台面的消毒；0.5% 浓度下的过氧乙酸，10 min 就可将芽孢杆菌杀死。在培养用液中添加适量的抗生素可达到消毒灭菌的效果。抗生素的使用多数是为了预防，通常不同种类抗生素可对抗不同的微生物。常用的抗生素包括青霉素、链霉素和庆大霉素等。抗生素培养液中的常规终浓度为：青霉素 100 U/mL、链霉素 100 U/mL、庆大霉素 50 U/mL 或 100 μg/mL。

（3）无菌操作的基本要领　决定培养成功的首要条件是在细胞培养中防止污染。由于体外培养细胞缺乏抗感染能力，所以在操作中要做到最大程度的无菌，防止污染。因此，准备工作对开展细胞培养异常重要，其中任一环节的疏忽都可能导致实验失败或无法进行。准备工作包括器皿的清洗、干燥与消毒，培养液与其他试剂的配制、分装及灭菌，无菌室或超净台的清洁与消毒，培养箱及其他仪器的检查与调试。

① 培养前的准备：在培养前，要做好实验用品的准备工作。根据实验的要求进行物品清点包装，贴好高压除菌指示条，注明标签后，灭菌、烤干备用，在工作前移入工作台内。② 超净工作台的消毒：先用苯扎溴铵 75% 乙醇溶液擦拭工作台面，然后打开紫外灯灭菌，用 30 W 紫外线灯管直接照射 20~30 min，关闭紫外灯，打开超净台的风机，预工作 10~15 min 以除去臭氧，并使工作台面空间呈净化状态。超净工作台的平均风速宜保持在 0.32~0.48 m/s，过大过小均不利于保持净化度；注意培养用液和培养细胞不能放在紫外线下直接照射。③ 洗手和着装：原则上与外科手术洗手相同，先用肥皂洗手和前臂，再用流水冲洗，然后用 0.2% 苯扎溴铵或 75% 乙醇溶液擦洗。穿无菌服，戴无菌帽和口罩。④ 火焰消毒：在超净工作

台上操作时,宜点燃酒精灯,操作过程中,如安装橡皮头、打开瓶塞、使用吸管等都要经过火焰烧灼,或在近火焰处进行。注意金属器械不能在火焰上烧灼时间过长,以防爆色。烧过的用具要待冷却后才能夹取组织,以免造成组织损伤。⑤ 无菌培养操作:细胞培养操作过程中,动作要准确敏捷,但又不宜太大、太快,以防空气流动,增加污染机会。手不能触及器皿的无菌部分,如已接触,需更换或用火焰烧灼触及部位。为拿取方便,台上实验用品布局要合理,原则上为右手使用方便的用品放在右侧,左手用品放在左侧。培养用液不要过早开瓶,以免增加污染机会。吸取不同培养用液时,应注意更换吸管,以防交叉污染或增加混淆不同细胞的机会。

(4)细胞培养用液　细胞培养用液是维护细胞在体外生存、生长、繁殖及在细胞培养操作过程中所需的基本溶液。培养用液主要有三大类:平衡盐溶液、基本试剂和培养液。

平衡盐溶液:主要是由无机盐和葡萄糖组成,具有维持渗透、调节酸碱平衡、为细胞生存提供所需能量和无机离子等成分。主要用于取材组织块的漂洗、细胞的漂洗,配制各种培养用液的基础用液。平衡盐溶液内含有少量酚红作为 pH 变化的指示剂,溶液变酸时呈黄色,变碱时呈紫红色,中性时呈桃红色。目前最常用的平衡盐溶液是 Hanks 液、PBS、D－Hanks 液。

基本试剂:主要有用来分散细胞、制备细胞悬液的消化液,调整各种培养用液酸碱度的 pH 调整液,防止培养过程中发生污染的抗生素和指示液体 pH 的酚红溶液。① 消化液:常用的是 0.25%胰蛋白酶和 EDTA 两种,它们可以单独使用,也可按一定比例混合使用。② pH 调整液:用来调整各种培养用液 pH,通常单独配制。③ 抗生素:在培养液中加入适量的青霉素、链霉素、庆大霉素等抗生素,可防止由于操作不慎造成的污染。使用浓度为每毫升培养液中含青霉素 100 U、链霉素 100 U、庆大霉素 50~100 U。④ 0.4%酚红溶液:称取酚红 0.4 g,置玻璃研中研磨,逐渐加入 0.1 mol/L 氢氧化钠,边滴边研磨至酚红完全溶解,共加至 11.28 mL 为止,将研磨好的酚红液移入烧瓶中,加三蒸水至 100 mL,4.5 kg(114℃)高压灭菌 15 min,4℃保存。

培养液:培养液是维持体外培养细胞生存和生长的基本溶液,可分为天然培养液和合成培养液两大类。① 天然培养液:主要来自动物的体液或从组织中分离提取成分,其营养性高,成分复杂,但来源受限,而且存在较大的个体差异。天然培养液的种类很多,包括生物性液体(如各种血清)、组织浸出液(如胚胎浸液)和凝固剂(如血浆)等。② 合成培养液:是对细胞体内生存环境中各种已知物质在体外人工条件下的模拟。目前各验室普遍使用商品化的合成培养液,其主要成分是平衡盐溶液中加入各种氨基酸和维生素类。常用的培养液有 DMEM、RPMI 1640 和 199 等。对于体外培养的动物细胞而言,合成培养液只能维持细胞的生存。要想使细胞更好地生长和繁殖,还需补充天然培养液,小牛血清是最常用的天然培养液。通常在合或培养液中添加 10%~20% 小牛血清以满足细胞生长繁殖需要。

（5）清洗细胞培养所用器具时的注意事项　① 使用后的实验器材应立即投入清水中。② 浸泡、煮沸、酸泡的器皿内要充满液体,不得有气泡。③ 刷洗、酸泡后的器材要用流水振荡冲洗,不得残留洗涤剂、清洁液。④ 煮沸前的水面要高于器材 5 cm,水沸后投入洗涤剂。⑤ 软毛刷的刷端已掉毛的应该弃去,否则会划伤玻璃。玻璃划痕处易残留洗涤剂,会改变培养液 pH 和毒害细胞,引起二次污染。⑥ 使用后的胶塞与玻璃器材同时煮洗时,胶塞要放在煮锅的底部。⑦ 泡器材的蒸馏水容器要专用,并作好标记。⑧ 器材清洗干燥后,在以后各步操作时,手指不可接触器材的使用端。清洗者可戴一次性薄手套进行操作,既省时又保证清洗质量。

## 二、细胞培养的类型

细胞培养的分类众多,根据细胞种类可分为原代细胞培养和传代细胞培养;根据培养方式可分为贴壁细胞培养、半悬浮细胞培养及悬浮细胞培养。下面对原代细胞培养和传代细胞培养进行介绍。

### （一）原代细胞培养

原代细胞培养是指将动物各种组织从机体中取出,经各种酶（常用胰蛋白酶）、螯合剂（常用 EDTA）或机械方法处理,分散成单细胞,在合适的培养液中培养,使细胞得以生存、生长和繁殖,通常把第一代至第十代以内的培养细胞统称为原代细胞培养。

原代细胞培养是刚刚离开机体,生物学特性尚未发生很大变化,仍具有二倍体遗传特性,最接近和反映体内生长特性,很适合做药物测试、细胞分化等实验研究;另外,因原代培养的组织来源于动物的某个部位,其组织成分复杂,即使生长出同一类型细胞,细胞间也存在很大差异。原代培养包括组织块培养及单细胞培养。

1. 组织块培养法

组织块培养是一种简单且成功率较高的原代培养方法,即将组织剪成小块后接种于培养瓶内培养。

【材料】

① 组织来源:动物器官或实体瘤。② 含胎牛血清的培养液:无血清培养液、Hanks 液等。③ 培养器具:培养瓶、弯头吸管、小烧杯、眼科剪、镊、培养皿等。

【方法】

① 动物消毒后,按部位剪下所需的脏器或肿瘤组织,放置在无菌平皿内,倒入少许无血清培养液或 Hanks 液漂洗组织,洗净后吸除漂洗液后进行修剪,将组织剪成 1 mm³ 左右的小块。② 用眼科镊将剪好的组织块夹送到培养瓶内,用弯头吸管

将组织块在瓶底部均匀摆放好,使每小块间距为 5 mm 左右,组织块的数量不要过多。组织块放好后将培养瓶轻轻翻转,让瓶底朝上,慢慢沿瓶壁内注入适量培养液,改好瓶盖。将培养瓶倾斜放置在 37℃ 孵育箱内。③ 待组织块经放置片刻后能贴牢于瓶底,将培养瓶缓慢翻转平放,让培养液缓缓覆盖组织块,盖好瓶盖,温箱内培养 4~24 h 后再补加培养液,让培养液覆盖组织块进行培养。

**【结果】**

组织块接种培养 1~3 天后,游出的细胞数量较少,观察时要动作轻巧。培养 2~4 周时,在倒置显微镜下可见组织块周围有多边形上皮样细胞和长梭形成纤维细胞移出生长,此时应保留需建系的细胞,去除另一种细胞。经 1~2 个月后细胞形成单层并逐渐扩大范围。当单细胞占据 1/3~1/2 瓶底时,可考虑传代。

2. 单细胞培养

原代单细胞培养首先要将取来的组织标本分散成单细胞悬液。通常用机械分散法和酶消化法等制备单细胞悬液,组织小块经酶消化后需去除酶液,然后吹打获取单细胞,细胞计数并调整细胞浓度后接种培养。

**【材料】**

① 组织来源:动物器官或实体瘤。② 培养用液:PBS 液、Hanks 液、0.25% 胰蛋白酶、2 000 U/mL(或 1~3 mg/mL)胶原酶、0.02% EDTA、培养液等。③ 培养器具:无菌培养瓶或培养皿、离心管、无菌平皿、弯头吸管、小烧杯、手术剪刀、眼科剪、镊、离心机等。

**【方法】**

细胞分散,制成单细胞悬液:对某些软组织如皮肤黏膜、内脏、神经,胚胎及某些实体瘤等,可采用机械方法进行细胞分散。用手术剪刀将其剪成小于 1 mm³ 的组织块,或者用组织匀浆器轻微旋转且保持一个方向旋转,然后通过不锈钢或尼龙网筛过滤获得单细胞悬液;也可在剪刀将组织剪成较小体积的基础上,应用胰蛋白酶或胶原酶消化细胞间质,使之成为单细胞悬液。

对于来自血液、淋巴液等的淋巴细胞分离,去肝素抗凝血 1 mL 加 Hanks 液 1 mL 稀释后,沿管壁慢慢滴加盛有 2 mL 淋巴细胞分离液的试管内,然后 2 000 r/min 离心 20 min,离心后管内分为四层,自上而下依次为血浆、单个核细胞、颗粒白细胞、红细胞。用毛细管伸至单个核细胞层中,沿管壁轻轻吸出全部细胞。然后用 Hanks 液洗 2 次,每次 2 000 r/min 离心 10 min,最后用 RPMI 1640 培养液将细胞配成一定浓度的细胞悬液备用。

(二)传代细胞培养

传代细胞培养是指原代培养物长成单层细胞,达到一定密度时,营养消耗殆尽,需要补充营养,分开扩大培养,使之继续增殖。需要注意的是,传代的这个

"代"与细胞分裂的一个世代不同,一代细胞分裂 3~5 次,不要混淆。传代培养是细胞培养常规保种方法之一,也是所有细胞生物学实验的基础。传代培养可获得大量供实验所需细胞。

1. 原代培养的首次传代

原代培养细胞经生长增殖,单层细胞相互汇合,整个瓶底逐渐被细胞覆盖,此时需要进行分离培养。否则细胞会因生存空间不足或密度过大,造成营养障碍,影响细胞生长,故需进行传代培养,即将细胞由原培养瓶内分离稀释后传到新的培养瓶内培养,细胞传代应根据不同细胞类型采取不同的方法。贴壁细胞长成单层的原代细胞可进行传代培养,用细胞分散剂(胰酶、EDTA 或胰酶/EDTA 等)处理,使细胞从培养皿上脱离,加培养液充分吹打,制成单细胞悬液分装。

2. 培养细胞的传代指标与方法

① 组织块的传代培养:组织块培养一段时间后,从组织小块长出的细胞会越来越多,细胞不断分裂增殖会长满附着的生长基质表面,单层细胞相互汇合发生接触性抑制现象,组织块培养物周围的细胞生长繁殖变慢,甚至会停止生长,培养液颜色变黄,营养物质几乎被耗尽。此时必须将原代培养物分割进行再培养,再培养分两种方法,一是将原代培养物的四周组织切去,留下植块中央部分加上培养液继续密封培养;二是将原代培养的植块分割成几部分,稀释后重新种植继续培养。② 贴壁细胞的传代培养:分离单细胞悬液接种后的贴壁细胞,随着贴壁细胞的培养时间延长,细胞的分裂增殖,数量增加,逐渐会在瓶皿底部形成一完整的细胞单层,细胞之间因相互接触发生接触性抑制而停止生长。此时便需传代培养。③ 悬浮细胞的传代培养:因悬浮生长的细胞不贴壁,故传代时无须使用酶消化法。悬浮细胞的传代培养可用直接传代和经离心收集细胞后传代,前者是先将悬浮细胞慢慢沉淀于瓶底后,弃掉 1/3~1/2 的上清液,加至 2 倍原量培养液后用吸管吹打细胞沉淀,使成均匀的细胞悬液后将其分为两瓶;后者是采用离心法,用培养瓶直接离心,或将细胞悬液转移至离心管内,800~1 000 r/min,离心 5 min,弃掉上清液,加新的培养液到培养瓶或离心管内,用吹打管吹打使之形成细胞悬液,传代分至两个培养瓶内,补齐原量的培养液。

(三) 细胞系的培养与维持

细胞系是前人从来自人或动物的肿瘤组织或正常组织的细胞中,经过长期选育而建立的传代细胞,包括有限传代的二倍体细胞系和无限传代细胞系。传代细胞的染色体组型发展为非整倍体或二倍体低于 75%,这种非整倍体细胞在体外具有无限传代的生命力。传代细胞的特性:恒定繁殖,少数细胞即具有繁殖力;染色体组型为异倍体,大多数人源细胞染色体为 60~70 条;种属特异性,但组织分化性与脏器特性均消失;具有致癌性。细胞系的维持是通过换液、传代、再换液、再传代和细胞冻存、复苏而实现的。每一个细胞系都有其自身的特点,而且细胞繁殖迅速,易获取、易保存,已为各实验室广泛采用。

### 1. 贴壁细胞的传代培养与维持

**【材料】**

① 细胞系:根据实验需要进行选取,新精神活性物质毒性评估中常用到的细胞系包括 HT-22 细胞、SH-SY5Y 细胞、SK-N-SH 细胞、N2a 细胞、NG108-15 细胞、PC-12 细胞等。② 培养用液与试剂:生长液为含 10% 小牛血清的 DMEM,维持液用含 2% 小牛血清的 DMEM;Hanks 液,0.25% 胰蛋白酶,0.02% EDTA,青霉素、链霉素等。③ 培养器皿:培养瓶、培养板、无菌吸管、废液瓶等。

**【方法】**

① 选择生长良好的细胞一瓶,轻轻摇动培养瓶数次,悬浮起浮在细胞表面的碎片,然后连同生长液一起倒出,用 Hanks 液洗一次。② 从无细胞面侧加入 0.25% 胰蛋白酶液或胰蛋白酶-EDTA 消化液 1 mL,翻转培养瓶,使消化液浸没细胞 1 min 左右。③ 翻转培养瓶,放置 5~10 min,为促进细胞的消化,可以将培养瓶放到 37℃ 培养箱内孵育,待肉眼观察细胞面出现布纹孔状为止。④ 倒出消化液,如系 EDTA 消化,需沿细胞层的对面加 Hanks 液 4~5 mL 洗涤,洗涤时轻轻转动培养瓶,让液体在瓶内慢慢流动,以洗掉消化液;如系胰蛋白酶消化,倒掉胰酶后可以不洗涤。⑤ 沿细胞面加入适量新配置的生长液,洗下细胞,并用吹管吹打数次,使细胞分散开,按 1:2 或者 1:3 分配传代培养。⑥ 37℃ 培养,接种后 30 min 左右可贴壁,48 h 可换生长液,一般 3~4 天可形成单层。

### 2. 悬浮细胞的传代培养与维持

悬浮细胞传代的间隔一般是每周 1~2 次。实际上需根据细胞的性质(尤其是增殖速度)、使用目的和界中的数量而改变。当传代的间隔为每周 1 次时,应 3~4 天换液 1 次。

**【材料】**

① 细胞系。② 培养用液与试剂:RPMI 1640 培养液。③ 培养瓶、无菌吸液管、废液瓶等。

**【方法】**

① 选生长良好的细胞一瓶,轻轻加入等量的生长液。② 用无菌吸液管轻轻吹打,使细胞均匀悬浮,然后吸出一般的细胞悬液加入另一个培养瓶内。③ 37℃,5% $CO_2$ 孵箱中培养 24~48 h。④ 根据细胞密度,选择分配比例进行传代。

## 三、细胞毒性及功能检测

目前,新精神活性物质对神经细胞的细胞毒理学研究通常包括细胞活性及增殖、遗传毒性、细胞凋亡及坏死、线粒体功能、氧化应激、神经分化及突触可塑性等方面的检测,已有文献报道,新精神活性物质对细胞毒性及功能的影响与药物类型、化学结构、药物暴露时间、药物剂量及细胞类型等多种因素有关,因此,细胞学实验设计过程中需根据实验目的选择合适的细胞类型、药物剂量及检测指标进行综合判断,这里将常用的检测方法进行简单总结。

(一) 细胞活性检测

细胞活性是判断体外培养细胞在某些条件下是否能正常生长的重要指标。目前常用的方法有很多,包括染色计数法、比色法、EDU 检测法等。

1. 染色计数法

染色计数法是细胞培养中检查细胞死活最常用的方法,直接利用死细胞和活细胞对染料的不同亲和力,检查细胞活性,能在光学显微镜下观察到染色结果。常用的染色试剂包括台盼蓝、苯胺黑、伊红 Y 等化学试剂及荧光燃料碘化丙啶。下面以常用的台盼蓝染色法为例介绍染色计数法的基本原理及操作步骤,荧光染色法将在细胞凋亡检测部分一并介绍。

(1) 基本原理 细胞损伤或死亡时,台盼蓝可穿透变性的细胞膜,与解体的DNA 结合,使其着色,而活细胞能阻止染料进入细胞内,故可以鉴别死细胞与活细胞。

(2) 试剂 0.4%台盼蓝溶液。

(3) 实验步骤 ① 细胞收集:悬浮细胞,离心收集细胞,充分清洗后,用适当缓冲液如 PBS、HBSS 重悬,制备成单细胞悬液。贴壁细胞,先用胰酶消化细胞,之后离心收集细胞,经充分清洗后,再用适当缓冲液重悬,制备成单细胞悬液。若有需要,可做适当稀释。② 台盼蓝染色:将细胞悬液与0.4%台盼蓝染色液按照9:1的比例稀释,轻轻混匀后,室温染色 3 min。一般情况染色 3 min 就足够,染色时间过长可能会造成活细胞不同程度的着色,影响结果判断。③ 细胞计数:吸取少量染色细胞到血球计数板内,于普通光镜 10×物镜下计数四个大格内的细胞数,压线者数上不数下,数左不数右,分别记录着色细胞。

2. 比色法

比色法是通过比较或测量有色物质溶液颜色深浅来确定待测组分含量的方法。比色法作为一种定量分析的方法,开始于 19 世纪 30~40 年代。这是利用有色物质对特定波长光的吸收特性来进行定性分析的一种方法,其原理是基于被测物质溶液的颜色或加入显色剂后生成的有色溶液的颜色,颜色深度和物质含量成正比,则根据光被有色溶液吸收的强度,即可测定溶液中物质的含量。在细胞活性测定过程中常用的比色法包括 MTT、XTT、CCK‐8、Alamar Blue 法、乳酸脱氢酶释放实验、中性红摄取实验等。下面就这些常用的方法进行介绍。

(1) MTT、XTT 及 CCK‐8 法 MTT 商品名为噻唑蓝,是一种黄颜色的染料。

MTT 法是一种检测细胞存活和生长的方法,其检测原理为活细胞线粒体中的琥珀酸脱氢酶能使外源性 MTT 还原为水不溶性的蓝紫色结晶甲瓒并沉积在细胞中,而死细胞无此功能。二甲基亚砜能溶解细胞中的甲瓒,用酶联免疫检测仪在 490 nm 波长处测定其光吸收值,可间接反映活细胞数量。在一定细胞数范围内,MTT 结晶形成数量与细胞数成正比。该方法已广泛用于一些生物活性因子的活性检测、大规模的抗肿瘤药物筛选、细胞毒性试验及肿瘤放射敏感性测定等。它的特点是灵敏度高、经济。

MTT 法不适用于悬浮细胞。因为在溶解甲瓒之前,需将培养液吸出,这一步很容易造成甲瓒流失,从而导致实验结果偏差。若不去除培养液,培养液中的血清和酚红会影响实验结果。为了消除培养液中血清和酚红的影响,有人进一步提出改良的 MTT 法。即在不吸出培养液的前提下,利用一些有机溶剂,如酸化十二烷基硫酸钠(SDS)、十二烷基硫酸钠-二甲基甲酰胺(SDS-DMF)酸性溶解液等直接溶解甲瓒,都获得了不错的效果。针对甲瓒不溶于水的特点,研究人员又开发了很多水溶性的四氮唑盐类,如 XTT、CCK-8(又称 WST-8)等。XTT 和 CCK-8 都是新合成的四氮唑衍生物,与 MTT 属于同类物质,它们都能被活细胞中线粒体内的脱氢酶降解而产生棕黄色水溶性的甲瓒,能直接通过光谱吸收测定吸光值,进而推测细胞的增殖情况。当与电子耦合剂吩嗪硫酸甲酯(PMS)联用时,还能增强其还原反应,提高反应的灵敏性。

与 MTT 法比较可知,XTT 法和 CCK-8 法的主要优点是反应产物为水溶性,不需要使用裂解液溶解沉淀,也不需要吸取上清液,对贴壁和悬浮生长的细胞均适用,检测时间缩短和处理步骤减少,也大大提高了实验的敏感性。缺点是成本较高,XTT 水溶液不稳定,需要低温保存或现配现用;而 CCK-8 试剂的颜色为淡红色,与含酚红的培养液颜色接近,不注意的话容易产生漏加或多加。MTT 法、XTT 法和 CCK-8 法基本实验步骤差别不大,下面以贴壁细胞的 MTT 法为例介绍基本实验步骤:① 96 孔板,每孔加入 100 μL,5% $CO_2$,37℃孵育培养。细胞的数量取决于实验目的和培养时间。具体每孔所用的细胞数目需根据细胞的大小、细胞增殖速度等因素确定。② 待细胞生长至对数生长期,加入浓度梯度的药物,每孔 100 μL,药物暴露 24 h(具体时间可根据实验目的调整)。③ 24 h 后弃含有药物的培养液,PBS 冲 2~3 遍后,每孔加入 10 μL MTT 溶液(5 mg/mL,即 0.5% MTT),继续培养 4 h。④ 终止培养,小心吸去孔内培养液。⑤ 每孔加入 100 μL 二甲基亚砜,置摇床上低速振荡 10 min,使结晶物充分溶解。在酶联免疫检测仪检测 490 nm 处测量各孔的吸光值。⑥ 同时设置调零孔(培养液、MTT、二甲基亚砜)、对照孔(细胞、相同浓度的药物溶解介质、培养液、MTT、二甲基亚砜)。

细胞活性的计算公式为:实验孔吸光值-空白孔吸光值/对照孔吸光值-空白孔吸光值×100%。

（2）Alamar Blue　Alamar Blue 是一种安全、稳定、易溶于水且对细胞无毒的新型染料，可通过荧光产生或颜色变化指示细胞的代谢。在细胞增殖过程中，细胞体内的环境由氧化环境变化成还原环境，呼吸链中的 NADPH/NADP、FADH/FAD、FMNH/FMN 和 NADH/NAD 的比值升高。其中的活性成分刃天青（resazurin）是一种无毒、可透膜的蓝色染料，有微弱的荧光性，它作为一种氧化还原指示剂，被细胞内吞后，在细胞质中被以上这些代谢中间体还原，其还原产物试卤灵呈现出粉色并有很强的荧光性，其吸收峰为 530～560 nm，而散射峰为 590 nm，可用普通分光光度计或荧光光度计进行检测，吸光度和荧光强度与活性细胞数成正比，因而可作为细胞增殖和细胞毒性定量检测的一个理想指示器。

在细胞浓度比较低的情况下，该法比 MTT 比色法具有更高的灵敏性。该法操作简单，特异性和灵敏度更高，重复性好，并且该法的使用不影响细胞正常代谢及基因表达，可在无菌条件下测定后继续培养扩增细胞，有利于对培养细胞的连续监测及深入研究。但由于该法的分解产物偏红色，所以只能用无酚红培养液，培养时间要求相对 MTT 来说也更苛刻，该法的花费也较高。下面以 96 孔板检测为例，简单介绍操作步骤：① 每孔加入 100 μL 细胞悬液。细胞的数量取决于实验目的和培养时间。具体每孔所用的细胞数目，需根据细胞的大小、细胞增殖速度等因素确定。② 5% $CO_2$，37℃孵育培养。待细胞生长至对数生长期，加入浓度梯度的药物，每孔 100 μL，药物暴露 24 h（具体时间可根据实验目的调整）。③ 培养结束后，取出 Alamar Blue 试剂，置室温融化混匀，按 10 μL/孔加入微孔板中，在培养箱内继续孵育 12～24 h，培养液颜色由蓝变为粉红（如采用荧光分光光度法，只需孵育 2～8 h）。④ 在 570 nm 测定吸光度，参考波长 600 nm。如无此滤光片，可用 565 nm 和 610 nm 的滤光片替代。⑤ 也可用荧光分光光度法检测，激发光波长为 530～560 nm，发射光波长为 590 nm。检测时间可在结果以荧光强度表示。

（3）乳酸脱氢酶释放法　乳酸脱氢酶是活细胞浆内酶，当细胞损伤，细胞膜通透性变化时，会将乳酸脱氢酶释放到培养液中。因此，培养液中该酶的活性与被裂解的细胞数量成正比。由乳酸脱氢酶催化的酶促反应在催化乳酸生成丙酮酸的过程中使氧化型辅酶 I（NAD）变成还原型辅酶 I（NADH＋H），后者再通过递氢体——吩嗪二甲酯硫酸盐（PMS）还原碘硝基氯化四氮唑（INT），INT 接受氢离子被还原成紫红色的化合物，酶标仪检测其吸光值。与结晶紫染色法和 MTT 比色法进行灵敏度、重复性和相关性比较，该法简便，灵敏度高，敏感性、客观性、试剂成本及测定速度等都要优于结晶紫染色法和 MTT 比色法。

（4）SRB 法　SRB 法是一种检测细胞增殖情况的方法。磺酰罗丹明 B（SRB）与生物大分子中的碱性氨基酸结合，其颜色变化与活细胞蛋白成正比。SRB 法用三氯乙酸固定后可随时用 SRB 染色作蛋白测定，而且 SRB 用 Tris 溶解后也可稳定一个较长的时期。跟 MTT 法相比较，SRB 法操作所需的时间更短，并且 SRB 法没有严格的时间限制,即实验可以间断,三氯乙酸固定后或 SRB 结合后的细胞均可存放。可以测定悬浮细胞,采用 16% 的三氯乙酸直接加入培养细胞中能够完整酸化固定细胞,较之 MTT 法取上清液的操作,不会导致细胞损失,测定结果更准确。另外,SRB 的价格也比较便宜。

(5) 中性红摄取法    中性红摄取是一种基于细胞对中性红的摄入能力来检测细胞增殖或细胞毒性的试剂盒。细胞对中性红的摄入取决于细胞对 pH 梯度的维持能力,而这种能力是通过产生 ATP 来维持的。在生理 pH 条件下,中性红染料的净电荷几乎为零,从而使其能通过非离子被动扩散的方式穿透细胞膜进入细胞。溶酶体中的质子梯度使溶酶体中的 pH 低于细胞质,从而可以使中性红带上电荷并在溶酶体中积累。当细胞增殖加快时,细胞数量增多,可以摄入的中性红的量就会增加。在细胞受到损伤时,中性红的摄入能力就会下降。经过一定时间摄入后,细胞经清洗并用裂解液裂解即可释放中性红而用于检测。这样通过测定细胞对中性红的摄入量,就可以确定细胞的增殖或毒性情况。

(6) ATP 含量测定法    内源性 ATP 是活体细胞最基本的能量来源,细胞死亡时,ATP 迅速水解。因此,测定内源性 ATP 的含量可以及时反映细胞的活性和活细胞的数量。该法的原理是,活细胞在有氧和 ATP 的条件下,荧光酶催化荧光素发出荧光(波长为 562 nm),强度与 ATP 含量呈正相关。故所测得的荧光强度可间接反映出存活细胞量。ATP 生物荧光体外检测肿瘤化疗敏感性方法是最有发展前途的药敏试验方法之一,已纳入重点科研项目,已经在美国、德国、英国等研究单位和医院进行大规模的临床试验。

### 3. EDU 检测法

直接测定 DNA 合成是细胞增殖检测最准确的方法之一,是测定物质毒性,评估药物安全、细胞健康的基本方法,EDU 是一种胸腺嘧啶核苷酸类似物,其连有的烯烃基团在天然化合物中很少见,能够在 DNA 复制时期代替胸腺嘧啶渗入正在合成的 DNA 分子中,通过基于 Apollo 荧光染料与 EDU 的特异性反应即可直接并准确地检测出 DNA 复制活性,有效地检测处于 S 期的细胞百分数,广泛应用于细胞增殖,细胞分化、生长与发育,DNA 修复,病毒复制等方面的研究,尤其适合进行小分子化合物及药物的细胞增殖筛选实验。下面以荧光显微镜检测方法简单介绍基本实验步骤:① 每孔加入 100 μL 细胞悬液。细胞的数量取决于实验目的和培养时间。具体每孔所用的细胞数目需根据细胞的大小、细胞增殖速度等因素确定。② 5% $CO_2$,37℃ 孵育培养。待细胞生长至对数生长期,加入浓度梯度的药物,每孔 100 μL,药物暴露 24 h(具体时间可根据实验目的调整)。③ 用细胞培养液按 1 000∶1 的比例稀释 EDU 溶液(试剂 A),制备适量 50 μmol/L EDU 培养液。④ 每孔加入 100 μL 50 μmol/L EDU 培养液孵育 2 h,弃培养液。⑤ PBS 清洗细胞 1~2 次,每次 5 min。⑥ 每孔加入 50 μL 细胞固定液(即含 4% 多聚甲醛的 PBS)室温孵育 30 min,弃固定液。⑦ 每孔加入 50 μL 2 mg/mL 甘氨酸,脱色摇床孵育 5 min 后,弃甘氨酸溶液。⑧ 每孔加入 100 μL PBS,脱色摇床清洗 5 min,弃 PBS。⑨ 每孔加入 100 μL 渗透剂(0.5% TritonX – 100 的 PBS)脱色摇床孵育 10 min;PBS 清洗 1 次,5 min。⑩ 每孔加入 100 μL 的 1×Apollo 染色反应液,避光、室温、脱色摇床孵育 30 min 后,弃染色反应液。⑪ 加入 100 μL 渗透剂(0.5% TritonX – 100 的 PBS)脱色摇床清洗 2~3 次,每次 10 min,弃渗透剂。⑫ 每孔每次加入 100 μL 甲醇清洗 1~2 次,每次 5 min;PBS 清洗 1 次,每次 5 min。⑬ 用去离子水 100∶1 的比例稀释试剂 F,制备适量 1×Hoechst 33342 反应液,避光保存。⑭ 每孔加入 100 μL 1× Hoechst 33342 反应液,避光、室温、脱色摇床孵育 30 min 后,弃染色反应液。⑮ 每孔每次加入 100 μL PBS 清洗 1~3 次。⑯ 实验人员可选择进行其他染色步骤,否则每孔加入 100 μL PBS 保存待用。⑰ 荧光显微镜下随机选择 5 个视野,分别计数 EDU、Hoechst 阳性细胞数,取平均值,计算 EDU 阳性百分比 = EDU 阳性细胞/Hoechst 阳性细胞×100%。

### (二) 细胞凋亡检测

当细胞发生致死性代谢、结构和功能障碍,便可引起细胞死亡。细胞死亡是涉及所有细胞的最重要的生理病理变化,主要有两种类型:凋亡和坏死。

凋亡是活体内局部组织中单个细胞程序性细胞死亡的表现形式,是由体内外因素触发细胞内预存的死亡程序而导致的细胞主动性死亡方式。坏死是以酶溶性变化为特点的活体内局部组织中细胞的死亡。坏死可因致病因素较强直接导致。在发生机制、形态和生化特征上凋亡都有别于坏死。在药物的毒理学研究中,细胞凋亡是被广泛应用的检测方法。

细胞凋亡的检测方法众多,包括形态学检测、磷脂酰丝氨酸外翻分析[膜联蛋白 V(annexin V)法]、线粒体膜电位的检测、DNA 片段化检测、TUNEL 法、凋亡相关蛋白检测等多种方法,下面就常用的凋亡检测方法进行简单介绍[25~26]。

#### 1. 形态学检测

凋亡的形态学特征表现为:① 细胞皱缩,胞质致密,水分减少,胞质呈高度嗜酸性,单个凋亡细胞与周围的细胞分离。② 染色质凝聚,核染色质浓集成致密团块(固缩)或集结排列于核膜内面(边集),之后胞核裂解成碎片(碎裂)。③ 凋亡小体形成,细胞膜内陷或胞质生出芽突并脱落,形成含核碎片和(或)细胞器成分的膜包被凋亡小体。凋亡小体是细胞凋亡的重要形态学标志。④ 质膜完整,凋亡细胞因其质膜完整,阻止了与其他细胞分子间的识别,故既不引起周围炎症反应,也不诱发周围细胞的增生修复。以上特点是形态学检测的判断依据。

常用的方法包括通过光学显微镜、荧光显微镜及透射电镜进行细胞形态及细胞核形态的观察。

（1）光学显微镜和倒置显微镜观察　对于未染色细胞：凋亡细胞的体积变小、变形，全面皱缩，细胞膜完整但出现发泡现象，细胞凋亡晚期可见凋亡小体，凋亡小体为数个圆形小体围绕在细胞周围。贴壁细胞出现皱缩、变圆、脱落。

对于染色细胞：通过吉姆萨（Giemsa）染色、瑞氏染色等，正常细胞核色泽均一；凋亡细胞染色质浓缩、边缘化，核膜裂解，染色质分割成块状和凋亡小体等典型的凋亡形态；坏死细胞染色浅或没染上颜色。通过 HE 染色，细胞核固缩碎裂呈蓝黑色，胞浆呈淡红色（凋亡细胞），正常细胞核呈均匀淡蓝色或蓝色，坏死细胞核呈很淡的蓝色或蓝色消失。

（2）荧光显微镜和共聚焦激光扫描显微镜　一般以细胞核染色质的形态学改变来评判细胞凋亡的进展情况。

常用的 DNA 特异性染料有 Hoechst 33342、Hoechst 33258、DAPI。三种染料与 DNA 的结合是非嵌入式的，主要结合在 DNA 的 A－T 碱基区。紫外光激发时发射明亮的蓝色荧光。

Hoechst 是与 DNA 特异结合的活性染料，能进入正常细胞膜而对细胞没有太大细胞毒作用。Hoechst 33342 在凋亡细胞中的荧光强度比正常细胞中高。DAPI 为半通透性，用于常规固定细胞的染色。

碘化丙啶（propidine iodide，PI）和 Hoechst 33342 双标：PI、Hoechst 33342 均可与细胞核 DNA（或 RNA）结合。但 PI 不能通过正常细胞膜，Hoechst 则为膜通透性荧光染料，故细胞处于坏死或晚期凋亡时细胞膜被破坏，这时可为 PI 着红色。正常细胞和中早期凋亡细胞均可被 Hoechst 着色，但被 Hoechst 着色的正常细胞核呈圆形，淡蓝色，内有较深的蓝色颗粒；而凋亡细胞的核由于浓集而呈亮蓝色，或核呈分叶、碎片状，边集。故 PI 着色为坏死细胞；亮蓝色或核呈分叶状，边集的 Hoechst 着色的为凋亡细胞。

凋亡细胞体积变小，细胞质浓缩。细胞凋亡过程中细胞核染色质的形态学改变分为三期：Ⅰ期的细胞核呈波纹状或呈折缝样，部分染色质出现浓缩状态；Ⅱa 期细胞核的染色质高度凝聚、边缘化；Ⅱb 期的细胞核裂解为碎块，产生凋亡小体。

（3）透射电镜　凋亡细胞体积变小，细胞质浓缩。凋亡Ⅰ期的细胞核内染色质高度盘绕，出现许多称为气穴现象的空泡结构；Ⅱa 期细胞核的染色质高度凝聚、边缘化；细胞凋亡的晚期，细胞核裂解为碎块，产生凋亡小体。基本的实验步骤如下：① 取材固定，弃去培养液加入电镜固定液，4℃固定 2～4 h，细胞低速离心至管底可以看到绿豆大小的细胞团块，1%琼脂糖包裹，0.1 mol/L 磷酸缓冲液（pH 7.4）漂洗 3 次，每次 15 min。② 后固定，1%锇酸 0.1 mol/L 磷酸缓冲液（pH 7.4）室温（20℃）固定 2 h。0.1 mol/L 磷酸缓冲液（pH 7.4）漂洗 3 次，每次 15 min。③ 脱水，组织依次入 50%、70%、80%、90%、95%乙醇丙酮进行脱水，每次 15 min。④ 渗透，丙酮：812 包埋剂 = 1：1，2，4 h；丙酮：812 包埋剂 = 2：1，渗透过夜，纯

812 包埋剂 5~8 h,将纯 812 包埋剂倒入包埋板,将样品插入包埋板后 37℃ 烤箱过夜。⑤ 包埋,60℃ 烤箱聚合 48 h。⑥ 切片,60~80 nm 切片。⑦ 染色,铀铅双染色(2% 乙酸铀饱和乙醇溶液、枸橼酸铅各染色 15 min),切片室温干燥过夜。⑧ 透射电镜下观察,采集图像分析。

2. 磷脂酰丝氨酸外翻分析(膜联蛋白 V 法)

磷脂酰丝氨酸(phosphatidylserine, PS)正常位于细胞膜内侧,但在细胞凋亡早期,PS 可从细胞膜内侧翻转到细胞膜表面,暴露在细胞外环境中。PS 的转位发生在凋亡早期阶段,先于细胞核的改变、DNA 断裂、细胞膜起泡。体内的吞噬细胞可通过识别 PS 来清除凋亡细胞。膜联蛋白 V(annexin - V)是一种分子量为 35 ~ 36 kDa 的 $Ca^{2+}$ 依赖性磷脂结合蛋白,能与 PS 高亲和力特异性结合,细胞处于凋亡或坏死时,膜联蛋白 V 法可为阳性(早期坏死细胞可能为阴性),是检测细胞早期凋亡的灵敏指标。PI 是一种核酸染料,它不能透过完整的细胞膜,但在凋亡中晚期的细胞和死细胞,PI 能够透过细胞膜而使细胞核红染。因此将膜联蛋白 V 与 PI 匹配使用,就可以将凋亡早晚期的细胞及死细胞区分开来。将膜联蛋白 V 进行荧光素[异硫氰酸荧光素(fluorescein isothiocyanate, FITC)、藻红蛋白(phycoerythrin, PE)]或生物素标记,将 PI 用另外一种荧光素 488 标记,利用流式细胞仪或荧光显微镜可检测细胞凋亡的发生。流式细胞术是膜联蛋白 V/PI 双染法检测细胞凋亡最常用的方法。实验步骤如下:① 培养细胞用所需方法处理以诱导凋亡。应同时设置阴性对照。② 对贴壁生长细胞,用胰酶消化制备成单细胞悬液;对悬浮生长细胞,直接收集细胞。用冰冷 PBS 洗涤细胞后,取 5 万~10 万重悬的细胞,1 000×g 离心 5 min,弃上清膜联蛋白,加入 100 μL 膜联蛋白 V 染色液轻轻重悬细胞。室温(20~25℃)放置,孵育 10~15 min。③ 再加入 PI 染色液 0.5 mL 混匀。室温孵育 5 min。④ 完成孵育后,立即进行流式细胞分析。采用 488 nm 双波长激发,测定 ~510 nm 和 >575 nm 的发射,细胞可分成三个亚群:活细胞仅有很低的荧光强度,凋亡细胞有较强的绿色荧光,坏死细胞(包括极晚期凋亡细胞)有绿色和红色荧光双重染色。⑤ 结果分析,活细胞不能被膜联蛋白 V - FITC 或 PI 染色(左下象限)。早期凋亡细胞因 PS 的暴露及具有完整细胞膜,故呈膜联蛋白 V - FITC 染色阳性及 PI 染色阴性(右下象限)。坏死或晚期凋亡的细胞呈膜联蛋白 V - FITC 及 PI 染色双阳性(右上象限)。

3. 原位末端转移酶标记技术

(1) 基本原理　凋亡细胞是由于内源性核酸内切酶的激活后,将 DNA 切割成许多双链 DNA 片段及高分子量 DNA 单链断裂点(缺口),暴露出大量 3 -羟基末端,如用末端脱氧核苷酸转移酶(terminal deoxynucleotidyl transferase, TdT)将标记的脱氧尿嘧啶核苷三磷酸(dUTP)进行缺口末端标记,则可原位特异地显示出凋亡细胞。主要应用的是荧光标记法和酶标记法。

（2）材料与试剂　生物素标记的 dUTP 或地高辛标记的 dUTP、TdT 酶（25 U/μL）、反应缓冲液、洗涤缓冲液、FITC 标记的亲和素或抗地高辛抗体（1∶30）、PI 染液（含 PI 5 μg/mL 及无 DNA 酶活性的 RNA 酶 0.1%）、PBS。

（3）操作方法　①固定：培养细胞的制片或冰冻切片用 4% 多聚甲醛固定 30 min（4℃）后，用 80% 乙醇再固定 2 h（-20℃）。常规 4% 中性福尔马林固定、石蜡包埋之切片进行脱蜡、水化。②洗涤：玻片浸入 PBS，摇床上洗涤 5 min，3 次。③反应：洗涤后的玻片用吸水纸吸干细胞或组织周围水分，按 50 μL/cm² 滴加反应液，使反应液均匀地覆盖于所有细胞或组织切片上，盖上塑料盖玻片，置湿盒中，37℃孵育 1 h。④终止反应：去掉塑料盖玻片，将玻片置盛有洗涤缓冲液的染色缸内，洗涤 2 次，每次 5 min。⑤FITC 标记：洗涤后的玻片用吸水纸吸去细胞或组织周围水分，按 50 μL/cm² 滴加 FITC 反应液，室温下避光孵育 10 min。⑥洗涤：将玻片置于洗涤缓冲液内，洗 2 次，每次 5 min。⑦PI 复染：将玻片置于盛有 PI 染液的染色缸内，室温下避光染色 30 min。⑧封片：用盖玻片直接盖在含 PI 染液的玻片上，亦可用无色指甲油涂于盖玻片四周边缘，置暗盒中，尽早镜检观察。

（4）结果判定　用荧光显微镜观察，选用蓝色激发光（波长 488 nm），所有的细胞核均被 PI 着色，显示出红色荧光，而凋亡细胞被特异地标记上 FITC，显示出黄绿色荧光。

总之，检测细胞凋亡的方法很多，还可以通过检测线粒体膜电位的变化以及凋亡相关蛋白胱天蛋白酶 3 及活化的胱天蛋白酶 3、细胞色素 C、聚 ADP 核糖聚合酶等综合评估药物对细胞凋亡的影响。

**参 考 文 献**

第十六章参考文献

# 附录 1　麻醉药品品种目录

| 序号 | 中文名 | 英文名 | 缩写,别名 | CAS号 | 分子式 | 分子量 | 结构式 | GC-MS 特征离子 (m/z)* | LC-MS/MS 特征离子对 (m/z) | 备注 |
|---|---|---|---|---|---|---|---|---|---|---|
| 1 | 醋托啡 | Acetorphine | (5α,7α)-7-[(2R)-2-Hydroxy-2-pentanyl]-6-methoxy-17-methyl-4,5-epoxy-6,14-etheno-morphinan-3-yl acetate | 25333-77-1 | $C_{27}H_{35}NO_5$ | 453.57 | | | | 阿片类 |
| 2 | 乙酰阿法甲基芬太尼 | Acetyl-alpha-methylfentanil | α-Methylacetylfentanyl; acetyl-α-methylfentanyl; N-Phenyl-N-[1-(1-phenyl-2-propanyl)-4-piperidinyl]acetamide | 101860-00-8 | $C_{22}H_{28}N_2O$ | 336.47 | | 245,91,56,43,110 | 337/202,84 | 芬太尼类 |
| 3 | 醋美沙多 | Acetylmethadol | 6-(Dimethylamino)-4,4-diphenyl-3-heptanyl acetate | 509-74-0 | $C_{23}H_{31}NO_2$ | 353.50 | | 72,225,338,265,43 | 354/72,294 | 阿片类；美沙酮衍生物 |
| 4 | 阿芬太尼 | Alfentanil | N-[1-[2-(4-Ethyl-5-oxo-4,5-dihydro-1H-tetrazol-1-yl)ethyl]-4-(methoxymethyl)-4-piperidinyl]-N-phenylpropanamide；R-39209 | 71195-58-9 | $C_{21}H_{32}N_6O_3$ | 416.52 | | 289,268,140,222,170 | 417/268,197 | 芬太尼类 |

续 表

| 序号 | 中文名 | 英文名 | 缩写、别名 | CAS号 | 分子式 | 分子量 | 结构式 | GC-MS特征离子(m/z)* | LC-MS/MS特征离子对(m/z) | 备注 |
|---|---|---|---|---|---|---|---|---|---|---|
| 5 | 烯丙罗定 | Allylprodine | 3-Allyl-1-methyl-4-phenyl-4-piperidinyl propionate; Alperidine | 25384-17-2 | $C_{18}H_{25}NO_2$ | 287.40 | | 172, 214, 170, 91, 110 | | 阿片类；哌替啶衍生物 |
| 6 | 阿醋美沙多 | Alphacetyl-methadol | (3R,6R)-6-(Dimethylamino)-4,4-diphenyl-3-heptanyl acetate | 17199-58-5 | $C_{23}H_{31}NO_2$ | 353.50 | | | 同醋美沙多 | 阿片类 |
| 7 | 阿法美罗定 | Alphameprodine | (3S,4R)-3-Ethyl-1-methyl-4-phenyl-4-piperidinyl propionate | 468-51-9 | $C_{17}H_{25}NO_2$ | 275.39 | | | | 阿片类 |
| 8 | 阿法美沙多 | Alphamethadol | (+)-α-Methadol; (+)-α-Dimepheptanol; (3R,6R)-6-(Dimethylamino)-4,4-diphenyl-3-heptanol | 17199-54-1 | $C_{21}H_{29}NO$ | 311.46 | | 72, 58, 165, 91, 178 | 312/223, 171, 105 (APCI) | 阿片类 |
| 9 | 阿法甲基芬太尼 | Alpha-methylfentanyl | α-methylfentanyl; N-Phenyl-N-[1-(1-phenyl-2-propanyl)-4-piperidinyl]propanamide | 79704-88-4 | $C_{23}H_{30}N_2O$ | 350.50 | | 259, 56, 91, 110, 146 | 351/202, 119 | 芬太尼类 |
| 10 | 阿法甲基硫代芬太尼 | Alpha-methyl-thiofentanyl | Alphamethylthiofentanyl; α-methylthiofentanyl; α-methyl Thiofentanyl; N-Phenyl-N-{1-[2-(2-thienyl)-2-propanyl]-4-piperidinyl}propanamide | 103963-66-2 | $C_{21}H_{28}N_2OS$ | 356.52 | | 259, 110, 56, 97, 146, 203 | | 芬太尼类 |

续　表

| 序号 | 中文名 | 英文名 | 缩写、别名 | CAS号 | 分子式 | 分子量 | 结构式 | GC-MS特征离子(m/z)* | LC-MS/MS特征离子对(m/z) | 备注 |
|---|---|---|---|---|---|---|---|---|---|---|
| 11 | 阿法罗定 | Alphaprodine | α-Prodine; (3S,4R)-1,3-Dimethyl-4-phenyl-4-piperidinyl propionate | 77-20-3 | $C_{16}H_{23}NO_2$ | 261.36 | | 172, 84, 187, 144, 57 | | 阿片类 |
| 12 | 阿尼利定 | Anileridine | Ethyl 1-[2-(4-aminophenyl)ethyl]-4-phenyl-4-piperidinecarboxylate | 144-14-9 | $C_{22}H_{28}N_2O_2$ | 352.47 | | 246, 247, 120, 106, 218 | | 阿片类 |
| 13 | 苯替啶 | Benzethidine | Ethyl 1-[2-(benzyloxy)ethyl]-4-phenyl-4-piperidinecarboxylate | 3691-78-9 | $C_{23}H_{29}NO_3$ | 367.48 | | 246, 91, 233, 247, 292 | | 阿片类 |
| 14 | 苄吗啡 | Benzylmorphine | (5α,6α)-3-(Benzyloxy)-17-methyl-7,8-didehydro-4,5-epoxymorphinan-6-ol | 36418-34-5(硫酸盐); 14297-87-1(原体); 630-86-4(盐酸盐) | $C_{24}H_{25}NO_3$ | 375.49 | | 284, 91, 375, 81, 285 | | 阿片类 |
| 15 | 倍醋美沙多 | Betacetylmethadol | (3S,6R)-6-(Dimethylamino)-4,4-diphenyl-3-heptanyl acetate | 17199-59-6 | $C_{23}H_{31}NO_2$ | 353.50 | | | | 阿片类 |
| 16 | 倍他羟基芬太尼 | Beta-hydroxyfentanyl | Betahydroxyfentanyl; N-[1-(2-Hydroxy-2-phenylethyl)-4-piperidinyl]-N-phenylpropanamide | 78995-10-5 | $C_{22}H_{28}N_2O_2$ | 352.47 | | 259, 160, 203, 216, 93 | 353/204, 186 | 芬太尼类 |

续 表

| 序号 | 中文名 | 英文名 | 缩写、别名 | CAS号 | 分子式 | 分子量 | 结 构 式 | GC-MS 特征离子 (m/z)* | LC-MS/MS 特征离子对 (m/z) | 备注 |
|---|---|---|---|---|---|---|---|---|---|---|
| 17 | 倍他羟基-3-甲基芬太尼 | Beta-hydroxy-3-methylfentanyl | Ohmefentanyl;$N$-[1-(2-Hydroxy-2-phenylethyl)-3-methyl-4-piperidinyl]-$N$-phenylpropanamide | 78995-14-9 | $C_{23}H_{30}N_2O_2$ | 366.50 | | | 367/200, 218 | 芬太尼类 |
| 18 | 倍他美罗定 | Betameprodine | (3R,4R)-3-Ethyl-1-methyl-4-phenyl-4-piperidinyl propionate | 468-50-8 | $C_{17}H_{25}NO_2$ | 275.39 | | | | 阿片类 |
| 19 | 倍他美沙多 | Betamethadol | (-)-β-methadol;(3S,6R)-6-(Dimethylamino)-4,4-diphenyl-3-heptanol | 17199-55-2 | $C_{21}H_{29}NO$ | 311.47 | | 72,165,91,44,115 | | 阿片类 |
| 20 | 倍他罗定 | Betaprodine | β-Prodine;(3R,4R)-1,3-Dimethyl-4-phenyl-4-piperidinyl propionate | 468-59-7 | $C_{16}H_{23}NO_2$ | 261.36 | | 172,187,84,42,57 | | 阿片类 |
| 21 | 贝齐米特 | Bezitramide | 4-[4-(2-Oxo-3-propionyl-2,3-dihydro-1H-benzimidazol-1-yl)-1-piperidinyl]-2,2-diphenyl-butanenitrile | 15301-48-1 | $C_{31}H_{32}N_4O_2$ | 492.62 | | 286,300,96,42,244 | | 阿片类 |

续　表

| 序号 | 中文名 | 英文名 | 缩写、别名 | CAS号 | 分子式 | 分子量 | 结构式 | GC-MS 特征离子 (m/z)* | LC-MS/MS 特征离子对 (m/z) | 备注 |
|---|---|---|---|---|---|---|---|---|---|---|
| 22 | 大麻和大麻树脂 大麻浸膏和酊 | $\Delta^9$-THC | (±)-$\Delta^9$-THC;$\Delta^9$-Tetrahydrocannabinol;Dronabinol;(-)-δ9-trans-Tetrahydrocannabinol;rel-6aR,7,8,10aR-tetrahydro-6,6,9-trimethyl-3-pentyl-6H-dibenzo[b,d]pyran-1-ol | 6465-30-1 | $C_{21}H_{30}O_2$ | 314.47 | | 299,314,231,271,243 | 315/193,259 | |
| | | $\Delta^8$-THC | $\Delta^8$-Tetrahydrocannabinol;(-)-trans-$\Delta^8$-tetrahydrocannabinol;6aR,7,10,10aR-tetrahydro-6,6,9-trimethyl-3-pentyl-6H-dibenzo[b,d]pyran-1-ol | 5957-75-5 | $C_{21}H_{30}O_2$ | 314.47 | | 231,314,258,271,193 | | |
| 23 | 氯尼他素 | Clonitazene | C193901;2-[2-(4-Chlorobenzyl)-5-nitro-1H-benzimidazol-1-yl]-N,N-diethylethanamine | 3861-76-5 | $C_{20}H_{23}ClN_4O_2$ | 386.88 | | 86,57,43,71,41 | 387/100,125 | 阿片类；苯并咪唑阿片类 |
| 24 | 古柯叶 | Coca Leaf | | | | | | | | |
| 25 | 可卡因** | Cocaine | Benzoylmethylecgonine;(1R,2R,3S,5S)-3-(benzoyloxy)-8-(methyl)-8-azabicyclo[3.2.1]octane-2-carboxylic acid, methyl ester | 50-36-2 | $C_{17}H_{21}NO_4$ | 303.36 | | 82,182,83,94,77 | 304/182,150 | |

续 表

| 序号 | 中文名 | 英文名 | 缩写、别名 | CAS号 | 分子式 | 分子量 | 结构式 | GC-MS 特征离子 (m/z)* | LC-MS/MS 特征离子对 (m/z) | 备注 |
|---|---|---|---|---|---|---|---|---|---|---|
| 26 | 可多克辛 | Codoxime | (｛(E)-[(5α,6E)-3-Methoxy-17-methyl-4,5-epoxymorphinan-6-ylidene]amino｝oxy) acetic acid; Dihydroco deinone O-(carboxymethyl) oxime | 7125-76-0 | C$_{20}$H$_{24}$N$_2$O$_5$ | 372.42 | | | | |
| 27 | 罂粟浓缩物** | Concentrate of Poppy Straw | 吗啡 | | | 见附录—第70号 | | | | |
| | | | 可待因 | | | 见附录—第111号 | | | | |
| | | | 蒂巴因 | | | 见附录—第106号 | | | | |
| | | | 罂粟碱;papaverine;1-(3,4-Dimethoxybenzyl)-6,7-dimethoxyisoquinoline. | 58-74-2 | C$_{20}$H$_{21}$NO$_4$ | 339.39 | | 338,324,339,308,154 | 340/202,324 | 包括罂粟果提取物*,罂粟果提取物粉* |
| | | | 那可汀;Narcotine;Noscapine;(3S)-6,7-dimethoxy-3-[(5R)-5,6,7,8-tetrahydro-4-methoxy-6-methyl-1,3-dioxolo[4,5-g]isoquinolin-5-yl]-1(3H)-isobenzofuranone. | 128-62-1 | C$_{22}$H$_{23}$NO$_7$ | 413.43 | | 220,221,205,218,147 | 414/220,353 | |
| 28 | 地索吗啡 | Desomorphine | Dihydrodesoxymorphine;(5α)-17-Methyl-4,5-epoxymorphinan-3-ol;4,5α-epoxy-17-methyl-morphinan-3-ol | 427-00-9 | C$_{17}$H$_{21}$NO$_2$ | 271.36 | | 271,270,214,148,272 | | 阿片类 |

续　表

| 序号 | 中文名 | 英文名 | 缩写、别名 | CAS号 | 分子式 | 分子量 | 结构式 | GC-MS特征离子(m/z)* | LC-MS/MS特征离子对(m/z) | 备注 |
|---|---|---|---|---|---|---|---|---|---|---|
| 29 | 右吗拉胺 | Dextromoramide | (3S)-3-Methyl-4-[4-morpholinyl]-2,2-diphenyl-1-(1-pyrrolidinyl)-1-butanone | 357-56-2 | $C_{23}H_{32}N_2O_2$ | 392.53 | | 100,128,265,56,55 | 393/167,236,306 | 阿片类 |
| 30 | 地恩丙胺 | Diampromide | N-{2-[Methyl(2-phenylethyl)amino]propyl}-N-phenylpropanamide | 552-25-0 | $C_{21}H_{28}N_2O$ | 324.46 | | 162,105,163,190,29 | | |
| 31 | 二乙噻丁 | Diethylthiambutene | N,N-Diethyl-4,4-di(2-thienyl)-3-buten-2-amine | 86-14-6 | $C_{16}H_{21}NS_2$ | 291.47 | | 276,111,219,42,277 | | |
| 32 | 地芬诺辛 | Difenoxin | 1-(3-Cyano-3,3-diphenylpropyl)-4-phenyl-4-piperidinecarboxylic acid;Diphenoxylic Acid | 28782-42-5 | $C_{28}H_{28}N_2O_2$ | 424.53 | | 218,219,42,91,56 | | 地芬诺酯代谢物 |
| 33 | 二氢埃托啡** | Dihydroetorphine | (5α,6β,14β,18R)-18-[(2R)-2-Hydroxy-2-pentanyl]-6-methoxy-17-methyl-18,19-dihydro-4,5-epoxy-6,14-ethenomorphinan-3-ol | 14357-76-7 | $C_{25}H_{35}NO_4$ | 413.55 | | HFB衍生物 522 | | 阿片类 |

续 表

| 序号 | 中文名 | 英文名 | 缩写,别名 | CAS号 | 分子式 | 分子量 | 结构式 | GC-MS 特征离子*(m/z) | LC-MS/MS 特征离子对(m/z) | 备注 |
|---|---|---|---|---|---|---|---|---|---|---|
| 34 | 双氢吗啡 | Dihydromorphine | (5α,6α)-17-Methyl-4,5-epoxy-morphinan-3,6-diol; 6α-Hydro-morphol | 509-60-4 | $C_{17}H_{21}NO_3$ | 287.35 | | 287,70,42,164,44;TMS衍生化:431,73,236,432,416 | | 阿片类 |
| 35 | 地美沙多 | Dimenoxadol | 2-(Dimethylamino) ethyl ethoxy(diphenyl) acetate | 509-78-4 | $C_{20}H_{25}NO_3$ | 327.42 | | 58,57,105,43,71 | | |
| 36 | 地美庚醇 | Dimepheptanol | 6-(Dimethylamino)-4,4-diphenyl-3-heptanol | 545-90-4 | $C_{21}H_{29}NO$ | 311.46 | | | | |
| 37 | 二甲噻丁 | Dimethylthiambutene | N,N-Dimethyl-4,4-di(2-thienyl)-3-buten-2-amine | 524-84-5 | $C_{14}H_{17}NS_2$ | 263.42 | | 248,97,219,111,72 | | |
| 38 | 吗苯丁酯 | Dioxaphetyl Butyrate | Ethyl 4-(4-morpholinyl)-2,2-diphenylbutanoate | 467-86-7 | $C_{22}H_{27}NO_3$ | 353.45 | | 100,42,56,101,36 | | |

| 序号 | 中文名 | 英文名 | 缩写、别名 | CAS 号 | 分子式 | 分子量 | 结构式 | GC-MS 特征离子（m/z）* | LC-MS/MS 特征离子对（m/z） | 备注 |
|---|---|---|---|---|---|---|---|---|---|---|
| 39 | 地芬诺酯** | Diphenoxylate | Ethyl 1-(3-cyano-3,3-diphenyl-propyl)-4-phenyl-4-piperidine-carboxylate | 915-30-0 | $C_{30}H_{32}N_2O_2$ | 452.59 | | 246,42,247,91,103 | | 阿片类；哌替啶衍生物；代谢生物为地芬诺辛 |
| 40 | 地匹哌酮 | Dipipanone | 4,4-Diphenyl-6-(1-piperidinyl)-3-heptanone | 467-83-4 | $C_{24}H_{31}NO$ | 349.51 | | 112,113,29,41,56 | | |
| 41 | 羟蒂巴酚 | Drotebanol | Oxymetebanol；(6β)-3,4-Dimethoxy-17-methylmorphinan-6,14-diol | 3176-03-2 | $C_{19}H_{27}NO_4$ | 333.42 | | 316,258,333,164,317 | | 阿片类 |
| 42 | 芽子碱 | Ecgonine | (-)-Ecgonine；L-Ecgonine；(1R,2R,3S,5S)-3-Hydroxy-8-methyl-8-azabicyclo[3.2.1]octane-2-carboxylic acid | 481-37-8 | $C_9H_{15}NO_3$ | 185.22 | | 82,42,96,83,57 | 186/168,82 | |
| 43 | 乙甲噻丁 | Ethylmethylthiambutene | N-Ethyl-N-methyl-4,4-di(2-thienyl)-3-buten-2-amine | 441-61-2 | $C_{15}H_{19}NS_2$ | 277.45 | | 262,111,219,97,263 | | |
| 44 | 依托尼秦 | Etonitazene | 2-[2-(4-Ethoxybenzyl)-1H-benzimidazol-1-yl]-N,N-diethylethanamine | 911-65-9 | $C_{22}H_{28}N_4O_3$ | 396.48 | | 86,107,87,135,58 | 397/100,107 | |

续 表

| 序号 | 中文名 | 英文名 | 缩写、别名 | CAS号 | 分子式 | 分子量 | 结 构 式 | GC-MS 特征离子 (m/z)* | LC-MS/MS 特征离子对 (m/z) | 备 注 |
|---|---|---|---|---|---|---|---|---|---|---|
| 45 | 埃托啡 | Etorphine | (5α,6β,14β,18R)-2-[(2R)-2-Hydroxy-2-pentanyl]-6-methoxy-17-methyl-7,8-didehydro-18,19-dihydro-4,5-epoxy-6,14-ethenomorphinan-3-ol | 14521-96-1 | $C_{25}H_{33}NO_4$ | 411.53 | | 44,215,411,324,45; Etorphine-HFB:520 | | 阿片类 |
| 46 | 依托利定 | Etoxeridine | Ethyl 1-[2-(2-hydroxyethoxy)ethyl]-4-phenyl-4-piperidinecarboxylate | 469-82-9 | $C_{18}H_{27}NO_4$ | 321.41 | | 246,247,42,45,56 | | 阿片类；哌替啶衍生物 |
| 47 | 芬太尼** | Fentanyl | N-Phenyl-N-[1-(2-phenylethyl)-4-piperidinyl]propanamide | 437-38-7 | $C_{22}H_{28}N_2O$ | 336.47 | | 245,146,189,42,29105 | 337/188,104 | 芬太尼类 |
| 48 | 呋替啶 | Furethidine | Ethyl 4-phenyl-1-[2-((tetrahydro-2-furanylmethoxy)ethyl]-4-piperidinecarboxylate | 2385-81-1 | $C_{21}H_{31}NO_4$ | 361.48 | | 246,247,42,43,71 | | 阿片类；哌替啶衍生物 |
| 49 | 海洛因 | Heroin | diacetylmorphine; Acetomorphine; 3,6-Diacetylmorphine; Diamorphine; (5α,6α)-17-Methyl-7,8-didehydro-4,5-epoxymorphinan-3,6-diyl diacetate | 561-27-3 | $C_{21}H_{23}NO_5$ | 369.41 | | 327,43,369,268,310 | 370/328,268 | 阿片类 |
| 50 | 氢可酮** | Hydrocodone | (-)-Dihydrocodeinone; Dihydrocodeinone; (5α)-3-Methoxy-17-methyl-4,5-epoxymorphinan-6-one | 125-29-1 | $C_{18}H_{21}NO_3$ | 299.36 | | 299,242,115,96,243 | 300/199,128 | 阿片类 |

续　表

| 序号 | 中文名 | 英文名 | 缩写、别名 | CAS号 | 分子式 | 分子量 | 结构式 | GC-MS 特征离子（m/z）* | LC-MS/MS 特征离子对（m/z） | 备注 |
|---|---|---|---|---|---|---|---|---|---|---|
| 51 | 氢吗啡醇 | Hydromorphinol | 6α-Oxymorphol;（5α,6α）-17-Methyl-4,5-epoxymorphinan-3,6,14-triol | 2183-56-4 | $C_{17}H_{21}NO_4$ | 303.35 | | 303,58,70,44,57 | | 阿片类 |
| 52 | 氢吗啡酮** | Hydromorphone | （5α）-3-Hydroxy-17-methyl-4,5-epoxymorphinan-6-one | 466-99-9 | $C_{17}H_{19}NO_3$ | 285.34 | | 285,42,115,96,228;-TMS:357,73,300,301,59 | 286/185,157 | 阿片类 |
| 53 | 羟哌替啶 | Hydroxypethidine | Bemidone;Ethyl 4-(3-hydroxyphenyl)-1-methyl-4-piperidinecarboxylate | 468-56-4 | $C_{15}H_{21}NO_3$ | 263.33 | | 71,140,70,263,262;-Ac:71,43,96,57,305,140,188,230,276 | | 阿片类;哌替啶衍生物 |
| 54 | 异美沙酮 | Isomethadone | 6-(Dimethylamino)-5-methyl-4,4-diphenyl-3-hexanone | 466-40-0 | $C_{21}H_{27}NO$ | 309.45 | | 58,115,57,91,59 | | 阿片类 |
| 55 | 凯托米酮 | Ketobemidone | 1-[4-(3-Hydroxyphenyl)-1-methyl-4-piperidinyl]-1-propanone | 469-79-4 | $C_{15}H_{21}NO_2$ | 247.33 | | 70,44,71,57,190;-Ac:290,233,232,231,230 | 248/201,190,94,230 | |

续 表

| 序号 | 中文名 | 英文名 | 缩写、别名 | CAS号 | 分子式 | 分子量 | 结构式 | GC−MS 特征离子 (m/z)* | LC−MS/MS 特征离子对 (m/z) | 备注 |
|---|---|---|---|---|---|---|---|---|---|---|
| 56 | 左美沙芬 | Levomethorphan | (−)−3−Methoxy−17−methylmorphinan | 125−70−2 | $C_{18}H_{25}NO$ | 271.40 | | 59, 150, 45, 214,171 | 272/147, 171 | |
| 57 | 左吗拉胺 | Levomoramide | (3R)−3−Methyl−4−(4−morpholinyl)−2,2−diphenyl−1−(1−pyrrolidinyl)−1−butanone | 5666−11−5 | $C_{25}H_{32}N_2O_2$ | 392.53 | | 100, 265, 128, 266,129 | | |
| 58 | 左芬啡烷 | Levophenacylmorphan | (−)−2−(3−Hydroxymorphinan−17−yl)−1−phenylethanone | 10061−32−2 | $C_{24}H_{27}NO_2$ | 361.48 | | 31, 256, 45, 29,27,58 | | |
| 59 | 左啡诺 | Levorphanol | (−)−17−Methylmorphinan−3−ol | 77−07−6 | $C_{17}H_{23}NO$ | 257.37 | | 59, 150, 257, 256,157 | | |
| 60 | 美他佐辛 | Metazocine | Methobenzmorphan;1,10,13−Trimethyl−10−azatricyclo[7.3.1.0^{2,7}]trideca−2,4,6−trien−4−ol | 3734−52−9 | $C_{15}H_{21}NO$ | 231.33 | | 84,231,124, 59,216 | | |
| 61 | 美沙酮** | Methadone | 6−(Dimethylamino)−4,4−diphenyl−3−heptanone;Mephenon;Polamidon | 76−99−3 | $C_{21}H_{27}NO$ | 309.45 | | 72, 73, 57, 29,165 | 310/265, 105 | 阿片类 |

续　表

| 序号 | 中文名 | 英文名 | 缩写,别名 | CAS 号 | 分子式 | 分子量 | 结构式 | GC-MS 特征离子 (m/z)* | LC-MS/MS 特征离子对 (m/z) | 备注 |
|---|---|---|---|---|---|---|---|---|---|---|
| 62 | 美沙酮中间体 | Methadone Intermediate | 4-氰基-2-二甲氨基-4,4-二苯基丁烷;DIDIAVALO;4-(Dimethylamino)-2,2-diphenylpentanenitrile | 125-79-1 | $C_{19}H_{22}N_2$ | 278.39 | | 58, 72, 192, 42,73 | | |
| 63 | 甲地索啡 | Methyldesorphine | (5α)-6,17-Dimethyl-6,7-didehydro-4,5-epoxymorphinan-3-ol | 16008-36-9 | $C_{18}H_{21}NO_2$ | 283.37 | | 283, 282, 160, 42,284 | | 阿片类 |
| 64 | 甲二氢吗啡 | Methyldihydromorphine | (5α,6α)-6,17-Dimethyl-4,5-epoxymorphinan-3,6-diol | 509-56-8 | $C_{18}H_{23}NO_3$ | 301.38 | | | | 阿片类 |
| 65 | 3-甲基芬太尼 | 3-Methylfentanyl | $N$-[3-Methyl-1-(2-phenylethyl)-4-piperidinyl]-$N$-phenylpropanamide;NIH 10456 | 42045-86-3 | $C_{23}H_{30}N_2O$ | 350.50 | | 259, 160, 203, 105,216 | 351/202, 105 | 芬太尼类 |
| 66 | 3-甲基硫代芬太尼 | 3-Methylthiofentanyl | (±)-cis-3-methyl Thiofentanyl;$N$-{3-Methyl-1-[2-(2-thienyl)ethyl]-4-piperidinyl}-$N$-phenylpropanamide;3-Methylthio fentanyl;NIH 10546 | 86052-04-2 | $C_{21}H_{28}N_2OS$ | 356.52 | | 245, 146, 189, 246,77 | 357/208, 111 | 芬太尼类 |
| 67 | 美托酮 | Metopon | (5α)-3-Hydroxy-5,17-dimethyl-4,5-epoxymorphinan-6-one | 143-52-2 | $C_{18}H_{21}NO_3$ | 299.36 | | 299, 242, 96, 243,228 | | |

续表

| 序号 | 中文名 | 英文名 | 缩写、别名 | CAS号 | 分子式 | 分子量 | 结构式 | GC-MS特征离子(m/z)* | LC-MS/MS特征离子对(m/z) | 备注 |
|---|---|---|---|---|---|---|---|---|---|---|
| 68 | 吗拉胺中间体 | Moramide Intermediate | 3-Methyl-4-(4-morpholinyl)-2,2-diphenylbutanoic acid; 2-甲基-3-吗啉基-1,1-二苯基丁酸 | 3626-55-9 | $C_{21}H_{25}NO_3$ | 339.43 | | 100, 36, 56, 101, 42 | | |
| 69 | 吗哌利定 | Morpheridine | Ethyl 1-[2-(4-morpholinyl)ethyl]-4-phenyl-4-piperidinecarboxylate | 469-81-8 | $C_{20}H_{30}N_2O_3$ | 346.46 | | 246, 100, 42, 82, 91 | | 阿片类；哌替啶衍生物 |
| 70 | 吗啡* | Morphine | (5α,6α)-17-Methyl-7,8-didehydro-4,5-epoxymorphinan-3,6-diol; 7,8-didehydro-4,5α-epoxy-17-methyl-morphinan-3,6α-diol | 57-27-2 | $C_{17}H_{19}NO_3$ | 285.34 | | 285, 42, 162, 215, 286; -TMS: 73, 429, 414, 236, 146 | 286/201, 165 | 阿片类；包括吗啡阿托品注射液* |
| 71 | 吗啡甲溴化物 | Morphine Methobromide | Morphine methylbromide; (5α,6α)-3,6-Dihydroxy-17,17-dimethyl-7,8-didehydro-4,5-epoxymorphinan-17-ium bromide | 125-23-5 | $C_{18}H_{22}BrNO_3$ | 380.28 | | | | 包括其他五价氮吗啡衍生物，包括吗啡-N-氧化物，其中一种是可待因-N-氧化物 |
| 72 | 吗啡-N-氧化物 | Morphine-N-oxide | (1S,4R,5R,13R,14S,17R)-4-Methyl-12-oxa-4-azapentacyclo[9.6.1.0$^{1,13}$.0$^{5,17}$.0$^{7,18}$]octadeca-7(18),8,10,15-tetraene-10,14-diol 4-oxide | 639-46-3 | $C_{17}H_{19}NO_4$ | 301.34 | | | | |

续表

| 序号 | 中文名 | 英文名 | 缩写,别名 | CAS号 | 分子式 | 分子量 | 结构式 | GC-MS 特征离子(m/z)* | LC-MS/MS 特征离子对(m/z) | 备注 |
|---|---|---|---|---|---|---|---|---|---|---|
| 73 | 1-甲基-4-苯基-4-哌啶酸丙酸酯 | 1-Methyl-4-phenyl-4-piperidinol propionate(ester) | MPPP;Desmethylprodine;3-Demethylprodine;1-Methyl-4-phenyl-4-piperidinyl propionate | 13147-09-6 | $C_{15}H_{21}NO_2$ | 247.33 | | 173,172,42,96,57 | 248/174,44,42 | |
| 74 | 麦罗啡 | Myrophine | Benzylmorphine Myristic Acid Ester;(5α,6α)-3-(Benzyloxy)-17-methyl-7,8-didehydro-4,5-epoxymorphinan-6-yl myristate | 467-18-5 | $C_{38}H_{51}NO_4$ | 585.82 | | 494,585,495,358,586 | | 阿片类 |
| 75 | 尼可吗啡 | Nicomorphine | (5α,6α)-17-Methyl-7,8-didehydro-4,5-epoxymorphinan-3,6-diyl dinicotinate | 639-48-5 | $C_{29}H_{25}N_3O_5$ | 495.53 | | 106,78,267,373,495 | | 阿片类 |
| 76 | 诺美沙多 | Noracymethadol | 6-(Methylamino)-4,4-diphenyl-3-heptanyl acetate | 1477-39-0 | $C_{22}H_{29}NO_2$ | 339.47 | | 58,134,43,91,99 | | 阿片类 |

续 表

| 序号 | 中文名 | 英文名 | 缩写、别名 | CAS号 | 分子式 | 分子量 | 结构式 | GC-MS 特征离子 $(m/z)*$ | LC-MS/MS 特征离子对 $(m/z)$ | 备注 |
|---|---|---|---|---|---|---|---|---|---|---|
| 77 | 去甲左啡诺 | Norlevorphanol | Morphinan-3-ol;1,3,4,9,10,10a-Hexahydro-2H-10,4a-iminoethanophenanthren-6-ol | 1531-12-0 | C₁₆H₂₁NO | 243.34 | | 243,45,136,157,198 | | 阿片类 |
| 78 | 去甲美沙酮 | Normethadone | 6-(Dimethylamino)-4,4-diphenyl-3-hexanone | 467-85-6 | C₂₀H₂₅NO | 295.42 | | 58,224,72,165,178 | 296/251,233 | 阿片类 |
| 79 | 去甲吗啡 | Normorphine | Desmethylmorphine;(5α,6α)-7,8-Didehydro-4,5-epoxymorphinan-3,6-diol | 466-97-7 | C₁₆H₁₇NO₃ | 271.31 | | 271,150,148,201,81;-TMS: 73,132,222,415,236,387 | 272/158,220,211 | 阿片类 |
| 80 | 诺匹哌酮 | Norpipanone | Hexalgon;1-Piperidino-3,3-diphenyl-4-hexanone;4,4-Diphenyl-6-(1-piperidinyl)-3-hexanone | 561-48-8 | C₂₃H₂₉NO | 335.48 | | 98,111,99,112,96 | | 阿片类 |
| 81 | 阿片** | Opium | | 8008-60-4 | | | | | | 包括复方樟脑酊*,阿桔片* |
| 82 | 奥列巴文 | Oripavine | (5α)-6-Methoxy-17-methyl-6,7,8,14-tetradehydro-4,5-epoxymorphinan-3-ol;O3-Demethylthebaine | 467-04-9 | C₁₈H₁₉NO₃ | 297.35 | | 297,42,298,296,58 | 298/267,255,223 | 阿片类 |

续表

| 序号 | 中文名 | 英文名 | 缩写、别名 | CAS号 | 分子式 | 分子量 | 结构式 | GC-MS 特征离子(m/z)* | LC-MS/MS 特征离子对(m/z) | 备注 |
|---|---|---|---|---|---|---|---|---|---|---|
| 83 | 羟考酮** | Oxycodone | Dihydro-14-hydroxycodeinone；(-)-Oxycodone；(5α)-14-Hydroxy-3-methoxy-17-methyl-4,5-epoxy-morphinan-6-one | 76-42-6 | $C_{18}H_{21}NO_4$ | 315.36 | | 315,230,42,316,44 | 316/298,241 | 阿片类 |
| 84 | 羟吗啡酮 | Oxymorphone | (-)-Oxymorphone；14-Hydroxydi-hydromorphinone；(5α)-3,14-Di-hydroxy-17-methyl-4,5-epoxy-morphinan-6-one | 76-41-5 | $C_{17}H_{19}NO_4$ | 301.34 | | 301,216,42,302,203 | 302/284,227 | 阿片类 |
| 85 | 对氟芬太尼 | Para-fluorofentanyl | Parafluorofentanyl；p-Fluorofentanyl；N-p-FF；N-(4-Fluorophenyl)-N-[1-(2-phenylethyl)-4-piperidinyl]propanamide | 90736-23-5 | $C_{22}H_{27}FN_2O$ | 354.46 | | 263,164,207,264,220 | 355/188,105 | 芬太尼类 |
| 86 | 哌替啶** | Pethidine | Meperidine；Ethyl 1-methyl-4-phenyl-4-piperidinecarboxylate | 57-42-1 | $C_{15}H_{21}NO_2$ | 247.33 | | 71,70,172,103,247 | 248/220,174 | 阿片类 |
| 87 | 哌替啶中间体A | Pethidine Intermediate A | 4-氰基-1-甲基-4-苯基哌啶；Prepethidine；1-Methyl-4-phenyl-4-piperidinecarbonitrile | 3627-62-1 | $C_{13}H_{16}N_2$ | 200.28 | | 57,43,70,71,42 | | |
| 88 | 哌替啶中间体B | Pethidine Intermediate B | 4-苯基哌啶-4-羧酸乙酯；Norde-merol；Norpethidin；Normeperidine；Ethyl 4-phenyl-4-piperidinecarboxylate；4-phenyl-4-piperidine-carboxylic acid, ethyl ester | 77-17-8 | $C_{14}H_{19}NO_2$ | 233.31 | | 57,42,56,43,233 | | |

续 表

| 序号 | 中文名 | 英文名 | 缩写,别名 | CAS 号 | 分子式 | 分子量 | 结 构 式 | GC-MS 特征离子 (m/z)* | LC-MS/MS 特征离子对 (m/z) | 备注 |
|---|---|---|---|---|---|---|---|---|---|---|
| 89 | 哌替啶中间体 C | Pethidine Intermediate C | 1-甲基-4-苯基哌啶-4-羧酸;1-Methyl-4-phenyl-4-piperidinecarboxylic acid;Pethidinic acid | 3627-48-3 | C₁₃H₁₇NO₂ | 219.28 | | 71, 70, 57, 219,42 | | |
| 90 | 苯吗庚酮 | Phenadoxone | 6-(4-Morpholinyl)-4,4-diphenyl-3-heptanone | 467-84-5 | C₂₃H₂₉NO₂ | 351.48 | | 114, 115, 56, 70,42 | | |
| 91 | 非那丙胺 | Phenampromide | N-Phenyl-N-[1-(1-piperidinyl)-2-propanyl] propanamide | 129-83-9 | C₁₇H₂₆N₂O | 274.40 | | 98, 125, 99, 29,41 | | |
| 92 | 非那佐辛 | Phenazocine | cis-(-)-Phenazocine;(1R, 9R, 13R)-1, 13-Dimethyl-10-(2-phenylethyl)-10-azatricyclo[7.3.1, 0²·⁷]trideca-2,4,6-trien-4-ol | 127-35-5 | C₂₂H₂₇NO | 321.46 | | 230, 231, 58, 105,91 | | |
| 93 | 1-苯乙基-4-苯基-4-哌啶醇乙酸酯 | 1-Phenethyl-4-phenyl-4-piperidinol acetate (ester) | PEPAP;4-Phenyl-1-(2-phenylethyl)-4-piperidinyl acetate | 64-52-8 | C₂₁H₂₅NO₂ | 323.43 | | | | |
| 94 | 非诺啡烷 | Phenomorphan | 17-(2-Phenylethyl) morphinan-3-ol | 468-07-5 | C₂₄H₂₉NO | 347.49 | | 256, 157, 257, 58,44 | | 阿片类 |

续　表

| 序号 | 中文名 | 英文名 | 缩写,别名 | CAS号 | 分子式 | 分子量 | 结构式 | GC-MS特征离子(m/z)* | LC-MS/MS特征离子对(m/z) | 备注 |
|---|---|---|---|---|---|---|---|---|---|---|
| 95 | 苯哌利定 | Phenoperidine | Operidine;Ethyl 1-(3-hydroxy-3-phenylpropyl)-4-phenyl-4-piperidinecarboxylate | 562-26-5 | $C_{23}H_{29}NO_3$ | 367.48 | | 246,247,367,91,42 | | 阿片类;哌替啶衍生物 |
| 96 | 匹米诺定 | Piminodine | Alvodine;Ethyl 1-(3-anilinopropyl)-4-phenyl-4-piperidinecarboxylate | 13495-09-5 | $C_{23}H_{30}N_2O_2$ | 366.50 | | 246,366,106,247,133 | | 阿片类;哌替啶衍生物 |
| 97 | 哌腈米特 | Piritramide | 1'-(3-Cyano-3,3-diphenylpropyl)-1,4'-bipiperidine-4'-carboxamide | 302-41-0 | $C_{27}H_{34}N_4O$ | 430.59 | | 138,386,110,150,165 | 431/98,346 | |
| 98 | 普罗庚嗪 | Proheptazine | Dimepheprimine;Prophetazine;1,3-Dimethyl-4-phenyl-4-azepanyl propionate | 77-14-5 | $C_{17}H_{25}NO_2$ | 275.39 | | 58,202,57,42,201 | | |
| 99 | 丙哌利定 | Properidine | Ipropethidine;Isopropyl 1-methyl-4-phenyl-4-piperidinecarboxylate | 561-76-2 | $C_{16}H_{23}NO_2$ | 261.36 | | 71,218,70,261,174 | | 阿片类;哌替啶衍生物 |
| 100 | 消旋甲啡烷 | Racemethorphan | DL-3-Methoxy-N-methylmorphinan;3-Methoxy-17-methylmorphinan | 510-53-2 | $C_{18}H_{25}NO$ | 271.40 | | 59,271,150,270,214 | 272/215,147,173 | 阿片类 |

续表

| 序号 | 中文名 | 英文名 | 缩写,别名 | CAS号 | 分子式 | 分子量 | 结构式 | GC-MS 特征离子 (m/z)* | LC-MS/MS 特征离子对 (m/z) | 备注 |
|---|---|---|---|---|---|---|---|---|---|---|
| 101 | 消旋吗拉胺 | Racemoramide | DL-moramide; 3-Methyl-4-(4-morpholinyl)-2,2-diphenyl-1-(1-pyrrolidinyl)-1-butanone | 545-59-5 | $C_{25}H_{32}N_2O_2$ | 392.53 | | 100, 265, 128, 56, 266 | | |
| 102 | 消旋啡烷 | Racemorphan | 17-Methylmorphinan-3-ol; 17-Methylmorphinan-3-ol; dl-3-Hydroxy-N-methylmorphinan | 297-90-5 | $C_{17}H_{23}NO$ | 257.37 | | 257, 59, 150, 256, 31 | | 阿片类 |
| 103 | 瑞芬太尼** | Remifentanil | Methyl 1-(3-methoxy-3-oxopropyl)-4-[phenyl(propionyl)amino]-4-piperidinecarboxylate | 132875-61-7 | $C_{20}H_{28}N_2O_5$ | 376.45 | | 168, 227, 212, 303, 140 | 377/228, 113 | 芬太尼类 |
| 104 | 舒芬太尼** | Sufentanil | N-{4-(Methoxymethyl)-1-[2-(2-thienyl)ethyl]-4-piperidinyl}-N-phenylpropanamide | 56030-54-7 | $C_{22}H_{30}N_2O_2S$ | 386.55 | | 289, 290, 140, 132, 106 | 387/238, 355 | 芬太尼类 |
| 105 | 醋氢可酮 | Thebacon | Acetyldihydrocodeinone; (5α)-3-Methoxy-17-methyl-6,7-didehydro-4,5-epoxymorphinan-6-yl acetate | 466-90-0 | $C_{20}H_{23}NO_4$ | 341.40 | | 298, 341, 242, 43, 299 | | 阿片类 |
| 106 | 蒂巴因** | Thebaine | (5α)-3,6-Dimethoxy-17-methyl-6,7,8,14-tetradehydro-4,5-epoxymorphinan | 115-37-7 | $C_{19}H_{21}NO_3$ | 311.38 | | 311, 296, 312, 297, 242 | | 阿片类 |

续 表

| 序号 | 中文名 | 英文名 | 缩写、别名 | CAS号 | 分子式 | 分子量 | 结构式 | GC-MS 特征离子 (m/z)* | LC-MS/MS 特征离子对 (m/z) | 备注 |
|---|---|---|---|---|---|---|---|---|---|---|
| 107 | 硫代芬太尼 | Thiofentanyl | thienylfentanyl；N-Phenyl-N-[1-[2-(2-thienyl)ethyl]-4-piperidinyl]propanamide | 1165-22-6 | $C_{20}H_{26}N_2OS$ | 342.50 | | 245,146,189,42,57,97 | 343/194,111 | 芬太尼类 |
| 108 | 替利定 | Tilidine | Ethyl(1S,2R)-2-(dimethylamino)-1-phenyl-3-cyclohexene-1-carboxylate | 20380-58-9 | $C_{17}H_{23}NO_2$ | 273.37 | | 97,82,103,77,98 | 274/155,77 | 阿片类 替啶衍生物 |
| 109 | 三甲利定 | Trimeperidine | Dimethylmeperidine；Dimethyl Meperidine；1,2,5-Trimethyl-4-phenyl-4-piperidinyl propionate；Promedol | 64-39-1 | $C_{17}H_{25}NO_2$ | 275.39 | | 186,70,201,42,105 | | |
| 110 | 醋氢可待因 | Acetyldihydrocodeine | (5α,6α)-3-Methoxy-17-methyl-4,5-epoxymorphinan-6-yl acetate；Dihydrocodeine 6-acetate | 3861-72-1 | $C_{20}H_{25}NO_4$ | 343.42 | | 343,300,284,43,226 | | 阿片类 |
| 111 | 可待因** | Codeine | methylmorphine；(5α,6α)-3-Methoxy-17-methyl-7,8-didehydro-4,5-epoxymorphinan-6-ol；morphine-3-methyl ether；(-)-codeine | 76-57-3 | $C_{18}H_{21}NO_3$ | 299.36 | | 299,162,42,115,229；-TMS：73,371,178,196,42 | | 阿片类 |
| 112 | 右丙氧芬** | Dextropropoxyphene | (+)-Propoxyphene；D-Propoxyphene；Propoxyphene；(2S,3R)-4-(Dimethylamino)-3-methyl-1,2-diphenyl-2-butanyl propionate | 469-62-5 | $C_{22}H_{29}NO_2$ | 339.47 | | 58,91,57,115,59 | 340/266,58 | |

续表

| 序号 | 中文名 | 英文名 | 缩写、别名 | CAS号 | 分子式 | 分子量 | 结构式 | GC-MS 特征离子 (m/z)* | LC-MS/MS 特征离子对 (m/z) | 备注 |
|---|---|---|---|---|---|---|---|---|---|---|
| 113 | 双氢可待因** | Dihydrocodeine | DH-Codeine;Dihydrin;Drocode;6α-Hydrocodol;(5α,6α)-3-Methoxy-17-methyl-4,5-epoxymorphinan-6-ol;4,5α-epoxy-3-methoxy-17-methyl-morphinan-6α-ol | 125-28-0 | $C_{18}H_{23}NO_3$ | 301.38 | | 301,164,115,302,300;-TMS:373,73,146,374,236 | 302/199,128 | 阿片类 |
| 114 | 乙基吗啡** | Ethylmorphine | Dionin;(5α,6α)-3-Ethoxy-17-methyl-7,8-didehydro-4,5-epoxymorphinan-6-ol | 76-58-4 | $C_{19}H_{23}NO_3$ | 313.39 | | 313,162,42,124,115;-TMS:73,385,146,192,196 | 314/229,257 | 阿片类 |
| 115 | 尼可待因 | Nicocodine | 6-Nicotinoylcodeine;(5α,6α)-3-Methoxy-17-methyl-7,8-didehydro-4,5-epoxymorphinan-6-yl nicotinate | 3688-66-2 | $C_{24}H_{24}N_2O_4$ | 404.46 | | 282,106,78,229,267 | | 阿片类 |
| 116 | 烟氢可待因 | Nicodicodine | 6-Nicotinoyl dihydrocodeine;(5α,6α)-3-Methoxy-17-methyl-4,5-epoxymorphinan-6-yl nicotinate | 808-24-2 | $C_{24}H_{26}N_2O_4$ | 406.47 | | 406,407,284,300,106 | | 阿片类 |
| 117 | 去甲可待因 | Norcodeine | N-Desmethylcodeine;3-O-methyl Normorphine;Normorphine 3-methyl ether;(5α,6α)-3-Methoxy-7,8-didehydro-4,5-epoxymorphinan-6-ol;7,8-didehydro-4,5α-epoxy-3-methoxy-morphinan-6α-ol | 467-15-2 | $C_{17}H_{19}NO_3$ | 285.34 | | 285,81,148,215,115;-TMS:73,254,429,250,292 | 286/152,165 | 阿片类 |

续表

| 序号 | 中文名 | 英文名 | 缩写、别名 | CAS号 | 分子式 | 分子量 | 结构式 | GC-MS特征离子(m/z)* | LC-MS/MS特征离子对(m/z) | 备注 |
|---|---|---|---|---|---|---|---|---|---|---|
| 118 | 福尔可定** | Pholcodine | (5α,6α)-17-Methyl-3-[2-(4-morpholinyl)ethoxy]-7,8-didehydro-4,5-epoxymorphinan-6-ol;3-[2-(4-Morpholinyl)ethyl]morphine;Homocodeine | 509-67-1 | $C_{23}H_{30}N_2O_4$ | 398.50 | | 114,100,42,56,115;-TMS:100,114,470,196 | 399/381,100 | 阿片类 |
| 119 | 丙吡兰 | Propiram | N-[1-(1-Piperidinyl)-2-propanyl]-N-(2-pyridinyl)propanamide | 15686-91-6 | $C_{16}H_{25}N_3O$ | 275.39 | | 98,125,78,121,99 | | |
| 120 | 布桂嗪** | Bucinnazine | 1-(4-Cinnamyl-1-piperazinyl)-1-butanone;N-Butyryl-N'-cinnamyl-piperazine;1-Butyryl-4-cinnamylpiperazine;AP-237 | 17719-89-0 | $C_{17}H_{24}N_2O$ | 272.39 | | 117,172,201,272,85 | 273/117 | |
| 121 | 罂粟壳** | Poppy Shell | | | | | | | | |
| 122 | 奥赛利定 | Oliceridine | (9R)-N-[(3-Methoxy-2-thienyl)methyl]-9-(2-pyridinyl)-6-oxaspiro[4.5]decane-9-ethanamine;TRV-130 | 1401028-24-7 | $C_{22}H_{30}N_2O_2S$ | 386.55 | | 217,133,132,127,218 | | |
| 123 | 泰吉利定 | Tegileridine | (9R)-N-[(1S,4S)-4-Ethoxy-1,2,3,4-tetrahydro-1-naphthalenyl]-9-(2-pyridinyl)-6-oxaspiro[4.5]decane-9-ethanamine | 2095345-66-5 | $C_{28}H_{38}N_2O_2$ | 434.61 | | | | 2023年10月1日起施行 |

注：1. 上述品种包括其可能存在的盐和单方制剂(除非另有规定)。
2. 上述品种包括其可能存在的异构体、酯及醚(除非另有规定)。
* 第一个离子为基峰。　** 我国生产※及使用的品种。

| 序号 | 中文名 | 英文名 | 缩写,别名 | CAS号 | 分子式 | 分子量 | 结构式 | GC-MS 特征离子(m/z) | LC-MS/MS 特征离子对(m/z) | 备注 |
|---|---|---|---|---|---|---|---|---|---|---|
| 1 | 布苯丙胺 | Brolamfetamine | DOB;4-bromo-2,5-Dimethoxy-amphetamine;4-bromo-2,5-DMA | 64638-07-9 | $C_{11}H_{16}BrNO_2$ | 274.15 | | 44,232,230,77,105 | 275/229,228,179 | 苯乙胺类 |
| 2 | 卡西酮 | Cathinone | 2-amino-1-phenyl-1-propanone;α-Aminopropiophenone | 71031-15-7 | $C_9H_{11}NO$ | 149.19 | | 44,77,51,105,42 | 150/132,117 | 卡西酮类 |
| 3 | 二乙基色胺 | 3-[2-(Diethylamino)ethyl]indole | DET;Diethyltryptamine | 7558-72-7(盐酸盐);61-51-8(原体) | $C_{14}H_{20}N_2$ | 216.32 | | 86,130,58,87,77 | 217/115,86,161 | 色胺类 |
| 4 | 二甲氧基安非他明 | (±)-2,5-Dimethoxy-alpha-methylphenethylamine | DMA;2,5-DMA;2,5-Dimethoxyamphetamine;2,5-dimethoxy-α-methyl-benzeneethanamine | 2801-68-5 | $C_{11}H_{17}NO_2$ | 195.26 | | 44,152,137,121,91 | 196/151,91,164 | 苯乙胺类 |
| 5 | (1,2-二甲基庚基)羟基四氢甲基二苯吡喃 | 3-(1,2-dimethylheptyl)-7,8,9,10-tetrahydro-6,6,9-trimethyl-6H-dibenzo[b,d]pyran-1-ol | DMHP;3-(1,2-Dimethylheptyl)-7,8,9,10-tetrahydrocannabinol | 32904-22-6 | $C_{25}H_{38}O_2$ | 370.57 | | | | |

续　表

| 序号 | 中文名 | 英文名 | 缩写、别名 | CAS号 | 分子式 | 分子量 | 结构式 | GC-MS 特征离子 (m/z) | LC-MS/MS 特征离子对 (m/z) | 备注 |
|---|---|---|---|---|---|---|---|---|---|---|
| 6 | 二甲基色胺 | 3-[2-(Dimethylamino)ethyl]indole | DMT; N,N-DMT; N,N-Dimethyltryptamine; N,N-dimethyl-1H-indole-3-ethanamine | 61-50-7 | $C_{12}H_{16}N_2$ | 188.27 | | 58,130,42,59,77 | 189/58,144 | 代谢物: N,N-DMT N-氧化物 |
| 7 | 二甲氧基乙基安非他明 | (±)-4-ethyl-2,5-dimethoxy-α-methylphenethylamine | DOET; 2,5-Dimethoxy-4-ethylamphetamine; 4-ethyl-2,5-dimethoxy-α-methyl-benzeneethanamine | 22139-65-7 (盐酸盐); 22004-32-6 (原体) | $C_{13}H_{21}NO_2$ | 223.32 | | 44,180,165,91,181 | 224/207,192,179 | |
| 8 | 乙环利定 | Eticyclidine | PCE; N-Ethyl-1-phenylcyclohexanamine | 2201-15-2 | $C_{14}H_{21}N$ | 203.32 | | 160,203,146,91,104 | | 芳基环己胺类 |
| 9 | 乙色胺 | Etryptamine | AET; αET; α-Ethyltryptamine; 1-(1H-Indol-3-yl)-2-butanamine; 3-Indolylbutylamine | 2235-90-7 | $C_{12}H_{16}N_2$ | 188.27 | | 58,131,130,77,41 | 189/130,77,103 | |
| 10 | 羟芬胺 | (±)-N-[alpha-methyl-3,4-(methylenedioxy)phenethyl]hydroxylamine | N-hydroxy MDA; 1-(1,3-Benzodioxol-5-yl)-N-hydroxy-2-propanamine; MDOH; N-hydroxy-3,4-Methylenedioxyamphetamine | 74698-47-8 | $C_{10}H_{13}NO_3$ | 195.22 | | | | |
| 11 | 麦角二乙胺 | (+)-Lysergide | LSD; Lysergic acid diethylamide; Blotter Acid | 50-37-3 | $C_{20}H_{25}N_3O$ | 323.43 | | 323,221,207,181,222 | 324/223,208 | |

续表

| 序号 | 中文名 | 英文名 | 缩写,别名 | CAS号 | 分子式 | 分子量 | 结构式 | GC-MS 特征离子 (m/z) | LC-MS/MS 特征离子对 (m/z) | 备注 |
|---|---|---|---|---|---|---|---|---|---|---|
| 12 | 乙芬胺 | (±)-N-ethyl-alpha-methyl-3,4-(methylenedioxy) phenethylamine | N-ethyl MDA;MDE;MDEA;3,4-Methylenedioxyethyl-amphetamine;1-(1,3-Benzodioxol-5-yl)-N-ethyl-2-propanamine | 82801-81-8 | $C_{12}H_{17}NO_2$ | 207.27 | | 72, 44, 135, 77, 51 | 208/135, 105, 133 | |
| 13 | 二亚甲基双氧安非他明 | (±)-N,alpha-dimethyl-3,4-(methylene-dioxy) phenethylamine | MDMA;3,4-Methylenedioxymeth-ylamphetamine;1-(1,3-Benzodioxol-5-yl)-N-methyl-2-propanamine | 42542-10-9 | $C_{11}H_{15}NO_2$ | 193.24 | | 58, 135, 77, 51, 30 | 194/163, 105 | 代谢物: 4-羟基-3-甲氧基甲基苯丙胺 (HM-MA), 4-羟基-3-甲氧基苯丙胺 (HMA), 3,4-二羟基苯丙胺 (DHA) |
| 14 | 麦司卡林 | Mescaline | 2-(3,4,5-Trimethoxyphenyl) ethanamine | 54-04-6 | $C_{11}H_{17}NO_3$ | 211.26 | | 30, 182, 166, 91, 181 | 212/165, 133, 135 | |
| 15 | 甲卡西酮 | Methcathinone | 2-(Methylamino)-1-phenyl-1-propanone;Ephedrone;DL-Ephedrone | 5650-44-2 | $C_{10}H_{13}NO$ | 163.22 | | 58, 77, 51, 56, 42 | 164/146, 131, 77 | |
| 16 | 甲米雷司 | 4-Methylamin-orex | 4-MAR;4-MAX;4-Methyl-5-phenyl-4,5-dihydro-1,3-ox-azol-2-amine | 3568-94-3 | $C_{10}H_{12}N_2O$ | 176.22 | | 70, 43, 69, 176, 132 | | |

续　表

| 序号 | 中文名 | 英文名 | 缩写、别名 | CAS号 | 分子式 | 分子量 | 结构式 | GC-MS 特征离子(m/z) | LC-MS/MS 特征离子对(m/z) | 备注 |
|---|---|---|---|---|---|---|---|---|---|---|
| 17 | 甲羟芬胺 | 5-methoxy-α-methyl-3,4-(methylenedioxy)phenethylamine | MMDA;3-MeO MDA;3-methoxy MDA;1-(7-Methoxy-benzodioxol-5-yl)-2-propanamine;3-Methoxy-4,5-methylenedioxyamphetamine | 13674-05-0 | $C_{11}H_{15}NO_3$ | 209.24 | | 44,166,165,167,77 | | |
| 18 | 4-甲基硫基安非他明 | 4-Methylthioamfetamine | 4-MTA;P 1882;4-Methyl thioamphetamine;1-[4-(Methylsulfanyl)phenyl]-2-propanamine | 14116-06-4 | $C_{10}H_{15}NS$ | 181.30 | | 44,138,137,122,121 | 182/117,137,91 | |
| 19 | 六氢大麻酚 | Parahexyl | synhexyl;3-Homotetrahydrocannibinol;3-Hexyl-6,6,9-trimethyl-7,8,9,10-tetrahydro-6H-benzo[c]chromen-1-ol | 117-51-1 | $C_{22}H_{32}O_2$ | 328.49 | | 313,314,328,43,242 | | |
| 20 | 副甲氧基甲基安非他明 | P-methoxy-alpha-methylphenethylamine | 4-MA;p-MA;PMA;4-Methoxyamphetamine;para-Methoxyamphetamine;1-(4-Methoxyphenyl)-2-propanamine;4-Methoxy-α-methylbenzeneethanamine | 64-13-1 | $C_{10}H_{15}NO$ | 165.23 | | 44,122,121,78,77 | 166/121,91,77 | |
| 21 | 赛洛新 | Psilocine | 4-OH-DMT;4-hydroxy DMT;4-hydroxy-N,N-Dimethyltryptamine;3-[2-(Dimethylamino)ethyl]-1H-indol-4-ol | 520-53-6 | $C_{12}H_{16}N_2O$ | 204.27 | | 58,204,146,42,59 | 205/160,58 | |
| 22 | 赛洛西宾 | Psilocybine | 4-phosphoryloxy-N,N-dimethyltryptamine;3-[2-(Dimethylamino)ethyl]-1H-indol-4-yl dihydrogen phosphate | 520-52-5 | $C_{12}H_{17}N_2O_4P$ | 284.25 | | 同赛洛新 | 285/205,160 | |

续 表

| 序号 | 中文名 | 英文名 | 缩写,别名 | CAS号 | 分子式 | 分子量 | 结构式 | GC-MS 特征离子(m/z) | LC-MS/MS 特征离子对(m/z) | 备注 |
|---|---|---|---|---|---|---|---|---|---|---|
| 23 | 略环利定 | Rolicyclidine | PHP;PCPy;1-(1-Phenylcyclo-hexyl)pyrrolidine | 2201-39-0 | $C_{16}H_{23}N$ | 229.36 | | 186,91,229,152,187 | | 芳基环己胺类 |
| 24 | 二甲氧苯基异丙胺 | 2,5-Dimethoxy-alpha,4-dimeth-ylphenethylamine | STP;DOM;2,5-dimethoxy-4-methylamphetamine;dl-2,5-Di-methoxy-4-methylamphetamine | 15588-95-1 | $C_{12}H_{19}NO_2$ | 209.29 | | 166,44,151,91,167 | 210/193,178,165 | |
| 25 | 替苯丙胺 | Tenamfetamine | MDA;3,4-MDA;3,4-Methyl-enedioxyamphetamine;1-(1,3-Benzodioxol-5-yl)-2-propana-mine | 4764-17-4 | $C_{10}H_{13}NO_2$ | 179.22 | | 44,136,135,77,51 | 180/91,121,78 | |
| 26 | 替诺环定 | Tenocyclidine | TCP;1-[1-(2-Thienyl)cyclo-hexyl]piperidine;Piperidine,1-(1-(2-thienyl)cyclohexyl)- | 21500-98-1 | $C_{15}H_{23}NS$ | 249.41 | | 97,165,164,206,84 | | 芳基环己胺类 |
| 27 | 四氢大麻酚 | Tetrahydrocanna-binol | | | | | | | | 包括同分异构体及其立体化学变体 |
| 28 | 三甲氧基安非他明 | (±)-3,4,5-Trimethoxy-alpha-methylphen-ethylamine | TMA;Trimethoxyamphetamine;Mescalamine;3,4,5-Trim-ethoxyamphetamine;1-(3,4,5-Trimethoxyphenyl)-2-propana-mine | 1082-88-8 | $C_{12}H_{19}NO_3$ | 225.28 | | 44,182,167,181,183 | 226/209,181,91 | |
| 29 | 苯丙胺 | Amfetamine | 1-Phenyl-2-propanamine;α-methyl-benzeneethanamine | 300-62-9 | $C_9H_{13}N$ | 135.21 | | 44,91,65,42,51 | | |

续表

| 序号 | 中文名 | 英文名 | 缩写;别名 | CAS号 | 分子式 | 分子量 | 结构式 | GC-MS 特征离子 (m/z) | LC-MS/MS 特征离子对 (m/z) | 备注 |
|---|---|---|---|---|---|---|---|---|---|---|
| 30 | 氨奈普汀 | Amineptine | 7-(10,11-Dihydro-5H-dibenzo[a,d][7]annulen-5-yl-amino)heptanoic acid | 57574-09-1 | $C_{22}H_{27}NO_2$ | 337.46 | | 192,115,178,218 | | |
| 31 | 2,5-二甲氧基-4-溴苯乙胺 | 4-Bromo-2,5-dimethoxyphen-ethylamine | 2C-B;MFT;2-(4-Bromo-2,5-dimethoxyphenyl)ethanamine;4-Bromo-2,5-dimethoxyphenethyl-amine | 66142-81-2 | $C_{10}H_{14}BrNO_2$ | 260.13 | | 30,230,232,77,215 | 261/229,244,214 | |
| 32 | 右苯丙胺 | Dexamfetamine | S(+)-苯丙胺;Dextroampheta-mine;(2S)-1-Phenyl-2-propanamine;(S)-amfetamine;(+)-amphetamine;(S)-amphetamine | 51-64-9 | $C_9H_{13}N$ | 135.21 | | 44, 91, 36, 65,41 | 136/119, 91 | |
| 33 | 屈大麻酚 | Dronabinol | | 1972-08-3 | | | | | | $\Delta^9$-THC 及其立体化学异构体 |
| 34 | 芬乙茶碱 | Fenetylline | Phenethylline;Amfetyline;1,3-Dimethyl-7-{2-[(1-phenyl-2-propanyl)amino]ethyl}-3,7-dihydro-1H-purine-2,6-dione | 3736-08-1 | $C_{18}H_{23}N_5O_2$ | 341.41 | | 250,207,91,251,70;TFA 衍生化:91,166,118,346,180 | | |
| 35 | 左苯丙胺 | Levamfetamine | R(-)-苯丙胺;(-)-(R)-Am-phetamine;(-)-a-Methylphen-ethylamine;(-)-amphetamine;L-amphetamine | 156-34-3 | 同苯丙胺 | 同苯丙胺 | | 同苯丙胺 | | |

续表

| 序号 | 中文名 | 英文名 | 缩写、别名 | CAS号 | 分子式 | 分子量 | 结构式 | GC-MS特征离子(m/z) | LC-MS/MS特征离子对(m/z) | 备注 |
|---|---|---|---|---|---|---|---|---|---|---|
| 36 | 左甲苯丙胺 | Levomethamfetamine | $R(-)$-甲基苯丙胺；Levmetamfetamine；$(R)$-$(-)$-Methamphetamine；$(-)$-Deoxyephedrine；$(-)$-Methamphetamine；$(2R)$-$N$-Methyl-1-phenyl-2-propanamine | 33817-09-3 | $C_{10}H_{15}N$ | 149.23 | | 58,91,65,56,59 | 150/119,91 | |
| 37 | 甲氯喹酮 | Mecloqualone | 3-(2-Chlorophenyl)-2-methyl-4(3H)-quinazolinone；NSC 142005;NSC 631629 | 340-57-8 | $C_{15}H_{11}ClN_2O$ | 270.71 | | 235,75,76,111,50 | | |
| 38 | 去氧麻黄碱 | Metamfetamine | $S(+)$-甲基苯丙胺；$(S)$-$(+)$-Methamphetamine；$d$-$(S)$-Methamphetamine | 537-46-2 | 同左甲基苯丙胺 | 同左甲基苯丙胺 | | 同左甲基苯丙胺 | | |
| 39 | 去氧麻黄碱外消旋体 | Metamfetamine Racemate | 甲基苯丙胺；$(\pm)$-Methamphetamine；Benzeneethanamine, $N,\alpha$-dimethyl-；d,1-Methamphetamine；Methamphetamine | 7632-10-2 | 同左甲基苯丙胺 | 同左甲基苯丙胺 | | 同左甲基苯丙胺 | | |
| 40 | 甲喹酮 | Methaqualone | $(\pm)$-Methaqualone；2-Methyl-3-(2-methylphenyl)-4(3H)-quinazolinone | 72-44-6 | $C_{16}H_{14}N_2O$ | 250.30 | | 235,91,250,233,236 | | |
| 41 | 哌醋甲酯* | Methylphenidate | Methylphenyl(2-piperidinyl)acetate；2-Piperidineacetic acid, α-phenyl-, methyl ester；Ritaline；Riphenidate | 113-45-1 | $C_{14}H_{19}NO_2$ | 233.31 | | 84,91,56,85,55；TMS衍生化:156,73,157,91,89 | 234/84,56 | |

续　表

| 序号 | 中文名 | 英文名 | 缩写,别名 | CAS号 | 分子式 | 分子量 | 结构式 | GC-MS 特征离子 (m/z) | LC-MS/MS 特征离子对 (m/z) | 备注 |
|---|---|---|---|---|---|---|---|---|---|---|
| 42 | 苯环利定 | Phencyclidine | PCP;1-(1-Phenylcyclohexyl)piperidine | 77-10-1 | $C_{17}H_{25}N$ | 243.39 | | 200,91,242,84,186 | 244/159,91,86 | 芳基环己胺类 |
| 43 | 芬美曲秦 | Phenmetrazine | 3-Methyl-2-phenylmorpholine | 134-49-6 | $C_{11}H_{15}NO$ | 177.24 | | 71,42,56,43,77 | 178/115,91 | |
| 44 | 司可巴比妥* | Secobarbital | 5-Allyl-5-(2-pentanyl)-2,4,6(1H,3H,5H)-pyrimidinetrione; quinalbarbitone; SECONAL; Meballymal | 76-73-3 | $C_{12}H_{18}N_2O_3$ | 238.28 | | 168,167,43,41,97 | 237/42,194 (ESI-) | |
| 45 | 齐培丙醇 | Zipeprol | 1-Methoxy-3-[4-(2-methoxy-2-phenylethyl)-1-piperazinyl]-1-phenyl-2-propanol | 34758-83-3 | $C_{23}H_{32}N_2O_3$ | 384.51 | | 263,121,111,42,264;-TMS: 335,121,233,336,73 | | |
| 46 | 安非拉酮 | Amfepramone | Diethylcathionine; Diethylpropion; Menutil; Moderatan; Tenuate; 2-(Diethylamino)-1-phenyl-1-propanone | 90-84-6 | $C_{13}H_{19}NO$ | 205.30 | | 100,44,77,72,101 | 206/105,100 | |
| 47 | 苄基哌嗪 | Benzylpiperazine | BZP;1-Benzylpiperazine | 2759-28-6 | $C_{11}H_{16}N_2$ | 176.26 | | 91,134,56,176,65 | 177/91,85,65 | 哌嗪类 |
| 48 | 丁丙诺啡* | Buprenorphine | (5α,7α)-17-(Cyclopropylmethyl)-7-[(2S)-2-hydroxy-3,3-dimethyl-2-butanyl]-6-methoxy-18,19-dihydro-4,5-epoxy-6,14-ethenomorphinan-3-ol | 52485-79-7 | $C_{29}H_{41}NO_4$ | 467.64 | | 378,55,379,410,434 | 468/396,414 | |

续表

| 序号 | 中文名 | 英文名 | 缩写、别名 | CAS号 | 分子式 | 分子量 | 结构式 | GC-MS 特征离子 (m/z) | LC-MS/MS 特征离子对 (m/z) | 备注 |
|---|---|---|---|---|---|---|---|---|---|---|
| 49 | 1-丁基-3-(1-萘酰甲基)吲哚 | 1-Butyl-3-(1-naphthoyl)indole | JWH-073;(1-Butyl-1H-indol-3-yl)(1-naphthyl)methanone | 208987-48-8 | $C_{23}H_{21}NO$ | 327.42 | | 327,200,284,326,310 | 328/200,155,127 | 合成大麻素类 |
| 50 | 恰特草 | Catha edulis Forssk | Khat;卡西酮 | | | | 见附录二第2号 | | | |
| | | | 去甲伪麻黄碱 | | | | 见附录三第3号 | | | |
| 51 | 2,5-二甲氧基-4-碘苯乙胺 | 2,5-Dimethoxy-4-iodophenethylamine | 2C-I;2-(4-Iodo-2,5-dimethoxyphenyl)ethanamine;Benzeneethanamine,4-iodo-2,5-dimethoxy- | 69587-11-7 | $C_{10}H_{14}INO_2$ | 307.13 | | 278, 263, 30, 307,279 | | 苯乙胺类 |
| 52 | 2,5-二甲氧基苯乙胺 | 2,5-Dimethoxyphenethylamine | 2C-H;2-(2,5-Dimethoxyphenyl)ethanamine;Benzeneethanamine,2,5-dimethoxy- | 3600-86-0 | $C_{10}H_{15}NO_2$ | 181.23 | | 30, 152, 137, 77,65 | 182/165,150,135 | 苯乙胺类 |
| 53 | 三甲基安非他明 | Dimethylamfetamine | N,N-DMA;N,N-Dimethylamphetamine;Metrotonin;N,N-Dimethyl-1-phenyl-2-propanamine;N,N,α-trimethyl-benzeneethanamine | 4075-96-1 | $C_{11}H_{17}N$ | 163.26 | | 72, 91, 65, 42,56 | 164/119,91 | 苯乙胺类 |
| 54 | 依他唑酮 | Etaqualone | 3-(2-Ethylphenyl)-2-methyl-4(3H)-quinazolinone | 7432-25-9 | $C_{17}H_{16}N_2O$ | 264.32 | | 249,235,264,77,250 | 265/155,146,131 | |

续 表

| 序号 | 中文名 | 英文名 | 缩写,别名 | CAS号 | 分子式 | 分子量 | 结构式 | GC-MS特征离子(m/z) | LC-MS/MS特征离子对(m/z) | 备注 |
|---|---|---|---|---|---|---|---|---|---|---|
| 55 | [1-(5-氟戊基)-1H-吲哚-3-基](2-碘苯基)甲酮 | [1-(5-Fluoropentyl)-1H-indol-3-yl](2-iodophenyl)methanone | AM-694;[1-(5-Fluoropentyl)-3-(2-iodobenzoyl)indole] | 335161-03-0 | $C_{20}H_{19}FINO$ | 435.27 | | 435,232,220,360,436 | 436/230,202,76 | 合成大麻素类 |
| 56 | 1-(5-氟戊基)-3-(1-萘酰基)-1H-吲哚 | 1-(5-Fluoropentyl)-3-(1-naphthoyl)indole | AM-2201;[1-(5-Fluoropentyl)-1H-indol-3-yl](1-naphthyl)methanone | 335161-24-5 | $C_{24}H_{22}FNO$ | 359.44 | | 127,359,232,284,144 | 360/232,155,127 | 合成大麻素类 |
| 57 | γ-羟基丁酸* | Gamma-hydroxybutyrate | GHB;γ-羟基丁酸;γ-Hydroxybutyric acid;4-Hydroxybutanoic acid | 591-81-1 | $C_4H_8O_3$ | 104.10 | | -TMS:147,73,233,75,117 | ESI+:105/43,87;ESI-:103/57,84 | |
| 58 | 氯胺酮* | Ketamine | 2-(2-Chlorophenyl)-2-(methylamino)cyclohexanone | 6740-88-1 | $C_{13}H_{16}ClNO$ | 237.73 | | 180,182,209,152,138 | 238/179,125 | 芳基环己胺类 |
| 59 | 马吲哚* | Mazindol | 5-(4-Chlorophenyl)-2,5-dihydro-3H-imidazo[2,1-a]isoindol-5-ol;AN 448 | 22232-71-9 | $C_{16}H_{13}ClN_2O$ | 284.74 | | 266,268,267,265,231 | 285/242,130 | |

续表

| 序号 | 中文名 | 英文名 | 缩写、别名 | CAS号 | 分子式 | 分子量 | 结构式 | GC-MS 特征离子 (m/z) | LC-MS/MS 特征离子对 (m/z) | 备注 |
|---|---|---|---|---|---|---|---|---|---|---|
| 60 | 2-(2-甲氧基苯基)-1-(1-戊基-1H-吲哚-3-基)乙酮 | 2-(2-Methoxyphenyl)-1-(1-pentyl-1H-indol-3-yl)ethanone | JWH-250; 2-(2-Methoxyphenyl)-1-(1-pentyl-1H-indol-3-yl)ethanone; 1-(1-pentyl-1H-indol-3-yl)-2-(2-methoxyphenyl)-ethanone | 864445-43-2 | $C_{22}H_{25}NO_2$ | 335.44 | | 214, 215, 144,335,116 | 336/144, 121,91 | 合成大麻素类 |
| 61 | 亚甲基二氧吡咯戊酮 | Methylenedioxypyrovalerone | MDPV; 3,4-Methylenedioxy Pyrovalerone; 3,4-MDPV; 1-(1,3-benzodioxol-5-yl)-2-(1-pyrrolidinyl)-1-pentanone | 687603-66-3 | $C_{16}H_{21}NO_3$ | 275.34 | | 126,127,149, 65,55 | 276/135, 126 | 卡西酮类 |
| 62 | 4-甲基乙卡西酮 | 4-Methylethcathinone | 4-MEC; 4-methyl-N-ethyl Cathinone; 2-(Ethylamino)-1-(4-methylphenyl)-1-propanone | 1225617-18-4 | $C_{12}H_{17}NO$ | 191.27 | | 72, 44, 91, 65,42 | 192/174, 146 | 卡西酮类 |
| 63 | 4-甲基甲卡西酮 | 4-Methylmethcathinone | 4-MMC; Mephedrone; 4-MeMC; 4-Methylephedrone; 2-(methylamino)-1-(4-methylphenyl)-1-propanone | 5650-44-2 | $C_{11}H_{15}NO$ | 177.24 | | 58, 91, 56, 65,42 | 178/160, 145 | 卡西酮类 |
| 64 | 3,4-亚甲二氧基甲卡西酮 | 3,4-Methylenedioxy-N-methyl-cathinone | Methylone; bk-MDMA; 3,4-methylenedioxymethcathinone; 1-(1,3-Benzodioxol-5-yl)-2-(methylamino)-1-propanone; β-keto Methyl enedioxy Methamphetamine | 186028-79-5 | $C_{11}H_{13}NO_3$ | 207.23 | | 58, 56, 30, 65,63 | 208/160, 190 | 卡西酮类 |

续表

| 序号 | 中文名 | 英文名 | 缩写、别名 | CAS 号 | 分子式 | 分子量 | 结构式 | GC-MS 特征离子 (m/z) | LC-MS/MS 特征离子对 (m/z) | 备注 |
|---|---|---|---|---|---|---|---|---|---|---|
| 65 | 1-戊基-3-(1-萘甲酰基)吲哚 | 1-Pentyl-3-(1-naphthoyl) indole | JWH-018;1-Naphthyl(1-pentyl-1H-indol-3-yl)methanone;AM678 | 209414-07-3 | $C_{24}H_{23}NO$ | 341.45 | | 341,284,214,324,340 | 342/214,154,127 | 合成大麻素类 |
| 66 | 他喷他多 | Tapentadol | Nucynta;3-[(2R,3R)-1-(Dimethylamino)-2-methyl-3-pentanyl]phenol | 175591-23-8 | $C_{14}H_{23}NO$ | 221.34 | | 58,59,42,107,221 | | |
| 67 | 三唑仑* | Triazolam | 8-Chloro-6-(2-chlorophenyl)-1-methyl-4H-[1,2,4]triazolo[4,3-a][1,4]benzodiazepine;U-33030 | 28911-01-5 | $C_{17}H_{12}Cl_2N_4$ | 343.21 | | 313,238,315,342,75 | 343.2/308.2,315.2 | |
| 68 | 口服固体制剂每剂量单位含羟考酮碱大于5毫克,且不含其他麻醉药品、精神药品或药品类易制毒化学品的复方制剂 | | | | | | | | | 羟考酮,见附录一第83号 |
| 69 | 每剂量单位含氢可酮碱大于5毫克,且不含其他麻醉药品、精神药品或药品类易制毒化学品的复方口服固体制剂 | | | | | | | | | 氢可酮,见附录一第50号 |

* 我国生产及使用的品种。

# 附录三 第二类精神药品品种目录

| 序号 | 中文名 | 英文名 | 缩写、别名 | CAS号 | 分子式 | 分子量 | 结构式 | GC-MS 特征离子 (m/z) | LC-MS/MS 特征离子对 (m/z) | 备注 |
|---|---|---|---|---|---|---|---|---|---|---|
| 1 | 异戊巴比妥* | Amobarbital | 5-Ethyl-5-(3-methylbutyl)-2,4,6(1H,3H,5H)-pyrimidinetrione;5-Ethyl-5-isopentylbarbituric Acid | 57-43-2 | $C_{11}H_{18}N_2O_3$ | 226.27 | | 156,141,157,41,55 | 225/42,182 (ESI-) | |
| 2 | 布他比妥 | Butalbital | 5-Allyl-4,6-dihydroxy-5-isobutyl-2(5H)-pyrimidinone | 77-26-9 | $C_{11}H_{16}N_2O_3$ | 224.26 | | 168,167,41,124,97 | 223/42,180 (ESI-) | |
| 3 | 去甲伪麻黄碱 | Cathine | (+)-Pseudonorephedrine;(1S,2S)-2-Amino-1-phenyl-1-propanol | 492-39-7 | $C_9H_{13}NO$ | 151.21 | | 44,77,79,51,45 | 152/134,115 | |
| 4 | 环巴比妥 | Cyclobarbital | 5-(1-Cyclohexen-1-yl)-5-ethyl-2,4,6(1H,3H,5H)-pyrimidinetrione | 52-31-3 | $C_{12}H_{16}N_2O_3$ | 236.27 | | 207,141,81,67,79 | 235/192,85 (ESI-) | |
| 5 | 氟硝西泮 | Flunitrazepam | 5-(2-Fluorophenyl)-1-methyl-7-nitro-1,3-dihydro-2H-1,4-benzodiazepin-2-one;Ro 5-4200 | 1622-62-4 | $C_{16}H_{12}FN_3O_3$ | 313.28 | | 312,285,286,313,266 | 314/268,239 | |

续 表

| 序号 | 中文名 | 英文名 | 缩写,别名 | CAS 号 | 分子式 | 分子量 | 结构式 | GC-MS 特征离子 (m/z) | LC-MS/MS 特征离子对 (m/z) | 备注 |
|---|---|---|---|---|---|---|---|---|---|---|
| 6 | 格鲁米特* | Glutethimide | 3-Ethyl-3-phenyl-2,6-piper-idinedione | 77-21-4 | $C_{13}H_{15}NO_2$ | 217.26 | | 117,189,132,115,160 | | |
| 7 | 喷他佐辛* | Pentazocine | (R)-Pentazocine;(2R,6R,11R)-1,2,3,4,5,6-hexahydro-6,11-dimethyl-3-(3-methyl-2-buten-1-yl)-2,6-methano-3-benzazocin-8-ol;L-Pentazocine | 55643-30-6 | $C_{19}H_{27}NO$ | 285.42 | | 45,217,41,70,110 | 286/218,175 | CAS 号:7488-49-5;359-83-1 |
| 8 | 戊巴比妥* | Pentobarbital | (±)-Pentobarbital;5-Ethyl-5-(2-pentanyl)-2,4,6(1H,3H,5H)-pyrimidinetrione | 76-74-4 | $C_{11}H_{18}N_2O_3$ | 226.27 | | 156,141,43,41,157 | 225/42,182 (ESI-) | |
| 9 | 阿普唑仑* | Alprazolam | 8-Chloro-1-methyl-6-phenyl-4H-[1,2,4]triazolo[4,3-a][1,4]benzodiazepine | 28981-97-7 | $C_{17}H_{13}ClN_4$ | 308.77 | | 279,204,308,77,273 | 309/281,274 | |
| 10 | 阿米雷司 | Aminorex | 5-Phenyl-4,5-dihydro-1,3-oxazol-2-amine | 2207-50-3 | $C_9H_{10}N_2O$ | 162.19 | | 56,118,91,162,119;-TMS:73,91,162,291,306 | 163/120,103 | |
| 11 | 巴比妥* | Barbital | Veronal;5,5-Diethyl-2,4,6(1H,3H,5H)-pyrimidinetrione;Barbitone;5,5-Diethylbarbituric Acid | 57-44-3 | $C_8H_{12}N_2O_3$ | 184.19 | | 156,141,55,98,112 | 183/140,42 (ESI-) | |

续 表

| 序号 | 中文名 | 英文名 | 缩写/别名 | CAS号 | 分子式 | 分子量 | 结构式 | GC-MS特征离子(m/z) | LC-MS/MS特征离子对(m/z) | 备注 |
|---|---|---|---|---|---|---|---|---|---|---|
| 12 | 苯非他明 | Benzfetamine | (2S)-N-Benzyl-N-methyl-1-phenyl-2-propanamine; N-benzyl-(S)-Methamphetamine | 156-08-1 | C$_{17}$H$_{21}$N | 239.36 | | 91,148,65,149,92 | 240/91,119,148 | |
| 13 | 溴西泮 | Bromazepam | Compendium;Lexotanil;7-Bromo-5-(2-pyridinyl)-1,3-dihydro-2H-1,4-benzodiazepin-2-one | 1812-30-2 | C$_{14}$H$_{10}$BrN$_3$O | 316.15 | | 317,315,236,288,78 | 316/288,261,209 | |
| 14 | 溴替唑仑 | Brotizolam | 2-Bromo-4-(2-chlorophenyl)-9-methyl-6H-thieno[3,2-f][1,2,4]triazolo[4,3-a][1,4]diazepine | 57801-81-7 | C$_{15}$H$_{10}$BrClN$_4$S | 393.69 | | 394,392,245,316,313 | 393/314,210 | |
| 15 | 丁巴比妥 | Butobarbital | 5-Butyl-5-ethyl-2,4,6(1H,3H,5H)-pyrimidinetrione | 77-28-1 | C$_{10}$H$_{16}$N$_2$O$_3$ | 212.25 | | 141,156,55,41,98 | | |
| 16 | 卡马西泮 | Camazepam | 7-Chloro-1-methyl-2-oxo-5-phenyl-2,3-dihydro-1H-1,4-benzodiazepin-3-yl dimethylcarbamate | 36104-80-0 | C$_{19}$H$_{18}$ClN$_3$O$_3$ | 371.82 | | 72,271,255,256,273 | 372/255,283 | |
| 17 | 氯氮卓 | Chlordiazepoxide | (2Z)-7-Chloro-N-methyl-5-phenyl-1,3-dihydro-2H-1,4-benzodiazepin-2-imine 4-oxide; Chlordiazepoxide;7-chloro-N-methyl-5-phenyl-3H-1,4-benzodiazepin-2-amine 4-oxide | 58-25-3 | C$_{16}$H$_{14}$ClN$_3$O | 299.75 | | 282,283,284,299,285,77,56 | 300/227,192 | |

续 表

| 序号 | 中文名 | 英文名 | 缩写,别名 | CAS 号 | 分子式 | 分子量 | 结构式 | GC－MS 特征离子 (m/z) | LC－MS/MS 特征离子对 (m/z) | 备注 |
|---|---|---|---|---|---|---|---|---|---|---|
| 18 | 氯巴占 | Clobazam | 7－Chloro－1－methyl－5－phenyl－1H－1,5－benzodiazepine－2,4(3H,5H)－dione | 22316－47－8 | $C_{16}H_{13}ClN_2O_2$ | 300.74 | | 300,77,258,51,255 | 300/259,301/259,224 | |
| 19 | 氯硝西泮* | Clonazepam | 5－(2－Chlorophenyl)－7－nitro－1,3－dihydro－2H－1,4－benzodiazepin－2－one | 1622－61－3 | $C_{15}H_{10}ClN_3O_3$ | 315.71 | | 280,314,315,286,288 | 316/270,214 | |
| 20 | 氯拉卓酸 | Clorazepate | Clorazepic acid;7－Chloro－2－oxo－5－phenyl－2,3－dihydro－1H－1,4－benzodiazepine－3－carboxylic acid | 23887－31－2 | $C_{16}H_{11}ClN_2O_3$ | 314.72 | | | 271/140,165 | |
| 21 | 氯噻西泮 | Clotiazepam | 5－(2－Chlorophenyl)－7－ethyl－1－methyl－1,3－dihydro－2H－thieno[2,3－e][1,4]diazepin－2－one | 33671－46－4 | $C_{16}H_{15}ClN_2OS$ | 318.82 | | 289,318,291,320,290 | 319/154,291 | |
| 22 | 氯噁唑仑 | Cloxazolam | 10－Chloro－11b－(2－chlorophenyl)－2,3,7,11b－tetrahydro[1,3]oxazolo[3,2－d][1,4]benzodiazepin－6(5H)－one | 24166－13－0 | $C_{17}H_{14}Cl_2N_2O_2$ | 349.21 | | 305,307,262,261,270 | 349/305,140 | |
| 23 | 地洛西泮 | Delorazepam | Chlordesmethyldiazepam; Ro 5－3027;7－Chloro－5－(2－chlorophenyl)－1,3－dihydro－2H－1,4－benzodiazepin－2－one | 2894－67－9 | $C_{15}H_{10}Cl_2N_2O$ | 305.16 | | 275,269,277,304,276 | 305/140,206 | |

续 表

| 序号 | 中文名 | 英文名 | 缩写、别名 | CAS号 | 分子式 | 分子量 | 结构式 | GC-MS 特征离子 (m/z) | LC-MS/MS 特征离子对 (m/z) | 备注 |
|---|---|---|---|---|---|---|---|---|---|---|
| 24 | 地西泮* | Diazepam | 7-Chloro-1-methyl-5-phenyl-1,3-dihydro-2H-1,4-benzodiazepin-2-one;Ro 5-2807 | 439-14-5 | $C_{16}H_{13}ClN_2O$ | 284.74 | | 256,283,284,255,257,221 | 285/193,154 | |
| 25 | 艾司唑仑* | Estazolam | 8-Chloro-6-phenyl-4H-[1,2,4]triazolo[4,3-a][1,4]benzodiazepine | 29975-16-4 | $C_{16}H_{11}ClN_4$ | 294.74 | | 259,205,294,293,77 | 295/267,205 | |
| 26 | 乙氯维诺 | Ethchlorvynol | 1-Penten-4-yn-3-ol,1-chloro-3-ethyl- | 113-18-8 | $C_7H_9ClO$ | 144.60 | | 115,117,53,109,51 | | |
| 27 | 炔己蚁胺 | Ethinamate | 1-Ethynylcyclohexyl carbamate | 126-52-3 | $C_9H_{13}NO_2$ | 167.21 | | 91,81,106,95,79 | | |
| 28 | 氯氟卓乙酯 | Ethyl Loflazepate | Ethyl 7-chloro-5-(2-fluorophenyl)-2-oxo-2,3-dihydro-1H-1,4-benzodiazepine-3-carboxylate;CM 6912 | 29177-84-2 | $C_{18}H_{14}ClFN_2O_3$ | 360.77 | | 166,109,287,360,168 | 363/261,289 | |
| 29 | 乙非他明 | Etilamfetamine | N-Ethylamphetamine;EMA;(±)-N-ethylamphetamine;N-Ethyl-1-phenyl-2-propanamine | 457-87-4 | $C_{11}H_{17}N$ | 163.26 | | 72,44,91,65,73 | | |
| 30 | 芬坎法明 | Fencamfamin | norcamphane;N-Ethyl-3-phenylbicyclo[2.2.1]heptan-2-amine | 1209-98-9 | $C_{15}H_{21}N$ | 215.33 | | 215,98,58,84,186 | | |

续　表

| 序号 | 中文名 | 英文名 | 缩写、别名 | CAS号 | 分子式 | 分子量 | 结构式 | GC-MS 特征离子 (m/z) | LC-MS/MS 特征离子对 (m/z) | 备注 |
|---|---|---|---|---|---|---|---|---|---|---|
| 31 | 芬普雷司 | Fenproporex | 3-[(1-Phenyl-2-propanyl)amino]propanenitrile;(±)-N-2-Cyanoethylamphetamine | 16397-28-7 | $C_{12}H_{16}N_2$ | 188.27 | | 97,56,91,68,98 | | |
| 32 | 氟地西泮 | Fludiazepam | 7-Chloro-5-(2-fluorophenyl)-1-methyl-1,3-dihydro-2H-1,4-benzodiazepin-2-one;Ro 5-3438 | 3900-31-0 | $C_{16}H_{12}ClFN_2O$ | 302.73 | | 274,301,302,275,273 | 303/211 | |
| 33 | 氟西泮* | Flurazepam | 7-Chloro-1-[2-(diethylamino)ethyl]-5-(2-fluorophenyl)-1,3-dihydro-2H-1,4-benzodiazepin-2-one;Dalmadorm;Dalmane;Ro 5690l/3 | 17617-23-1 | $C_{21}H_{23}ClFN_3O$ | 387.88 | | 86,99,87,58,30 | 388/315,288 | |
| 34 | 哈拉西泮 | Halazepam | 7-Chloro-5-phenyl-1-(2,2,2-trifluoroethyl)-1,3-dihydro-2H-1,4-benzodiazepin-2-one;SCH 12041 | 23092-17-3 | $C_{17}H_{12}ClF_3N_2O$ | 352.74 | | 324,323,325,351,352 | 353/241,222 | |
| 35 | 阿沙唑仑 | Haloxazolam | 10-Bromo-11b-(2-fluorophenyl)-2,3,7,11b-tetrahydro[1,3]oxazolo[3,2-d][1,4]benzodiazepin-6(5H)-one | 59128-97-1 | $C_{17}H_{14}BrFN_2O_2$ | 377.21 | | 281,283,69,206,123 | | |
| 36 | 凯他唑仑 | Ketazolam | 11-Chloro-2,8-dimethyl-12b-phenyl-8,12b-dihydro-4H-[1,3]oxazino[3,2-d][1,4]benzodiazepine-4,7(6H)-dione;U 28774 | 27223-35-4 | $C_{20}H_{17}ClN_2O_3$ | 368.81 | | 256,283,284,285,257,258,110,221 | Ketazolam fragment $C_{16}H_{13}ClN_2O$: 285/193,257 | |

续 表

| 序号 | 中文名 | 英文名 | 缩写、别名 | CAS号 | 分子式 | 分子量 | 结构式 | GC-MS 特征离子 (m/z) | LC-MS/MS 特征离子对 (m/z) | 备注 |
|---|---|---|---|---|---|---|---|---|---|---|
| 37 | 利非他明 | Lefetamine | Santenol; (1R)-N,N-Dimethyl-1,2-diphenylethanamine; (−)-N,N-Dimethyl-1,2-diphenylethyl-amine | 7262-75-1 | $C_{16}H_{19}N$ | 225.33 | | 134,91,135,118,77 | 226/181,153 | |
| 38 | 氯普唑仑 | Loprazolam | (2Z)-6-(2-Chlorophenyl)-2-[(4-methyl-1-piperazinyl)methylene]-8-nitro-2,4-dihydro-1H-imidazo[1,2-a][1,4]benzodiazepin-1-one | 61197-73-7 | $C_{23}H_{21}ClN_6O_3$ | 464.90 | | 70,42,464,43,466 | 465/252,408 | |
| 39 | 劳拉西泮* | Lorazepam* | 7-Chloro-5-(2-chlorophenyl)-3H-1,4-benzodiazepine-2,3-diol; Apo-Lorazepam; Wy 4036 | 846-49-1 | $C_{15}H_{10}Cl_2N_2O_2$ | 321.16 | | 239,274,75,276,302 | 321/275,229 | |
| 40 | 氯甲西泮 | Lormetazepam | 7-Chloro-5-(2-chlorophenyl)-3-hydroxy-1-methyl-1,3-dihydro-2H-1,4-benzodiazepin-2-one | 848-75-9 | $C_{16}H_{12}Cl_2N_2O_2$ | 335.19 | | 305,307,306,75,308,102 | 335/289,177 | |
| 41 | 美达西泮 | Medazepam | 7-Chloro-1-methyl-5-phenyl-2,3-dihydro-1H-1,4-benzodiazepine | 2898-12-6 | $C_{16}H_{15}ClN_2$ | 270.76 | | 242,207,270,244,243 | 271/91,207 | |
| 42 | 美芬雷司 | Mefenorex | 3-Chloro-N-(1-phenyl-2-propanyl)-1-propanamine; Benzeneethanamine, N-(3-chloropropyl)-α-methyl- | 17243-57-1 | $C_{12}H_{18}ClN$ | 211.73 | | 120,122,91,44,84; AC:120,91,162,228,164,253 | | |

续　表

| 序号 | 中文名 | 英文名 | 缩写、别名 | CAS号 | 分子式 | 分子量 | 结构式 | GC-MS特征离子(m/z) | LC-MS/MS特征离子对(m/z) | 备注 |
|---|---|---|---|---|---|---|---|---|---|---|
| 43 | 甲丙氨酯* | Meprobamate | 2-[(Carbamoyloxy)methyl]-2-methylpentyl carbamate | 57-53-4 | $C_9H_{18}N_2O_4$ | 218.25 | | 83, 55, 71, 56, 44 | 219/158,97 | |
| 44 | 美索卡 | Mesocarb | Sydnocarb;(5E)-5-[(Phenylcarbamoyl)imino]-3-(1-phenyl-2-propanyl)-5H-1,2,3-oxadiazol-3-ium-2-ide | 34262-84-5 | $C_{18}H_{18}N_4O_2$ | 322.36 | | | 323/91,177 | |
| 45 | 甲苯巴比妥 | Methylphenobarbital | Mephobarbital;5-Ethyl-1-methyl-5-phenyl-2,4,6(1H,3H,5H)-pyrimidinetrione | 115-38-8 | $C_{13}H_{14}N_2O_3$ | 246.26 | | 218,117,118,146,115 | | |
| 46 | 甲乙哌酮 | Methyprylon | 3,3-Diethyl-5-methyl-2,4-piperidinedione;Ro 1-6463 | 125-64-4 | $C_{10}H_{17}NO_2$ | 183.25 | | 155,140,83,41,98 | | |
| 47 | 咪达唑仑* | Midazolam | 8-Chloro-6-(2-fluorophenyl)-1-methyl-4H-imidazo[1,5-a][1,4]benzodiazepine | 59467-70-8 | $C_{18}H_{13}ClFN_3$ | 325.77 | | 310,312,325,311,163 | 326/291,244 | |
| 48 | 尼美西泮 | Nimetazepam | Methylnitrazepam;Erimin;1-Methyl-7-nitro-5-phenyl-1,3-dihydro-2H-1,4-benzodiazepin-2-one | 2011-67-8 | $C_{16}H_{13}N_3O_3$ | 295.29 | | 267,294,268,248,295 | | |
| 49 | 硝西泮* | Nitrazepam | 7-Nitro-5-phenyl-1,3-dihydro-2H-1,4-benzodiazepin-2-one;1,3-dihydro-7-nitro-5-phenyl-2H-1,4-benzodiazepin-2-one | 146-22-5 | $C_{15}H_{11}N_3O_3$ | 281.27 | | 253,280,206,234,254 | 282/236,180 | |

续表

| 序号 | 中文名 | 英文名 | 缩写,别名 | CAS号 | 分子式 | 分子量 | 结构式 | GC-MS 特征离子 (m/z) | LC-MS/MS 特征离子对 (m/z) | 备注 |
|---|---|---|---|---|---|---|---|---|---|---|
| 50 | 去甲西泮 | Nordiazepam | Nordiazepam;7-Chloro-5-phenyl-1,3-dihydro-2H-1,4-benzodiazepin-2-one; Dealkylprazepam; Demethyldiazepam; Nor-prazepam | 1088-11-5 | $C_{15}H_{11}ClN_2O$ | 270.71 | | 270,242,269,241,271 | 271/140,208 | |
| 51 | 奥沙西泮* | Oxazepam | 7-Chloro-3-hydroxy-5-phenyl-1,3-dihydro-2H-1,4-benzodiazepin-2-one; N-Desmethyltemazepam;Serax | 604-75-1 | $C_{15}H_{11}ClN_2O_2$ | 286.71 | | 77,205,239,268,267 | 287/241,269 | |
| 52 | 奥沙唑仑 | Oxazolam | 10-Chloro-2-methyl-11b-phenyl-2,3,7,11b-tetrahydro[1,3]oxazolo[3,2-d][1,4]benzodiazepin-6(5H)-one; Oxazolazepam | 24143-17-7 | $C_{18}H_{17}ClN_2O_2$ | 328.79 | | 251,253,70,77,42 | | |
| 53 | 匹莫林* | Pemoline | 2-Amino-5-phenyl-1,3-oxazol-4(5H)-one | 2152-34-3 | $C_9H_8N_2O_2$ | 176.17 | | 107,176,89,90,77 | 177/106,79 | |
| 54 | 苯甲曲秦 | Phendimetrazine | (2S,3S)-3,4-Dimethyl-2-phenylmorpholine | 634-03-7 | $C_{12}H_{17}NO$ | 191.27 | | 57,85,42,56,70 | 192/146,91 | |
| 55 | 苯巴比妥* | Phenobarbital | 5-Ethyl-5-phenyl-2,4,6(1H,3H,5H)-pyrimidinetrione | 50-06-6 | $C_{12}H_{12}N_2O_3$ | 232.24 | | 204,117,115,118,103 | 231/42,188 (ESI−) | |
| 56 | 芬特明 | Phentermine | 2-Methyl-1-phenyl-2-propanamine | 122-09-8 | $C_{10}H_{15}N$ | 149.23 | | 58,91,65,42,134 | 150/91,133 | |

续　表

| 序号 | 中文名 | 英文名 | 缩写、别名 | CAS 号 | 分子式 | 分子量 | 结构式 | GC-MS 特征离子 (m/z) | LC-MS/MS 特征离子对 (m/z) | 备注 |
|---|---|---|---|---|---|---|---|---|---|---|
| 57 | 匹那西泮 | Pinazepam | 7-Chloro-5-phenyl-1-(2-propyn-1-yl)-1,3-dihydro-2H-1,4-benzodiazepin-2-one | 52463-83-9 | $C_{18}H_{13}ClN_2O$ | 308.76 | | 280,308,307,309,281,91 | 309/241,269 | |
| 58 | 哌苯甲醇 | Pipradrol | Diphenyl(2-piperidinyl)methanol;Gerodyl;Leptidrol;Luxidin;Meratran | 467-60-7 | $C_{18}H_{21}NO$ | 267.37 | | 84,77,105,56,85 | | |
| 59 | 普拉西泮 | Prazepam | 7-Chloro-1-(cyclopropylmethyl)-5-phenyl-1,3-dihydro-2H-1,4-benzodiazepin-2-one | 2955-38-6 | $C_{19}H_{17}ClN_2O$ | 324.80 | | 269,295,91,296,324 | 325/140,208 | |
| 60 | 吡咯戊酮 | Pyrovalerone | 1-(4-Methylphenyl)-2-(1-pyrrolidinyl)-1-pentanone;Centroton;Thymergix;Valerophenone | 3563-49-3 | $C_{16}H_{23}NO$ | 245.36 | | 126,127,91,55,119 | 246/126,105 | |
| 61 | 仲丁比妥 | Secbutabarbital | Butabarbital;5-sec-Butyl-5-ethyl-2,4,6(1H,3H,5H)-pyrimidinetrione | 125-40-6 | $C_{10}H_{16}N_2O_3$ | 212.25 | | 141,156,41,57,98 | 211/42,168 (ESI−) | |
| 62 | 替马西泮 | Temazepam | 7-Chloro-3-hydroxy-1-methyl-5-phenyl-1,3-dihydro-2H-1,4-benzodiazepin-2-one;N-Methyloxazepam | 846-50-4 | $C_{16}H_{13}ClN_2O_2$ | 300.74 | | 271,273,77,272,255 | 301/255,283 | |

续表

| 序号 | 中文名 | 英文名 | 缩写、别名 | CAS号 | 分子式 | 分子量 | 结构式 | GC-MS特征离子(m/z) | LC-MS/MS特征离子对(m/z) | 备注 |
|---|---|---|---|---|---|---|---|---|---|---|
| 63 | 四氢西泮 | Tetrazepam | 7-Chloro-5-(1-cyclohexen-1-yl)-1-methyl-1,3-dihydro-2H-1,4-benzodiazepin-2-one | 10379-14-3 | $C_{16}H_{17}ClN_2O$ | 288.77 | | 253,288,287,254,289 | 289/225,197 | |
| 64 | 乙烯比妥 | Vinylbital | 5-(2-Pentanyl)-5-vinyl-2,4,6(1H,3H,5H)-pyrimidinetrione | 2430-49-1 | $C_{11}H_{16}N_2O_3$ | 224.26 | | 154,43,83,41,71 | | |
| 65 | 唑吡坦* | Zolpidem | N,N-Dimethyl-2-[6-methyl-2-(4-methylphenyl)imidazo[1,2-a]pyridin-3-yl]acetamide | 82626-48-0 | $C_{19}H_{21}N_3O$ | 307.39 | | 235,236,307,219,92 | 308/235,263 | |
| 66 | 阿洛巴比妥 | Allobarbital | 5,5-Diallyl-2,4,6(1H,3H,5H)-pyrimidinetrione | 52-43-7 | $C_{10}H_{12}N_2O_3$ | 208.21 | | 167,41,124,80,35 | 207/183,164,85 (ESI-) | |
| 67 | 丁丙诺啡透皮贴剂* | Buprenorphine Transdermal patch | 见附录二第48号 | | | | | | | |
| 68 | 布托啡诺及其注射剂* | Butorphanol and its injection | 17-(Cyclobutylmethyl)morphinan-3,14-diol | 42408-82-2 | $C_{21}H_{29}NO_2$ | 327.46 | | 272,273,41,254,145 | 328/310,282,124 | |
| 69 | 咖啡因* | Caffeine | 1,3,7-Trimethyl-3,7-dihydro-1H-purine-2,6-dione | 58-08-2 | $C_8H_{10}N_4O_2$ | 194.19 | | 194,109,55,67,82 | 195/138,110 | |

续　表

| 序号 | 中文名 | 英文名 | 缩写、别名 | CAS 号 | 分子式 | 分子量 | 结构式 | GC-MS 特征离子 (m/z) | LC-MS/MS 特征离子对 (m/z) | 备注 |
|---|---|---|---|---|---|---|---|---|---|---|
| 70 | 安纳咖* | Caffeine Sodium Benzoate | | | | | | | | |
| 71 | 右旋芬氟拉明 | Dexfenfluramine | (+)-Fenfluramine;(2S)-N-Ethyl-1-[3-(trifluoromethyl)phenyl]-2-propanamine | 3239-44-9 | $C_{12}H_{16}F_3N$ | 231.26 | | 72,44,159,73,109 | 232/159,109 | |
| 72 | 地佐辛及其注射剂* | Dezocine and Its Injection | (1R,9S,15S)-15-Amino-1-methyltricyclo[7.5.1.0^{2,7}]pentadeca-2,4,6-trien-4-ol | 53648-55-8 | $C_{16}H_{23}NO$ | 245.36 | | | 246/147,97 | |
| 73 | 麦角胺咖啡因片* | Ergotamine and Caffeine Tablet | (5'α)-5'-Benzyl-12'-hydroxy-2'-methyl-3',6',18-trioxoergotaman | 379-79-3 | $C_{33}H_{35}N_5O_5$ | 581.66 | | | 582/208,268 | |
| 74 | 芬氟拉明 | Fenfluramine | N-Ethyl-1-[3-(trifluoromethyl)phenyl]-2-propanamine;3-trifluoromethyl-N-Ethylamphetamine | 458-24-2 | $C_{12}H_{16}F_3N$ | 231.26 | | 72,44,159,73,109 | 232/159,187 | |
| 75 | 呋芬雷司 | Furfenorex | Furfurylmethylamphetamine;N-(2-Furylmethyl)-N-methyl-1-phenyl-2-propanamine | 3776-93-0 | $C_{15}H_{19}NO$ | 229.32 | | 81,138,53,82,91 | 230/148,119,81 | |
| 76 | 纳布啡及其注射剂 | Nalbuphine and its injection | (5α,6α)-17-(Cyclobutylmethyl)-4,5-epoxymorphinan-3,6,14-triol | 20594-83-6 | $C_{21}H_{27}NO_4$ | 357.44 | | 302,303,41,357,115 | 358/161,340 | CAS No. 13445-60-8 |

续 表

| 序号 | 中文名 | 英文名 | 缩写.别名 | CAS 号 | 分子式 | 分子量 | 结构式 | GC-MS 特征离子 (m/z) | LC-MS/MS 特征离子对 (m/z) | 备注 |
|---|---|---|---|---|---|---|---|---|---|---|
| 77 | 氨酚氢可酮片* | Paracetamol and Hydrocod one Bi-tartrate Tablet | | | | | | | | 本品为复方制剂，其组分为：重酒石酸二氢可待因酮和对乙酰氨基酚。 |
| 78 | 丙己君 | Propylhexedrine | 1-Cyclohexyl-N-methyl-2-propanamine；Benzedrex；Cyclohexylisopropylmethylamine；Eventin | 101-40-6 | $C_{10}H_{21}N$ | 155.28 | | 58, 41, 59, 55, 30 | 156/69 | |
| 79 | 曲马多* | Tramadol | rel-(1R,2R)-2-[(Dimethylamino)methyl]-1-(3-methoxyphenyl)cyclohexanol | 27203-92-5 | $C_{16}H_{25}NO_2$ | 263.38 | | 58, 263, 59, 135, 42 | 264/58,57 | |
| 80 | 扎来普隆* | Zaleplon | N-[3-(3-Cyanopyrazolo[1,5-a]pyrimidin-7-yl)phenyl]-N-ethylacetamide | 151319-34-5 | $C_{17}H_{15}N_5O$ | 305.33 | | 248, 43, 305, 263, 262 | 306/236, 264, 260 | |
| 81 | 佐匹克隆 | Zopiclone | (±)-Zopiclone；6-(5-Chloro-2-pyridinyl)-7-oxo-6,7-dihydro-5H-pyrrolo[3,4-b]pyrazin-5-yl 4-methyl-1-piperazinecarboxylate | 43200-80-2 | $C_{17}H_{17}ClN_6O_3$ | 388.81 | | 143, 245, 99, 112, 56 | 389/245, 345 | |
| 82 | 含可待因复方口服液体制剂(包括口服溶液剂、糖浆剂) | | | | | | | | | 可待因，见附录-第111号 |

续　表

| 序号 | 中文名 | 英文名 | 缩写、别名 | CAS 号 | 分子式 | 分子量 | 结构式 | GC-MS 特征离子 (m/z) | LC-MS/MS 特征离子对 (m/z) | 备注 |
|---|---|---|---|---|---|---|---|---|---|---|
| 83 | | | 丁丙诺啡与纳洛酮的复方口服固体制剂 | | | | | | | 丁丙诺啡,见附录二第 48 号 |
| 84 | | | 口服固体制剂每剂量单位含羟考酮碱不超过 5 毫克,且不含其它麻醉药品、精神药品或制毒化学品类易制毒化学品的复方制剂 | | | | | | | 羟考酮,见附录二第 83 号 |
| 85 | 瑞马唑仑 | Remimazolam | Methyl 3-[(4S)-8-bromo-1-methyl-6-(2-pyridyl)-4H-imidazo[1,2-a][1,4]benzodiazepin-4-yl]propanoate | 308242-62-8 | $C_{21}H_{19}BrN_4O_2$ | 439.31 | | 365,367,440, 438,325,327 | | |
| 86 | 苏沃雷生 | Suvorexant | [(7R)-4-(5-Chloro-1,3-benzoxazol-2-yl)-7-methyl-1,4-diazepan-1-yl][5-methyl-2-(2H-1,2,3-triazol-2-yl)phenyl]methanone | 1030377-33-3 | $C_{23}H_{23}ClN_6O_2$ | 450.92 | | 186,104,187, 77,221 | 451/186, 104 | |
| 87 | 吡仑帕奈 | Perampanel | 3-(2-Cyanophenyl)-1-phenyl-5-(2-pyridyl)-1,2-dihydropyridin-2-one | 380917-97-5 | $C_{23}H_{15}N_3O$ | 349.39 | | 349,77,219, 218,348 | | |
| 88 | 依他佐辛 | Eptazocine | (-)-(1S,6S)-2,3,4,5,6,7-Hexahydro-1,4-dimethyl-1,6-methano-1H-4-benzazonin-10-ol | 72522-13-5 | $C_{15}H_{21}NO$ | 231.33 | | | | |
| 89 | | | 曲马多复方制剂 | | | | | | | 曲马多,见附录三第 79 号 |
| 90 | | | 每剂量单位含氢可酮碱不超过 5 毫克,且不含其他麻醉药品、精神药品或制毒化学品类易制毒化学品的复方口服固体制剂 | | | | | | | 氢可酮,见附录二第 50 号 |

续　表

| 序号 | 中文名 | 英文名 | 缩写、别名 | CAS 号 | 分子式 | 分子量 | 结构式 | GC-MS 特征离子(m/z) | LC-MS/MS 特征离子对(m/z) | 备注 |
|---|---|---|---|---|---|---|---|---|---|---|
| 91 | 地达西尼 | Dimdazenil | EVT-201；7-Chloro-3-[5-[(dimethylamino)methyl]-1,2,4-oxadiazol-3-yl]-4,5-dihydro-5-methyl-6H-imidazo[1,5-a][1,4]benzodiazepin-6-one | 308239-86-3 | $C_{17}H_{17}ClN_6O_2$ | 372.81 | | | | 2023年10月1日起施行 |
| 92 | 依托咪酯 | Etomidate | (R)-1-(1-Phenylethyl)-1H-imidazole-5-carboxylic acid ethyl ester | 33125-97-2 | $C_{14}H_{16}N_2O_2$ | 244.29 | | 105,104,77,79,103 | | 2023年10月1日起施行 |
| 93 | 莫达非尼 | Modafinil | 2-[(Diphenylmethyl)sulfinyl]acetamide | 68693-11-8 | $C_{15}H_{15}NO_2S$ | 273.35 | | 色谱峰1：105,77,78,184,165；色谱峰2：167,165,152,168 | | 莫达非尼由第一类精神药品调整为第二类精神药品；2023年10月1日起施行 |

| 序号 | 中文名 | 英文名 | 缩写、别名 | CAS 号 | 分子式 | 分子量 | 结 构 式 | GC-MS 特征离子 (*m/z*) | LC-MS/MS 特征离子对 (*m/z*) | 备注 |
|---|---|---|---|---|---|---|---|---|---|---|
| 1 | N-(2-甲氧基苯基)-2-(2,5-二甲氧基-4-溴苯基)乙胺 | 2-(4-Bromo-2,5-dimethoxyphenyl)-N-(2-methoxybenzyl)ethanamine | 2C-B-NBOMe;25B-NBOMe;2-(4-Bromo-2,5-dimethoxyphenyl)-N-(2-methoxybenzyl)ethanamine;25Br-NBOMe | 1026511-90-9 | $C_{18}H_{22}BrNO_3$ | 380.28 | | 121,150,91,122,151 | 380/121,93,91 | 苯乙胺类 |
| 2 | 2,5-二甲氧基-4-氯苯乙胺 | 4-Chloro-2,5-dimethoxyphenethylamine | 2C-C;2-(4-Chloro-2,5-dimethoxyphenyl)ethanamine;2,5-Dimethoxy-4-chlorophenethylamine | 88441-14-9 | $C_{10}H_{14}ClNO_2$ | 215.68 | | 186,171,188,77,155 | 216/199,184,169 | 苯乙胺类 |
| 3 | N-(2-甲氧基苯基)-2-(2,5-二甲氧基-4-氯苯基)乙胺 | 2-(4-Chloro-2,5-dimethoxyphenyl)-N-(2-methoxybenzyl)ethanamine | 2C-C-NBOMe;25C-NBOMe;[2-(4-Chloro-2,5-dimethoxyphenyl)-ethyl]-(2-methoxybenzyl)-amine | 1227608-02-7 | $C_{18}H_{22}ClNO_3$ | 335.83 | | 121,150,91,122,151 | 336/91,65 | 苯乙胺类 |
| 4 | 2,5-二甲氧基-4-甲基苯乙胺 | 4-Methyl-2,5-dimethoxyphenethylamine | 2C-D;2-(2,5-Dimethoxy-4-methylphenyl)ethanamine;2,5-Dimethoxy-4-Methylphenethylamine | 24333-19-5 | $C_{11}H_{17}NO_2$ | 195.26 | | 166,151,135,91,165 | 196/179,164,149 | 苯乙胺类 |

续 表

| 序号 | 中文名 | 英文名 | 缩写、别名 | CAS 号 | 分子式 | 分子量 | 结构式 | GC-MS 特征离子 (m/z) | LC-MS/MS 特征离子对 (m/z) | 备注 |
|---|---|---|---|---|---|---|---|---|---|---|
| 5 | N-(2-甲氧基苯基)-2-(2,5-二甲氧基-4-甲基苯基)乙胺 | 2-(4-Methyl-2,5-dimethoxyphenyl)-N-(2-methoxybenzyl)ethanamine | 2C-D-NBOMe;25D-NBOMe;NBOMe-2C-D;2-(2,5-Dimethoxy-4-methylphenyl)-N-(2-methoxybenzyl)ethanamine | 1354632-02-2 | $C_{19}H_{25}NO_3$ | 315.41 | | 121,91,150,166,122 | 316/121,91 | 苯乙胺类 |
| 6 | 2,5-二甲氧基-4-乙基苯乙胺 | 4-Ethyl-2,5-dimethoxyphenethylamine | 2C-E;2,5-Dimethoxy-4-ethylphenethylamine;2-(4-Ethyl-2,5-dimethoxyphenyl)ethanamine | 71539-34-9 | $C_{12}H_{19}NO_2$ | 209.29 | | 180,165,91,179,209 | 210/193,178,91 | 苯乙胺类 |
| 7 | N-(2-甲氧基苯基)-2-(2,5-二甲氧基-4-碘苯基)乙胺 | 2-(4-Iodo-2,5-dimethoxyphenyl)-N-(2-methoxybenzyl)ethanamine | 2C-I-NBOMe;25I-NBOMe;NBOMe-2C-I;2-(4-iodo-2,5-dimethoxy-phenyl)ethyl-(2-methoxybenzyl)amine | 919797-19-6 | $C_{18}H_{22}INO_3$ | 427.28 | | 121,150,91,122,151 | 428/121,93,91 | 苯乙胺类 |
| 8 | 2,5-二甲氧基-4-丙基苯乙胺 | 4-Propyl-2,5-dimethoxyphenethylamine | 2C-P;2,5-Dimethoxy-4-propylphenethylamine;2-(2,5-Dimethoxy-4-propylphenyl)ethanamine | 207740-22-5 | $C_{13}H_{21}NO_2$ | 223.31 | | 194,165,91,135,193 | 224/207,192,188 | 苯乙胺类 |
| 9 | 2,5-二甲氧基-4-乙硫基苯乙胺 | 4-Ethylthio-2,5-dimethoxyphenethylamine | 2C-T-2;2-[4-(Ethylsulfanyl)-2,5-dimethoxyphenyl]ethanamine;4-Ethylthio-2,5-dimethoxyphenethylamine | 207740-24-7 | $C_{12}H_{19}NO_2S$ | 241.35 | | 212,211,183,153,241 | 242/225,210,91 | 苯乙胺类 |
| 10 | 2,5-二甲氧基-4-异丙基硫基苯乙胺 | 4-Isopropylthio-2,5-dimethoxyphenethylamine | 2C-T-4;2,5-dimethoxy-4-(isoproylthio)phenethylamine;2-[4-(Isopropylsulfanyl)-2,5-dimethoxyphenyl]ethanamine | 207740-25-8 | $C_{13}H_{21}NO_2S$ | 255.38 | | 183,226,184,255,225 | 256/239,197,182 | 苯乙胺类 |

续 表

| 序号 | 中文名 | 英文名 | 缩写.别名 | CAS 号 | 分子式 | 分子量 | 结 构 式 | GC-MS 特征离子 ($m/z$) | LC-MS/MS 特征离子对 ($m/z$) | 备注 |
|---|---|---|---|---|---|---|---|---|---|---|
| 11 | 2,5-二甲氧基-4-丙硫基苯乙胺 | 4-Propylthio-2,5-dimethox-phen-ethylamine | 2C-T-7;2-[2,5-Dimethoxy-4-(propylsulfanyl)phenyl]ethanamine | 207740-26-9 | $C_{13}H_{21}NO_2S$ | 255.38 | | 226,183,225,153,169 | 256/239,197,224 | 苯乙胺类 |
| 12 | 2-氟苯丙胺 | 1-(2-Fluorophenyl)propan-2-amine | 2-FA;2-Fluoroamphetamine | 1716-60-5 | $C_9H_{12}FN$ | 153.20 | | 44,109,83,42,138 | 154/137,109,83 | 苯乙胺类 |
| 13 | 2-氟甲基苯丙胺 | N-Methyl-1-(2-fluorophenyl)propan-2-amine | 2-FMA;2-Fluoromethamphet-amine | 1017176-48-5 | $C_{10}H_{14}FN$ | 167.22 | | 58,109,56,83,42 | 168/137,115,109 | 苯乙胺类 |
| 14 | 1-(2-苯并呋喃基)-N-甲基-2-丙胺 | N-Methyl-1-(benzofuran-2-yl)propan-2-amine | 2-MAPB;N,α-dimethyl-2-Benzofuranethanamine | 806596-15-6 | $C_{12}H_{15}NO$ | 189.25 | | 58,131,77,56,59 | 190/58,159,131 | 苯乙胺类 |
| 15 | 3-氟苯丙胺 | 1-(3-Fluorophenyl)propan-2-amine | 3-FA;3-fluoroamphetamine;m-Fluoro-α-methylphenethylamine | 1626-71-7 | $C_9H_{12}FN$ | 153.20 | | 44,109,83,42,45 |  | 苯乙胺类 |
| 16 | 3-氟甲基苯丙胺 | N-Methyl-1-(3-fluorophenyl)propan-2-amine | 3-FMA;3-Fluoromethamphet-amine | 1182818-14-9 | $C_{10}H_{14}FN$ | 167.22 | | 58,109,83,56,42 | 168/137,109,83 | 苯乙胺类 |
| 17 | 4-氯苯丙胺 | 1-(4-Chlorophenyl)propan-2-amine | 4-CA;(±)-p-Chloroamphetamine;4-Chloroamphetamine;4-CA | 64-12-0 | $C_9H_{12}ClN$ | 169.65 | | 44,125,89,42,91 | 170/125,153 | 苯乙胺类 |

续 表

| 序号 | 中文名 | 英文名 | 缩写、别名 | CAS 号 | 分子式 | 分子量 | 结构式 | GC-MS 特征离子（m/z） | LC-MS/MS 特征离子对（m/z） | 备注 |
|---|---|---|---|---|---|---|---|---|---|---|
| 18 | 4-氟苯丙胺 | 1-(4-Fluorophenyl) propan-2-amine | 4-FA;4-Fluoroamphetamine;4-FMP;p-FA | 459-02-9 | $C_9H_{12}FN$ | 153.20 | | 44, 109, 83,42,57 | 154/137, 109,83 | 苯乙胺类 |
| 19 | 4-氟甲基苯丙胺 | N-Methyl-1-(4-fluorophenyl) propan-2-amine | 4-FMA;4-Fluoromethamphetamine;1-(4-Fluorophenyl)-N-methyl-2-propanamine | 351-03-1 | $C_{10}H_{14}FN$ | 167.22 | | 58, 109, 56,59,83 | 168/137, 109,83 | 苯乙胺类 |
| 20 | 1-[5-(2,3-二氢苯并呋喃基)]-2-丙胺 | 1-(2,3-Dihydro-1-benzofuran-5-yl) propan-2-amine | 5-APDB;1-(2,3-dihydro-1-benzofurane-5-yl) propan-2-amine | 152624-03-8 | $C_{11}H_{15}NO$ | 177.24 | | 44, 134, 133, 77, 135 | 178/133, 161,105 | 苯乙胺类 |
| 21 | 1-(5-苯并呋喃基)-N-甲基-2-丙胺 | N-Methyl-1-(benzofuran-5-yl) propan-2-amine | 5-MAPB;5-(2-Methylaminopropyl) Benzofuran | 1354631-77-8 | $C_{12}H_{15}NO$ | 189.25 | | 58, 131, 77,56,59 | 190/131, 59,91 | 苯乙胺类 |
| 22 | 6-溴-3,4-亚甲基二氧基甲基苯丙胺 | N-Methyl-(6-bromo-3,4-methylenedioxyphenyl) propan-2-amine | 6-Br-MDMA;2-bromo-4,5-MDMA;6-bromo-3,4-MDMA;2-bromo-4,5-Methylenedioxymethamphetamine | 2170110-34-4 | $C_{11}H_{14}BrNO_2$ | 272.14 | | 58,56,75, 76,79 | 272/241, 213 | 苯乙胺类 |
| 23 | 6-氯-3,4-亚甲基二氧基甲基苯丙胺 | N-Methyl-(6-chloro-3,4-methylenedioxyphenyl) propan-2-amine | 6-Cl-MDMA;6-Chloro-MDMA;6-chloro-3,4-MDMA | 319920-71-3 | $C_{11}H_{14}ClNO_2$ | 227.69 | | 58,75,77, 56,169 | 228/197, 169 | 苯乙胺类 |

续 表

| 序号 | 中文名 | 英文名 | 缩写、别名 | CAS号 | 分子式 | 分子量 | 结构式 | GC-MS 特征离子 ($m/z$) | LC-MS/MS 特征离子对 ($m/z$) | 备注 |
|---|---|---|---|---|---|---|---|---|---|---|
| 24 | 1-(2,5-二甲氧基-4-氯苯基)-2-丙胺 | 1-(4-Chloro-2,5-dimethoxyphenyl)propan-2-amine | DOC；4-chloro-2,5-dimethoxyamphetamine；4-chloro-2,5-DMA | 123431-31-2 | $C_{11}H_{16}ClNO_2$ | 229.70 | | 44, 186, 188, 77, 171 | 230/213, 155 | 苯乙胺类 |
| 25 | 1-(2-噻吩基)-N-甲基-2-丙胺 | N-Methyl-1-(thiophen-2-yl)propan-2-amine | MPA；2-MPA；Methiopropamine；N-Methyl-1-(2-thienyl)-2-propanamine | 801156-47-8 | $C_8H_{13}NS$ | 155.26 | | 58,97,56,30,59 | 156/125,97,58 | |
| 26 | N-(1-氨甲酰基-2-甲基丙基)-1-(5-氟戊基)吲哚-3-甲酰胺 | N-(1-Amino-3-methyl-1-oxobutan-2-yl)-1-(5-fluoropentyl)-1H-indole-3-carboxamide | 5F-ABICA；5-fluoro AB-PICA；5-fluoro AMBICA；MBA-2201；N-[(2S)-1-Amino-3-methyl-1-oxo-2-butanyl]-1-(5-fluoropentyl)-1H-indole-3-carboxamide | 1801338-26-0（S构型）；1863065-86-4（消旋体） | $C_{19}H_{26}FN_3O_2$ | 347.43 | | 232,144,233,248,116 | 348/331,232,144 | 合成大麻素类 |
| 27 | N-(1-氨甲酰基-2-甲基丙基)-1-(5-氟戊基)吲唑-3-甲酰胺 | N-(1-Amino-3-methyl-1-oxobutan-2-yl)-1-(5-fluoropentyl)-1H-indazole-3-carboxamide | 5F-AB-PINACA；N-[(2S)-1-Amino-3-methyl-1-oxo-2-butanyl]-1-(5-fluoropentyl)-1H-indazole-3-carboxamide | 1800101-60-3（S构型）；1863065-99-9（消旋体） | $C_{18}H_{25}FN_4O_2$ | 348.42 | | 233,304,145,234,305 | 349/303,233,145 | 合成大麻素类 |
| 28 | N-(1-氨甲酰基-2,2-二甲基丙基)-1-(5-氟戊基)吲哚-3-甲酰胺 | N-(1-Amino-3,3-dimethyl-1-oxobutan-2-yl)-1-(5-fluoropentyl)-1H-indole-3-carboxamide | 5F-ADBICA；5-fluoro ADB-PICA | 1801338-27-1（S构型）；1863065-82-0（消旋体） | $C_{20}H_{28}FN_3O_2$ | 361.45 | | 232,144,233,288,41 | 362/345,232,144 | 合成大麻素类 |

续表

| 序号 | 中文名 | 英文名 | 缩写、别名 | CAS号 | 分子式 | 分子量 | 结构式 | GC-MS 特征离子（m/z） | LC-MS/MS 特征离子对（m/z） | 备注 |
|---|---|---|---|---|---|---|---|---|---|---|
| 29 | N-(1-甲氧基羰基-2-甲基丙基)-1-(5-氟戊基)吲唑-3-甲酰胺 | 1-Methoxy-3-methyl-1-oxobutan-2-yl-1-(5-fluoropentyl)-1H-indazole-3-carboxamide | 5F-AMB；5-fluoro AMB；5-fluoro AMB-PINACA；5-fluoro MMB-PINACA；Methyl N-[[1-(5-fluoropentyl)-1H-indazol-3-yl]carbonyl]valinate | 1715016-74-2 | $C_{19}H_{26}FN_3O_3$ | 363.43 | | 233,304, 145,234, 131 | 364/233, 304,213 | 合成大麻素类 |
| 30 | N-(1-金刚烷基)-1-(5-氟戊基)吲唑-3-甲酰胺 | N-(1-Adamantyl)-1-(5-fluoropentyl)-1H-indazole-3-carboxamide | 5F-APINACA；AKB48 N-(5-fluoropentyl) analog；N-(Adamantan-1-yl)-1-(5-fluoropentyl)-1H-indazole-3-carboxamide | 1400742-13-3 | $C_{23}H_{30}FN_3O$ | 383.50 | | 233,145, 150,355, 294 | 384/135, 93,107 | 合成大麻素类 |
| 31 | 1-(5-氟戊基)吲哚-3-甲酸-8-喹啉酯 | Quinolin-8-yl 1-(5-fluoropentyl)-1H-indole-3-carboxylate | 5F-PB-22；5-fluoro QUPIC；8-Quinolinyl 1-(5-fluoropentyl)-1H-indole-3-carboxylate | 1400742-41-7 | $C_{23}H_{21}FN_2O_2$ | 376.42 | | 232,144, 116,233, 89 | 377/345, 232,144 | 合成大麻素类 |
| 32 | 1-(5-氟戊基)-3-(2,2,3,3-四甲基环丙甲酰基)吲哚 | (1-(5-Fluoropentyl)-1H-indol-3-yl)(2,2,3,3-tetramethylcyclopropyl)methanone | 5F-UR-144；XLR-11；XLR11；5″-fluoro-UR-144；[1-(5-Fluoropentyl)-1H-indol-3-yl](2,2,3,3-tetramethylcyclopropyl)methanone | 1364933-54-9 | $C_{21}H_{28}FNO$ | 329.45 | | 232,144, 233,314, 329 | 330/232, 125,55 | 合成大麻素类 |
| 33 | 1-[2-(N-吗啉基乙基)]-3-四甲基环丙甲酰基吲哚 | (1-(2-Morpholin-4-ylethyl)-1H-indol-3-yl)(2,2,3,3-tetramethylcyclopropyl)methanone | A-796,260；LTI-258；1-[2-(4-Morpholinyl)ethyl]-1H-indol-3-yl](2,2,3,3-tetramethylcyclopropyl)methanone | 895155-26-7 | $C_{22}H_{30}N_2O_2$ | 354.49 | | 100,114, 101,56, 55 | 355/125, 114,97 | 合成大麻素类 |

续　表

| 序号 | 中文名 | 英文名 | 缩写、别名 | CAS 号 | 分子式 | 分子量 | 结构式 | GC-MS 特征离子 (m/z) | LC-MS/MS 特征离子对 (m/z) | 备注 |
|---|---|---|---|---|---|---|---|---|---|---|
| 34 | 1-(4-四氢吡喃基甲基)-3-(2,2,3,3-四甲基环丙基甲酰)吲哚 | (1-(Tetrahydropyran-4-ylmethyl)-1H-indol-3-yl) (2,2,3,3-tetramethylcyclopropyl)methanone | A-834,735；[1-(Tetrahydropyran-4-ylmethyl)-1H-indol-3-yl] (2,2,3,3-tetramethylcyclopropyl)methanone | 895155-57-4 | $C_{22}H_{29}NO_2$ | 339.47 | | 242,324, 243, 41, 69 | 340/125, 55,97 | 合成大麻素类 |
| 35 | N-(1-氨甲酰基-2-甲基丙基)-1-(环己基甲基)吲唑-3-甲酰胺 | N-(1-Amino-3-methyl-1-oxobutan-2-yl)-1-(cyclohexylmethyl)-1H-indazole-3-carboxamide | AB-CHMINACA；N-[(2S)-1-Amino-3-methyl-1-oxo-2-butanyl]-1-(cyclohexylmethyl)-1H-indazole-3-carboxamide | 1185887-21-1 (S 构 型)；1805788-79-7 (消旋体) | $C_{20}H_{28}N_4O_2$ | 356.46 | | 241,312, 145,242, 55 | 357/340, 241,324 | 合成大麻素类 |
| 36 | N-(1-氨甲酰基-2-甲基丙基)-1-(4-氟苄基)吲唑-3-甲酰胺 | N-(1-Amino-3-methyl-1-oxobutan-2-yl)-1-(4-fluorobenzyl)-1H-indazole-3-carboxamide | AB-FUBINACA；N-(1-Amino-3-methyl-1-oxo-2-butanyl)-1-(4-fluorobenzyl)-1H-indazole-3-carboxamide | 1629062-56-1 | $C_{20}H_{21}FN_4O_2$ | 368.41 | | 109, 253, 324,254, 325 | 369/330, 302,357 | 合成大麻素类 |
| 37 | N-(1-氨甲酰基-2-甲基丙基)-1-戊基吲唑-3-甲酰胺 | N-(1-Amino-3-methyl-1-oxobutan-2-yl)-1-pentyl-1H-indazole-3-carboxamide | AB-PINACA；N-(1-Amino-3-methyl-1-oxo-2-butanyl)-1-pentyl-1H-indazole-3-carboxamide | 1445583-20-9 | $C_{18}H_{26}N_4O_2$ | 330.42 | | 215, 286, 145,216, 287 | 331/215, 286,145 | 合成大麻素类 |

续 表

| 序号 | 中文名 | 英文名 | 缩写、别名 | CAS 号 | 分子式 | 分子量 | 结构式 | GC-MS 特征离子(m/z) | LC-MS/MS 特征离子对(m/z) | 备注 |
|---|---|---|---|---|---|---|---|---|---|---|
| 38 | N-(1-氨甲酰基-2,2-二甲基丙基)-1-戊基吲哚-3-甲酰胺 | N-(1-Amino-3,3-dimethyl-1-oxobutan-2-yl)-1-pentyl-1H-indole-3-carboxamide | ADBICA;ADB-PICA;N-(1-Amino-3,3-dimethyl-1-oxo-2-butanyl)-1-pentyl-1H-indole-3-carboxamide | 1445583-48-1 | $C_{20}H_{29}N_3O_2$ | 343.46 | | 214,144,215,270,41 | 344/214,327,144 | 合成大麻素类 |
| 39 | N-(1-氨甲酰基-2,2-二甲基丙基)-1-戊基吲唑-3-甲酰胺 | N-(1-Amino-3,3-dimethyl-1-oxobutan-2-yl)-1-pentyl-1H-indazole-3-carboxamide | ADB-PINACA;N-(1-Amino-3,3-dimethyl-1-oxo-2-butanyl)-1-pentyl-1H-indazole-3-carboxamide | 1633766-73-0 | $C_{19}H_{28}N_4O_2$ | 344.45 | | 215,300,145,216,131 | 345/215,328,300 | 合成大麻素类 |
| 40 | 1-[(N-甲基-2-哌啶基)甲基]-3-(1-萘甲酰基)吲哚 | (1-((1-Methylpiperidin-2-yl)methyl)-1H-indol-3-yl)(naphthalen-1-yl)methanone | AM-1220;{1-[(1-Methyl-2-piperidinyl)methyl]-1H-indol-3-yl}(1-naphthyl)methanone | 137642-54-7 | $C_{26}H_{26}N_2O$ | 382.50 | | 98,70,127,99,155 | 383/112,98 | 合成大麻素类 |
| 41 | 1-[(N-甲基-2-哌啶基)甲基]-3-(1-金刚烷基甲酰基)吲哚 | (1-((1-Methylpiperidin-2-yl)methyl)-1H-indol-3-yl)(adamantan-1-yl)methanone | AM-1248;Adamantan-1-yl{1-[(1-methyl-2-piperidinyl)methyl]-1H-indol-3-yl}methanone | 335160-66-2 | $C_{26}H_{34}N_2O$ | 390.56 | | 98,99,70,42,135 | 391/155,135,112 | 合成大麻素类 |
| 42 | 1-[(N-甲基-2-哌啶基)甲基]-3-(2-碘苯甲酰基)吲哚 | (1-((1-Methylpiperidin-2-yl)methyl)-1H-indol-3-yl)(2-iodophenyl)methanone | AM-2233;(2-Iodophenyl){1-[(1-methyl-2-piperidinyl)methyl]-1H-indol-3-yl}methanone | 444912-75-8 | $C_{22}H_{23}IN_2O$ | 458.34 | | 98,70,231,204,99 | 458/98,112,36 | 合成大麻素类 |

续表

| 序号 | 中文名 | 英文名 | 缩写、别名 | CAS号 | 分子式 | 分子量 | 结构式 | GC-MS特征离子 (m/z) | LC-MS/MS特征离子对 (m/z) | 备注 |
|---|---|---|---|---|---|---|---|---|---|---|
| 43 | $N$-(1-金刚烷基)-1-戊基吲哚-3-甲酰胺 | $N$-(1-Adamantyl)-1-pentyl-1$H$-indole-3-carboxamide | APICA; JWH 018 adamantyl carboxamide; 2NE1; SDB-001; 1-pentyl-$N$-tricyclo[3.3.1.1$^{3,7}$]dec-1-yl-1$H$-indole-3-carboxamide | 1345973-50-3 | $C_{24}H_{32}N_2O$ | 364.52 | | 214,364,307,114,215 | 365/135,93,79 | 合成大麻素类 |
| 44 | $N$-(1-金刚烷基)-1-戊基吲唑-3-甲酰胺 | $N$-(1-Adamantyl)-1-pentyl-1$H$-indazole-3-carboxamide | APINACA; AKB48; AKB-48; 1-pentyl-$N$-tricyclo[3.3.1.1$^{3,7}$]dec-1-yl-1$H$-indazole-3-carboxamide | 1345973-53-6 | $C_{23}H_{31}N_3O$ | 365.51 | | 215,145,294,337,150 | 366/135,93,79 | 合成大麻素类 |
| 45 | 1-(1-萘甲酰基)-4-戊氧基萘 | (4-Pentyloxynaphthalen-1-yl)(naphthalen-1-yl)methanone | CB-13; CRA 13; 1-Naphthyl[4-(pentyloxy)-1-naphthalen-1-yl]methanone | 432047-72-8 | $C_{26}H_{24}O_2$ | 368.47 | | 368,171,297,298,281 | 369/171,155,127 | 合成大麻素类 |
| 46 | $N$-(1-甲基-1-苯基乙基)-1-(4-四氢吡喃甲基)吲唑-3-甲酰胺 | $N$-(2-Phenylpropan-2-yl)-1-[(tetrahydro-2$H$-pyran-4-yl)methyl]-1$H$-indazole-3-carboxamide | CUMYL-THPINACA; $N$-(1-methyl-1-phenylethyl)-1-[(tetrahydro-2$H$-pyran-4-yl)methyl]-1$H$-indazole-3-carboxamide | 1400742-50-8 | $C_{23}H_{27}N_3O_2$ | 377.48 | | 243,362,145,91,119 | 378/260,119,243 | 合成大麻素类 |
| 47 | 1-(5-氟戊基)-3-(4-乙基-1-萘甲酰基)吲哚 | (1-(5-Fluoropentyl)-1$H$-indol-3-yl)(4-ethylnaphthalen-1-yl)methanone | EAM-2201; JWH 210 $N$-(5-fluoropentyl) analog; (4-Ethyl-1-naphthyl)[1-(5-fluoropentyl)-1$H$-indol-3-yl]methanone | 1364933-60-7 | $C_{26}H_{26}FNO$ | 387.49 | | 232,387,312,144,370 | 388/232,183,155 | 合成大麻素类 |

续　表

| 序号 | 中文名 | 英文名 | 缩写、别名 | CAS号 | 分子式 | 分子量 | 结构式 | GC-MS 特征离子 (m/z) | LC-MS/MS 特征离子对 (m/z) | 备注 |
|---|---|---|---|---|---|---|---|---|---|---|
| 48 | 1-(4-氟苄基)-3-(1-萘甲酰基)吲哚 | (1-(4-Fluorobenzyl)-1H-indol-3-yl)(naphthalen-1-yl)methanone | FUB-JWH 018;NE-FUBIMO | | $C_{26}H_{18}FNO$ | 379.43 | | 109, 83, 127,110, 77 | 380/252, 155,109 | 合成大麻素类 |
| 49 | 1-(4-氟苄基)吲哚-3-甲酸-8-喹啉酯 | Quinolin-8-yl 1-(4-fluorobenzyl)-1H-indole-3-carboxylate | FUB-PB-22; QUFUBIC; 8-Quinolinyl 1-(4-fluorobenzyl)-1H-indole-3-carboxylate | 1800098-36-5 | $C_{25}H_{17}FN_2O_2$ | 396.41 | | 109,252, 253,116, 89 | 397/252, 109 | 合成大麻素类 |
| 50 | 2-甲基-1-戊基-3-(1-萘甲酰基)吲哚 | (2-Methyl-1-pentyl-1H-indol-3-yl)(naphthalen-1-yl)methanone | JWH-007;(2-Methyl-1-pentyl-1H-indol-3-yl)(naphthalen-1-yl)methanone | 155471-10-6 | $C_{25}H_{25}NO$ | 355.47 | | 355,354, 340,298, 127 | 356/228, 155,127 | 合成大麻素类 |
| 51 | 2-甲基-1-丙基-3-(1-萘甲酰基)吲哚 | (2-Methyl-1-propyl-1H-indol-3-yl)(naphthalen-1-yl)methanone | JWH-015;(2-Methyl-1-propyl-1H-indol-3-yl)methanone;(2-methyl-1-propyl-1H-indol-3-yl)-1-naphthalenyl-methanone | 155471-08-2 | $C_{23}H_{21}NO$ | 327.42 | | 327,326, 310,127, 270 | 328/155, 127,200 | 合成大麻素类 |
| 52 | 1-己基-3-(1-萘甲酰基)吲哚 | (1-Hexyl-1H-indol-3-yl)(naphthalen-1-yl)methanone | JWH-019;(1-Hexyl-1H-indol-3-yl)(naphthalen-1-yl)methanone | 209414-08-4 | $C_{25}H_{25}NO$ | 355.47 | | 355,284, 228,338, 354 | 356/228, 155,127 | 合成大麻素类 |

续 表

| 序号 | 中文名 | 英文名 | 缩写、别名 | CAS 号 | 分子式 | 分子量 | 结构式 | GC-MS 特征离子 (m/z) | LC-MS/MS 特征离子对 (m/z) | 备注 |
|---|---|---|---|---|---|---|---|---|---|---|
| 53 | 1-戊基-3-(4-甲氧基-1-萘甲酰基)吲哚 | (1-Pentyl-1H-indol-3-yl)(4-methoxy naphthalen-1-yl)methanone | JWH-081；(4-Methoxy-1-naphthyl)(1-pentyl-1H-indol-3-yl)methanone | 210179-46-7 | $C_{25}H_{25}NO_2$ | 371.47 | | 371,354,314,370,214 | 372/214,185,157 | 合成大麻素类 |
| 54 | 1-戊基-3-(4-甲基-1-萘甲酰基)吲哚 | (1-Pentyl-1H-indol-3-yl)(4-methylnaphthalen-1-yl)methanone | JWH-122；(4-Methyl-1-naphthyl)(1-pentyl-1H-indol-3-yl)methanone | 619294-47-2 | $C_{25}H_{25}NO$ | 355.47 | | 355,338,298,354,214 | 356/169,141,115 | 合成大麻素类 |
| 55 | 1-戊基-3-(2-氯苯乙酰基)吲哚 | 2-(2-Chlorophenyl)-1-(1-pentyl-1H-indol-3-yl)ethanone | JWH-203 | 864445-54-5 | $C_{21}H_{22}ClNO$ | 339.86 | | 214,144,215,116,339 | 340/214,188,125 | 合成大麻素类 |
| 56 | 1-戊基-3-(4-乙基-1-萘甲酰基)吲哚 | (1-Pentyl-1H-indol-3-yl)(4-ethylnaphthalen-1-yl)methanone | JWH-210；(4-Ethyl-1-naphthyl)(1-pentyl-1H-indol-3-yl)methanone | 824959-81-1 | $C_{26}H_{27}NO$ | 369.50 | | 369,352,312,368,214 | 371/183,214,155 | 合成大麻素类 |
| 57 | 1-戊基-2-(2-甲基苯基)-4-(1-萘甲酰基)吡咯 | (5-(2-Methylphenyl)-1-pentyl-1H-pyrrol-3-yl)(naphthalen-1-yl)methanone | JWH-370；[5-(2-Methylphenyl)-1-pentyl-1H-pyrrol-3-yl](1-naphthyl)methanone | 914458-22-3 | $C_{27}H_{27}NO$ | 381.51 | | 155,381,127,380,310 | 382/155,127,77 | 合成大麻素类 |
| 58 | 1-(5-氟戊基)-3-(4-甲基-1-萘甲酰基)吲哚 | (1-(5-Fluoropentyl)-1H-indol-3-yl)(4-methylnaphthalen-1-yl)methanone | MAM-2201；[1-(5-Fluoropentyl)-1H-indol-3-yl](4-methyl-1-naphthyl)methanone；AM2201 4-methylnaphthyl analog；JWH 122 N-(5-fluoropentyl)analog | 1354631-24-5 | $C_{25}H_{24}FNO$ | 373.46 | | 373,298,356,232,327 | 374/169,141,232 | 合成大麻素类 |

续 表

| 序号 | 中文名 | 英文名 | 缩写、别名 | CAS 号 | 分子式 | 分子量 | 结构式 | GC-MS 特征离子 (m/z) | LC-MS/MS 特征离子对 (m/z) | 备注 |
|---|---|---|---|---|---|---|---|---|---|---|
| 59 | N-(1-甲氧基羰基-2,2-二甲基丙基)-1-(环己基甲基)吲哚-3-甲酰胺 | N-(1-Methoxy-3,3-dimethyl-1-oxobutan-2-yl)-1-(cyclohexylmethyl)-1H-indol-3-yl]carboxamide | MDMB-CHMICA; N-[[1-(cyclohexylmethyl)-1H-indol-3-yl]carbonyl]-3-methyl-L-valine, methyl ester | 1863065-84-2; 1971007-95-0(S构型) | $C_{23}H_{32}N_2O_3$ | 384.51 | | 240,328,384,144,214 | 385/240,144 | 合成大麻素类 |
| 60 | N-(1-甲氧基羰基-2,2-二甲基丙基)-1-(4-氟苄基)吲唑-3-甲酰胺 | N-(1-Methoxy-3,3-dimethyl-1-oxobutan-2-yl)-1-(4-fluorobenzyl)-1H-indazole-3-carboxamide | MDMB-FUBINACA; FUB-MDMB; MDMB-Bz-F; Methyl N-[[1-(4-fluorobenzyl)-1H-indazol-3-yl]carbonyl]-3-methyl-L-valinate | 1715016-77-5 | $C_{22}H_{24}FN_3O_3$ | 397.44 | | 109,253,57,145,110 | 398/253,109 | 合成大麻素类 |
| 61 | 1-戊基吲哚-3-甲酸-8-喹啉酯 | Quinolin-8-yl 1-pentyl-1H-indole-3-carboxylate | PB-22;QUPIC;8-Quinolinyl 1-pentyl-1H-indole-3-carboxylate;1-pentyl-8-quinolinyl 1H-indole-3-carboxylic acid | 1400742-17-7 | $C_{23}H_{22}N_2O_2$ | 358.43 | | 214,144,116,215,89 | 359/214,144,116 | 合成大麻素类 |
| 62 | N-(1-氨甲酰基-2-苯基乙基)-1-(5-氟戊基)吲唑-3-甲酰胺 | N-(1-Amino-1-oxo-3-phenylpropan-2-yl)-1-(5-fluoropentyl)-1H-indazole-3-carboxamide | PX-2;5-fluoro APP-PINACA; FU-PX;(S)-N-(1-amino-1-oxo-3-phenylpropan-2-yl)-1-(5-fluoropentyl)-1H-indazole-3-carboxamide | 2205029-76-9; 2365471-47-0 (S构型) | $C_{22}H_{25}FN_4O_2$ | 396.46 | | 233,145,352,91,249 | | 合成大麻素类 |
| 63 | 1-戊基-3-(4-甲氧基苯甲酰基)吲哚 | (1-Pentyl-1H-indol-3-yl)(4-methoxyphenyl)methanone | RCS-4;BTM-4;E-4;OBT-199;SR-19;1-pentyl-3-(4-methoxybenzoyl)indole | 1345966-78-0 | $C_{21}H_{23}NO_2$ | 321.41 | | 321,264,135,214,322 | 322/135,92,77 | 合成大麻素类 |

续 表

| 序号 | 中文名 | 英文名 | 缩写,别名 | CAS号 | 分子式 | 分子量 | 结构式 | GC-MS特征离子(m/z) | LC-MS/MS特征离子对(m/z) | 备注 |
|---|---|---|---|---|---|---|---|---|---|---|
| 64 | N-(1-金刚烷基)-1-(5-氟戊基)吲哚-3-甲酰胺 | N-(1-Adamantyl)-1-(5-fluoropentyl)-1H-indole-3-carboxamide | STS-135;5F-APICA;5-fluoro APICA;1-(5-fluoropentyl)-N-tricyclo[3.3.1.1$^{3,7}$]dec-1-yl-1H-indole-3-carboxamide | 1354631-26-7 | $C_{24}H_{31}FN_2O$ | 382.51 | | 232,144,307,233,382 | 383/135,93,79 | 合成大麻素类 |
| 65 | 1-戊基-3-(2,2,3,3-四甲基环丙甲酰基)吲哚 | (1-Pentyl-1H-indol-3-yl)(2,2,3,3-tetramethylcyclopropyl)methanone | UR-144;KM X-1;KM-X1;(1-Pentyl-1H-indol-3-yl)(2,2,3,3-tetramethylcyclopropyl)methanone | 1199943-44-6 | $C_{21}H_{29}NO$ | 311.46 | | 214,144,215,296,311 | 312/214,125,55 | 合成大麻素类 |
| 66 | 2-氟甲卡西酮 | 1-(2-Fluorophenyl)-2-methylaminopropan-1-one | 2-FMC;2-Fluoromethcathinone;1-(2-Fluorophenyl)-2-(methylamino)-1-propanone | 1186137-35-8 | $C_{10}H_{12}FNO$ | 181.21 | | 58,95,56,75,123 | 182/164,149 | 卡西酮类 |
| 67 | 2-甲基甲卡西酮 | 1-(2-Methylphenyl)-2-methylaminopropan-1-one | 2-MMC;2-methyl MC;2-methylMETHYLMETHCATHINONE | 1246911-71-6 | $C_{11}H_{15}NO$ | 177.24 | | 58,91,56,65,42 | 178/160,145,144 | 卡西酮类 |
| 68 | 3,4-二甲基甲卡西酮 | 1-(3,4-Dimethylphenyl)-2-methylaminopropan-1-one | 3,4-DMMC;3,4-Dimethylmethcathinone;1-(3,4-Dimethylphenyl)-2-(methylamino)-1-propanone | 1082110-00-6 | $C_{12}H_{17}NO$ | 191.27 | | 58,56,77,59,133 | 192/159,174 | 卡西酮类 |
| 69 | 3-氯甲卡西酮 | 1-(3-Chlorophenyl)-2-methylaminopropan-1-one | 3-CMC;3-Chloromethcathinone;1-(3-Chlorophenyl)-2-(methylamino)-1-propanone | 1049677-59-9 | $C_{10}H_{12}ClNO$ | 197.66 | | 58,56,75,111,42 | 198/180,145,144 | 卡西酮类 |

续 表

| 序号 | 中文名 | 英文名 | 缩写、别名 | CAS号 | 分子式 | 分子量 | 结构式 | GC-MS特征离子(m/z) | LC-MS/MS特征离子对(m/z) | 备注 |
|---|---|---|---|---|---|---|---|---|---|---|
| 70 | 3-甲氧基甲卡西酮 | 1-(3-Methoxyphenyl)-2-methylaminopropan-1-one | 3-MeOMC;3-Methoxymethcathinone | 882302-56-9;1435933-70-2(盐酸盐) | $C_{11}H_{15}NO_2$ | 193.24 | | 58,30,77,92,56 | 194/161,146,132 | 卡西酮类 |
| 71 | 3-甲基甲卡西酮 | 1-(3-Methylphenyl)-2-methylaminopropan-1-one | 3-MMC;3-methyl MC;3-Methylmethcathinone | 1246911-86-3 | $C_{11}H_{15}NO$ | 177.24 | | 58,56,91,65,42 | 178/160,145,144 | 卡西酮类 |
| 72 | 4-溴甲卡西酮 | 1-(4-Bromophenyl)-2-methylaminopropan-1-one | 4-BMC;4-Bromomethcathinone;Brephedrone;1-(4-Bromophenyl)-2-(methylamino)-1-propanone | 486459-03-4 | $C_{10}H_{12}BrNO$ | 242.11 | | 58,56,155,75,76 | 242/145,144,77 | 卡西酮类 |
| 73 | 4-氯甲卡西酮 | 1-(4-Chlorophenyl)-2-methylaminopropan-1-one | 4-CMC;4-Chloromethcathinone;Clephedrone | 1225843-86-6 | $C_{10}H_{12}ClNO$ | 197.66 | | 58,75,111,56,139 | 198/145,144,180 | 卡西酮类 |
| 74 | 4-氟甲卡西酮 | 1-(4-Fluorophenyl)-2-methylaminopropan-1-one | 4-FMC;Flephedrone;4-Fluoromethcathinone | 447-40-5 | $C_{10}H_{12}FNO$ | 181.21 | | 58,95,56,75,123 | 182/164,149 | 卡西酮类 |
| 75 | 1-(4-氟苯基)-2-(N-吡咯烷基)-1-戊酮 | 1-(4-Fluorophenyl)-2-(1-pyrrolidinyl)pentan-1-one | 4-F-α-PVP;4-fluoro-α-Pyrrolidinopentiophenone;4-fluoro-α-PVP;4-fluoro-α-Pyrrolinovalerophenone;4-fluoro-2-(1-pyrrolidinyl)-Valerophenone | 850352-62-4 | $C_{15}H_{20}FNO$ | 249.32 | | 126,95,127,123,96 | 250/109,126,179 | 卡西酮类 |

续表

| 序号 | 中文名 | 英文名 | 缩写,别名 | CAS号 | 分子式 | 分子量 | 结构式 | GC-MS 特征离子（m/z） | LC-MS/MS 特征离子对（m/z） | 备注 |
|---|---|---|---|---|---|---|---|---|---|---|
| 76 | 1-(4-甲基苯基)-2-甲基氨基-1-丁酮 | 1-(4-Methylphenyl)-2-methylaminobutan-1-one | 4-MeBP;BZ-6378;4-methyl BP;4-Methyl-N-methylbutiophenone | 1337016-51-9 | $C_{12}H_{17}NO$ | 191.27 | | 72,91,57,65,73 | 192/144,174,159 | 卡西酮类 |
| 77 | 1-(4-甲氧基苯基)-2-(N-吡咯烷基)-1-戊酮 | 1-(4-Methoxyphenyl)-2-(1-pyrrolidinyl)pentan-1-one | 4-MeO-α-PVP;4-methoxy-α-Pyrrolidinopentiophenone;4-methoxy-2-(1-pyrrolidinyl)-Valerophenone;4'-Methoxy-α-pyrrolidinopentiophenone | 14979-97-6 | $C_{16}H_{23}NO_2$ | 261.36 | | 126,127,135,77,55 | 262/121,126,191 | 卡西酮类 |
| 78 | 1-苯基-2-甲氨基-1-丁酮 | 1-Phenyl-2-methylaminobutan-1-one | Buphedrone;MABP;α-methylamino-Butyrophenone | 408332-79-6 | $C_{11}H_{15}NO$ | 177.24 | | 72,77,57,51,42 | 178/132,91 | 卡西酮类 |
| 79 | 2-甲氨基-1-[3,4-(亚甲二氧基)苯基]-1-丁酮 | 1-(3,4-Methylenedioxyphenyl)-2-methylaminobutan-1-one | Butylone;β-keto MBDB;bk-MBDB;1-(1,3-Benzodioxol-5-yl)-2-(methylamino)-1-butanone | 802575-11-7 | $C_{12}H_{15}NO_3$ | 221.25 | | 72,57,65,63,121 | 222/174,204 | 卡西酮类 |
| 80 | 2-二甲氨基-1-[3,4-亚甲二氧基)苯基]-1-丙酮 | 1-(3,4-Methylenedioxyphenyl)-2-dimethylaminopropan-1-one | Dimethylone;bk-MDDMA;β-keto Methylenedioxy Dimethyl amphetamine;1-(1,3-Benzodioxol-5-yl)-2-(dimethylamino)-1-propanone | 765231-58-1 | $C_{12}H_{15}NO_3$ | 221.25 | | 72,42,65,63,56 | 222/147,91,72 | 卡西酮类 |
| 81 | 乙卡西酮 | 1-Phenyl-2-ethylaminopropan-1-one | Ethcathinone;N-Ethylcathinone;ETH-CAT;RMI 8201A;2-(Ethylamino)-1-phenyl-1-propanone | 18259-37-5 | $C_{11}H_{15}NO$ | 177.24 | | 72,44,77,51,105 | 178/160,132 | 卡西酮类 |

续表

| 序号 | 中文名 | 英文名 | 缩写、别名 | CAS 号 | 分子式 | 分子量 | 结构式 | GC-MS 特征离子（m/z） | LC-MS/MS 特征离子对（m/z） | 备注 |
|---|---|---|---|---|---|---|---|---|---|---|
| 82 | 3,4-亚甲二氧基乙卡西酮 | 1-(3,4-Methylphenyl)-2-ethylaminopropan-1-one | Ethylone;bk-MDEA;MDEC;3,4-Methylenedioxy-N-ethylcathinone;1-(1,3-Benzodioxol-5-yl)-2-(ethylamino)-1-propanone | 1112937-64-0 | $C_{12}H_{15}NO_3$ | 221.25 | | 72,44,149,65,121 | 222/174,204 | 卡西酮类 |
| 83 | 1-[3,4-(亚甲基)苯甲二氧基]-2-(N-吡咯烷基)-1-丁酮 | 1-(3,4-Methylenedioxyphenyl)-2-(pyrrolidinyl)butan-1-one | MDPBP;3,4-MDPBP;1-(1,3-Benzodioxol-5-yl)-2-(1-pyrrolidinyl)-1-butanone;3,4-Methylenedioxy-α-Pyrrolidinobutiophenone | 784985-33-7 | $C_{15}H_{19}NO_3$ | 261.32 | | 112,113,70,55,65 | 262/161,112 | 卡西酮类 |
| 84 | 1-[3,4-(亚甲基)苯甲二氧基]-2-(N-吡咯烷基)-1-丙酮 | 1-(3,4-Methylenedioxyphenyl)-2-(pyrrolidinyl)propan-1-one | MDPPP;3,4-MD-α-PPP;3,4-MDPPP;3',4'-methylenedioxy-α-pyrrolidinopropiophenone;1-(1,3-Benzodioxol-5-yl)-2-(1-pyrrolidinyl)-1-propanone | 783241-66-7 | $C_{14}H_{17}NO_3$ | 247.29 | | 98,99,56,149,65 | 248/147,177 | 卡西酮类 |
| 85 | 4-甲氧基甲卡西酮 | 1-(4-Methoxyphenyl)-2-methylaminopropan-1-one | Methedrone;methoxyphedrine;para-Methoxymethcathinone;PMMC;4-Methedrone | 530-54-1 | $C_{11}H_{15}NO_2$ | 193.24 | | 58,77,92,135,56 | 194/176,161 | 卡西酮类 |
| 86 | 1-苯基-2-乙氨基-1-丁酮 | 1-Phenyl-2-ethylaminobutan-1-one | NEB;N-Ethylbuphedrone;2-(Ethylamino)-1-phenyl-1-butanone | 1354631-28-9 | $C_{12}H_{17}NO$ | 191.27 | | 86,77,58,41,51 | 192/130,146,145 | 卡西酮类 |
| 87 | 1-苯基-2-甲氨基-1-戊酮 | 1-Phenyl-2-methylaminopentan-1-one | Pentedrone;α-methylamino-Valerophenone | 879722-57-3 | $C_{12}H_{17}NO$ | 191.27 | | 86,44,77,87,58 | 192/132,161 | 卡西酮类 |

| 序号 | 中文名 | 英文名 | 缩写、别名 | CAS 号 | 分子式 | 分子量 | 结构式 | GC-MS 特征离子 ($m/z$) | LC-MS/MS 特征离子对 ($m/z$) | 备注 |
|---|---|---|---|---|---|---|---|---|---|---|
| 88 | 1-苯基-2-(N-吡咯烷基)-1-丁酮 | 1-Phenyl-2-(1-pyrrolidinyl)butan-1-one | α-PBP；α-Pyrrolidinobutiophenone | 13415-82-2 | C$_{14}$H$_{19}$NO | 217.31 | | 112,113,77,70,55 | 218/91,112 | 卡西酮类 |
| 89 | 1-苯基-2-(N-吡咯烷基)-1-己酮 | 1-Phenyl-2-(1-pyrrolidinyl)hexan-1-one | α-PHP；α-Pyrrolidinohexanone；2-(1-pyrrolidinyl)-Hexanophenone | 13415-86-6 | C$_{16}$H$_{23}$NO | 245.36 | | 140,77,141,105,41 | 246/91,140,105 | 卡西酮类 |
| 90 | 1-苯基-2-(N-吡咯烷基)-1-庚酮 | 1-Phenyl-2-(1-pyrrolidinyl)heptan-1-one | α-PHPP；PV8；α-Pyrrolidinoenantophenone | 13415-83-3 | C$_{17}$H$_{25}$NO | 259.39 | | 154,155,77,105,96 | 260/105,189,91 | 卡西酮类 |
| 91 | 1-苯基-2-(N-吡咯烷基)-1-戊酮 | 1-Phenyl-2-(1-pyrrolidinyl)pentan-1-one | α-PVP；O-2387；2-(1-pyrrolidinyl)-Valerophenone；α-Pyrrolidinovalerophenone；α-Pyrrolidinopentiophenone | 14530-33-7 | C$_{15}$H$_{21}$NO | 231.33 | | 126,127,77,105,124 | 232/91,161 | 卡西酮类 |
| 92 | 1-(2-噻吩基)-2-(N-吡咯烷基)-1-戊酮 | 1-(Thiophen-2-yl)-2-(1-pyrrolidinyl)pentan-1-one | α-PVT；α-Pyrrolidinopentiothiophenone | 1400742-66-6 | C$_{13}$H$_{19}$NOS | 237.36 | | 126,111,127,96,97 | 238/126,97,111 | 卡西酮类 |
| 93 | 2-(3-甲氧基苯基)-2-乙氨基环己酮 | 2-(3-Methoxyphenyl)-2-(ethylamino)cyclohexanone | MXE；Methoxetamine；3-MeO-2-Oxo-PCE | 1239943-76-0 | C$_{15}$H$_{21}$NO$_2$ | 247.33 | | 190,134,219,176,191 | | 芳基环己胺类 |
| 94 | 乙基去甲氯胺酮 | 2-(2-Chlorophenyl)-2-(ethylamino)cyclohexanone | NENK；N-Ethylnorketamine | 1354634-10-8 | C$_{14}$H$_{18}$ClNO | 251.75 | | 194,196,223,138,102 | | 芳基环己胺类 |

续表

| 序号 | 中文名 | 英文名 | 缩写、别名 | CAS号 | 分子式 | 分子量 | 结构式 | GC-MS 特征离子 (m/z) | LC-MS/MS 特征离子对 (m/z) | 备注 |
|---|---|---|---|---|---|---|---|---|---|---|
| 95 | N,N-二烯丙基-5-甲氧基色胺 | 5-Methoxy-N,N-diallyltryptamine | 5-MeO-DALT; N,N-Diallyl-5-Methoxytryptamine; N-Allyl-N-[2-(5-methoxy-1H-indol-3-yl)ethyl]-2-propen-1-amine | 928822-98-4 | $C_{17}H_{22}N_2O$ | 270.37 | | 110, 41, 160, 111, 145 | 271/110, 174 | 色胺类 |
| 96 | N,N-二异丙基-5-甲氧基色胺 | 5-Methoxy-N,N-diisopropyltryptamine | 5-MeO-DIPT; FOXY; N-Isopropyl-N-[2-(5-methoxy-1H-indol-3-yl)ethyl]-2-propanamine | 4021-34-5 | $C_{17}H_{26}N_2O$ | 274.40 | | 114, 72, 115, 160, 43 | 275/114, 174 | 色胺类 |
| 97 | N,N-二甲基-5-甲氧基色胺 | 5-Methoxy-N,N-dimethyltryptamine | 5-MeO-DMT; 3-(2-dimethylaminoethyl)-5-methoxyindole; 2-(5-Methoxy-1H-indol-3-yl)-N,N-dimethylethanamine | 1019-45-0 | $C_{13}H_{18}N_2O$ | 218.30 | | 58, 218, 160, 117, 145 | 219/58, 174 | 色胺类 |
| 98 | N-甲基-N-异丙基-5-甲氧基色胺 | 5-Methoxy-N-isopropyl-N-methyltryptamine | 5-MeO-MiPT; N-[2-(5-Methoxy-1H-indol-3-yl)ethyl]-N-methyl-2-propanamine | 96096-55-8 | $C_{15}H_{22}N_2O$ | 246.35 | | 86, 44, 160, 117, 145 | 247/86, 174 | 色胺类 |
| 99 | α-甲基色胺 | alpha-Methyltryptamine | AMT; Indopan; α-MT; 1-(1H-Indol-3-yl)-2-propanamine | 299-26-3 | $C_{11}H_{14}N_2$ | 174.24 | | 131, 44, 130, 77, 132 | 175/143, 130, 117 | 色胺类 |
| 100 | 1,4-二苄基哌嗪 | 1,4-Dibenzyl-piperazine | DBZP | 1034-11-3 | $C_{18}H_{22}N_2$ | 266.38 | | 91, 120, 175, 65, 92 | 267/91, 175, 134 | 哌嗪类 |

续表

| 序号 | 中文名 | 英文名 | 缩写、别名 | CAS号 | 分子式 | 分子量 | 结构式 | GC-MS 特征离子 (m/z) | LC-MS/MS 特征离子对 (m/z) | 备注 |
|---|---|---|---|---|---|---|---|---|---|---|
| 101 | 1-（3-氯苯基）哌嗪 | 1-（3-Chlorophenyl）piperazine | mCPP；3-Chlorophenylpiperazine；meta-Chlorophenylpiperazine；3-CPP；1-（m-Chlorophenyl）piperazine | 6640-24-0 | $C_{10}H_{13}ClN_2$ | 196.68 | | 154,156,196,56,138 | 197/154,119,118 | 哌嗪类 |
| 102 | 1-（3-三氟甲基苯基）哌嗪 | 1-（3-Trifluoromethylphenyl）piperazine | TFMPP；1-（m-Trifluoromethylphenyl）piperazine | 15532-75-9 | $C_{11}H_{13}F_3N_2$ | 230.23 | | 188,230,145,172,56 | 231/188,145,44 | 哌嗪类 |
| 103 | 2-氨基茚满 | 2-Aminoindane | 2-AI；SU 8629；2-Indanamine | 2975-41-9 | $C_9H_{11}N$ | 133.19 | | 133,116,91,132,115 | 134/177,115,91 | 氨基茚满类 |
| 104 | 5,6-亚甲二氧基-2-氨基茚满 | 5,6-Methylenedioxy-2-aminoindane | MDAI；6,7-Dihydro-5H-indeno[5,6-d][1,3]dioxol-6-amine | 132741-81-2 | $C_{10}H_{11}NO_2$ | 177.20 | | 160,177,149,130,135 | 178/131,103 | 氨基茚满类 |
| 105 | 2-二苯甲基哌啶 | 2-Diphenylmethylpiperidine | 2-DPMP；Desoxypipradrol | 519-74-4 | $C_{18}H_{21}N$ | 251.37 | | 84,165,85,56,167 | 252/167,91,65 | |
| 106 | 3,4-二氯哌甲酯 | Methyl 2-（3,4-dichlorophenyl）-2-（piperidin-2-yl）acetate | 3,4-CTMP；3,4-DICHLOROETHYLPHENIDATE；（±）-threo-3,4-Dichloromethylphenidate | 1400742-68-8 | $C_{14}H_{17}Cl_2NO_2$ | 302.20 | | 159,161,218,220,59 | 302/242,84 | |
| 107 | 乙酰芬太尼 | N-（1-Phenethylpiperidin-4-yl）-N-phenylacetamide | Acetyl fentanyl；N-Phenyl-N-[1-(2-phenylethyl)-4-piperidinyl]acetamide | 3258-84-2 | $C_{21}H_{26}N_2O$ | 322.44 | | 231,146,188,232,77 | 323/188,105 | 芬太尼类 |

续 表

| 序号 | 中文名 | 英文名 | 缩写，别名 | CAS 号 | 分子式 | 分子量 | 结 构 式 | GC-MS 特征离子 (m/z) | LC-MS/MS 特征离子对 (m/z) | 备注 |
|---|---|---|---|---|---|---|---|---|---|---|
| 108 | 3,4-二氯-N-[(1-二甲基氨基环己基)甲基]苯甲酰胺 | 3,4-Dichloro-N-((1-(dimethylamino)cyclohexyl)methyl)benzamide | AH-7921 | 55154-30-8 | $C_{16}H_{22}Cl_2N_2O$ | 329.27 | | 126,127,173,145,96 | 329/173,145,95 | 合成阿片类 |
| 109 | 丁酰芬太尼 | N-(1-Phenethylpiperidin-4-yl)-N-phenylbutyramide | Butyrfentanyl; Butyrylfentanyl NIH 10486 | 1169-70-6 | $C_{23}H_{30}N_2O$ | 350.50 | | 259,146,189,93,43 | 351/188,105 | 芬太尼类 |
| 110 | 哌乙酯 | Ethyl 2-phenyl-2-(piperidin-2-yl)acetate | Ethylphenidate; Ritalinic Acid ethyl ester | 57413-43-1 | $C_{15}H_{21}NO_2$ | 247.33 | | 84,91,164,55,65 | 248/84,56,55 | 哌啶类 |
| 111 | 1-[1-(2-甲氧基苯基)-2-苯基乙基]哌啶 | 1-(1-(2-Methoxyphenyl)-2-phenylethyl)piperidine | Methoxphenidine; 2-Methyl MAF; 2-MeO-Diphenidine; MXP; 2-methoxydiphenidine | 127529-46-8 | $C_{20}H_{25}NO$ | 295.42 | | 204,91,205,121,188 | 296/211,129 | |
| 112 | 芬纳西泮 | 7-Bromo-5-(2-chlorophenyl)-1,3-dihydro-2H-1,4-benzodiazepin-2-one | Phenazepam; BD 98; Fenazepam | 51753-57-2 | $C_{15}H_{10}BrClN_2O$ | 349.61 | | 321,350,75,319,313 | 349/206,184,179 | |
| 113 | β-羟基硫代芬太尼 | N-(1-(2-Hydroxy-2-(thiophen-2-yl)ethyl)piperidin-4-yl)-N-phenylpropanamide | β-Hydroxythiofentanyl | 1474-34-6 | $C_{20}H_{26}N_2O_2S$ | 358.50 | | 245,146,93,189,57 | 359/192,146 | 芬太尼类 |

续 表

| 序号 | 中文名 | 英文名 | 缩写、别名 | CAS号 | 分子式 | 分子量 | 结构式 | GC-MS 特征离子 (m/z) | LC-MS/MS 特征离子对 (m/z) | 备注 |
|---|---|---|---|---|---|---|---|---|---|---|
| 114 | 4-氟丁酰芬太尼 | N-(4-Fluorophenyl)-N-(1-phenethylpiperidin-4-yl)butyramide | 4-Fluorobutyrfentanyl;4-FBF;p-FBF;para-FBF;p-Fluorobutyryl fentanyl;para-Fluorobutyryl fentanyl | 244195-31-1 | $C_{23}H_{29}FN_2O$ | 368.49 | | 277,164,207,105,43 | 369/188,105 | 芬太尼类 |
| 115 | 异丁酰芬太尼 | N-(1-Phenethylpiperidin-4-yl)-N-phenylisobutyramide | Isobutyryl fentanyl;2-Methyl-N-phenyl-N-[1-(2-phenylethyl)-4-piperidinyl]propanamide | 119618-70-1 | $C_{23}H_{30}N_2O$ | 350.50 | | 259,146,189,43,105 | 351/188,105 | 芬太尼类 |
| 116 | 奥芬太尼 | N-(2-Fluorophenyl)-2-methoxy-N-(1-phenethylpiperidin-4-yl)acetamide | Ocfentanil;A-3217;o-fluoro MAF Ocfentanil;ortho-fluoro Methoxyacetyl fentanyl | 101343-69-5 | $C_{22}H_{27}FN_2O_2$ | 370.46 | | 279,45,105,176,280 | 371/188,105 | 芬太尼类 |
| 117 | 丙烯酰芬太尼 | N-(1-Phenethylpiperidin-4-yl)-N-phenylacrylamide | Acrylfentanyl;Acryloylfentanyl | 82003-75-6 | $C_{22}H_{26}N_2O$ | 334.46 | | 243,146,200,55,91 | 335/188,105 | 芬太尼类 |
| 118 | 卡芬太尼 | Methyl 4-(N-phenylpropionamido)-1-phenethylpiperidine-4-carboxylate | Carfentanyl;Carfentanil;4-carbomethoxy Fentanyl;Methyl 1-(2-phenylethyl)-4-[phenyl(propionyl)amino]-4-piperidinecarboxylate | 59708-52-0 | $C_{24}H_{30}N_2O_3$ | 394.51 | | 303,304,93,187,105 | 395/335,246 | 芬太尼类 |
| 119 | 呋喃芬太尼 | N-(1-Phenethylpiperidin-4-yl)-N-phenylfuran-2-carboxamide | 2-Furanyl fentanyl;Fu-F | 101345-66-8 | $C_{24}H_{26}N_2O_2$ | 374.48 | | 95,283,240,96,91 | 375/188,105 | 芬太尼类 |

续　表

| 序号 | 中文名 | 英文名 | 缩写、别名 | CAS号 | 分子式 | 分子量 | 结构式 | GC-MS特征离子（m/z） | LC-MS/MS特征离子对（m/z） | 备注 |
|---|---|---|---|---|---|---|---|---|---|---|
| 120 | 戊酰芬太尼 | N-(1-Phenethylpiperidin-4-yl)-N-phenylpentanamide | Valeryl fentanyl; Pentanoyl fentanyl; Pentanyl fentanyl | 122882-90-0 | $C_{24}H_{32}N_2O$ | 364.52 | | 273,146,189,105,57 | 365/188,105 | 芬太尼类 |
| 121 | N-甲基-N-(2-二甲氨基环己基)-3,4-二氯苯甲酰胺 | 3,4-Dichloro-N-(2-(dimethylamino)cyclohexyl)-N-methylbenzamide | U-47700 | 121348-98-9 | $C_{16}H_{22}Cl_2N_2O$ | 329.27 | | 84,125,71,145,110 | 329/173,204 | 合成阿片类 |
| 122 | 1-环己基-4-(1,2-二苯基乙基)哌嗪 | 1-Cyclohexyl-4-(1,2-diphenylethyl)piperazine | MT-45;IC-6;NSC 299236 | 52694-55-0 | $C_{24}H_{32}N_2$ | 348.52 | | 257,91,258,107,55 | 349/181,149,169 | 哌嗪类 |
| 123 | 4-甲氧基甲基苯丙胺 | N-Methyl-1-(4-methoxyphenyl)propan-2-amine | PMMA;4-MMA;para-Methoxy-N-methylamphetamine;4-methoxymethamphetamine | 22331-70-0; 3398-68-3（盐酸盐） | $C_{11}H_{17}NO$ | 179.26 | | 58,18,30,86,121 | 180/135,133,105 | 苯乙胺类 |
| 124 | 2-氨基-4-甲基-5-(4-甲基苯基)-4,5-二氢噁唑 | 4-Methyl-5-(4-methylphenyl)-4,5-dihydrooxazol-2-amine | 4,4'-DMAR;4,4'-Dimethylaminorex | 1445569-01-6 | $C_{11}H_{14}N_2O$ | 190.24 | | 70,43,69,91,146 | 191/148,91,131 | |
| 125 | 4-氯乙卡西酮 | 1-(4-Chlorophenyl)-2-(ethylamino)propan-1-one | 4-CEC;4-Chloroethcathinone | 14919-85-8 | $C_{11}H_{14}ClNO$ | 211.69 | | 72,44,111,75,139 | 212/144,159 | 卡西酮类 |
| 126 | 1-[3,4-(亚甲二氧基)苯基]-2-乙氨基-1-戊酮 | 1-(3,4-Methylenedioxyphenyl)-2-(ethylamino)pentan-1-one | N-Ethylpentylone; Ephylone; Efylon;1-(1,3-Benzodioxol-5-yl)-2-(ethylamino)pentan-1-one | 727641-67-0 | $C_{14}H_{19}NO_3$ | 249.31 | | 100,58,149,65,101 | 250/202,174 | 卡西酮类 |

续表

| 序号 | 中文名 | 英文名 | 缩写,别名 | CAS 号 | 分子式 | 分子量 | 结构式 | GC-MS 特征离子 (m/z) | LC-MS/MS 特征离子对 (m/z) | 备注 |
|---|---|---|---|---|---|---|---|---|---|---|
| 127 | 1-(4-氯苯基)-2-(N-吡咯烷基)-1-戊酮 | 1-(4-Chlorophenyl)-2-(1-pyrrolidinyl)pentan-1-one | 4-Cl-α-PVP;4-Chloro-α-pyrrolidinovalerophenone;4-chloro-2-(1-pyrrolidinyl)-Valerophenone | 5881-77-6 | $C_{15}H_{20}ClNO$ | 265.78 | | 126,111,127,75,139 | 266/125,111 | 卡西酮类 |
| 128 | 1-[3,4-(亚甲二氧基)苯]基-2-二甲氨基-1-丁酮 | 1-(3,4-Methyenedioxyphenyl)-2-(dimethylamino)butan-1-one | Dibutylone;bk-MMBDB;Methylbutylone;1-(1,3-Benzodioxol-5-yl)-2-(dimethylamino)-1-butanone | 802286-83-5 | $C_{13}H_{17}NO_3$ | 235.28 | | 86,71,42,87,65 | 236/161,130,86 | 卡西酮类 |
| 129 | 1-[3,4-(亚甲基)苯基氨]-2-甲氨基-1-戊酮 | 1-(3,4-Methyenedioxyphenyl)-2-(methylamino)pentan-1-one | Pentylone;bk-MBDP;bk-Methyl-K;1-(1,3-Benzodioxol-5-yl)-2-(methylamino)-1-pentanone | 698963-77-8 | $C_{13}H_{17}NO_3$ | 235.28 | | 86,44,65,42,87 | 236/218,188 | 卡西酮类 |
| 130 | 1-苯基-2-乙氨基-1-己酮 | 1-Phenyl-2-(ethylamino)hexan-1-one | N-Ethylhexedrone;Hexen;α-ethylaminocaprophenone;N-ethylamino-Hexanophenone;N-ethyl Hexedrone | 802857-66-5 | $C_{14}H_{21}NO$ | 219.32 | | 114,77,58,115,105 | 220/130,91 | 卡西酮类 |
| 131 | 1-(4-甲基苯基)-2-(N-吡咯烷基)-1-己酮 | 1-(4-Methylphenyl)-2-(1-pyrrolidinyl)hexan-1-one | 4-MPHP;MPHP;4'-methyl-α-PHP;4'-methyl PHP;PV4;4'-Methyl-α-pyrrolidinohexiophenone | 34138-58-4 | $C_{17}H_{25}NO$ | 259.39 | | 140,141,91,41,119 | 260/91,154,105 | 卡西酮类 |
| 132 | 1-(4-氯苯基)-2-(N-吡咯烷基)-1-丙酮 | 1-(4-Chlorophenyl)-2-(1-pyrrolidinyl)propan-1-one | 4-Cl-α-PPP;4'-chloro-α-PPP;4'-Chloro-α-Pyrrolidinopropiophenone | 28117-79-5 | $C_{13}H_{16}ClNO$ | 237.73 | | 98,56,111,99,75 | 238/139,98,167 | 卡西酮类 |

续 表

| 序号 | 中文名 | 英文名 | 缩写、别名 | CAS号 | 分子式 | 分子量 | 结构式 | GC-MS 特征离子 (m/z) | LC-MS/MS 特征离子对 (m/z) | 备注 |
|---|---|---|---|---|---|---|---|---|---|---|
| 133 | 1-[2-(5,6,7,8-四氢萘基)]-2-(N-吡咯烷基)戊酮 | 1-(5,6,7,8-Tetrahydronaphthalen-2-yl)-2-(1-pyrrolidinyl)pentan-1-one | β-TH-Naphyrone;2-(1-Pyrrolidinyl)-1-(5,6,7,8-tetrahydro-2-naphthalenyl)-1-pentanone | 2304915-07-7 | $C_{19}H_{27}NO$ | 285.42 | | 126,127,91,159,110 | 286/145,215,126 | 卡西酮类 |
| 134 | 1-(4-氟苯基)-2-(N-吡咯烷基)-1-己酮 | 1-(4-Fluorophenyl)-2-(1-pyrrolidinyl)hexan-1-one | 4-F-α-PHP;4-Fluor-a-PHP;4'-fluoro-α-PPP;4'-Fluoro-α-Pyrrolidinohexiophenone | 2230706-09-7 | $C_{16}H_{22}FNO$ | 263.35 | | 140,95,141,123,96 | 264/140,109 | 卡西酮类 |
| 135 | 4-乙基甲卡西酮 | 1-(4-Ethylphenyl)-2-(methylamino)propan-1-one | 4-EMC;4-Ethylmethcathinone | 1225622-14-9 | $C_{12}H_{17}NO$ | 191.27 | | 58,56,77,59,133 | 192/146,159 | 卡西酮类 |
| 136 | 1-(4-甲基苯基)-2-乙氨基-1-戊酮 | 1-(4-Methylphenyl)-2-(ethylamino)pentan-1-one | 4-MEAPP;N-Ethyl-4'-methyl-norpentedrone;4-MEAP;2-ethyl-amino-4'-methyl-Valerophenone | 746540-82-9 | $C_{14}H_{21}NO$ | 219.32 | | 100,91,101,58,65 | 220/91,105,144 | 卡西酮类 |
| 137 | 1-(4-甲基苯基)-2-甲氨基-3-甲氧基-1-丙酮 | 1-(4-Methylphenyl)-2-(methylamino)-3-methoxypropan-1-one | Mexedrone;3-Methoxy-2-(methylamino)-1-(4-methylphenyl)-1-propanone | 2166915-02-0 | $C_{12}H_{17}NO_2$ | 207.27 | | 88,56,91,119,65 | 208/158,176 | 卡西酮类 |
| 138 | 1-[3,4-(亚甲二氧基)苯基]-2-(N-吡咯烷基)-1-己酮 | 1-(3,4-Methylenedioxyphenyl)-2-(1-pyrrolidinyl)hexan-1-one | MDPHP;3,4-MD-α-PHP;3,4-MDPHP;1-(1,3-Benzodioxol-5-yl)-2-(1-pyrrolidinyl)-1-hexanone | 776994-64-0 | $C_{17}H_{23}NO_3$ | 289.37 | | 140,141,65,149,121 | 290/219,189,140 | 卡西酮类 |

续　表

| 序号 | 中文名 | 英文名 | 缩写、别名 | CAS号 | 分子式 | 分子量 | 结构式 | GC-MS 特征离子 (m/z) | LC-MS/MS 特征离子对 (m/z) | 备注 |
|---|---|---|---|---|---|---|---|---|---|---|
| 139 | 1-(4-甲基苯基)-2-甲基氨基-1-戊酮 | 1-(4-Methylphenyl)-2-(methylamino)pentan-1-one | 4-MPD;4-Methylpentedrone;4-methyl-α-methylamino-Valerophenone | 1373918-61-6 | $C_{13}H_{19}NO$ | 205.30 | | 86,44,91,65,119 | 206/144,105 | 卡西酮类 |
| 140 | 1-(4-甲基苯基)-2-二甲基基-1-丙酮 | 1-(4-Methylphenyl)-2-(dimethylamino)propan-1-one | 4-MDMC;4-methyl-N,N-dimethylcathinone;4-methyl-N,N-DMC | 1157738-08-3 | $C_{12}H_{17}NO$ | 191.27 | | 72,91,65,42,56 | 192/119,127,82 | 卡西酮类 |
| 141 | 3,4-亚甲二氧基丙基卡西酮 | 1-(3,4-Methylenedioxyphenyl)-2-(propylamino)propan-1-one | Propylone;Propyl-3,4-methylenedioxycathinone;PRONE;3,4-Methylenedioxy-N-propylcathinone | 201474-93-3 | $C_{13}H_{17}NO_3$ | 235.28 | | 86,44,65,149,121 | 236/188,146,218 | 卡西酮类 |
| 142 | 1-(4-氯苯基)-2-乙氨基-1-戊酮 | 1-(4-Chlorophenyl)-2-(ethylamino)pentan-1-one | 4-Cl-EAPP;1-(4-chlorophenyl)-2-(ethylamino)pentan-1-one | | $C_{13}H_{18}ClNO$ | 239.74 | | 100,58,139,111,75,44,195 | 240/222,158,125 | 卡西酮类 |
| 143 | 1-苯基-2-(N-吡咯烷基)-1-丙酮 | 1-Phenyl-2-(1-pyrrolidinyl)propan-1-one | α-PPP;α-pyrrolidinopropiophenone | 19134-50-0 | $C_{13}H_{17}NO$ | 203.28 | | 98,56,99,77,55 | 204/105,98 | 卡西酮类 |
| 144 | 1-(4-氯苯基)-2-甲氨基-1-戊酮 | 1-(4-Chlorophenyl)-2-(methylamino)pentan-1-one | 4-Cl-Pentedrone;4-CPD;4-chloro-α-methylamino-Pentiophenone;4-chloro-α-methyl-amino-Valerophenone | 2167949-43-9 | $C_{12}H_{16}ClNO$ | 225.71 | | 86,44,111,75,42 | 226/144,208,125 | 卡西酮类 |

续 表

| 序号 | 中文名 | 英文名 | 缩写,别名 | CAS 号 | 分子式 | 分子量 | 结构式 | GC-MS 特征离子 (m/z) | LC-MS/MS 特征离子对 (m/z) | 备注 |
|---|---|---|---|---|---|---|---|---|---|---|
| 145 | 3-甲基-2-[1-(4-氟苄基)吲唑-3-甲酰氨基]丁酸甲酯 | N-(1-Methoxy-3-methyl-1-oxobutan-2-yl)-1-(4-fluorobenzyl)-1H-indazole-3-carboxamide | AMB-FUBINACA;FUB-AMB;MMB-FUBINACA;2N1280157D;Methyl N-[[1-(4-fluorobenzyl)-1H-indazol-3-yl]carbonyl]valinate | 1715016-76-4 | $C_{21}H_{22}FN_3O_3$ | 383.42 | | 109,253,324,254,269 | 384/324,253,271 | 合成大麻素 |
| 146 | 1-(4-氟苄基)-N-(1-金刚烷基)吲唑-3-甲酰胺 | N-(1-Adamantyl)-1-(4-fluorobenzyl)-1H-indazole-3-carboxamide | FUB-APINACA;AKB48 N-(4-fluorobenzyl) analog;AFB-48;AFUBINACA;FUB-AKB48;N-[(3R,5R)-Adamantan-1-yl]-1-(4-fluorobenzyl)-1H-indazole-3-carboxamide | 2180933-90-6 | $C_{25}H_{26}FN_3O$ | 403.49 | | 109,253,294,150,375 | 404/135,387,123 | 合成大麻素 |
| 147 | N-(1-氨甲酰基-2,2-二甲基丙基)-1-(环己基甲基)吲唑-3-甲酰胺 | N-(1-Amino-3,3-dimethyl-1-oxobutan-2-yl)-1-(cyclohexylmethyl)-1H-indazole-3-carboxamide | ADB-CHMINACA;MAB-CHMINACA | 1863065-92-2 | $C_{21}H_{30}N_4O_2$ | 370.49 | | 241,326,145,327,242 | 371/241,354,145 | 合成大麻素 |
| 148 | N-(1-氨甲酰基-2,2-二甲基丙基)-1-(4-氟苄基)吲唑-3-甲酰胺 | N-(1-Amino-3,3-dimethyl-1-oxobutan-2-yl)-1-(4-fluorobenzyl)-1H-indazole-3-carboxamide | ADB-FUBINACA;Ethyl 5-fluoro-1H-indole-2-carboxylate | 1445583-51-6 | $C_{21}H_{23}FN_4O_2$ | 382.43 | | 109,253,338,254,145 | 383/253,109 | 合成大麻素 |

续 表

| 序号 | 中文名 | 英文名 | 缩写、别名 | CAS 号 | 分子式 | 分子量 | 结构式 | GC-MS 特征离子 (m/z) | LC-MS/MS 特征离子对 (m/z) | 备注 |
|---|---|---|---|---|---|---|---|---|---|---|
| 149 | 3,3-二甲基-2-[1-(5-氟戊基)吲唑-3-甲酰氨基]丁酸甲酯 | N-(1-Methoxy-3,3-dimethyl-1-oxobutan-2-yl)-1-(5-fluoropentyl)-1H-indazole-3-carboxamide | 5F-ADB;5F-MDMB-PINACA;Methyl N-[1-(5-fluoropentyl)-1H-indazol-3-yl]carbonyl]-3-methylvalinate | 1715016-75-3 | $C_{20}H_{28}FN_3O_3$ | 377.45 | | 233,145,131,289,321 | 363/233,145,213 | 合成大麻素 |
| 150 | 3-甲基-2-[1-(环己基甲基)吲哚-3-甲酰氨基]丁酸甲酯 | N-(1-Methoxy-3-methyl-1-oxobutan-2-yl)-1-(cyclohexylmethyl)-1H-indole-3-carboxamide | AMB-CHMICA;MFCD30718315;MMB-CHMICA;Methyl N-{[1-(cyclohexylmethyl)-1H-indol-3-yl]carbonyl}-L-valinate | 1971007-94-9 | $C_{22}H_{30}N_2O_3$ | 370.49 | | 240,256,144,241,55 | 371/240,144,97 | 合成大麻素 |
| 151 | 1-(5-氟戊基)-2-(1-萘甲酰基)苯并咪唑 | (1-(5-Fluoropentyl)-1H-benzimidazol-2-yl)(naphthalen-1-yl)methanone | BIM-2201;FUBIMINA;BZ-2201;FTHJ | 1984789-90-3 | $C_{23}H_{21}FN_2O$ | 360.42 | | 271,127,359,360,155 | 361/177,155,233 | 合成大麻素 |
| 152 | 1-(5-氟戊基)吲哚-3-甲酸-1-萘酯 | Naphthalen-1-yl 1-(5-fluoropentyl)-1H-indole-3-carboxylate | NM-2201;NM2201;CBL-2201 | 2042201-16-9 | $C_{24}H_{22}FNO_2$ | 375.44 | | 232,115,144,233,116 | 376/232,171,144 | 合成大麻素 |
| 153 | 2-苯基-2-甲氨基环己酮 | 2-Phenyl-2-(methylamino)cyclohexanone | DCK;Deschloroketamine;2'-oxo-PCM;deschloro-N-methyl-Ketamine;O-PCM | 7063-30-1;4631-27-0(盐酸盐) | $C_{13}H_{17}NO$ | 203.28 | | 146,175,77,104,118 | 204/145,91,173 | 芳基环己胺类已酸盐 |

续 表

| 序号 | 中文名 | 英文名 | 缩写/别名 | CAS号 | 分子式 | 分子量 | 结构式 | GC-MS特征离子(m/z) | LC-MS/MS特征离子对(m/z) | 备注 |
|---|---|---|---|---|---|---|---|---|---|---|
| 154 | 3-甲基-5-[2-(8-甲基-8-氮杂环[3,2,1]辛烷基)]-1,2,4-噁二唑 | 8-Methyl-2-(3-methyl-1,2,4-oxadiazol-5-yl)-3-phenyl-8-aza-bicyclo[3,2,1]octane | RTI-126; (1R,2S,3S,5S)-8-Methyl-2-(3-methyl-1,2,4-oxadiazol-5-yl)-3-phenyl-8-azabicyclo[3.2.1]octane | 146659-37-2 | $C_{17}H_{21}N_3O$ | 283.37 | | 82,97,83,96,283 | | 3-phenyltropane analogs of cocaine |
| 155 | 4-氟异丁酰芬太尼 | N-(4-Fluorophenyl)-N-(1-phenethylpiperidin-4-yl)isobutyramide | 4-FIBF; p-FIBF; para-fluoroisobutyryl fentanyl; 4-Fluoro-isobutyryl fentanyl | 244195-32-2 | $C_{23}H_{29}FN_2O$ | 368.49 | | 277,207,164,43,105 | 369/188,105 | 芬太尼类 |
| 156 | 四氢呋喃芬太尼 | N-Phenyl-N-(1-phenethylpiperidin-4-yl)tetrahydrofuran-2-carboxamide | THF-F; Tetrahydrofuran fentanyl; THF fentanyl; 4-Fluoro-isobutyryl fentanyl | 2142571-01-3 | $C_{24}H_{30}N_2O_2$ | 378.51 | | 287,71,146,189,105 | 379/188,105 | 芬太尼类 |
| 157 | 氟胺酮 | 2-(2-Fluorophenyl)-2-(methylamino)cyclohexan-1-one | 2-FDCK; Fluoroketamine; 2-Fluorodeschloroketamine; fluoroketamine; 2-fluoro Deschloroketamine | 111982-50-4 | $C_{13}H_{16}FNO$ | 221.27 | | 164,193,136,122,135 | 222/109,163,191 | 芳基环己胺类 |
| 158 | (6aR,10aR)-3-(1,1-二甲基庚基)-6a,7,10,10a-四氢-1-羟基-6,6-二甲基-6H-二苯并[b,d]吡喃-9-甲醇 | (6aR,10aR)-3-(1,1-Dimethylheptyl)-6a,7,10,10a-tetrahydro-1-hydroxy-6,6-dimethyl-6H-dibenzo[b,d]pyran-9-methanol | HU-210 | 112830-95-2 | $C_{25}H_{38}O_3$ | 386.58 | | 43,302,41,55,386 | 387/71,57,243 | 合成大麻素类 |

续　表

| 序号 | 中文名 | 英文名 | 缩写、别名 | CAS 号 | 分子式 | 分子量 | 结构式 | GC-MS 特征离子（m/z） | LC-MS/MS 特征离子对（m/z） | 备注 |
|---|---|---|---|---|---|---|---|---|---|---|
| 159 | 1-[3,4-(亚甲二氧基)苯基]-2-丁氨基-1-戊酮 | 1-(3,4-Methylenedioxyphenyl)-2-(butylamino)pentan-1-one | N-Butylpentylone; N-butyl Pentylone;1-(1,3-Benzodioxol-5-yl)-2-(butylamino)-1-pentanone | 688727-54-0 | $C_{16}H_{23}NO_3$ | 277.36 | | 128,149,129,121,70 | | 卡西酮类 |
| 160 | 1-[3,4-(亚甲二氧基)苯基]-2-苯氨基-1-丙酮 | 1-(3,4-Methylenedioxyphenyl)-2-(benzylamino)propan-1-one | BMDP;3,4-Methylenedioxy-N-benzylcathinone;1-(1,3-Benzodioxol-5-yl)-2-(benzylamino)-1-propanone | 1387636-19-2 | $C_{17}H_{17}NO_3$ | 283.32 | | 91,134,65,135,149 | 284/266,91,65 | 卡西酮类 |
| 161 | 1-[3,4-(亚甲二氧基)苯基]-2-乙氨基-1-丁酮 | 1-(3,4-Methylenedioxyphenyl)-2-(ethylamino)butan-1-one | Eutylone;bk-EBDB;β-keto-Ethylbenzodioxolylbutanamine;N-ethyl Butylone;3,4-Methylenedioxy-α-Ethylaminobutiophenone | 802855-66-9 | $C_{13}H_{17}NO_3$ | 235.28 | | 86,58,149,41,65 | 236/188,161 | 卡西酮类 |
| 162 | 2-乙氨基-1-苯基-1-庚酮 | 2-(Ethylamino)-1-phenylheptan-1-one | N-Ethylheptedrone | 2514784-72-4 | $C_{15}H_{23}NO$ | 233.36 | | 128,58,77,129,56 | | 卡西酮类 |
| 163 | 1-(4-氯苯基)-2-二甲氨基-1-丙酮 | 1-(4-Chlorophenyl)-2-(dimethylamino)propan-1-one | 4-CDMC | 1157667-29-2 | $C_{11}H_{14}ClNO$ | 211.69 | | 72,75,111,42,56 | | 卡西酮类 |
| 164 | 2-丁氨基-1-苯基-1-己酮 | 2-(Butylamino)-1-phenylhexan-1-one | N-Butylhexedrone;α-Butylaminohexanophenone | 802576-87-0 | $C_{16}H_{25}NO$ | 247.38 | | 142,77,143,105,84 | | 卡西酮类 |
| 165 | 1-[1-(3-甲氧基苯基)环己基]哌啶 | 1-(1-(3-Methoxyphenyl)cyclohexyl)piperidine | 3-MeO-PCP;3-MeO Phencyclidine;3-Methoxyphencyclidine | 72242-03-6 | $C_{18}H_{27}NO$ | 273.41 | | 230,121,272,273,166 | 274/189,121,86 | 芳基环己胺类 |

续 表

| 序号 | 中文名 | 英文名 | 缩写/别名 | CAS 号 | 分子式 | 分子量 | 结构式 | GC-MS 特征离子 (m/z) | LC-MS/MS 特征离子对 (m/z) | 备注 |
|---|---|---|---|---|---|---|---|---|---|---|
| 166 | α-甲基-5-甲氧基色胺 | 1-(5-Methoxy-1H-indol-3-yl)propan-2-amine | 5-MeO-AMT;5-methoxy AMT; 5-methoxy-α-methyl-1H-indole-3-ethanamine | 1137-04-8 | $C_{12}H_{16}N_2O$ | 204.27 | | 161, 44, 160, 146, 117 | 205/173, 147 | 色胺类 |
| 167 | 科纳唑仑 | 6-(2-Chlorophenyl)-1-methyl-8-nitro-4H-benzo[f][1,2,4]triazolo[4,3-a][1,4]diazepine | Clonazolam; Clonitrazolam; 6-(2-Chlorophenyl)-1-methyl-8-nitro-4H-[1,2,4]triazolo[4,3-a][1,4]benzodiazepine | 33887-02-4 | $C_{17}H_{12}ClN_5O_2$ | 353.76 | | 324, 203, 249, 75, 353 | 354/326, 308, 280, 171 | |
| 168 | 三氯西泮 | 7-Chloro-5-(2-chlorophenyl)-1-methyl-1,3-dihydro-2H-benzo[e][1,4]diazepin-2-one | Diclazepam; Chlorodiazepam; 2-Chlorodiazepam; 2'-Chlorodiazepam; Ro 5-3448 | 2894-68-0 | $C_{16}H_{12}Cl_2N_2O$ | 319.19 | | 283, 318, 290, 255, 291 | 319/155, 227, 154 | |
| 169 | 氟阿普唑仑 | 8-Chloro-6-(2-fluorophenyl)-1-methyl-4H-benzo[f][1,2,4]triazolo[4,3-a][1,4]diazepine | Flualprazolam; 8-Chloro-6-(2-fluorophenyl)-1-methyl-4H-[1,2,4]triazolo[4,3-a][1,4]benzodiazepine | 28910-91-0 | $C_{17}H_{12}ClFN_4$ | 326.76 | | 297, 222, 326, 299, 223 | 327/292, 299 | |
| 170 | N,N-二乙基-2-(2-(4-异丙氧基苄基)-5-硝基-1H-苯并[d]咪唑-1-基)-1-乙胺 | N,N-Diethyl-2-(2-(4-isopropoxybenzyl)-5-nitro-1H-benzo[d]imidazol-1-yl)ethan-1-amine | Isotonitazene;N,N-Diethyl-2-[2-(4-isopropoxybenzyl)-5-nitro-1H-benzimidazol-1-yl]ethanamine | 14188-81-9 | $C_{23}H_{30}N_4O_3$ | 410.51 | | 86, 107, 87, 58, 43 | 411/100, 107 | |

续表

| 序号 | 中文名 | 英文名 | 缩写、别名 | CAS号 | 分子式 | 分子量 | 结构式 | GC-MS 特征离子 (m/z) | LC-MS/MS 特征离子对 (m/z) | 备注 |
|---|---|---|---|---|---|---|---|---|---|---|
| 171 | 氟溴唑仑 | 8-Bromo-6-(2-fluorophenyl)-1-methyl-4H-benzo[f][1,2,4]triazolo[4,3-a][1,4]diazepine | Flubromazolam;8-Bromo-6-(2-fluorophenyl)-1-methyl-4H-[1,2,4]triazolo[4,3-a][1,4]benzodiazepine | 612526-40-6 | $C_{17}H_{12}BrFN_4$ | 371.21 | | 222,341,343,223,75 | 371/292,223 | |
| 172 | 1-(1,2-二苯基乙基)哌啶 | 1-(1,2-Diphenylethyl)piperidine | Diphenidine;DEP;1-(1,2-diphenylethyl)piperidine | 36794-52-2 | $C_{19}H_{23}N$ | 265.40 | | 174,91,175,77,65 | 266/181,165,103 | |
| 173 | 2-(3-氟苯基)-3-甲基吗啉 | 2-(3-Fluorophenyl)-3-methylmorpholine | 3-FPM;3-Fluorophenmetrazine;3-fluoro Phenmetrazine;3-fluoro PM | 1350768-28-3 | $C_{11}H_{14}FNO$ | 195.23 | | 71,56,43,42,123 | 196/135,109,152 | |
| 174 | 依替唑仑 | 4-(2-Chlorophenyl)-2-ethyl-9-methyl-6H-thieno[3,2-f][1,2,4]triazolo[4,3-a][1,4]diazepine | Etizolam;AHR 3219;Y-7131 | 40054-69-1 | $C_{17}H_{15}ClN_4S$ | 342.85 | | 342,266,313,344,224 | 343/314,259,224 | |
| 175 | 芬太尼类物质 | | | | | | | | | |
| 176 | 合成大麻素类物质 | | | | | | | | | |